LA PRATIQUE

DES

MALADIES VÉNÉRIENNES

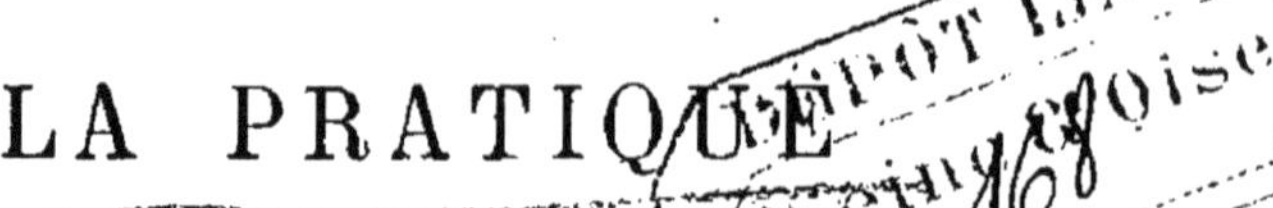

PAR

P. DIDAY

EX-CHIRURGIEN EN CHEF DE L'HOSPICE DE L'ANTIQUAILLE

PARIS
ASSELIN ET HOUZEAU
LIBRAIRES DE LA FACULTÉ DE MÉDECINE
et de la Société centrale de médecine vétérinaire.
Place de l'École-de-Médecine

1886

LA PRATIQUE

DES

MALADIES VÉNÉRIENNES

4507-85. — Corbeil. Typ. Crété.

LA PRATIQUE

DES

MALADIES VÉNÉRIENNES

PAR

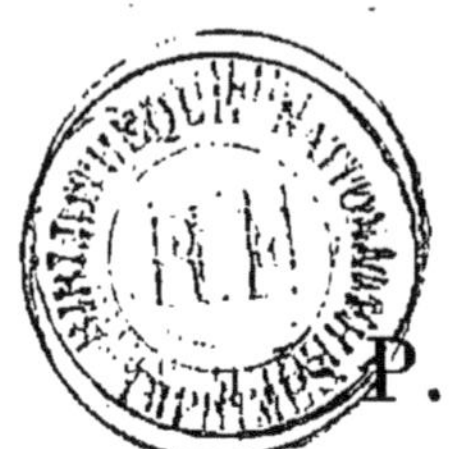

P. DIDAY

EX-CHIRURGIEN EN CHEF DE L'HOSPICE DE L'ANTIQUAILLE

PARIS

ASSELIN ET HOUZEAU

LIBRAIRES DE LA FACULTÉ DE MÉDECINE

et de la Société centrale de médecine vétérinaire.

Place de l'École-de-Médecine

1886

Ceci est une œuvre personnelle : c'est la résultante des convictions doctrinales et de l'instruction pratique formées par l'exercice ininterrompu d'une spécialité à laquelle je suis voué depuis un demi-siècle.

En ce qui concerne les *doctrines*, — lesquelles, d'ailleurs, ne tiennent ici qu'un rang secondaire, — de quelque manière qu'on les juge au fond, elles ont au moins pour garant la sincérité de celui qui les signe, qualité dont il hésite d'autant moins à se couvrir qu'il n'a point à s'en faire un mérite. Elle lui vient d'une circonstance purement accidentelle, d'une *chance* qu'il se plaît à rappeler parce qu'on y lira, en même temps que le secret, le plaidoyer de sa vie scientifique.

Au sortir de l'intensive initiation parisienne, il lui échut de trouver place dans un milieu de choix où fleurissent côte à côte exquise délicatesse confraternelle et pur amour du progrès; milieu par conséquent où, libre de changer sans entendre crier à la versatilité, à la *défection*, un vétéran de la science peut entrevoir à sa carrière une autre fin que l'alternative :

Ou de se retirer, impassible et muet, sous sa tente solitaire ;

Ou, impuissant contre d'inavouables attaches et balbutiant sans foi ses vieilles professions de foi, de continuer à enseigner ce qu'il a cessé de croire.

Or, pleine latitude m'étant donnée de choisir, qu'est-ce qui a décidé mon choix?... Encore une chance et toute pareille, c'est-à-dire un fait absolument extrinsèque, et duquel je n'ai pas plus sujet de m'enorgueillir que de me plaindre. Pour me prononcer entre les arguments sans fin qu'entassent nos systématisations sans trêve, le meilleur criterium m'a été octroyé par faveur de nature : le nombre d'années le plus libéralement mesuré qu'un observateur, mis en face d'explications diverses ou contraires, eût à souhaiter pour pouvoir vérifier lesquelles sont confirmées, lesquelles infirmées par la manière dont le mal se comporte dans ses manifestations immédiates, consécutives ou éloignées ; et cela non seulement sur le sujet atteint, mais chez son conjoint et dans leur descendance ; non seulement sur l'individu, mais au sein du corps social dans sa lutte inégale contre l'incoercible prolifération de ce parasite.

Quant aux *notions pratiques,* elles s'épandent, elles débordent en ces pages. Loin de s'en excuser, l'auteur ne cache point qu'il attend de ce chef des félicitations. Ça été son but déclaré, son ambition réfléchie de se cantonner plus strictement qu'aucun de ses prédécesseurs dans le terre-à-terre de l'application. Supposer le malade absolument inexpérimenté, oser supposer le lecteur absolument ignorant, tel est le point de vue, — bien plus souvent réel qu'on ne l'avoue, — auquel doit se placer l'écrivain médical jaloux de faire œuvre utile. Résolument conséquent à ce principe incivil, je n'ai reculé, dans les chapitres du *diagnostic* et surtout du *traitement*, devant aucun détail, si fastidieux, si banal, si superflu qu'il puisse paraître à ceux qui savent. Quarante-cinq ans de journalisme militant m'ayant, jusqu'à cette heure, largement initié à tout ce qui s'invente et se réinvente tant en France qu'à l'étranger, j'ai pu, écartant aussi inflexiblement les vaines formules que les vaines théories, n'inscrire ici que des *leçons de choses*, s'entend de choses éprouvées. C'était le seul moyen d'être thérapeutiste complet tout en restant thérapeutiste concis. Sera-ce avoir victorieusement plaidé pour le modeste volume qui aspire au titre de classique, que m'être ainsi approprié cette devise d'un de nos vieux devanciers : *Omne quod dixerunt sedulo expertus, id solùm dico quod profuit ?*

MALADIES VÉNÉRIENNES

On désigne sous le nom de *maladies vénériennes* toutes celles qui ont ordinairement leur siège primitif dans les organes, et leur cause dans les contacts intimes qui servent à provoquer l'éjaculation.

Or, ces contacts agissent de deux manières : tantôt comme moyen de transmission, tantôt comme cause d'irritation vulgaire. De là deux classes de maladies vénériennes : les *contagieuses*, au nombre de trois, blennorrhagie, chancrelle, syphilis ; les *non contagieuses*, végétations, adénite, balanite, herpès, phimosis et paraphimosis, uréthrorrhée, prostatorrhée, spermatorrhée, abcès vulvaires, juxta-frénaux, etc.

Sans doute il serait logique de faire de ces maladies deux classes distinctes. Mais celles de la seconde catégorie naissant habituellement pendant le cours, à l'occasion de celles de la première, il est préférable de décrire ces diverses lésions groupées selon leurs affinités naturelles, c'est-à-dire selon les rapports soit de siège, soit de casualité, soit de succession, soit de simple coïncidence, que la clinique nous montre entre les unes et les autres.

BLENNORRHAGIE.

Cliniquement, c'est une inflammation propre à certaines membranes muqueuses (1), y déterminant la formation d'un pus, lequel, mis en contact avec des muqueuses similaires, soit du malade, soit d'un autre individu, reproduit sur elles la même inflammation.

En raison de sa fréquence relative et de la gravité des conséquences de tout genre auxquelles elle donne lieu, la blennorrhagie uréthrale de l'homme a été prise pour type des affections blennorrhagiques. Mais l'urèthre ayant des arrière-cavités, des embranchements, des prolongements multiples, étendus, profonds ; en outre, l'*appareil uréthral*, chez l'homme, étant lié par d'étroites sympathies au reste de l'organisme, il en résulte, dans les blennorrhagies de ce canal, de nombreuses complications qui altèrent, ou du moins masquent la marche régulière du mal.

En bonne règle, au point de vue de l'étude nosologique, la blennorrhagie type devrait être celle de la conjonctive, parce que le médecin est autorisé à la produire expérimentalement ; parce que ses phénomènes se passent à découvert ; parce que tout s'y limite à un espace circonscrit ; parce qu'elle ne suscite aucun autre retentissement constitutionnel que celui dû à une franche réaction inflammatoire... Mais d'autres considérations, notamment celles qui concernent la thérapeutique, nous obligeant à déroger à l'ordre qui semblerait seul rationnel, commençons par la maladie la plus ancienne, la plus commune, celle qui met le mieux en relief, et en conflit, les passions et les erreurs humaines d'une part, de l'autre, les efforts de la science et les ressources de l'art.

1. Celles qui sont tapissées d'un épithélium pavimenteux.

BLENNORRHAGIE URÉTHRALE DE L'HOMME.

SYMPTOMES, MARCHE.

Voici, jour par jour, heure par heure, ce que ressent, ce que voit l'homme sain, dont l'urèthre, par coït ou autrement, a, pour la première fois, subi le contact du pus blennorrhagique.

Pendant au moins trente-six heures, rien, absolument rien. Quelquefois à ce terme, le plus souvent au troisième jour seulement, sensation d'une faible chaleur lorsqu'on urine, et, dans l'intervalle, de loin en loin, quelques légers picotements, le tout localisé au méat et à la fosse naviculaire. — A-t-on eu soin, dès lors, d'espacer les mictions ? En pressant le canal on fait apparaître, entre les bords du méat, une gouttelette un peu filante, opaline : c'est là le *vrai début*.

Attendez une demi-journée, parfois quelques heures seulement, et tout a changé et tout s'accentue. La sensation est devenue pénible et continue, la sécrétion liée et crémeuse, les lèvres de l'orifice un peu gonflées, rouges, luisantes, par suite de l'œdème sous-épithélial : insensible aggravation sans doute, mais à tous égards digne d'être notée, et qui, dans cette si courte période, marque un deuxième temps. Appelons-le *second début*.

Bientôt, par l'augmentation graduelle du processus phlegmasique; le changement est complet (seconde période, *blennorrhagie confirmée*). Dès lors il y a véritablement douleur, parfois continuelle, qu'exaspèrent la miction et surtout les érections, lesquelles, suscitées par l'inflammation, entretenues par la continence, causent, principalement la nuit, un réel supplice. L'urèthre masculin est vraiment, sous ce rapport, dans des conditions exceptionnellement défavorables.

Déclive durant le jour, et par là sujet à la stase sanguine, subissant en outre le coup et le contre-coup des frottements, tiraillements et ballottements qu'engendrent la marche et les diverses attitudes et travaux professionnels, se repose-t-il du moins la nuit? Non : Le décubitus qui, pour tous les organes enflammés, marque une période de détente, ramène l'érection fatale[1] et non seulement celle qui, réveillant en sursaut sa victime, la force à prendre contre ses retours des mesures encore plus onéreuses qu'efficaces, mais la demi-érection inconsciente, inaperçue qui, se prolongeant durant tout le sommeil, est un élément bien plus actif d'hypérémie et de persistance du processus congestionnant.

Les parois uréthrales rendues inextensibles par l'inflammation, refusent de suivre les corps caverneux dans leur turgescence physiologique; d'où tiraillement douloureux du canal tendu comme la corde d'un arc dont les corps caverneux infléchis formeraient la courbe (chaudepisse cordée). — L'écoulement, devenu purulent, jaune, jaune vert, est parfois rendu roussâtre par le mélange d'une exhalation sanguine. Le sang peut même sortir pur (métrorrhagie), soit dans l'éjaculation, soit à la suite d'érections violentes. — Il est enfin un troisième cas : il arrive parfois que, pour mettre fin aux tortures de la *cordée*, le malade *casse la corde* en frappant sur la verge appliquée par sa face inférieure sur un plan résistant (imprudence qui expose, sur l'heure, outre l'hémorrhagie, à l'infiltration urinaire, plus ard aux rétrécissements).

De la muqueuse uréthrale rouge, dépolie, tuméfiée, l'inflammation se propage au réseau lymphatique sous-épithélial, ou même aussi au réseau profond, ainsi qu'aux follicules

1. Lorsque, chez l'impuissant ou le vieillard, l'amour vient jeter un coup d'œil de regret sur ses domaines stérilisés, c'est toujours la nuit qu'il choisit pour ces réapparitions.

muqueux. Ainsi altérée dans ses éléments constituants, la paroi uréthrale est dure, épaissie, parsemée de granulations plus ou moins consistantes et volumineuses, toutes lésions qui temporairement réduisent d'autant le calibre du canal, et partant la largeur du jet d'urine (rétrécissement inflammatoire).

Lorsqu'elle atteint un certain développement, l'inflammation ne se limite pas à l'urèthre ; elle gagne les diverses parties de la verge, et de préférence celles qui avoisinent le méat et la fosse naviculaire (siège initiaux, puis lieux de concentration finale de la blennorrhagie). On voit parfois alors le gland devenir incapable de franchir l'anneau préputial ; et cela tant à cause de l'augmentation de son volume que parce que cet organe tuméfié pressant de dedans en dehors sur l'anneau préputial y entrave la circulation de retour, d'où un œdème du prépuce qui rend son ouverture plus étroite ; en même temps, il y a érythème du fourreau, lymphites sous-jacentes, adénites inguinales ou sus-pubiennes, mais adénites purement sympathiques, naissant avec la période inflammatoire et ne lui survivant point ; à ce degré, un malaise vague, une sensation constante de poids et de chaleur envahit toute la sphère génitale, s'accompagnant de maux de reins, de pesanteur au périnée, de tiraillements du scrotum, de ténesmes anaux. Souvent alors le malade est forcé de suspendre ses occupations, tant parce que la marche, la station debout, les efforts, redoublent ses souffrances, qu'à cause de la fièvre et de la réaction gastrique, conséquence presque inévitable de désordres portés à un tel degré.

Entre ce *summum*, qui ne s'observe que rarement, et l'extrême opposé, c'est-à-dire l'écoulement bénin, indolent, que d'intermédiaires, que de variétés ! Il serait aussi téméraire d'en prétendre découvrir toutes les causes, que puéril d'en vouloir préciser toutes les nuances. On sait seulement que, en général, le première blennorrhagie est plus aiguë, mais de moindre durée que les suivantes; et, conséquemment, plus il s'est passé de temps depuis la précédente, plus la nouvelle a chance d'être aiguë : ceci tient à ce que les tissus affectés ont subi une *densification*, une nécrose partielle, et que, jusqu'à ce qu'ils se soient reproduits ou rétablis dans leur structure primitive, ils n'offrent plus des conditions aussi propices à l'évolution d'un processus franchement inflammatoire, disons, en anticipant, à la régulière alimentation d'une colonie microbienne.

On admet aussi que la constitution, le tempérament, les diathèses ou dyscrasies concomitantes agissent sur l'intensité de la fluxion, que les sujets sanguins auront leur chaudepisse courte et forte, les scrofuleux faible et longue; que les arthritiques la verront s'éterniser!... A part ce dernier point qui est acquis, je ne dis pas non ; mais c'est tout ce que je puis concéder.

Qu'une hygiène appropriée, un traitement régulièrement suivi puissent abréger la durée du mal, cela ne se conteste point. Mais encore ne faut-il ni s'abuser ni laisser les clients s'abuser sur le degré de pouvoir attribué à cet ordre d'influences.

Voilà, quant aux différences d'intensité de la blennorrhagie, le peu qu'a découvert le pathologiste. Pour le clinicien, indépendamment de toute explication, il constate quatre faits, savoir :

A. Que, quelles que soient ses nombreuses variétés, la blennorrhagie uréthrale parcourt plus ou moins vite mais toujours avec une parfaite régularité ses trois périodes successives de *début*, d'*état*, de *déclin;*

B. Que l'on peut, à un moment quelconque de son cours, mesurer l'acuité du mal d'après trois symptômes: 1° douleur, 2° abondance, 3° degré de purulence de la matière sécrétée;

C. Que ces trois phénomènes, liés entre eux par la communauté de cause, suivent la même marche, augmentant, diminuant, cédant, reparaissant toujours simultanément;

D. Enfin que l'intensité plus ou moins considérable de cet appareil symptomatique est le seul signe d'après lequel on puisse, au début, prévoir quelle sera la durée de la maladie; au milieu, juger quelles sont les chances de la voir bientôt décroître; à la fin, décider si elle en est définitivement à la période de déclin. — Ces données dont l'énoncé peut sembler oiseux, ont toutes leur application en thérapeutique utile.

Les auteurs, en général, se piquent d'évaluer la durée de cette période. C'est à dessein, c'est pour n'autoriser aucune illusion dangereuse que, à mes confrères comme à mes clients, je m'abstiens d'indiquer, sous ce rapport, une moyenne en chiffres. Attendez que l'inflammation soit finie, me bornerai-je à dire à ceux qui veulent devenir spécialistes, et surtout prenez le plus grand soin d'en constater par vous-mêmes la réalité. Mais quelque instance qu'on fasse pour obtenir de vous ce renseignement, si impérativement ou si diplomatiquement que le client s'y prenne pour l'obtenir, refusez-vous à porter un pronostic de ce genre. De quelques approximations, réticences, réserves que vous l'ayez entouré, à peine aurez-vous prononcé une date, dès que le malade la verra échue il croira avoir *fait son temps*, et presque toujours trop tôt, c'est-à-dire en courant au devant d'un échec certain, il prendra de lui-même les remèdes destinés à couper l'écoulement.

Mais enfin, tôt ou tard, à cette seconde période en succède une *troisième*. Inutile de la décrire; car elle ne se caractérise que par la diminution graduellement effectuée de tous les phénomènes inflammatoires que je viens d'énumérer. Retenons seulement ce fait et retenons-le bien.

Que la troisième période n'est réellement établie que lorsque *l'érection est sans douleur, même tandis que la verge est tenue relevée contre le ventre; et que l'écoulement, redevenu d'une quantité plus modérée et de couleur crémeuse, file entre deux doigts à la distance de un centimètre.*

A partir de ce moment, l'évolution de la maladie va différer du tout au tout, selon l'une ou l'autre des trois éventualités suivantes :

A. S'il s'agit d'une première blennorrhagie, chez un sujet bien constitué, exempt de diathèses, apte et résigné à suivre une bonne hygiène, il *arrive quelquefois* que, parvenu à ce degré, le mal s'éteint complètement de lui-même, peu à peu, en quelques semaines.

B. Si l'art intervient — et à cette période, il le peut efficacement et fructueusement — la guérison en douze ou quinze jours est la règle.

C. En dehors de ces deux conditions, l'inflammation ira en diminuant, mais sans cesser. Durant des années, parfois, il persistera une sécrétion à peine colorée, presque imperceptible, mais offrant le double inconvénient 1° de redevenir purulente et, partant, contagieuse, par suite des écarts de régime; 2° de provoquer, même en l'absence de ces écarts, des modifications de tissu et de complications au voisinage ou à distance; c'est l'état connu sous le nom de *blennorrhée.*

DIAGNOSTIC.

Consulté pour un *écoulement*, le médecin a, surtout dans l'intérêt du client, plus d'un point à éclaircir.

Et d'abord y a-t-il écoulement? — Il est des *blennomanes*, qui s'imaginent posséder la chaudepisse comme d'autres fous se figurent posséder un royaume. Et ceux-là ne tiennent pas moins que ceux-ci à leur chimère.

La blennorrhagie étant constatée *de visu*, il faut savoir : s'il s'agit d'une nouvelle ou seulement de l'exacerbation d'une ancienne ; — à quelle période elle en est ; — si elle est contagieuse ; — si, ne l'étant plus actuellement, elle peut le redevenir ; — si elle apparaît comme devant rester simple, ou si elle menace de se compliquer d'épididymite, d'arthrite. Mais toutes ces questions devant être ultérieurement étudiées, traitons seulement ici du *diagnostic différentiel.*

Or, l'écoulement produit par la blennorrhagie uréthrale peut être simulé :

1° Par du pus sortant de l'ouverture préputiale, chez un sujet affecté de phimosis. Dans ce cas le pus provient d'une balanite ou d'un ulcère de la région balano-préputiale qui nous est cachée.

Supposons le cas le plus difficile, supposons le prépuce trop étroit ou les lésions trop profondes pour qu'on puisse les apercevoir en entr'ouvrant avec les doigts ou avec une pince les bords de l'ouverture préputiale. Voici à quels signes indirects on en reconnaîtra l'existence et on les distinguera les unes des autres.

S'il n'y a que balanite ou ulcère, pressez le gland enflammé, vous le sentez gonflé et vous causer de la douleur ; douleur et gonflement qui, s'il y a *chancrelle,* seront plus considérables, mal localisés, le *chancre,* lui, ne donnant lieu qu'à une dureté circonscrite, peu sensible à la pression.

Pressez plus fort, un peu de sang se mélangera à l'écoulement. Mais quelque degré qu'elle atteigne, l'inflammation alors ne dépasse point la région balanique, ne remonte pas le long du canal ; l'érection n'est pas douloureuse ; enfin, si, dans le doute, vous donnez pendant deux jours du copahu, comme agent de diagnostic, il laissera subsister l'écoulement : trois signes dont les deux premiers, au contraire, existent dans la chaudepisse.

Ces notions, méthodiquement appliquées, feront aussi discerner s'il y a coïncidence de blennorrhagie uréthrale avec la balanite ou l'ulcère. Dans ce cas, la douleur, sans abandonner le gland, s'étend peu à peu à la partie spongieuse de l'urèthre; de plus elle augmente par l'érection, par la miction.

2° Par du pus versé d'une source étrangère dans l'urèthre, source qui :

A, n'est pas en communication normale avec l'urèthre (abcès péri-uréthraux), cause aisément reconnaissable ;

B, occupe un point plus ou moins éloigné des voies génito-urinaires (néphrite, cystite purulente, prostatorrhée; suppuration d'un testicule tuberculeux, s'épanchant par le canal déférent dans l'urèthre (Laugier). Alors, outre ce qu'on peut apprendre par une constatation directe sur le siège et la nature de la lésion d'où ils procèdent, ces derniers écoulements se distinguent par cette circonstance que, leur matière étant chassée de son foyer par les contractions qu'exige la miction, c'est au moment de la miction, c'est par conséquent *avec ou après les dernières gouttes d'urine*, qu'ils se font jour et sortent de l'urèthre; tandis que, tout au contraire, dans la blennorrhagie, c'est *le plus longtemps possible après* avoir uriné, et c'est *avant d'uriner* que, en pressant le canal, on voit sortir du méat la plus grosse goutte.

3° Par la sécrétion d'une uréthrite due à d'autres causes que le contact du pus blennorrhagique, savoir :

A. Uréthrite goutteuse, rhumatismale, arthritique, vermineuse, de la dentition; cas rares, contestables pour la plupart. Comme il faut que la diathèse soit très prononcée pour produire un effet si insolite, on la reconnaît sans peine. Un violent accès de goutte, une crise de convulsions liées au travail de dentition, capables d'engendrer un flux uréthral, ne sauraient passer inaperçus. D'ailleurs ce flux naissant avec la jetée diathésique et cessant avec elle, cela seul suffit pour le rapporter à sa cause extra-blennorrhagique.

— Je reviendrai sur ce sujet à l'article *Blennorrhoïde.*

B. Uréthrite traumatique, par injections irritantes, cathétérismes, excès de fonctionnement génital : — même remarque que ci-dessus.

C. Uréthrites survenues par suite de coït avec une femme durant la période menstruelle. — Ce point, plus délicat, sera exposé et discuté à l'article *blennorrhoïde.*

4° Par la sécrétion de lésions ulcéreuses de la paroi uréthrale. Ce diagnostic avait, anciennement, une grande importance. Un homme se présentait-il avec des symptômes de syphilis? S'il ne se rappelait, dans ses antécédents, qu'un écoulement, « cet écoulement, lui disait le docteur, provenait d'un chancre du canal, qui a simulé une chaudepisse. »

Or qu'un malade, ignorant, insouciant, puisse s'y être trompé, je le crois sans peine. Mais je n'admets point qu'un médecin qui a pu examiner son malade à l'époque de l'accident primitif, commette la même erreur, quand je considère :

Que les ulcères primitifs de l'urèthre siègent presque tous au méat, ou assez près du méat pour être aisément visibles lorsqu'on écarte ses bords ;

Qu'ils présentent *nécessairement* une dureté (en cas de chancres syphilitiques), une sensibilité à la pression (en cas de chancres simples) qui, indépendamment du saignement que leur palper détermine, suffit à en révéler la présence.

Que si la syphilis succède à ces chancres, comme ses premiers symptômes apparaissent six semaines après leur début, on peut, on doit encore, à ce moment (c'est-à-dire au moment où l'on a à les chercher), reconnaître leur présence à des signes certains, à des traces indubitables sur place et dans l'aine ;

Que, en somme, le fameux chancre uréthral *larvé,* se dissimulant au milieu ou dans le fond du canal, jadis bon émissaire de tant de véroles, est un pur être de raison, qui comme tel fait plus d'honneur aux facultés raisonnantes qu'aux facultés observatrices des anciens syphiligraphes.

CAUSES

Comme toute blennorrhagie, la blennorrhagie uréthrale de l'homme provient du contact, immédiatement ou médiatement réalisé, du pus d'une blennorrhagie : c'est là sa seule origine.

Mais dans le *monde*, voire dans une certaine partie du monde savant, on ne l'entend point ainsi ; comme la chaudepisse a toutes les apparences, tous les caractères extérieurs d'une inflammation, quelques auteurs en ont conclu qu'elle n'est pas autre chose qu'une inflammation ; et partant, *que des causes simplement irritantes suffisent à la produire* ! Examinons.

A priori, se figure-t-on un agent uniquement irritant produisant une maladie cyclique, — qui incube, — qui s'étend de proche en proche, — qui a des périodes réglées — réglée même dans ses déviations, — susceptible, après avoir d'abord paru céder, de se régénérer spontanément, tous caractères que nous offre la blennorrhagie ?

D'autre part, sur le terrain des faits, l'observation a de bonne heure averti les théoriciens dont je parle, que certaines causes irritantes vulgaires (le cathétérisme, injection caustique) peuvent bien déterminer un écoulement uréthral avec symptômes de phlegmasie, mais que cet écoulement n'étant pas contagieux, disparaissant vite et de lui-même, on ne saurait logiquement le placer dans la même classe nosographique que la blennorrhagie.

Aussi, réflexion faite, ces théoriciens, parmi tous les agents irritants qui abondent dans la nature et qui peuvent atteindre l'urèthre, n'attribuent-ils le pouvoir d'engendrer la blennorrhagie de l'homme qu'aux seules sécrétions morbides utéro-vaginales, aux pertes blanches, — le seul liquide de tout l'organisme, notons-le dès à présent, dans lequel cette goutte de pus blennorrhagique puisse exister et se dissimuler !

Et c'est là, en effet, l'explication qui saute aux yeux les moins clairvoyants. Si une femme qui passe et se fait passer pour n'avoir que des *pertes blanches* transmet la chaudepisse, c'est, soyez-en sûr, qu'elle avait, en outre, quelque reste d'une précédente blennorrhagie vaginale ou utérine. Et qu'arrive-t-il alors ? Que ce pus blennorrhagique donne, en se mêlant à la sécrétion de la simple leucorrhée, ses propriétés contagieuses : cas d'autant plus commun que la *goutte*, ou suintement blennorrhagique, n'est pas moins tenace, persistante dans le sexe féminin que dans le masculin ; cas d'autant plus insidieux que, parvenue à ce degré, la blennorrhagie ne cause à celle qui en est atteinte aucune douleur ; que cette blennorrhagie a tous les caractères objectifs de la perte blanche, ne s'en distingue *à l'œil nu* que par son origine, origine que la coupable ignore souvent et, en tous cas, n'avoue jamais.

Un fait bien connu prouve la justesse de cette explication. On ne prend jamais de mal avec une *femme honnête ;* généralement un mari n'en prend pas avec sa femme, quoique celle-ci ait des pertes blanches. Et le même homme, notons-le bien, contractera la blennorrhagie s'il voit, en dehors de son ménage, une fille ayant des pertes, quelques soins de propreté, quelques précautions que ces sortes de créatures sachent prendre avant l'acte pour épargner à leur amant le contact de l'écoulement vaginal.

Mais l'opinion adverse, j'entends celle qui représente ce que j'appellerai l'école leucorrhéiste (ou plus généralement phlogogénistes) ne se tient pas pour battue. Sentant très bien la justesse et surtout la force de l'argument que je viens d'énoncer — la perte blanche, disent-ils, donne la chaudepisse comme la donne l'écoulement blennorrhagique. Elle a *le même* pouvoir que lui. Seulement elle n'a pas *autant* de pouvoir, ou plutôt il faut, pour qu'elle contamine, il faut que, à l'influence de son contact, il se soit ajouté un élément auxiliaire. « Ainsi — et ce sont leurs propres expressions que je leur emprunte, — tandis que la présence, si passagère soit-elle, du pus blennorrhagique sur une muqueuse, y détermine la blennorrhagie, le fluide leucorrhéique, au contraire, ne produit cet effet que s'il est resté longtemps en contact avec la muqueuse uréthrale, et si en outre il y a eu, lors de la mise en rapport, cette surexcitation qui accompagne le rapprochement sexuel passionnément répété à plusieurs reprises. »

Or, comment agit cette excitation? Capable, je l'accorde, d'activer l'absorption d'un contagium, peut-elle créer la contagium là où il n'existait pas? A nos adversaires de l'expliquer et surtout de le prouver, ce qui sera moins facile. Le fait, il est vrai, n'est pas douteux, qu'on prend plus souvent la chaudepisse, quand le coït a été *échauffant* [1]. Mais voici comment je l'interprète :

De même que chez l'homme, la *goutte militaire* demeure inoffensive tant qu'elle n'était que transparente ou opaline, et redevient contagionnante lorsque, après un écart de régime, elle est redevenue purulente, de même l'éréthisme amoureux peut opérer cette transformation sur un reste d'écoulement blenorrhagique que, le sachant ou non, la femme recélait au sein du liquide par elle baptisé *pertes blanches*.

1. Le nombre de ces cas, toutefois, sera fort réduit si l'on en élimine ceux, très fréquents, où l'homme qui, d'une rencontre aventureuse, ayant rapporté la chaudepisse, laisse en paix l'auteur du mal, trouvant superflus toute explication et tout examen, et se dit après coup : « C'est que je m'étais échauffé ! » exactement avec la même logique du phtisique qui, à chaque nouvel assaut du fatal processus, s'écrie : « C'est que je me serai refroidi ! »

« Mais comment le comprenez-vous? m'objectera l'école leucorrhéiste. Eh quoi! une femme qui, en se mettant au lit, n'était pas dangereuse, le deviendrait à la fin de la séance! A ce compte le virus, qui, selon vous, n'existait plus, s'est donc reformé de toutes pièces! » — Pas le moins du monde, répondrai-je sans peine. Reportez-vous seulement à l'étude physiologique de la composition et du mode d'action des virus.

Absolument parlant, ce liquide-là, ce muco-pus vaginal *mixte*, est contagieux dans les deux cas, au commencement comme à la fin de la séance. Mais de même que tous les virus, au début de la scène, à l'état de repos des organes, il n'était contagieux qu'en principe, c'est-à-dire pouvant contagionner, et il n'est devenu réellement contagionnant, c'est-à-dire contagionnant presque à coup sûr, que lorsque la sécrétion morbide, activée par les influences *échauffantes*, a provoqué dans la matière sécrétée la formation d'une plus grande proportion d'éléments figurés. On le voit, ce que l'école blennorrhéïste attribue à l'augmentation d'impressionnabilité de la muqueuse uréthrale de l'homme, je l'attribue, moi, à l'accroissement d'action sécrétoire d'une muqueuse utéro-vaginale qui distille à la fois du fluide leucorrhéique et du pus blennorrhagique.

Deux faits journaliers — et, chose singulière, deux faits qu'invoquent aussi mes adversaires — déposent en ma faveur : l'insuccès des confrontations, l'acclimatement. Voyons :

L'*insuccès des confrontations*. — Que se passe-t-il en pareil cas? Trois jours après un coït, monsieur voit la chaudepisse éclater. Règle générale, il attend, pour y croire, qu'elle soit devenue douloureuse. Règle plus générale, il attend davantage avant de soupçonner la femme [1], avant

1. La crédulité, le tenace optimisme des victimes dépasse vraiment toute croyance. — « La femme que j'ai vue n'avait point de mal. » Telle est

d'oser l'accuser, surtout avant d'en arriver à l'amener chez un médecin. Durant tous ces délais, naturellement le coït a été suspendu, naturellement aussi madame a pris ses petites précautions, suivi son petit régime; lors de la visite, les tissus étant par conséquent revenus à leur état primitif, le docteur ne trouve chez elle qu'une *perte insignifiante*, et ne peut déclarer que ce qu'il a trouvé. — Ceci répond à l'assertion des leucorrhéistes éminents qui, nantis de certificats délivrés en pareilles circonstances, affirment que « pour une blennorrhagie résultant de la contagion, il en est trois, au moins, où cette cause ne joue aucun rôle. »

L'acclimatement. — Un mari passé à l'état chronique, c'est-à-dire pour parler chrétien, un mari *croyant*, mais *pratiquant peu*, voit impunément sa femme, laquelle femme souvent donne la chaudepisse à son amant; voilà le fait. Faut-il l'attribuer à ce que l'amant *s'échauffe* davantage?... Peut-être, en partie. Mais le mari, remarquez-le, le mari qui a occasion de cohabiter dans tant de circonstances différentes : le mari qui, arrivé à l'automne de la vie conjugale, ne se rapproche guère de sa femme que lorsqu'il est *échauffé* par la boisson, pourquoi donc ne prend-il jamais rien?... c'est que s'il s'échauffe lui, il n'échauffe pas [2] (hélas!

invariablement la première parole que tout blennorrhagique, et sans qu'on l'ait questionné, adresse à son médecin. D'où la jolie réponse de Ricord à un naïf de cette espèce :

— « Eh bien! puisqu'il en est ainsi, mon ami, je n'ai qu'un conseil à vous donner : c'est, une fois guéri, de ne plus voir que des femmes qui ont du mal. »

— « ... Que des femmes qui ont du mal, docteur!... »

— « Dame! puisque celles qui n'en ont pas vous en donnent!... »

Ce trait désarçonne le client. Mais préférez-vous le contenter? Rien de plus facile. Dites-lui seulement : « Mais peut-être cette femme avait-elle des pertes blanches! » A ce mot vous voyez sa figure s'épanouir. Et cette solution qui le satisfait en ouvrant à son amour-propre une échappatoire, satisfait également le médecin, forcé, s'il n'en passe par là, de porter, par une sentence trop conforme aux rigueurs de la science, le trouble dans ce ménage.

2. Sans gazer, *s'échauffer* ne signifie qu'une chose : avoir éprouvé avec plus ou moins de force, avoir provoqué à plus ou moins nombreuses

il ne lui est plus donné de conjuguer le verbe à l'actif), c'est madame, dans ce cas, qui, blasée sur la cuisine de ménage, subit dans des *tisonnements* étrangers (je poursuis la métaphore) cet embrasement qui seul la rend dangereuse en donnant un coup de fouet à la secrétion du contagium. Puis une fois le coup fait, tant qu'elle sent ses pertes plus abondantes, plus animées, les excellents motifs lui feront-ils défaut pour ajourner, s'il venait à la présenter, la postulation de son époux? Gardez qu'elle y manque; trop heureuse Angélique de pouvoir montrer à Clitandre, s'il l'accuse, le bel état sanitaire de George Dandin comme garant de sa propre santé à elle.

Remarquez que, dans cet exemple, choisi par mes adversaires, il s'agit d'une femme à *amant*; ce qui, impliquant une femme à *amants*, autorise parfaitement mon hypothèse d'une vieille blennorrhagie qui persistait chez elle.

Des analogies qui valent des faits confirment ces données de l'observation journalière. Ce qu'on prétend être vrai pour la blennorrhagie, bien souvent on a tenté de le réaliser artificiellement pour d'autres affections contagieuses. On inoculait à la lancette divers fluides de secrétion morbide et l'on croyait avoir obtenu des chancrelles. Au laboratoire, on injectait dans les veines des matières plus ou moins irritantes, délétères, et l'on disait de bonne foi : je fais de la septicémie, du tubercule. Mais comment s'étonner de ces égarements? Ne faisait-elle pas plus que les encourager, notre vieille pathologie? ne s'en rendait-elle pas complice, quand elle inscrivait bravement, dans ses cadres, une série de maladies contagieuses formées de toutes pièces; quand

reprises, la sensation spéciale qui accompagne l'acte génital. Or, cette sensation, on sait que, dans le coït, l'homme la ressent toujours, la femme quelquefois seulement. Donc, la blennorrhagie, elle aussi, ne se déclarant dans ce cas que rarement, n'est-ce pas plutôt au sexe chez lequel la cause présumée agit éventuellement qu'à celui chez lequel elle agit toujours, qu'il est logique d'en attribuer alors l'origine?

à côté du chapitre de la variole communiquée, elle avait un chapitre pour la variole *spontanée;* à côté de la morve transmise, la morve qui naît chez les bêtes surmenées?

Eh bien! de ces prétentions de l'expérimentalisme, de ces illusions de la pathogénie, que reste-t-il aujourd'hui? L'affermissement graduel, la consécration définitive de ce dogme, que rien, sinon son propre contagium, ne peut engendrer une maladie contagieuse; qu'avec des *âcres* on ne fait pas plus de blennorrhagie que de chancre, que de variole, que de favus, etc.

Si, résistant à l'entraînement général de la science positive, les leucorrhéistes venaient me répéter leur objection favorite : Puisque, selon vous, le fluide leucorrhéïque n'agit pas comme le pus blennorrhagique, indiquez-nous donc en quoi leurs effets diffèrent; dites-nous à quels signes vous distinguez la chaudepisse masculine du pus blennorrhagique provenant de celle qui résulte des pertes blanches, je ne leur répondrais que par ce mot, échappé à la plume d'un des plus notables de leur camp : « Si ces signes ne se peuvent donner, c'est que leurs dictinctions ne sauraient trouver place que dans les théories. » En d'autres termes, si les blennorrhagies uréthrales masculines résultant du contact d'un agent irritant n'ont pas de signalement, c'est parce qu'elles n'ont pas d'existence. Et réciproquement je suis autorisé à dire qu'elles n'existent pas, par votre aveu même qui, vous venez de le dire, ne leur reconnaît aucun signalement distinctif.

En somme, ma profession de foi ainsi que la règle de conduite à suivre, sont dans cette réponse que je fis à un client prudent venu chez moi pour prendre langue en temps utile : « Quelque *propre* que vous paraisse, quelque saine que soit sous tout autre rapport, quelque froide qu'ait été dans le *déduit*, la femme dont vous me parlez, si par sa conduite elle me donne droit de soupçonner une blennorrhagie dans son passé, elle peut donner, elle est de celles qui donnent la chaudepisse. Et, à l'inverse, quelque actives, quelque accumulées qu'aient été autour d'un coït les influences simplement irritantes, si la personne, par sa position et son caractère [1] échappe à tout soupçon d'antécédents blennorrhagiques, le conjoint ne risque rien, ne contractera rien. »

Ici se place naturellement l'argument suprême des leucorrhéistes. C'est un maître qui le leur fournit; c'est Ricord qui dans le tableau suivant a condensé toutes les influences irritantes que son école croit nécessaires et juge suffisantes pour créer la blennorrhagie : « Voulez-vous, dit-il, attraper la chaudepisse? En voici les moyens : prenez une femme lymphatique, pâle, blonde plutôt que brune, aussi fortement leucorrhéique que vous pourrez la rencontrer. Dînez de compagnie, débutez par des huîtres et continuez par des asperges, buvez sec et beaucoup, vins blancs, champagne, café, liqueurs, tout cela est bon; dansez à la suite du repas et faites danser votre compagne; échauffez-vous bien et ingérez force bière dans la soirée. La nuit venue, conduisez-vous vaillamment; deux ou trois rapports ne sont pas de trop et mieux vaut davantage. Au réveil n'oubliez pas de prendre un bain chaud et prolongé, ne négligez pas non plus de faire une injection... Ce programme rempli consciencieusement, si vous n'avez pas la chaudepisse, c'est qu'un dieu vous protège! »

Devant cette piquante ébauche, devant cette aimable débauche... d'esprit, je sens toute mon infériorité; car dans le *scenario* que je vais lui opposer, l'invention n'a point de part, je ne fais que copier la nature. Il s'agit d'une soirée de *mariage*. Ici, certes, l'amoureux ne joue pas moins solidement son rôle, la pâle ingénue de nos villes n'est pas

1. *Exceptis excipiendis.*

moins fréquemment pourvue de ces *fleurs* dont la Pompadour supporta si impatiemment l'éloge poétique. Il y a même, pour nos conjoints légaux, ce désavantage, qu'ils ne savent ou n'osent, après comme avant, user des ressources salutaires que leur offrent la cosmétique, l'hygiène et la prophylaxie. Des deux côtés d'ailleurs, même prodigalité des accessoires qui surchauffent la situation. Mieux encore qu'à la petite fête dont votre main vient de tracer le programme, cher maître, la truffe épand son aphrodisiaque senteur ; le champagne, ses agaçantes étincelles ; les *rafraîchissements*, leur action spéciale bien connue. J'enregistre même à mon actif cette différence que, chez nous, le ballet est de rigueur, qu'il y a un public pour crier *bis* et une phalange de petits cousins pour s'opposer à de trop longs entr'actes. Mais chut ! ne profanons pas, ne comptons point les mystères d'une nuit qui, invariablement, sans réclamations, s'annexe la grasse matinée !

Et le résultat ?... Il tranche le débat. Trois jours après, l'amant illégal, ainsi que l'a prédit Ricord, entre dans notre cabinet. Par contre, connaissez-vous un mari qui ne l'ayant pas eue précédemment, rapporte la chaudepisse de sa nuit de noces ? Contre tant et tant d'échaudés qui accourent chez nous accuser leur *petite dame*, comptez-vous un seul époux qui, au surlendemain de la cérémonie — plus tard, je ne dis pas — vienne se plaindre de sa petite femme ?

C'est sur ces faits, journellement répétés, sans autres exceptions que celles qui la confirment devant les tribunaux, que se fonde ce que j'ai appelé la loi d'*incolumité* des jeunes ménages.

Et pourquoi donc cette différence ? Comment se fait-il que, soumis tous deux à des influences morbigènes en apparence égales, votre jeune homme y succombe souvent, le mien y échappe toujours ? De quoi, en un mot, de quoi a-t-il dépendu que l'*horizontale* contagionne, que la fiancée épargne?... De quoi? Oh! de rien ou presque rien, de la seule épaisseur d'une toute petite membrane, garante à la fois de l'orthodoxie de sa vie et de celle de ma doctrine.

Sans figure, cher maître, nos deux conjointes se sont tout pareillement *échauffées;* mais, rien n'empêche, n'est-ce pas? d'admettre que la vôtre eût eu antérieurement une blennorrhagie : rien n'autorise à le supposer chez la mienne. Aussi voyez la différence du résultat et veuillez conclure vous-même.

Dans le tableau ci-dessus, Ricord a accumulé à dessein, comme à plaisir, toutes les causes d'irritation qui peuvent menacer l'urèthre d'un pauvre homme. Mais sa verve féconde, sa connaissance consommée du cœur humain, ne lui ont pas même tout révélé, et vraiment, il n'y pas de sa faute. Pouvait-il prévoir les excès morbigènes desquels est capable une imagination en délire? Qu'on lise le récit suivant, que me contait, il y a vingt ans, l'un de nos plus sérieux confrères G. Dh., et qu'on décide ensuite si un torrent, si même une avalanche d'agents irritants est capable de donner la blennorrhagie à un homme s'il y a manqué la seule cause qui serve, la gouttelette de pus blennorrhagique?

Un homme marié, un Espagnol, exempt de maladies vénériennes, s'était laissé entraîner à une infidélité.

Très excusable eût été la faute selon les lois mondaines, car sa femme avait un cancer ulcéré du col utérin à sa dernière période. Mais, pieux et exalté, l'austère hidalgo se reprochait incessamment son crime et ne se jugeait absous — des goûts et des pénitences il ne faut pas disputer — que s'il l'avait payé au moins au prix d'une bonne chaudepisse.

Or, au bout de huit jours, ne voyant rien venir, notre homme eut la singulière idée, le raffinement de délicatesse de vouloir expier son méfait en faisant de la victime même l'agent de l'expiation projetée. Presque tous les jours, il avait des rapports avec sa femme, malgré l'abominable sanie dont son vagin débordait. Et non seulement il subissait ce contact réitéré, mais, pour mieux réaliser la contagion, il avait soin, après chaque coït, de bien ramener en avant le prépuce, puis de le lier avec une ficelle afin que l'âcre ichor cancéreux séjournât quelques heures sur l'ouverture de l'urèthre !

Après trois semaines de cet exercice, le pauvre homme se présente à la consultation, tout désespéré... *Il n'avait pas la chaudepisse !* et venait demander à notre confrère s'il n'y aurait pas quelque moyen plus efficace d'en arriver à ses fins !

J'ai volontairement écarté du débat les *nugæ* auxquelles nos adversaires y ont accordé place, c'est-à-dire les blennorrhagies prises *avec une vierge*, causées par une *violente érection*, dues à l'ingestion des moules, des asperges, des artichauts ! Ramassés à grand' peine dans l'espace de près d'un siècle, ces rares exemples, d'une authenticité plus que douteuse comptent pour leur part, pour leur petite part, dans la multitude des blennorrhagies dont la véritable cause est ignorée ou dissimulée ; et ce sera lés apprécier suffisamment que de rappeler à leur sujet, la sentence du plus gourmet de nos spécialistes : « Quiconque pour ce motif renoncerait aux bons légumes, mérite de se dédommager sur le foin ! »

Si, en l'absence de contagium aucune cause irritante ne peut faire naître la véritable blennorrhagie, tout au contraire le contagium simplement déposé sur l'urèthre, le vagin, la conjonctive y produisent, sans que l'adjonction d'aucune influence irritante soit nécessaire, la blennorrhagie. Cet engendrement s'effectue à coup sûr toutes les fois qu'on réalise les conditions propres à y donner lieu. Si par mégarde un malade a effleuré sa conjonctive d'une parcelle de la sécrétion de sa chaudepisse, une blennorrhagie de la conjonctive s'ensuit.

Bien souvent, entre les mains de certains expérimentateurs, cette même sécrétion portée avec une sonde dans l'urèthre d'un homme de soin, lui a donné une blennorrhagie ayant toute l'acuité, la durée des chaudepisses dues au coït.

NATURE.

La contagion produisant seule la blennorrhagie — nous venons de l'établir — quel est son principe contagieux?

Ce principe on le plaçait autrefois dans la matière purulente que sécrète l'urèthre affecté de blennorrhagie.

Mais ce pus n'offrant, à l'œil nu, absolument aucune différence d'avec celui, non contagieux, qui résulte de divers processus simplement inflammatoires, on s'étonnait de la différence des effets, qui ont des causes en apparence identiques.

Et tandis que, désespérant d'expliquer cette différence, les uns, on vient de le voir, la niaient malgré l'évidence, d'autres disaient : c'est que dans le pus blennorrhagique il y a un *virus*.

Or, si par *virus* ils entendaient quelque chose qui 1° existe chez tous les blennorrhagiens; 2° n'existe que chez eux; 3° inséré à des sujets sains y engendre la même maladie, ils étaient dans le vrai. Mais à quelle démonstration, surtout à quelle thérapeutique pouvait les conduire cette stérile quoique juste conception?

L'hypothèse s'est transformée en fait, grâce à la récente constatation du micrococcus [1] de la blennorrhagie. En effet :

1. Nous n'avons ici à l'envisager qu'exclusivement au point de vue

1° On le trouve, on le fait voir dans le pus de toutes les blennorrhagies (urèthre, vagin, conjonctive). On l'a même rencontré dans le liquide de la tunique vaginale, d'une orchite blennorrhagique, dans des abcès du voisinage de l'urèthre, dans les épanchements articulaires de l'arthrite blennorrhagique et dans le sang des malades atteints de cette espèce d'arthrite.

2° On l'a inutilement cherché dans les sécrétions purulentes des balano-posthites, de chancrelles, de panaris, de métrite, de leucorrhée vaginale.

A ce propos même une contre-épreuve a surgi du hasard des explorations. Neisser ayant examiné treize cas de leucorrhée vaginale sans y découvrir de micrococcus, en trouva en abondance chez deux jeunes filles dont la maladie résultait d'un attentat. Or, l'enquête prouva que l'individu qui avait commis le crime était affecté de blennorrhagie.

3° Après l'avoir isolé par la culture, on a pu, l'ayant transmis dans cet état à des sujets sains, engendrer chez eux une blennorrhagie. Le gonococcus cultivé artificiellement fut inoculé à des étudiants dévoués : chez trois de ces jeunes gens une chaudepisse vraiment typique se déclara (Roslai) un liquide de quatrième culture injecté dans l'urèthre d'un homme atteint de démence, fit développer une uréthrite purulente (Bockhart).

De ces diverses constatations et expériences il ressort plusieurs conséquences :

D'abord la spécificité de la blennorrhagie. Jusqu'ici elle ne s'appuyait que sur des considérations cliniques : dogme certain, mais dogme, et à ce titre contestable selon la raison.

Maintenant, assise sur des constatations matérielles, elle est un fait qui s'impose.

clinique; disons seulement que : « Si l'on porte sous le microscope une goutte de pus blennorrhagique, il est facile de distinguer entre les globules une multitude de petits points sphériques, très réfringents et animés d'un véritable mouvement de locomotion. » (L. Jullien.)

Puis, instrument de précision pour constituer et démontrer la théorie, ce fait fournit, dans la pratique, un précieux élément de discernement et de contrôle.

Comme le bacille dans les produits de l'expectoration, on aura à rechercher le micrococcus dans la sécrétion uréthrale; et, pour qui sait le chercher, le passé, le présent, l'avenir de la maladie seront connus et seront tout différents selon qu'on aura trouvé ou qu'on n'aura pas trouvé le microbe. On vient de voir que, positif ou négatif, le résultat de cette investigation peut prendre la rigueur et rendre les services d'une consultation médico-légale.

D'autre part, le processus blennorrhagique rentrant dans le domaine de la phytologie, son évolution (à part les variations tenant aux conditions de milieu) va reproduire celle des êtres de cet ordre. En effet, les divers états de vie latente, de vie plus ou moins ralentie, de vie active, propres aux végétaux, leur mode particulier de nutrition, de développement, de prolifération, doivent être, sont la loi d'existence du parasite implanté sur nos tissus.

Ainsi se comprennent divers phénomènes, sans cela inexplicables, du cours de notre maladie, tels que : son incubation; son passage si fréquent (dans la blennorrhée) de l'état non contagieux à l'état contagieux, et réciproquement; sa *résurrection*, après son extinction apparente due à certaines médications, etc.

Il est aisé de pressentir quelles applications ces notions ont déjà et sont appelées à avoir dans la thérapeutique. Elles en auront d'autant plus et d'autant plus fructueuses que le micrographe, après avoir déterminé les attributs morphologiques de *notre* microbe, en étudiera les *mœurs*; et que le clinicien, s'alliant à ces recherches, marquera avec plus de précision et, disons-le aussi, avec plus d'impartialité, les points de l'histoire naturelle de la blennorhagie qu'elles ont à éclairer.

Qu'on y songe, d'ailleurs. Par cela même qu'elle change ainsi en certitude quelques présomptions de l'étiologie, qu'elle explique certains phénomènes jusqu'ici aussi obscurs qu'avérés de l'évolution de la maladie, et par cela surtout que, seule, elle est à même de fournir ces solutions, la doctrine microbienne donne la preuve de sa vérité. Elle reçoit donc de la clinique en éléments de démonstration ce qu'elle lui apporte en éléments d'interprétation. Or, à ces mutuels échanges de lumière entre le biologue et le médecin, lequel doit gagner le plus?... l'avenir le dira; mais n'oublions pas, en attendant, un troisième bénéficiaire qui a déjà reçu sa part, mais en attend encore le complément... le malade.

THÉRAPEUTIQUE.

Indications. — Formules. — Modus faciendi.

Paradoxe étrange et que l'expérience pourtant ne justifie que trop chaque jour : le moral joue, dans le traitement de la chaudepisse, un rôle prépondérant. Comme tout irait vite et bien, si nous pouvions nous défaire de quelques illusions ! Si, par exemple, l'homme en avait moins sur la vertu de sa conjointe, peut-être voudrait-il bien, lorsqu'il coule, admettre qu'*il a un écoulement* ; et dès lors l'attaquant sur l'heure, il le guérirait en trois jours ; et d'autre part s'il ne nourrissait pas un invincible optimisme sur le pouvoir des agents antiblennorrhagiques, il ne demanderait pas à ces remèdes de dompter *hic et nunc* une maladie qui en est à sa période croissante ou à son apogée. Mais, sur ce point, combien d'avis, que de mécomptes ne lui faudra-t-il pas pour le désabuser, pour le mettre à même de vérifier cette parole d'un célèbre praticien, éclairé par les insuccès de son noviciat non moins que par les succès de son âge mûr : « Aucune chaudepisse ne durerait plus de quarante ou cinquante jours, si le malade se résignait, dès son début, à la garder quarante ou cinquante jours ! »

Mais comme de longtemps il n'en sera ainsi, comme longtemps encore, pour quelques blennorrhagies qui nous arrivent à l'état naturel, nous en verrons par centaines que d'imprudents essais ont rendues compliquées ou réfractaires, longtemps encore, par conséquent, pour cette maladie plus que pour d'autres, il faudra faire suivre les préceptes de thérapeutique normale d'un plus long chapitre sur la thérapeutique des cas anormaux. Mais procédons par ordre ; et, supposant ce qui se voit parfois, un client raisonnable et docile, disons ce qu'il y a à faire à chaque période de la maladie.

Première période. — État abortible. — Dès qu'ont apparu les signes de ce que j'ai ci-dessus (v. p. 3) appelé le *vrai début*, il faut agir, et agir par une injection faite à temps et bien faite ; elle guérira. Mais l'exécution ici a une telle importance qu'on ne saurait entrer dans de trop minutieux détails.

Ayant choisi une seringue en verre à bec un peu long, dont le piston soit assez bien garni pour aspirer le liquide et étant suffisamment déshabillé pour pouvoir consacrer à l'opération l'usage de ses deux mains, le malade se tient presque debout, à moitié assis sur le bord d'une table solide. Alors prenant entre les trois premiers doigts de la main droite la seringue à moitié remplie [1] d'une solution de nitrate d'argent (de 14 à 20 centigrammes de sel sur 20 grammes d'eau) il en introduit le bec à 10 millimètres de profondeur dans l'urèthre, la verge étant élevée. Quant à la main gauche, tandis que le médius et l'annulaire maintiennent exactement le prépuce en arrière du gland, les

1. Cette quantité suffit, la maladie, à cette période, n'ayant pas dépassé le premier tiers de l'urèthre.

bouts du pouce et de l'index tirent les parois de l'urèthre de côté (de droite à gauche), de façon à en coiffer exactement le bec de la seringue, si bien qu'il ne subsiste entre l'instrument et la face interne du canal aucun intervalle par où le liquide, au moment où il est injecté, puisse s'échapper.

Tout étant ainsi préparé, il pousse le piston avec une vitesse telle que la demi-seringuée passe dans l'urèthre en trois secondes. Puis, d'un prompt mouvement bien combiné des deux mains, pendant que de la droite il retire l'instrument du canal, des deux doigts de la gauche il ferme le méat.

Mais comme ces doigts qui pressent l'urèthre rapprochent ses parois dans une étendue d'un centimètre et demi, par conséquent empêchent le liquide de le toucher dans cet espace, et comme cet espace, le premier qui a été envahi par la maladie, est justement celui qu'il importe le plus de modifier par un contact suffisamment direct et prolongé de l'injection caustique, il faut substituer à l'occlusion par pincement des parois l'occlusion par apposition d'un seul doigt sur l'ouverture, ce qui se fait en y appliquant la pulpe de l'indicateur, de manière à la fermer complètement.

Cela fait, on garde les choses en l'état pendant cinq minutes, en exécutant, à trois ou quatre reprises, avec l'indicateur droit, de douces pressions d'arrière en avant sur le canal, depuis le devant des bourses jusqu'en arrière de la fosse naviculaire ; ce qui a pour effet de faire pénétrer le liquide dans tous les plis, sinus, orifices de follicules qui existent à la surface interne de l'urèthre.

Cet exposé, bien insuffisant malgré sa prolixité, rappelle du moins au médecin que, toutes les fois qu'il y aura lieu, il doit proposer au client de pratiquer lui-même cette injection abortive dont le succès — j'aime à le répéter — est une double question, mais n'est qu'une question d'opportunité et d'habileté manuelle.

Le client, étant averti de laisser passer au moins un quart d'heure avant d'uriner, il faut le prévenir que dans une heure et demie commencera une sécrétion purulente, épaisse, avec douleur en urinant, sécrétion dont il ne doit pas s'alarmer et qui n'indique point une augmentation de la blennorrhagie; qui n'est que l'effet de l'injection, qui cessera d'elle-même au bout de vingt-quatre ou trente-six heures[1].

A ce terme, si l'abortion a réussi, on trouve le canal sec, quoiqu'un peu de dysurie (effet de la cautérisation) doive persister pendant quelque temps. En cinq jours, la guérison est complète, et le client peut reprendre toutes ses habitudes... toutes.

Si, au contraire, l'abortion a échoué, voici ce qu'on observe : après un jour ou un jour et demi de guérison apparente, il s'établit peu à peu une sécrétion purulente, sécrétion qu'on distinguera aisément de celle produite par l'injection : d'abord, parce qu'elle ne commence que trois jours après l'injection faite, puis, parce qu'elle va en augmentant, tandis que celle due à l'injection va toujours en diminuant.

A ce moment, c'est-à-dire quand la blennorrhagie, suspendue, mais non guérie par l'injection, reparaît, quelques malades demandent qu'on en fasse une nouvelle. Erreur que le médecin ne saurait partager ; car si le mal, pris au début, a résisté à la médication, n'y résisterait-il pas à plus forte raison encore, étant pris à une période plus avancée?

Si cette injection abortive n'a pu être faite à la période où elle avait toutes chances de réussir, il n'est point irrationnel de la tenter à une époque un peu plus avancée. Sur la demande du client, on peut la faire; mais, dans ce cas[2], ne pas

1. Il m'est souvent arrivé, pour mieux éclairer le client, effrayé de cet horoscope : « Moi-même, moi qui n'ai point de blennorrhagie, si je me faisais cette injection, j'aurais ensuite ce même écoulement que je vous annonce. »

2. Assurément l'injection abortive doit être pratiquée le plus tôt possible.

chercher à compenser le désavantage de la situation en élevant la dose du caustique.

Faites séjourner l'injection plus longtemps, ou faites-en deux de suite. Refoulez, à plusieurs reprises, le liquide d'*arrière en avant*.

DEUXIÈME PÉRIODE. — ÉTAT IRRÉPRESSIBLE. — A la première période, il importait — parce qu'on a espoir de réussir — il importait d'agir aussi promptement que possible contre la blennorrhagie.

Dans la seconde période, tout à l'opposé, il importe avant tout de ne pas agir contre la blennorrhagie, de la laisser suivre son cours.

Ainsi voilà deux états de la même maladie qui se succèdent, qui, parfois, ne sont chronologiquement séparés l'un de l'autre que par un intervalle de moins de vingt-quatre heures, et qui commandent chacun une conduite absolument différente ! Il importe donc, on le voit, d'indiquer avec précision leurs caractères cliniques respectifs.

Pourtant, si vous la faites avant l'invasion des premiers symptômes, vous échouerez. J'en donne pour preuve le fait suivant.

Un de mes clients habituels, chez qui, de temps presque immémorial, j'avais l'habitude de faire à coup sûr avorter l'écoulement par une injection faite à temps, vient, le 30 juillet 1877, me demander le même service. Les conditions étaient les mêmes que d'habitude, c'est-à-dire excellentes, le coït contagionnant datait de trois jours. J'opère donc, certain d'un nouveau succès, et ... j'échoue. Trois jours après, la blennorrhagie reparaissait et dura deux mois.

Nous nous creusions la tête, lui et moi, cherchant en vain le motif de cette dérogation aux lois usuelles; il finit par m'avouer un autre coït, qui avait eu lieu vingt-six heures avant l'injection. Plus de doute dès lors : c'est de ce dernier que provenait l'agent blennorrhagique qui avait résisté à l'essai abortif.

Or pourquoi y avait-il résisté? ... simplement, en vertu de cette remarque qui s'applique à bien d'autres étiologies qu'à celles de la chaude-pisse :

« Les parasites pathogènes résistent, quand ils ne sont qu'à l'état de germe, aux agents parasiticides qui les détruiront si on fait agir ces parasiticides sur les êtres parvenus à l'état d'éclosion; en d'autres termes, un parasiticide étant mis en œuvre, il détruit les microzoaires ou microphytes développés, mais est impuissant contre leurs germes.

Ceux de la deuxième période, de la période aiguë, n'apparaissent pas, on le comprend, tout d'un coup d'une manière tranchée. Aussi s'y laisse-t-on facilement prendre.

Quand la blennorrhagie date de plus de trois jours, quand sa sécrétion fournit une goutte de pus par heure, quand il y a douleur, soit en urinant, soit durant l'érection, quand les bords du méat — indice de l'état de la muqueuse uréthrale, comme la langue l'est du tube digestif — sont rouges et luisants, beaucoup de malades et quelques médecins s'imaginent que, même à ce degré, on peut obtenir la guérison expéditive, au moyen du copahu et d'injections astringentes, cathétériques ou caustiques. Ils entreprennent donc cette cure, et immanquablement, voici ce qui arrive :

L'écoulement est presque supprimé au bout de cinq jours, mais il persiste à cet état de *quasi-suppression*. Souvent, alors, on varie les remèdes, on passe à de plus actifs ; on change les préparations, jusqu'à ce que, de guerre lasse, et voyant continuer ce suintement, on cesse enfin toute médication.

On cesse, et aussitôt l'écoulement, la douleur, la tuméfaction recommencent tels qu'au début. Le mal, dès lors, suit son cours progressif sans que la médication précoce, intempestivement instituée, ait eu d'autre résultat que d'habituer l'organisme à l'effet des antiblennorrhagiques, de ces précieux agents qui, lorsqu'on y recourra plus tard, auront ainsi perdu la plus grande partie de leur action curative.

On contestera l'exactitude de ce tableau ; on arguera sans doute d'une pratique plus heureuse que la mienne... Mais je maintiens mon dire et, au nom de quarante ans d'observation (plus d'une fois exercée sur les terres de mes voisins), je défie qu'on me montre, guérie en quinze jours, une blennorrhagie uréthrale, dont le traitement, *pour couper* aura été commencé durant la période aiguë, telle que je viens d'en spécifier les caractères.

Mais les préjugés ont la vie dure. Battu dans sa prétention principale, celui-ci se retranche sous un amendement. Une catégorie non moins nombreuse de clients consentent bien à laisser *couler* avant de *couper*. Mais ils n'y consentent que pour quinze jours. Quinze jours! c'est, et aux yeux de tous, le temps réglementaire [1]. A ce terme, la chaudepisse est censée répressible. Douloureuse ou non, copieuse, purulente, avec œdème ou gonflement inflammatoires, peu importe : il faut l'arrêter ; elle *doit* être mûre. N'a-t-on pas pris des rafraîchissements pendant quinze jours?... On essaye donc de la couper ; et... et les mécomptes surviennent, se succèdent comme il a été dit plus haut.

A ces illusions qui font la fortune des pharmaciens traitants et le désespoir des malades, substituez hardiment l'impitoyable mais salutaire vérité. A tout blennorrhagien qui vient vous consulter au moment où la période aiguë est établie, annoncez qu'il en a, en moyenne, pour un mois ou six semaines avant qu'il y ait possibilité d'administrer utilement les spécifiques. Il se récriera : Tenez bon. — Il vous quittera : Patience! bientôt vous le reverrez, et plus que converti.

Si cette période paraît longue au malade, elle n'est pas moins pénible pour le médecin.

Il est triste de voir revenir, tous les huit jours, un homme à qui l'on ne peut répondre que par la décourageante formule : Prenez patience. Car cet homme sait qu'il existe des spécifiques contre sa maladie ; et, ne comprenant pas qu'ils n'ont d'efficacité qu'à une période déterminée, il s'étonne des délais que vous lui imposez. S'il ne vous accuse pas tout haut de le *traîner en longueur*, soyez sûr

1. Comme les *vingt et un* jours de saison thermale, qui doivent absolument guérir les diathèses les plus invétérées!

que, à ses yeux, vous y mettez un mauvais vouloir systématique. Son langage, ses obsessions, ses visites réitérées dénotent, malgré lui, cette impression qu'on retrouve identique à tous les degrés de l'échelle sociale : « Docteur, quand couperons-nous ça ? » — « Débarrassez-moi, je vous en prie, cher docteur ; je suis obligé de partir... d'aller chez mes parents... je vais me marier. » — « Oh ! je payerais bien tout ce qu'il faudrait pour être guéri dans quinze jours. » — « Voyons, docteur, soyez gentil : je ne vous tourmenterais pas dans un autre moment ; mais à présent, vrai, je vous assure que je n'ai pas le temps d'être malade ! »

Ces insinuations ne sont que trop claires. Souvent elles m'ont fait monter la rougeur au front ; et je comprends que certains confrères trouvent plus facile d'y céder que d'y résister. C'est pourtant dans ce dernier parti qu'est le devoir du médecin. Placé entre le soupçon d'ajourner les spécifiques par cupidité et la certitude de nuire en les donnant trop tôt, il ne doit pas hésiter à adopter la temporisation. Mais j'ajoute que tout moyen est licite pour la faire accepter, et accepter aussi prolongée qu'elle a besoin de l'être.

Or, ces moyens varient selon le caractère du client. Aux uns, il suffit de répéter avec fermeté la déclaration faite lors de la première visite : « Vous avez encore à couler cinq ou six semaines. »

A d'autres, il convient de dire, en premier lieu, que le délai sera court ; sauf à rejeter ensuite sur quelque incident imprévu la dérogation trop prévue à cette promesse.

Pour ceux qui semblent vous accuser de vouloir multiplier les visites, spécifiez bien que vous ne leur demandez de revenir consulter qu'*une seule fois*, c'est-à-dire lorsque l'écoulement en sera arrivé à offrir les caractères dénotant la maturité, que vous aurez soin d'indiquer exactement sur l'ordonnance.

Plus d'une fois, j'ai dompté d'autorité certaines rébellions : « Vous voulez que nous *coupions* dès aujourd'hui? disais-je à un client insistant plus que de raison. Eh bien! tenez : voici — et je l'écrivais sous ses yeux — voici la formule du remède pour couper. Prenez-la, puisque c'est votre désir. » — Aussitôt la scène change, et l'impatient, j'allais presque dire l'impertinent de tout à l'heure, murmure, l'oreille basse : « Docteur, si je viens vous consulter, c'est que j'ai confiance en vous ; je ne veux rien faire que lorsque vous me l'ordonnerez et comme vous me l'ordonnerez. »

Pour tous, il importe de varier de temps en temps la médication, dût-on ne changer que le nom des remèdes, afin de leur laisser croire (comme ils le demandent sans cesse ou le désirent sans le demander) qu'on *fait quelque chose de nouveau pour les guérir plus vite*, qu'on va, par exemple, passer des simples adoucissants aux remèdes résolutifs.

Après ces règles de conduite, que j'ai dû développer, dans l'intérêt mutuel des malades et du médecin, je passe à la thérapeutique proprement dite de l'*état irrépressible*.

Tant que la miction ne cause qu'une souffrance modérée et que les érections ne troublent pas le sommeil, la médication doit se borner à des prescriptions peu incommodes et peu coûteuses ; car plus elle sera simple et mieux on obtiendra qu'elle soit continuée pendant le temps voulu. Voici l'ordonnance que je fais en pareil cas :

N° 1. — « Quatre ou cinq fois par jour, boire un verre d'eau, qu'on sucrera soit avec du sirop d'orgeat, soit avec une pincée de la poudre suivante :

Poudre de sucre — de gomme arabique	ãã 60 grammes.
— de guimauve — de nitrate de potasse	ãã 4 —

Mêlez [1].

1. Le malade, à son gré, choisit entre ces deux boissons délayantes, ou

« Prendre, tous les trois jours environ, un bain.

« S'abstenir de bière, vin blanc, vermouth.

« User, avec modération, de vin pur, café, liqueurs, charcuterie, ragoûts épicés [1].

« Éviter de porter les doigts aux yeux, après avoir touché la verge.

« Plusieurs bains locaux, par jour dans de l'eau froide.

« Porter un suspensoir, qu'on ne quittera qu'en se mettant au lit [2]. » *Date et signature.*

en alterne l'usage. Il pourrait les remplacer, selon sa convenance, par d la limonade, des bavaroises, une eau gazeuse de table, du *coco* (si bien nommé tisane de polisson) ou par de l'eau sucrée ou même de l'eau pure.

1. La bière a une action aggravante qu'on ne s'explique pas, mais qui n'en est pas moins réelle. Le vin, le café, l'eau-de-vie, pris avec modération, ne « *jouissent pas du même inconvénient* », ainsi que l'écrit un auteur moderne.

2. Ici doit être exposée une question de toilette, qui, occasionnellement, peut devenir une question sociale, voire une question judiciaire rebelle par instinct à cette partie de la légende napoléonienne : aucun blennorrhagien ne se soucie davantage de laver que d'exhiber son linge sale en famille. Et voici les divers procédés que *Nécessité l'ingénieuse* leur a suggérés pour dissimuler ces taches compromettantes.

D'abord, la vulgaire enveloppe faite avec un linge grossièrement tortillé qui entoure la verge, et est fixé au moyen d'un fil noué ou d'un bracelet de caoutchouc; ou le bout de condom attaché de la même manière.

Il existe dans le commerce des étuis ou gaines en caoutchouc vulcanisé, tenant par deux boutons à la ceinture du suspensoir, appareil maintenant la fraîcheur, très facile à nettoyer et, par conséquent, toujours propre.

Beaucoup se contentent de fixer avec deux épingles, en dedans du devant de la chemise, un simple mouchoir de poche plié en quatre.

Mais le meilleur moyen, pour ceux dont le prépuce est bien conformé à cet effet, consiste en un petit morceau de linge de 6 centimètres sur 2, que, étant décaloté, on place en écharpe dans le sens de sa longueur sur le gland, et qui, le plus aisément du monde, se trouve être fixé de lui-même, rien qu'en ramenant le prépuce en avant. Ayez en poche quatre ou cinq de ces petites écharpes ; renouvelez-les chaque fois que vous urinez ; doublez, triplez le linge dans le sens de la largeur si l'écoulement est très abondant, et la chemise sera efficacement protégée contre toute souillure accusatrice.

Les seuls conseils que la médecine ait à faire entendre en cette matière où chacun agit selon son inspiration, c'est d'abord celui de ne pas laisser trop longtemps en contact avec un organe dont le tégument serait très impressionnable, un linge maculé d'une couche abondante de pus, puis de ne pas serrer trop fortement, par un lien à sa base, le pénis qui serait ainsi disposé à la congestion inflammatoire ou à l'infiltration œdémateuse.

Cette ordonnance, faite pour la période inflammatoire, suffit parfaitement lorsque l'état aigu ne s'exaspère pas, c'est-à-dire dans la plupart des cas. Elle permet de continuer le genre de vie et les occupations ordinaires. Il est prudent, au début, d'avertir le client que, malgré ce traitement sédatif, l'inflammation, parcourant sa marche naturelle, augmentera pendant quelque temps encore, pour s'apaiser ensuite.

Si les symptômes phlegmasiques deviennent plus accentués, sans cependant atteindre leur summum, l'ordonnance suivante répond à l'indication :

N° 2. — « Boire cinq ou six verres par jour de tisane de chiendent et racine de fraisier, sucrée avec le sirop de guimauve.

« Tous les deux jours, avant de se mettre au lit, prendre un bain d'une heure et demie de durée [1].

« Prendre, deux ou trois fois par jour, un bain de la verge, dans de l'infusion de mauve tiède.

« En se couchant, mettre dans le dernier verre de tisane une cuillerée à bouche de sirop de codéine.

« Saupoudrer l'intérieur du suspensoir de poudre de camphre.

« Pas de courses trop longues ni d'efforts répétés ; ni surtout d'équitation, à moins qu'on ne soit habitué à cet exercice. »

Au summum d'intensité phlegmasique correspond la prescription suivante :

N° 3. — « Appliquer huit sangsues au périnée [2].

1. Pour obtenir d'un bain le meilleur effet sédatif, il faut le prendre dans la soirée, et, pendant le dernier quart d'heure, laisser tant soit peu refroidir l'eau. On peut y uriner, mais il faut réprimer les envies d'uriner à chaque instant, que la vue et le contact de l'eau font naître chez quelques personnes. En hiver, on se soustraira aux chances de rhume qui résultent des bains multipliés, en ayant soin de frictionner vivement tout le corps avec les linges.

2. Il est très rare que l'inflammation soit assez forte pour nécessiter

« Garder le lit ou la chambre. En marchant, maintenir la verge élevée.

« Boire deux ou trois litres de tisane de nymphæa ou de graine de lin, émulsionnée.

« Grands bains quotidiens, de deux ou trois heures de durée.

« Bains locaux multipliés dans l'infusion de mauve [1]. N'uriner que la verge étant *plongée* dans l'eau tiède.

« Éviter toute occasion, physique ou morale, d'érection. Dans la miction laisser couler l'urine plutôt que la pousser. Cataplasmes de farine de lin, faits très longs de manière à ce que, après avoir tourné autour de la verge, ils s'étendent jusqu'au périnée. Le jour, quand on est obligé de marcher, tenir dans un étroit caleçon de bain, en coton, la verge enveloppée d'une serviette [2].

« Tenir le ventre libre, en usant alternativement, un jour d'un verre d'eau avec 15 grammes de sulfate de soude, bu le matin à jeun, et, le jour suivant, d'un lavement de décoction de son avec deux cuillerées de mélasse ou de miel. »

Les douleurs, qui, pendant l'érection, coupent le sommeil

une déplétion sanguine locale. Je n'y ai, quant à moi, pas eu recours plus de huit ou dix fois. Quand on s'y décide, il faut ordonner au minimum huit sangsues, parfois douze ou quinze chez les sujets sanguins, vigoureux. Il peut aussi arriver qu'on n'obtienne un effet sédatif qu'en renouvelant l'émission, à six ou huit jours d'intervalle. En tous cas, dans les conditions sociales où se trouvent la plupart des blennorrhagiens, je ne crois pas que le soulagement dû aux sangsues compense le dérangement et surtout l'effet compromettant qui résulte de leur application. — Sous ce dernier rapport, cependant, on avertira, au besoin, le malade que, avec quelques précautions, il peut parfaitement faire cette petite opération dans un établissement de bains, et rentrer ensuite chez lui (avec un tampon hémostatique improvisé par deux mouchoirs de poche, l'un en ceinture, l'autre en sous-cuisse sous le périnée, en faisant à ce dernier, au milieu, un nœud qui corresponde au siège des piqûres), le tout sans que la famille y ait rien vu.

1. Pris tièdes, ils calment davantage; froids, ils exposent à la cystite.

2. Grâce à ce remplissage et grâce à l'élasticité du caleçon, la verge, fixée contre l'aine, est à l'abri de trois causes incessantes d'irritation : frottements, ballottements et situation déclive.

et atteignent parfois une intensité intolérable, sont justiciables de deux ordres de médication à employer simultanément : l'une pour abattre l'inflammation (voyez ci-dessus), l'autre pour prévenir l'érection ou la faire cesser. Voici un spécimen de la prescription visant ce dernier but :

N° 4. — « Avant de se coucher, avaler quatre des pilules suivantes (une par une, de quart d'heure en quart d'heure) :

Camphre........................	3 grammes.
Extrait thébaïque...................	2 décigrammes.

Pour 24 pilules.

« Si l'on s'éveille, prendre dans un peu d'eau l'un des paquets :

Sucre............................	ãã 10 grammes.
Lupulin..........................	

Triturez ensemble et divisez en cinq paquets.

« Ne pas résister à l'envie d'uriner, et chaque fois qu'on a à y satisfaire, sortir du lit.

« S'il y a tendance aux pollutions, boire, après chacune des quatre pilules, un demi-verre d'eau avec 5 décigrammes de bromure de potassium.

« Supprimer le deuxième matelas et l'édredon. Coucher sur le côté. Prendre un lavement d'eau froide avant de se mettre au lit : le rendre presque immédiatement.

« En cas d'érection incoercible, tenir, pendant cinq minutes, sous la verge, au devant des bourses, une boulette de coton mouillée de chloroforme. »

On a aussi conseillé :

De boire, par intervalles, dans la soirée, une émulsion de graine de courge (de 120 grammes), additionnée de poudre de jusquiame 20 centigrammes.

De prendre et garder un quart de lavement avec 2 grammes de camphre et 8 ou 10 grammes de laudanum de

Sydenham, — ou d'introduire un suppositoire avec 1 ou 2 décigrammes d'extrait de belladone.

De se tenir debout, les pieds nus sur le carreau, ou de prendre la posture du *salut à la mahométane* (sur les coudes et les genoux).

De céder à l'appel qu'adresse l'érection (compromis immoral, inefficace et nuisible).

De *casser la corde* (ceci met instantanément fin aux douleurs, mais expose à l'espèce la plus dangereuse de rétrécissements uréthraux).

De lier la verge et les bourses en masse avec une bandelette de diachylon, en se couchant. (Moyen à la fois infidèle et dangereux.)

En résumé, rien ne pouvant juguler l'inflammation, rien non plus ne peut détruire entièrement les érections, non plus que la douleur qu'elles occasionnent. C'est un mal qu'on atténue, mais que, faute de mieux, il faut savoir supporter; mal passager d'ailleurs, inoffensif en somme et qui, croissant et décroissant selon l'intensité de la phlegmasie, est pour le praticien le meilleur des *blennorrhagimètres.*

Arrivé à ce point, je dois appeler l'attention des praticiens sur la proposition suivante, proposition dont la justesse et l'opportunité, parfois contestées en pathologie, est encore méconnue, et à leur très grand préjudice, par la plupart des malades.

Le copahu et le cubèbe ont contre la blennorrhagie uréthrale une action plus ou moins forte, mais constante. Mais comme cette action s'épuise par l'usage, il faut attendre, pour commencer à la mettre en œuvre, le moment où elle sera décisive, où elle pourra, non pallier [1], *mais guérir.*

1. La vertu palliative du copahu et du cubèbe est utilisée dans des cas d'acuité exceptionnelle. On donne, en ce cas, pendant quelques jours, ces médicaments à petite dose; mais il importe de les discontinuer dès que l'inflammation est devenue supportable.

Tout le traitement de la blennorrhagie est dans ce précepte, par conséquent dans une sage expectation. Mais l'insistance des clients en entrave le plus souvent l'exécution. Un spécifique existe... et ils le savent. Chaque ami ou voisin de table le leur conseille ; chaque journal l'étale en caractères monstres ; chaque pharmacien le vend et le vante. « Pourquoi l'ajourner ? » disent-ils tous.

Aussi s'est-on mis en quête de médications qui, sans nuire plus tard à l'effet du copahu, puissent *mûrir* la blennorrhagie plus vite que ne le font les délayants aidés du temps. — Je divise ces remèdes en deux classes : les uns qui ont, en réalité, un certain pouvoir dans ce sens ; les autres qui servent surtout à tromper l'impatience du malade.

Les adjuvants réellement utiles sont assez peu nombreux. Ce sont :

1° L'eau froide, soit en bains de rivière (la meilleure et la plus agréable des formes) ; soit en douches, soit en affusions quotidiennes sur l'hypogastre, le périnée, la verge et les bourses ; soit sur un linge, mouillé à nouveau toutes les heures, dont on tient enveloppés le pénis et les bourses ; soit en bains de la verge, courts et fréquents.

2° Les préparations de haschich. — J'en avais, en 1864, obtenu, dans deux cas — dans deux cas seulement — un effet maturatif prodigieux d'après cette formule :

Lupulin..................................	6 grammes.
Extrait aqueux de chanvre indien........	6 décigrammes.

Pour *f. s. a.* 60 pilules.

A prendre 2 le matin, 2 à midi et 2 le soir.

Mais les nombreux insuccès qui suivirent ces réussites exceptionnelles m'avaient dissuadé de continuer, lorsque la formule suivante parut reprendre faveur :

Eau distillée	200 grammes.
Teinture de haschich	2 —
Acide benzoïque	1 —

Mêlez.

A boire en trois ou quatre fois dans les vingt-quatre heures.

Ainsi qu'il en fut de la première préparation, celle-ci le plus ordinairement restée impuissante, a produit de temps en temps (1 fois sur 6 ou 8) une amélioration rapide et permanente de l'état aigu. — Incapable d'expliquer ses variations par les conditions individuelles, ou la diversité des cas morbides, je les attribue plutôt à la difficulté d'avoir la substance naturelle et de trouver des préparations bien faites.

3° La bière. — La plus nuisible des boissons chez les blennorrhagiens, celle qu'il faut le plus soigneusement proscrire en pareil cas, a, au contraire [1], *deux fois*, sous mes yeux, *prise en excès*, non seulement diminué l'acuité du mal, mais tari complètement le flux, guéri en un mot, je dis guéri complètement, sans accident, et en deux jours, une blennorrhagie très aiguë. — Je ne recommande point, cependant, un pareil procédé; mais j'ai dû dire ce que j'ai vu et bien vu, quoique je m'avoue tout à fait hors d'état d'en rendre compte.

4° La diète. — J'en ai observé des effets frappants à la suite de la fête annuelle (jour du grand Pardon), où les Juifs sont tenus de ne boire ni manger quoi que ce soit pendant vingt-quatre heures. Ce jeûne, rigidement observé par eux, sèche le flux uréthral, de même qu'on voit l'abstinence de boissons supprimer momentanément les crachats des catarrheux et des phthisiques. Mais, dès le lendemain, avec l'habitude reprise, la sécrétion reparaît. Sans nier

1. L'un de ces deux malades était un jeune docteur devenu depuis lors l'un de nos confrères les plus distingués.

l'influence du régime ténu, je le crois donc, en somme, plus nuisible qu'utile, parce que, au jour où il faudra, tôt ou tard, y renoncer, sa cessation, à elle seule, devient une cause de rechute.

5° La transpiration forcée. — Deux sudations coup sur coup ont produit, exceptionnellement il est vrai, un résultat très satisfaisant. Ce moyen, en tout cas, est sans danger.

Après ces remèdes doués de quelque efficacité, je range, sans pitié, parmi les insignifiants :

L'eau de goudron, le sirop de bourgeons de sapin, les capsules d'essence de térébenthine, les pilules de Baume du Pérou (agents très préconisés à cause de leur analogie avec le copahu); — le perchlorure de fer (de 3 à 6 gouttes, trois fois par jour, dans un verre d'eau); — les préparations de matico [1], d'iode, de brome; — le sirop d'ortie blanche (6 cuillerées à bouche par jour); — les purgatifs sulfate de soude, 20 grammes, à jeun, tous les trois ou quatre jours); — l'acétate de potasse (à 1 ou 2 grammes par jour); — les injections d'eau froide (ou de solution de sulfate de zinc au 300me) très souvent répétées (médication qui expose à une cystite); — le lactucarium; — le seigle ergoté; — les bains de vapeur et bains thérébentinés; — les astringents, à l'intérieur, tannin, ratanhia, acide nitrique dilué; — les bains sulfureux ou salins, ou alcalins; — les frictions sous le canal avec une pommade camphrée et belladonée; — l'application de poudre de camphre sur les bourses; — le tartre stibié, à dose altérante; — la cautérisation superficielle et réitérée de la région du filet, avec le crayon de nitrate d'argent[1] — le mélange de vin de colchique, 12 grammes, et teinture d'opium 0,6, à la dose de 21 à 30 gouttes, trois ou quatre fois par jour, par lequel M. Froinus affirme avoir guéri, en sept jours, 60 malades!!

1. Celles du moins qui ne contiennent pas de copahu, lequel leur a été subrepticement, et très judicieusement associé par quelques pharamaciens.

— l'application à demeure sur le gland d'un linge fréquemment imbibé d'une solution au sulfate de zinc au 100me, avec 1 centième de laudanum, qui, d'après M. Dubouchet, a guéri plus de 200 blennorrhagies, même aiguës !!! — les pilules d'aloès 0,1 et thridace 0,1, qui, au nombre de deux par jour, guérissent, d'après Sandras, les blennorrhagies *aiguës*, en *huit ou dix jours*, avec une efficacité *supérieure* à celle du copahu !!!! — le nitrate d'argent, à l'intérieur (M. Spadafora) !!!!!

Dans cet arsenal aussi pauvre qu'encombré, c'est au praticien de choisir ce qui lui semblera le mieux approprié au degré d'intensité de l'inflammation, à la constitution du sujet, à sa bourse et un peu aussi à son caractère. Qu'il utilise de préférence ceux de ces agents qui répondent à l'indication sédative. A moins de bons motifs, qu'il se garde de repousser un remède vers lequel le malade paraîtrait incliner. S'il croit devoir changer de médication, uniquement *pour changer*, qu'il préfère celles qui ne font point de mal à celles qui promettent merveilles. Qu'il s'abstienne presque toujours d'injections, surtout des *infaillibles*. Qu'il agisse, en un mot, dans les limites de sa confiance et de sa prudence, vis-à-vis des adjuvants dont je viens de dérouler la liste, mais qu'il évite surtout de s'engager inconsidérément, de trop faire espérer de leur emploi.

Il ne faut pas, durant cette période, imposer au client des prohibitions trop rigoureuses sous le rapport du régime. Laissons-le, à part lors de la phase d'acuité et de douleur, boire du vin pur (et prendre sa demi-tasse, s'il en a l'habitude), marcher et se livrer à ses exercices corporels accoutumés. — Cette tolérance se justifie par un double motif. D'abord en lui rendant cette période moins onéreuse, on obtiendra plus aisément qu'il attende tout le temps nécessaire avant de commencer les remèdes antiblennorrhagiques. En second lieu, si le client s'est assujetti à une alimentation ténue, à l'absence de tout excitant, au repos, la seule reprise de son ancien régime sera pour son organisme, déshabitué des stimulants ordinaires, un agent d'inflammation. Beaucoup de récidives imprévues de la blennorrhagie, dont on cherche en vain l'origine, n'ont pas d'autre cause.

Troisième période. — État répressible. — Peu à peu l'inflammation uréthrale, qui était trop intense pour céder complètement à l'emploi de certains remèdes dits spécifiques (copahu, cubèbe, santal, injections), a diminué et devient accessible à l'effet curatif de ces mêmes remèdes.

Mais quand ce changement a-t-il lieu ? et comment juger s'il est suffisant ?... Grave problème dont la solution contient tout le secret du traitement de la blennorrhagie. En effet, donnez les spécifiques trop tôt..., ils échoueront contre un mal dont la force à ce moment est encore supérieure à la leur, et voici pour longtemps, en pure perte, usé par l'habitude leur pouvoir sur l'état morbide. — Donnez-les, au contraire, trop tard, quand l'écoulement est réduit à un suintement indolent..., à cette période extrême, leur action est devenue nulle : en les ajournant outre mesure, vous vous êtes donc privé d'un utile secours.

Mais, en pratique, ce dernier défaut, l'excès de temporisation, est de beaucoup le moins commun. C'est donc contre l'impatience des malades, contre la sienne propre aussi que le médecin doit surtout être mis en garde. Il le sera par les règles suivantes :

Un écoulement ne doit pas être considéré comme mûr par cela seul qu'il existe depuis le temps que la théorie, que les préjugés ou les convenances du malade assignent comme durée ordinaire de l'état aigu, irrépressible. Chaque blennorrhagie, sous ce rapport, a ses allures à elle ; et s'il est permis de compter, pour obtenir la maturation, sur une moyenne de quatre ou cinq semaines, elle est quelquefois plus courte et très souvent plus longue à obtenir. Fréquemment ce temps va jusqu'à deux mois et demi et trois mois. Un de mes condisciples vit sa blennorrhagie dont le traitement, fort régulier, était secondé par une bonne hygiène, n'entrer en maturité qu'au bout de onze mois! Il faut dire que, dès le cinquième, il parlait sérieusement de se suicider.

Ces exemples d'acuité exceptionnellement prolongée se présentent surtout chez les individus arthritiques, rhumatisants. La temporisation est alors obligatoire. Vous ne gagneriez rien sur l'écoulement et vous vous exposeriez à provoquer des complications redoutables, en usant prématurément des antiblennorrhagiques (copahu, injections). Et si, chez un sujet, la diathèse en est à la période où il se produit çà et là des jetées fluxionnaires, il n'y a absolument qu'à attendre, à prêcher la patience, à continuer la médication émolliente jusqu'à ce que d'*elle-même* l'inflammation ait progressivement diminué ; ce qui, en pareil cas, demande une moyenne de trois ou quatre mois.

Le cours de la blennorrhagie ouvre, entre le malade et le médecin, une lutte de ruses, ruses de sa part extrêmement préjudiciables à ses intérêts, qu'il faut par conséquent connaître pour les déjouer par une diplomatie supérieure.

Il n'est pas de client, en effet, qui, à chaque visite, ne cherche à vous influencer, à vous persuader que sa chaudepisse est mûre. Tenez donc pour suspect tout renseignement venant de lui. A l'en croire, il ne souffre plus ; il coule à peine !... Ne contestez pas, mais vérifiez par vous-mêmes ; voyez si le méat n'est pas rouge; si la pression sur ce canal, qu'on vous affirme être sec, n'amène pas une goutte d'urine, indice d'une miction récemment exécutée pour vous induire en erreur ; si la chemise, qu'on vous étale exempte de taches, ne démontre pas, par l'excès de sa propreté, que le malade a porté, interposé entre elle et la verge, un linge qu'il se gardera bien d'exhiber [1].

D'autres, réellement illusionnés, prennent pour amendement suffisant l'une de ces améliorations immédiatement suivies d'exacerbations, série d'alternatives, qui, nous le savons, constitue le procédé normal, régulier de décroissance du mal, mais n'exprime que la décroissannce, et point encore la maturité.

Un client, qui n'en est qu'au quinzième jour d'une blennorrhagie aiguë, se présente, coulant à peine!... C'est qu'il a pris récemment, ou prend encore quelques injections astringentes qui suspendent la sécrétion. Mais l'aspect du méat rouge et gonflé éclaire le praticien et le met en garde contre cet amendement artificiellement obtenu, et qui va cesser avec la cause qui l'entretient.

Quelquefois, l'écoulement et l'inflammation ont, à notre grande surprise, beaucoup diminué, presque cessé, avant le terme que l'évolution du mal vous avait fait prévoir!... Cherchez si, au lieu d'être maturation naturelle, cet effet ne résulterait pas d'une épididymite, ou cystite ou bronchite, etc., réalisée ou imminente, qui a attiré sur un autre organe la phlegmasie uréthrale déplacée, mais non diminuée. Dans ce cas, l'emploi du copahu ou des injections, dangereux peut-être, serait à coup sûr inefficace.

Parfois, au moment où l'on voit le malade pour la première fois, l'une de ces inflammations qui avait existé vient de cesser, mais exerce encore sur la blennorrhagie uréthrale

1. Il y aurait une monographie, avec planches, à éditer sur les *taches* du linge, dans la blennorrhagie. Qu'on sache seulement qu'elles traduisent fidèlement, mais *en l'exagérant*, le caractère de l'écoulement. Ainsi, la goutte opaline dénote, on le sait, un état moins aigu que la blanche, la blanche moins que la jaune, la jaune moins que la verte. Eh bien! il faut qu'on sache que la goutte incolore déposée sur du linge y produit une place comme empesée; la goutte opaline une tache grisâtre; la goutte blanche une tache jaune; la goutte jaune une tache verte. Il y a donc toujours à rabattre de moitié sur le témoignage de la tache.

son influence atténuatrice. Plus le diagnostic, en pareil cas, est difficile, plus le praticien a besoin d'être mis en garde contre cette cause d'erreur et contre ses conséquences.

A quels signes reconnait-on qu'une blennorrhagie est mûre ?

Elle est mûre quand il n'existe plus ou presque plus de douleur lors de la miction et de l'érection ; quand le méat n'est plus rouge ni tuméfié ; quand l'écoulement a beaucoup diminué, et que, après avoir été jaune ou vert, il est devenu blanc, et un peu *filant.*

Cette dernière propriété est caractéristique, et comme elle ne peut se manifester sans que les autres signes de la maturation existent, elle résume, à elle seule, tous ces signes au point de vue du diagnostic ; si bien qu'on est autorisé à déclarer *mûre* toute blennorrhagie dont la matière, ayant été recueillie assez longtemps après l'érection et prise entre deux doigts, *file à 1 centimètre de longueur quand on écarte les doigts.*

Malgré ces données précises, déterminer si la blennorrhagie est réellement mûre, reste toujours une chose difficile, aussi difficile qu'importante. Elle exige de l'habitude, du tact ; et, quant à moi, pour formuler un avis sur ce point, je ne m'en rapporte jamais qu'à l'examen direct de l'écoulement ; et souvent même je demande à avoir vu plusieurs fois le client, à avoir pu suivre le cours de sa maladie, avant de me prononcer.

Mais enfin cette maturité est constatée ; on s'est assuré qu'elle n'est l'effet ni d'une médication ni d'une métastase, qu'elle persiste depuis trois ou quatre jours. Faut-il *couper ?* Non encore ; pas avant d'être certain que le dernier coït — qui pourrait avoir contagionné à nouveau — remonte à plus de cinq ou six jours ; et pas, non plus, avant de s'être informé si le malade n'aura point, pendant les trois semaines qui vont suivre, des occasions obligatoires d'*excès* (voyages, boissons, travail de nuit, réintégration effective du domicile conjugal), capables d'entraver le traitement qu'on va commencer, ou d'en compromettre le résultat.

Ces sûretés prises, on peut, comme il se dit, *aller de l'avant*. Dans ces conditions, voici l'ordonnance que je délivre :

N° 5. — « Trois fois par jour, une heure au moins avant le repas, prendre, dans de l'hostie mouillée, gros comme une noisette du mélange suivant :

Baume de copahu....................	40 grammes.
Essence de menthe..................	qq. gouttes.
Poudre de cubèbe...................	q. s.
Pour *f. s. a.* un opiat [1].	

« Continuer pendant douze jours.

« Durant ce temps s'abstenir de bains, de tisanes et de boissons rafraîchissantes. Boire peu aux repas, et rien dans l'intervalle. *Uriner avant d'avaler l'opiat.* »

1. Explication pour l'ingestion de l'opiat, à donner de vive voix, en remettant l'ordonnance dessus :

« Cassez un morceau d'hostie, de 5 centimètres carrés ; trempez-le dans un verre d'eau, et placez-le sur la paume de la main. Alors, avec un couteau, détachez la quantité indiquée d'opiat, et laissez-la tomber au milieu de l'hostie. Puis, relevez les quatre coins de l'hostie, de manière à ce que, en se collant l'un sur l'autre, ils enveloppent la boulette d'opiat.

» Le paquet étant ainsi fait, mettez-le sur la langue ; remplissez la bouche avec de l'eau ; et alors, pour le faire passer facilement, exécutez à la fois ces trois mouvements : 1° serrer les mâchoires ; 2° renverser brusquement la tête en arrière ; 3° avaler.

« Pendant le quart d'heure qui suit l'ingestion du remède, il y a des renvois. Pour n'en sentir ni l'odeur ni le goût (ce qui vous causerait une répugnance capable d'empêcher la continuation du remède), il suffit, lorsque vous les sentez remonter, de vous pincer le nez. En même temps si, à ce moment, vous causez avec quelqu'un, ayez soin de vous détourner, et cela par prudence encore plus que par politesse. »

Je préfère l'opiat aux capsules, dragées, etc., que le commerce nous livre par milliers de boîtes et par centaines de variétés. Au moins, avec les préparations officinales, si l'on rencontre un pharmacien consciencieux, court-on la chance d'avoir le médicament en qualité et quantité convena-

Commencé dans les conditions précitées, exécuté avec une drogue bien pure[1], soutenu par la diète sèche, continué pendant le temps voulu, ce traitement a, surtout s'il s'agit d'une première blennorrhagie, un effet excellent. Dès le lendemain, l'écoulement a sensiblement diminué : au sixième jour environ, il est tari, et les doses ultérieures n'ont plus d'autre but (but essentiel, d'ailleurs), que de consolider la guérison obtenue. Il ne reste alors qu'à interdire, pendant encore une semaine, les bains, la bière, le coït [2], après quoi la santé locale est rétablie dans son état primitif.

Mais, dans la majorité des cas, il faut l'avouer et il importe qu'on le sache, comme plusieurs des conditions propices au succès sont omises ou incomplètement remplies, tout ne marche point aussi franchement vers une heureuse terminaison.

Il est donc prudent d'observer comment les choses se passent afin d'employer à temps, si elle devient nécessaire, une nouvelle ressource. Aussi toutes mes ordonnances *pour couper* se terminent-elles par la recommandation suivante :

N° 6. — « Au bout de six jours :

« Si l'écoulement a disparu, continuer le remède encore sept jours ;

bles. D'autre part, faite selon les règles que j'ai détaillées, l'ingestion de l'opiat est réellement plus facile que celle de corps moins volumineux, mais durs et incapables de se mouler sur le calibre des organes de la déglutition. — Il est souvent incommode pour le malade, qui à cette heure-là est absent de chez lui, de préparer sa boulette d'opiat au milieu du jour. Indiquez-lui l'idée de la porter toute préparée dans une petite boîte garnie, au fond, de poudre de réglisse. Ayant dans sa poche un flacon renfermant un quart de verre d'eau, il peut, n'importe où il se trouve, en allant aux lieux, par exemple, déglutir, sans que personne s'en doute, sa dose réglementaire.

1. L'odeur de copahu, qu'offrent les urines, prouve que le médicament était de bonne qualité, et qu'il a exercé sur la sécrétion rénale l'influence d'où dépend son efficacité thérapeutique.

2. Toute imprudence doit être sévèrement proscrite à cette période. Pendant qu'on *coulait*, elle ne faisait que retarder la guérison ; elle la compromettrait maintenant en annihilant l'effet d'un remède dont on ne peut espérer deux fois de suite le même résultat favorable.

« Si l'écoulement n'a pas cessé, revenir immédiatement, sans discontinuer le remède, jusqu'à ce qu'on revienne (pléonasme non seulement licite mais nécessaire, vu l'incurie de ceux à qui il s'adresse). »

Cette *visite du sixième jour* est décisive. D'abord elle me permet de voir si l'opiat est bien toléré [1]. Puis on y juge de ce que peut le remède d'après l'essai fait jusque-là, essai qui d'ailleurs a duré trop peu pour que l'accoutumance de l'organisme, si nuisible aux essais à tenter ultérieurement, ait eu le temps de se produire. Mais entrons dans les détails, et voyons quelle doit être la conduite du médecin, selon ce qu'il constate lors de cette visite :

L'écoulement n'a-t-il diminué que de moitié?... En général le client est content, lui, et insiste pour continuer l'opiat. Ne cédons pas : cet effet incomplet du remède qui prouve ce qu'on sait, son pouvoir de pallier, prouve aussi son impuissance actuelle à guérir. Au lieu de persister dans une voie sans issue, et non sans inconvénient, suspendons le spécifique, sauf à le reprendre plus tard, dans des conditions plus favorables, après un nouvel emploi, dûment prolongé, de la médication antiphlogistique.

L'écoulement a-t-il diminué au moins des trois quarts?... Il faut ici distinguer :

Si, malgré cette diminution, la goutte a conservé sa couleur jaune, si les taches sur le linge ont un contour net, sans auréole, sans ombre à leur circonférence, si enfin la légère douleur ou les picotements uréthraux qui existaient encore avant de commencer l'opiat subsistent, méfiez-vous. En ce cas, il vaut mieux renoncer pour le moment à l'espoir de *couper* que de risquer de voir le mal, après douze

1. On peut incorporer dans la masse d'opiat 0,1 de chlorhydrate de morphine, ou 6 grammes de sous-nitrate de bismuth, ou 2 grammes de sous-carbonate de fer, suivant qu'il résulte de son usage des vomissements, de la diarrhée ou de la gastralgie.

ou quinze jours de médication spécifique, reparaître et plus indomptable qu'auparavant.

Par contre, dans les conditions opposées, si, au sixième jour, la blennorrhagie, quoique n'ayant que diminué, est indolente et ne produit qu'une sécrétion où le mucus domine, si surtout la diminution a été en se prononçant de plus en plus, alors il faut insister sur la médication qui a donné ce bon résultat ; et pour cela l'on peut :

1° Ou, pendant quatre ou cinq jours, forcer les doses de la même préparation qui a déjà prouvé son efficacité ;

2° Ou la remplacer par une préparation plus énergique[1] en substituant à l'opiat la potion de Chopart[2] à la dose d'une cuillerée à bouche matin et soir. Ce recours à une préparation purgative du spécifique produit d'excellents effets, mais n'est possible que chez les sujets robustes et ne doit, en général, être continué que cinq ou six jours, après lesquels on revient à des agents plus tolérables ;

3° Ou en donnant d'abord du cubèbe les quatre premiers jours, puis de l'opiat du cinquième au huitième jour, et enfin la potion de Chopart du neuvième au trei-

1. Cette progression de force du remède doit quelquefois être réalisée d'une autre façon, c'est-à-dire en ayant soin de commencer par un médicament moins actif que l'opiat. Si, par exemple, je suis contraint, par les instances du client, à essayer de *couper* avant maturité indubitable, je *tâte*, en donnant d'abord le cubèbe (3 grammes de cubèbe *pulvérisé récemment*, matin et soir, dans un verre d'eau sucrée). Et, au sixième jour, si le résultat m'encourage, je continue par l'opiat. Si, au contraire, le cubèbe a échoué, je le cesse ; je reviens aux délayants, ayant ainsi l'avantage de garder intacte, pour plus tard, l'action thérapeutique souveraine de l'opiat.

2. Médicament qui jouit d'un renom mérité, mais d'une saveur abominable. On en atténue le goût en se gargarisant, après l'ingestion, avec un peu de cognac, dont on avale quelques gouttes. Un *ancien maire de Lyon* usait d'un meilleur procédé :

« Je commence, me communiquait-il officieusement, par mâcher et avaler du sucre noir de réglisse. Ma bouche et mon gosier étant ansi tapissés d'un enduit imperméable, je me pince le nez : j'avale mon chopart, je remâche et avale du réglisse ; puis, je me lâche le nez, et je n'ai rien senti. »

zième. Cette progression d'un remède faible à un remède fort est le meilleur moyen de vaincre l'accoutumance, l'accoutumance ce fléau de notre thérapeutique spéciale comme de tant d'autres.

4° Ou tout en continuant l'opiat pendant encore six ou huit jours, lui associer l'emploi de l'une des injections astringentes ou cathérétiques dont il sera question plus loin, et que l'on devra continuer dix ou douze jours sans aucune interruption, surtout chez les jeunes gens que, malgré leurs protestations de sagesse, on voit alors un peu trop pressés d'aller réparer le temps perdu. J'ai l'habitude de prescrire, dans ce cas, une faible injection au nitrate d'argent, injection dont l'effet passagèrement irritant met l'organe hors d'état de fonctionner pendant les quelques jours d'abstinence qui sont encore nécessaires. En principe, il ne faut permettre le coït que lorsque le canal est resté entièrement sec pendant sept ou huit jours, comptés à partir de la cessation de tout remède.

C'est au praticien à se décider pour l'un ou l'autre ou l'un et l'autre de ces trois partis, d'après une appréciation qui est trop délicate pour être ici mise en précepte, appréciation dont son expérience et l'étude attentive des circonstances particulières à chaque cas peuvent seules lui fournir les éléments[1].

1. Le copahu n'agit sur la blennorrhagie que par le contact sur l'urèthre de l'urine sécrétée durant l'absorption du médicament (ceci est prouvé par le défaut d'action du remède contre la blennorrhagie qui occupe la moitié de l'urèthre, antérieure à une fistule uréthrale par où passe la totalité de l'urine (Ricord); ainsi que contre la blennorrhagie des follicules muqueux voisins du méat, mais dont l'orifice s'ouvre à l'extérieur). — Or, l'urine ne tarde pas à offrir l'odeur spéciale, avertissant qu'elle a été copahifiée. Deux heures suffisent largement pour que cet effet soit produit.

Par conséquent, lorsque vous prescrivez simultanément copahu et injections, avertissez le malade de ne faire ces dernières qu'après qu'il a évacué l'urine sécrétée à partir de l'injection du copahu. Si, par exemple, pour préciser, il prend l'opiat à 7 heures du matin, il faut qu'il urine avant

Telle est la terminaison et telle est l'histoire des blennorrhagies auxquelles on a, de bonne heure, appliqué un traitement méthodique. Mais ce n'est point là le cas ordinaire. Pour dix malades qui consultent dès le début, écoutez l'invariable récit que nous font quatre-vingt-dix autres : « Trois jours après avoir vu une femme, j'ai aperçu une goutte. J'ai cru que *ce n'était rien*. Cependant, comme cela continuait, j'ai été trouver un pharmacien qui m'a dit *que ce n'était rien*, et qui m'a ordonné des dépuratifs et des injections qui ont coupé l'écoulement. Alors, je les ai cessés. L'écoulement est revenu ; le pharmacien m'a donné des capsules qui ont encore coupé, mais ça est revenu ; alors j'ai été voir un autre pharmacien qui m'a donné de l'opiat avec des injections plus fortes, etc., etc. »

Quand un malade vous consulte, ayant ainsi perdu deux ou trois mois à se droguer sans résultat, il faut absolument le mettre aux délayants, et si alors l'écoulement, jusque-là maté et non vaincu, reparaît avec quelque acuité, il faut continuer les délayants jusqu'à maturité tout à fait complète ; délai qui d'ailleurs est nécessaire à un autre point de vue non moins important, c'est-à-dire pour préparer l'organisme à mieux subir l'effet des spécifiques, dont il aura ainsi eu le temps de se déshabituer.

Peut-on, quelquefois, enfreindre le précepte de temporisation, sur lequel je fonde le traitement de la blennorrhagie? Peut-on espérer de couper une blennorrhagie pendant qu'elle est à l'état d'acuité?.... Il existe — et j'ai cité — des exemples où le succès a couronné de pareilles tentatives ;

de l'avaler, puis qu'il urine vers 10 heures, et ce n'est qu'après cette deuxième miction d'une urine à contact médicateur, qu'il devra faire l'injection ; de même pour le soir.

Pour que ce contact médicateur de l'urine ait toute son efficacité, il faut que l'urèthre qui va le subir ait ses propriétés sensitives et absorbantes aussi intactes que possible. Ce serait donc un contre-sens physiologique que d'altérer ces propriétés par une injection avant le moment où l'urine, véhicule du principe médicamenteux, va passer.

mais ces cas sont extrêmement rares : presque toujours une récidive plus opiniâtre que la maladie elle-même succède à ces réussites apparentes. En généralisant la pratique qui ne les réalise qu'exceptionnellement[1], on sacrifierait donc les intérêts de la plupart des malades[2].

Je ne vois, au traitement jugulant de la blennorrhagie aiguë, qu'une seule indication ; et encore à peine osé-je la dire rationnelle. En présence d'un malade qui, malgré vous et quoique bien averti du danger, veut absolument *fonc-*

1. C'est en s'obstinant à lutter par de fortes doses de spécifiques contre les blennorrhagies aiguës, que l'on s'expose à provoquer les éruptions accidentelles, résultant de la non-tolérance du médicament : je veux parler de la roséole copabique qui envahit les bras, la poitrine, surtout les poignets, sous forme de taches participant à la fois de la rougeur de l'exanthème et de la proéminence, ainsi que de la pruriginosité spéciale de l'urticaire. Cette éruption qui, quoique sans réaction générale bien sensible, effraye beaucoup les malades, s'efface spontanément en trois ou quatre jours, à la condition qu'on ait immédiatement discontinué le copahu. — Du reste, elle n'oblige point à le cesser ; car d'abord elle ne cause aucun accident sérieux, et, d'autre part, elle disparaît au terme ordinaire, alors même que l'on continuerait le remède. Un marinier qui prenait, à l'Antiquaille, la potion de Chopart pour une blennorrhagie, eut, le 11 mars 1850, une roséole confluente. M. Rollet, voyant là un beau sujet clinique pour le concours du majorat de l'Antiquaille, ouvert ce jour-là même, voulut maintenir l'éruption en continuant la potion. Néanmoins l'éruption, suivant son évolution habituelle, alla en déclinant, si bien que, le 15, jour de l'épreuve clinique, elle était presque complètement effacée. Cinq jours après, la blennorrhagie était guérie.

2. Jadis les médecins se divisaient en deux camps, affirmant, les uns, qu'il faut laisser mûrir la chaudepisse avant de la *couper;* les autres, qu'on peut la couper d'emblée. Mais cet espoir n'est qu'une illusion ; c'est un de mes titres auxquels je tiens le plus, que d'avoir, sur ce point, désabusé par mon enseignement une bonne partie de la génération médicale. — Quelques années après ma sortie de l'Antiquaille, j'entendais un de mes successeurs y soutenir un avis opposé. « Choisissez un malade, lui dis-je, et essayons. » Nous prîmes un blennorrhagien récemment entré : au vingtième jour de sa maladie, il en était encore à la période d'acuité, modérée mais réelle. Un interne, aujourd'hui illustre, dépassant, comme c'est l'usage, l'opinion du maître, s'intéressa au défi et dirigea en conséquence lui-même l'administration du copahu et des injections. Au bout de douze jours, on me montra, en effet, le malade *guéri*, et il fut renvoyé de l'hôpital sous cette qualification..., mais pour venir, huit jours après, dans mon cabinet avec son écoulement qui avait reparu spontanément trois jours après la cessation des remèdes, et au moins aussi abondant qu'avant de les avoir commencés.

tionner, pour obéir à certaines convenances sociales (un mariage irrévocablement fixé, un retour dans le ménage, comparution à date fixe, au conseil de révision), si, en vue de prévenir un mal pire, on croit devoir céder à ses instances, on peut lui promettre de le rendre *disponible* pour un jour, mais — il importe de le lui répéter — pour un jour seulement. L'ordonnance suivante vise ce but :

N° 7. — « Pendant les trois jours qui précèdent le *moment d'agir*, prendre, matin et soir, une forte dose du mélange suivant :

Baume de copahu..................	36 grammes.
Gomme-gutte......................	2 décigrammes.
Poudre de jalap..................	3 grammes.
Essence de bergamotte............	quelques gouttes.
Poudre de cubèbe.................	q. s.
Pour un opiat.	

« Abstinence complète de boisson, hors des repas. Aux repas, ne boire que la quantité d'eau et de vin strictement nécessaire pour se désaltérer.

« Vingt-quatre heures avant le *moment*, faire une injection avec :

Eau distillée......................	30 grammes.
Nitrate d'argent...................	5 centigrammes.

« Ne la garder dans le canal que pendant deux minutes.

« Uriner *avant* l'acte. Et quant à l'acte lui-même, *non bis in eadem nocte.* »

Quand le copahu donné pendant une douzaine de jours n'a pas tari l'écoulement, il est de règle, alors, d'en cesser l'emploi, au bout de trois ou quatre jours. Alors l'écoulement reparaît; mais très souvent, chose singulière, il reparaît plus abondant qu'il n'était avant qu'on n'eut administré le copahu. Ceci est un fait (c'est ce que j'ai appelé la *résurrection de la blennorrhagie*). — Il s'explique par des considérations de phyto-pathogénie que je résume en ces trois propositions : 1° Le copahu n'opère qu'en privant le terrain uréthral des éléments où le micrococcus trouve son alimentation. 2° Pendant la durée de cette action réelle, mais insuffisante, du copahu, le micrococcus, atteint mais non vaincu, continue, quoique affaibli, sa vie proliférante aussi bien que sa vie végétative. 3° Aussi quand le copahu, étant supprimé, le terrain uréthral reprend ses qualités nutritives, les segmentations retardées, en suspens faute d'aliment, reprennent leur essor ; de là le débordement de l'écoulement.

Du reste, cette surabondance d'écoulement n'est que temporaire. Au bout de cinq ou six jours, et spontanément, les choses en sont revenues au point où elles étaient avant l'emploi du copahu.

L'étude de ce phénomène n'est point un simple objet de curiosité. Il était opportun d'en informer le praticien : d'abord afin qu'il puisse l'annoncer au client qui, non averti, en serait effrayé ; ensuite parce que cette exacerbation nous apprend que le moment n'est pas venu, et, de quelque temps encore, ne sera pas venu d'attaquer à nouveau la blennorrhagie à cette même période, par cette même médication.

QUATRIÈME PÉRIODE. — ÉTAT STATIONNAIRE. — Une blennorrhagie non traitée ou mal traitée ne se termine que très rarement par résolution complète. Peu à peu, elle passe à un état dont les caractères sont : qu'elle est plus ou moins indolente ; ne donne lieu qu'à une sécrétion très faible comparativement à celle de l'état aigu ; n'est presque plus sensible à l'action curative du copahu et du cubèbe ; enfin, n'a aucune tendance à cesser spontanément [1].

1. Cette propension à persister à un degré atténué n'est pas exclusivement propre à la blennorrhagie. D'autres maladies en offrent l'exemple : telles que l'intoxication paludéenne, certaines ophthalmies, l'ovarite, la phlegmasia *alba dolens*, un grand nombre d'engorgements ganglionnaires, d'angines, de catarrhes bronchiques, etc.

Mais cet état, bien connu, trop connu sous le nom de *blennorrhée, suintement, goutte militaire*, n'est rien moins qu'une individualité morbide. Il serait aussi contraire à l'observation que nuisible à la pratique de la décrire en bloc, comme une affection toujours identique à elle-même; car, naturellement, il doit offrir une foule de variétés en rapport avec la période où on l'observe, en rapport aussi avec les antécédents, les tendances physiologiques et les prédispositions constitutionnelles du malade. En fait, des quatre caractères que j'ai assignés ci-dessus à la blennorrhée, l'un ou l'autre peuvent manquer, manquent chez quelques malades; et ceux qui existent se combinent de telle manière, offrent de telles différences d'intensité, et ces différences dictent si impérieusement au médecin la conduite à tenir que, de toute nécessité comme de toute évidence, il y a lieu, ici, de distinguer largement et profondément; car, parmi les clients, la tendance opposée, la propension à généraliser et à confondre est aussi enracinée qu'elle est répandue. Ainsi :

A. Au troisième ou quatrième mois de sa blennorrhagie, un homme reste avec un écoulement apparaissant sous forme de gouttelette blanche ou jaune (laquelle n'est perceptible que *s'il est resté trois ou quatre heures sans uriner*); il éprouve *un peu de sensibilité* durant la miction et l'érection; le méat n'est que *très peu rouge*. Mais un voyage, deux nuits sans sommeil, quelque excès de table, la bière, le coït causent une *légère et passagère augmentation de douleur et d'écoulement* (lequel, de mucoso-purulent qu'il était, redevient alors purulent); et si, au moment de cette exacerbation, il voit une femme, il *peut lui transmettre une blennorrhagie*. — Cet homme dira qu'il a une *blennorrhée*, une *goutte*, un *suintement;* et son médecin ne le démentira pas.

B. Chez un second sujet, la sécrétion ne se rassemble en quantité perceptible qu'après un long *repos* et un long intervalle à partir de la dernière miction (c'est-à-dire elle n'apparaît *que le matin*); elle est d'un blanc laiteux, ou d'un blanc opalin, *jamais jaune;* parfois elle ne fait que coller les lèvres du méat [1] ou bien elle ne se fera remarquer que sous forme de filaments blancs en suspension dans les premières gouttes d'urine; aucune tuméfaction ne l'accompagne, non plus qu'aucune douleur, à part quelques légers *frémissements* ou *chatouillements, naissant spontanément et ayant la durée d'un éclair;* les écarts de régime, le coït, même répété, *n'exercent pas une influence bien appréciable* sur l'acuité des symptômes qui accompagnent cet état. — Pour le malade, comme pour le médecin, c'est encore là une *blennorrhée*, une *goutte*, un *suintement*.

C. Passons au troisième. Chez celui-ci, vous avez beau, même le matin, même après huit ou dix heures passées sans uriner, presser l'urèthre de par delà le bulbe jusqu'au méat, jamais vous n'amènerez ni pus ni mucopus, mais seulement une gouttelette d'un liquide *transparent qui file entre les doigts à 4 ou 5 centimètres.* — Quoiqu'il n'ait plus, et parfois quoiqu'il n'ait jamais eu ni douleur, ni inflammation à aucun degré ni d'aucune sorte, celui-ci encore se dira — et je ne jurerais point qu'il ne trouve un médecin prêt à lui donner raison — se dira affecté de *blennorrhée*, de *goutte*, de *suintement*.

Cette confusion est aussi préjudiciable qu'irrationnelle. C'est en son nom qu'on administre sans motifs, sans choix, au hasard, les mêmes remèdes contre trois états qui n'ont, cliniquement, d'autre caractère commun que d'avoir succédé à la blennorrhagie. Et c'est sur les mécomptes trop

1. Si ce *collement* n'est constitué que par la simple juxtaposition des lèvres du méat, prévenez le client inquiet que ce n'est point là un état morbide. Il en est autrement si, en écartant ces lèvres, on voit des *fils* qui vont de l'un à l'autre bord; car ces fils sont la partie solide d'un faible écoulement dont la partie liquide s'est évaporée au contact de l'air.

aisés à prévoir d'une pareille thérapeutique que s'est fondé le préjugé de l'incurabilité du suintement uréthral !

Quant à moi, quand je constate le groupe de symptômes A, je dis qu'il y a *blennorrhagie chronique.* Je réserve au groupe B le nom de *blennorrhée.* Enfin, j'appelle *suintement muqueux* le groupe C.

Bien discerner auquel de ces trois états on a affaire n'est, certes, pas chose toujours facile; mais pour le praticien c'est la première condition à remplir, car c'est la condition *sine quâ non* du succès. Qu'il interroge donc soigneusement, et surtout qu'il examine directement. Le traitement *par correspondance* de la blennorrhée est une utopie... ou une exploitation.

Mais, ici, voir le malade ne suffit point: il faut tenir le corps du délit, c'est-à-dire le produit de la sécrétion morbide : il faut *voir la goutte.* Ce n'est qu'après l'avoir examinée, après avoir jugé de son abondance, de sa couleur, de sa consistance qu'on peut apprécier sa curabilité, ses dangers ou son innocuité ; dire si, oui ou non, telle qu'elle est, le mal dont elle est l'indice met obstacle à un mariage; poser enfin l'indication rationnelle d'un traitement efficace.

Eh bien! les clients ne se doutent point, mais point du tout, de cette nécessité. Quand ils vous ont dit qu'ils *ont une goutte tous les matins,* quand ils ont ajouté, comme pour vous faire reste de droit, que cette goutte est *blanche,* ils ne comprennent pas que vous souhaitiez quelque chose de plus et que vous différiez de prescrire jusqu'à ce qu'ils vous aient mis à même de voir. Demandez-leur seulement ce qu'ils entendent par goutte *blanche,* si c'est de blanc comme du lait, ou de blanc comme du blanc d'œuf *cru,* qu'ils veulent parler?... Et leur ébahissement vous prouvera que, pour la plupart du moins, ils sont hors d'état de vous éclairer même sur ce détail si simple et si essentiel.

Après une exploration soigneuse et *directe* — répétée au

besoin — qu'on éclaire, s'il est possible, en observant si certaines causes excitantes produisent ou ne produisent pas de changement dans les symptômes; et, dans le premier cas, quel est ce changement; si, par exemple, l'exacerbation résultant du coït est passagère ou durable [1], le médecin a de quoi s'édifier sur la nature du mal. Et s'il ne peut pas toujours classer franchement le cas dans l'une des trois catégories que je viens d'établir, il sait au moins de laquelle il se rapproche le plus, s'il appartient à la *blennorrhagie chronique*, à la *blennorrhée proprement dite* ou au *suintement muqueux*. — Examinons maintenant les moyens de traitement qui sont plus spécialement en rapport avec chacune de ces catégories.

A. — Blennorrhagie chronique.

Son caractère clinique est *de pouvoir, sous l'influence des causes excitantes, repasser momentanément à l'état subaigu.*

Chez la plupart des malades appartenant à cette classe, il subsiste encore un peu d'acuité. Et ce *reste d'acuité*, il importe d'en bien préciser le degré, car, selon les cas, c'est ou une ressource ou un obstacle ; on peut l'utiliser ou il faut le combattre. Je m'explique :

1. Il arrive souvent qu'un malade, affecté de *goutte*, se présente *quatre ou cinq jours après un coït*, offrant alors une exaspération de l'état uréthral. Est-elle une simple irritation, effet du fonctionnement des organes? Y a-t-il eu, au contraire, une contagion nouvelle?... Problème important, parce que la conduite à suivre est toute différente dans l'un et l'autre cas ; mais problème difficile, parce que justement, au cinquième jour, une blennorrhagie nouvelle n'a pas encore acquis le degré d'intensité qui empêche de la confondre avec une blennorrhée surexcitée.

Le client, bien entendu, incline vers la première solution et affirme que la femme qu'il a vue n'a *pas pu lui donner de mal!* Quant au médecin, il n'a, pour démêler ce qu'il en est, qu'à adresser une question, à demander si l'exaspération observée a commencé dès le lendemain du coït ou seulement deux ou trois jours après. Dans le premier cas, il n'y a pas eu incubation, donc ce n'est qu'une simple surexcitation ; dans le deuxième, il y a eu incubation et, par conséquent, il s'agit d'une blennorrhagie contractée à nouveau.

Le copahu, on le sait, n'a plus d'action contre un écoulement tout à fait indolent[1], mais il en a encore contre celui qui garde quelque purulence. Par conséquent, si, au moment où le blennorrhagien chronique se présente à vous, il n'a pas pris de copahu depuis un certain temps, depuis six semaines au moins, vous pouvez compter, chez lui, sur l'efficacité de ce remède. Mais il convient alors de le donner à doses faibles et soutenues, de manière à *user* la maladie; et il convient aussi de l'associer à une injection astringente. Ainsi je formule dans cette intention.

N° 8. — « Prendre, trois fois par jour, 4 des pilules suivantes :

Baume de copahu.................. 12 grammes.
Pour *f. s. a.* avec magnésie q. s., des pilules de 2 décigrammes.

« Les continuer pendant douze jours; puis pendant huit jours encore, en prendre 3 le matin et 3 le soir.

« En même temps faire trois injections par jour avec[2] :

Eau distillée..........................	250	grammes.
Sulfate de zinc........................	1	—
Acétate de plomb......................	2	—
Laudanum de Sydenham...............	ãã 3	—
Teinture de cachou...................		

« Lotions froides sur le périnée, les bourses et le bas-ventre, matin et soir. »

Au lieu de persister aussi longtemps dans l'emploi d'une préparation unique, on se trouvera bien, pour les sujets qui ont déjà été saturés de copahu durant la période aiguë,

1. Baumès a donné, pendant 6 jours, 64 capsules de copahu, par jour, à un homme de 22 ans, affecté de suintement, sans que l'écoulement ait été modifié en rien par cette dose exceptionnelle.

2. C'est la formule justement populaire de Ricord; c'est la meilleure des injections astringentes; elle remplace avec avantage les produits variés de l'imagination, si fertile cependant, de tous les inventeurs qui, au nom de leur composé spécial, promettent la guérison en trois ou quatre jours, ou même *instantanée*, pour peu que le désir en ait été exprimé.

de demander le succès à la variété du remède. Je m'y prends alors ainsi :

N° 9. — « Boire, le matin, une cuillerée *à café* de potion de Chopart :

« Au milieu du jour, avaler quatre des pilules ci-dessus (Voy. n° 8).

« En se couchant, boire un verre d'eau sucrée, où l'on aura délayé 4 grammes de poivre-cubèbe récemment pulvérisé.

« Le reste, *ut supra.* »

Le *lavement de copahu*, remède fort peu efficace d'ailleurs, peut aussi répondre à cette indication de médication atténuée dont il est un digne auxiliaire. J'en dirai autant des *capsules* de copahu, introduites tous les soirs, au nombre de 3 ou 4, dans le fondement.

Mais il peut se rencontrer, je l'ai dit plus haut, des conditions tout opposées : le malade se présente avec un reste d'acuité, il est vrai; mais cette acuité n'est pas portée au degré où le copahu a de l'influence sur elle; ou bien le mal vient justement de résister à l'emploi du copahu tenté selon les règles précédentes. Que faire?

Pour dompter cette inflammation insignifiante mais tenace, les boissons délayantes, les bains, le régime ont quelque pouvoir sans doute. Mais, à cette période, il y a surtout à compter sur les révulsifs; et les plus rapprochés de la région malade sont les meilleurs. J'ai depuis longtemps renoncé aux exutoires sur les cuisses ou les lombes, pour m'en tenir aux rubéfiants ou vésicants appliqués sur l'urèthre même. Souvent, je fais pratiquer là (principalement au niveau du bulbe et de la fosse naviculaire, sièges où le plus ordinairement l'inflammation se cantonne), une friction, tous les matins, avec la teinture d'iode, en recommandant de cesser ces frictions dès qu'elles ont un peu irrité la peau, pour les recommencer ensuite. On peut aussi faire une application de chloroforme sur les follicules engorgés qui quelquefois se dessinent sous forme de granulations pisiformes qu'on sent dans l'épaisseur de la paroi uréthrale.

Mais le plus efficace de ces topiques, celui qui parfois guérit et toujours prépare la guérison est celui que j'ordonne en ces termes :

N° 9 *bis*. — « Appliquez sous la verge un vésicatoire de 7 centimètres de longueur, sur 2 de largeur. Fixez-le avec une bande ; et ôtez-le au bout de quatre heures environ.

« Après l'avoir ôté, percez les ampoules, enlevez avec de l'huile d'olive les parcelles d'emplâtre adhérentes ; puis pansez avec un linge enduit de cérat.

« Ce pansement devra être continué, deux fois par jour, jusqu'à guérison de la plaie. »

Cette guérison a lieu en huit jours, au maximum ; mais dès le deuxième, le malade peut marcher sans gêne et reprendre ses occupations ordinaires. Le douloureux vésicatoire sous-uréthral ainsi que les rubéfiantes frictions de teinture d'iode ont un avantage indirect mais précieux : c'est, chez quelques malades, le seul moyen d'obtenir une continence réelle. — Dans certains cas, les mêmes injections, qui jusque-là avaient été impuissantes, réussissent quand on les recommence après le vésicatoire.

Les diverses médications précédentes peuvent guérir la blennorrhagie chronique ; mais, dans d'autres cas, elles ne réussissent, en la dépouillant de tout élément, de toute tendance phlegmasique, qu'à la faire passer à l'état de *blennorrhée*.

B. — Blennorrhée proprement dite.

Son caractère clinique est *de pouvoir, sous l'influence des causes excitantes, repasser momentanément à l'état contagieux*.

Interminable et désolante incommodité, désolante, d'ailleurs, pour le médecin non moins que pour le malade, elle a justement inspiré le mot de Ricord à ses auditeurs : « Si je dois aller en enfer, Messieurs, je sais le supplice qui m'attend : c'est de me voir entouré de blennorrhéens m'obsédant de leurs lamentations, de leurs instances, de leur geste significatif, pour obtenir guérison. »

Il est à peine un blennorrhéen qui, dès la porte, ne vous dise : « Monsieur, je viens vous consulter pour une vieille goutte; mais je vous préviens que j'ai déjà fait tout ce qu'on peut faire. » N'acceptez cette déclaration que sous bénéfice d'inventaire; et avant de chercher autre chose, assurez-vous si *tout ce qu'on peut faire* a été *bien* fait, c'est-à-dire :

Si les remèdes ont été exécutés exactement et pendant un temps suffisant;

S'ils ont été secondés par un régime convenable, et notamment par les privations spéciales indispensables en pareil cas;

Si, par exemple, tout en ayant renoncé au coït, le malade n'a pas conservé, en forme de dédommagement, l'habitude de certaines privautés, de certaines cohabitations semi-platoniques qui congestionnent les organes autant et plus que ne le ferait un fonctionnement régulier, espacé à intervalles physiologiques.

Dans la blennorrhée, les injections sont, sinon le remède souverain, du moins le premier remède à employer; et presque toujours il y en a déjà eu de faites, et faites sans succès. Avant d'en prescrire de nouvelles, vérifiez d'abord comment les premières ont été exécutées. Invitez donc le client à en faire une devant vous, avec de l'eau, et souvent vous serez étonné de son inexpérience. Plusieurs n'en font pénétrer dans l'urèthre que quelques gouttes; d'autres la font en dedans du prépuce, qu'ils tirent en avant, et n'en redisent pas moins qu'ils ont fait *tout ce qu'on peut faire.*

N'hésitez pas alors à leur donner une leçon. Mais parfois leur maladresse dépasse tout ce qu'on peut imaginer. Je me rappelle un brave homme de cinquante ans, qui, malgré un quart d'heure de patient enseignement, ne put jamais venir à bout de s'en tirer à ma satisfaction, et dut aller prendre un abonnement de douze cachets chez mon interne d'alors, qui voulut bien se charger de faire lui-même l'opération tri-quotidienne.

Voici le manuel de l'injection uréthrale, tel que le malade doit l'exécuter à cette période : Le liquide étant introduit et retenu dans le canal comme nous l'avons indiqué ci-dessus à l'article *Traitement abortif*, il faut attendre une minute, les choses étant dans cette situation ; puis alors refouler le liquide en arrière, en pressant la verge, de haut en bas, entre les deux doigts de la main droite, puis entre les deux doigts de la main gauche, alternativement et successivement portés les uns derrière les autres, depuis le méat jusqu'au devant des bourses, par un mouvement analogue à celui d'un homme qui monte une échelle en en saisissant alternativement de chaque main les échelons l'un après l'autre [1].

1. La manœuvre de l'injection ainsi faite, de l'injection *à méat fermé*, est désapprouvée par quelques auteurs :

1° *Comme inutile.*

A. « Parce qu'un simple lavage suffit, » dit-on. — Je réponds : Tillaux, dans son *Anatomie topographique*, a écrit : « Il me paraît vraisemblable que la blennorrhée a pour cause une inflammation chronique localisée dans une des lacunes ou l'un des nombreux conduits glandulaires de l'urèthre », et il conclut : « On en est réduit en fin de compte, à conseiller aux malades d'attendre leur guérison de l'effet du temps. » J'en tirerais, moi, cette conséquence, c'est que si l'on croit, pour ce cas, à l'influence curative des topiques, — et qui la nie? — il faut les faire pénétrer jusqu'où le mal a pénétré, c'est-à-dire, au lieu de l'illusoire lavage, tenir, pendant qu'on refoule l'injection, le canal fermé, afin que le liquide médicamenteux, le distendant, soit forcé d'enfiler jusqu'à leur fond tous les conduits de ses glandes muqueuses.

B. Parce que si la blennorrhagie n'occupe que l'avant-canal (urèthre antérieur) — cas le plus fréquent, dit-on — il n'y a nul besoin de faire pénétrer le liquide au delà du sphincter uréthral. — Déduction inatta-

Revenant à des considérations d'un autre ordre, je recommande de préférence, pour les injections, la seringue en verre, mais en avertissant qu'il faut soi-même regarnir le piston avec du coton, bien peu de pharmaciens livrant cet instrument en état de servir.

Ne reste-t-il plus alors qu'à formuler l'injection? Non : vous la prescririez en vain si vous n'avez pas d'abord répondu à cette objection stéréotypée sur toutes les lèvres : « Je ne veux pas faire d'injections parce qu'elles amènent des rétrécissements! » Je dissipe ces craintes en expliquant que toute injection astringente diminue, en effet, le jet d'urine, mais que cette réduction, toujours momentanée, et d'ailleurs prévue, du calibre de l'urèthre, n'a rien de commun avec les désorganisations de tissu qui constituent les rétrécissements véritables. Je demande si la production de ces derniers ne s'explique pas plus naturellement par l'inflammation chronique qui constitue la blennorrhée que par les injections qui ont pour but de la guérir? Je fais observer que les injections pénètrent rarement au delà du bulbe, tandis que, au contraire, les rétrécissements ont leur siège habituel en arrière de ce point (Voir la fable du *Loup et l'Agneau*). J'ajoute enfin — mais cet argument n'est pas,

quable en principe, mais qui, en pratique, n'a que peu d'occasions de recevoir son application, l'urèthre postérieur, si la blennorrhagie dure un certain temps, finissant presque toujours par en être affecté.

2° *Comme dangereuse;* parce que, « en forçant le sphincter uréthral, le liquide injecté repousse dans l'arrière-canal du pus que contenait l'avant-canal : d'où résulte A l'extension de la blennorrhagie à l'arrière-canal, B une cystite. » — Il sera répondu à cette dernière crainte, plus loin (V. CYSTITE). Quant à la première, je ne nie point ce qu'elle a de fondé; mais remarquons d'abord que, sans que l'injection y ait contribué, l'uréthrite postérieure survient le plus souvent, étant inévitablement produite par la simple progression du processus pathogène, par voie de continuité, sur des tissus similaires ; ensuite, qu'on peut se mettre à l'abri du transport en arrière du pus contagieux de l'avant-canal, en lavant cet avant-canal avant de faire l'injection profonde, ainsi que l'a si judicieusement conseillé, et que seul le pratique efficacement mon cher collègue, M. Aubert, pour diagnostiquer en même temps la source distincte des diverses suppurations uréthro-vésicales.

heureusement pour eux, à l'usage de tous mes confrères — que je me suis certainement fait, durant ma jeunesse, au moins 300 injections (dont une vingtaine au nitrate d'argent, sur lesquelles 4 ou 5 au $\frac{1}{30}$) et que je suis arrivé à soixante-treize ans, sans le moindre rétrécissement.

Ces préliminaires réglés, quelles injections faut-il ordonner?

A moins que le malade ne les ait déjà faites, je commence presque toujours par l'injection de Ricord (voir ci-dessus, n° 8), continuée douze ou quinze jours, faite trois fois par jour, gardée cinq minutes, avec l'utile précaution de n'uriner que trois ou quatre heures après l'avoir laissé sortir.

Mais cette injection, — et tant d'autres analogues que je pourrais citer, avec l'alun $\frac{1}{100}$, le perchlorure de fer (6 gouttes sur 100 grammes d'eau), le tannate de zinc $\frac{1}{150}$, le sulfate de cuivre $\frac{1}{250}$, l'alcoolature de guano (1 partie sur 8 ou 10 d'eau), l'eau distillée de copahu, le chlorure de zinc, le chlorure d'or, le sublimé à $\frac{1}{10000}$; le permanganate de potasse à $\frac{1}{2000}$, — ces injections dis-je, ont beaucoup plus de chances de réussir, si on les combine de façon à lutter contre l'*accoutumance*, qui finit par atténuer ou annihiler leur action. J'atteins ce but par l'une ou l'autre des prescriptions suivantes :

N° 10. — « Faire trois injections par jour avec une cuillerée du mélange suivant :

Eau distillée		200 grammes.
Sulfate de zinc	ãã 2	—
Tannin		

« Après chaque injection, verser dans le flacon qui contient la solution précédente une cuillerée du mélange suivant :

Eau distillée		100 grammes.
Sulfate de zinc	ãã 2	—
Tannin		

« Cesser ces injections dès qu'elles viendraient à produire une irritation un peu trop vive. »

Dans ce même ordre de moyens, je recommande la combinaison suivante, assez bizarre, mais qui m'a donné de bons résultats :

N° 11. — « Faire trois injections par jour.

« Celle du matin, avec :

Eau distillée..................	100 grammes.
Vin aromatique...............	30 —

« Celle du milieu du jour, avec :

Eau distillée..................	100 grammes.
Liqueur de Van Swieten.......	10 —

« Celle du soir, avec un mélange d'une partie d'encre ordinaire sur 5 parties d'eau.

« Si l'un de ces liquides cause une cuisson trop vive, l'affaiblir par l'addition d'eau. »

Je copie encore ici, par reconnaissance, une ordonnance qui m'a valu quelques succès :

N° 12. — « User, pendant quinze jours, des trois liquides ci-dessous, en en changeant tous les deux jours :

a. Eau distillée..................	150 grammes.
Liqueur de Van Swieten......	15 —
b. Eau de roses..................	120 grammes.
Sulfate de zinc...............	āā 1 gramme.
Tannin.......................	
c. Eau distillée..................	120 grammes.
Acétate de plomb.............	āā 15 décigrammes.
Laudanum de Sydenham.......	

« Faire deux ou trois injections par jour. »

Voici une injection très préconisée, comme répondant, — et répondant par des succès — à l'indication parasiticide ; indication que justifient les récentes constatations de la nature parasitaire de la blennorrhagie.

N° 13 — « Faites trois injections par jour, avec :

Sulfate de quinine............	1 gramme.
Eau distillée..................	75 grammes.
Glycérine.....................	25 —
Eau de Rabel..................	qq. gouttes.

« Avoir soin de ne pas interrompre la médication dès que l'écoulement est arrêté ; car les récidives sont fréquentes dans ce cas. » WEISS.

Tels sont les agents principaux de la médication *astringente*. Elle suffit ordinairement pour les cas où la maladie ne date que de quelques mois et dénote par de sensibles variations dans son intensité, selon les conditions météorologiques et hygiéniques, qu'elle n'a pas encore complètement pris racine dans l'organisme.

Mais lorsqu'il en est autrement, lorsqu'on a affaire à ces blennorrhées de deux, quatre, huit ou dix ans, absolument indolentes et immuables, il faut changer de système ; il faut mettre en œuvre, et souvent ce n'est pas trop de tous ses agents, la médication substitutive.

Nous l'avons déjà vue à l'œuvre comme moyen abortif. Mais ici on ne peut plus espérer de vaincre par un heureux coup de main. Pour modifier le processus établi de longue date, il faut une influence thérapeutique qui lui soit, en quelque sorte, adéquate par la lenteur de son action. N'espérez donc rien d'une injection violente ; c'est à une série méthodiquement combinée d'effets substitutifs qu'on doit s'adresser pour avoir raison de ces hypercrinies tenaces, qui semblent être devenues plus qu'une habitude, presque une fonction de l'organisme.

Le nitrate d'argent est le premier des agents substitutifs. Avec lui, on a des effets définis, prévus, une inflammation graduable à volonté, mais toujours franche, invariablement inoffensive, et aboutissant à la résolution complète du processus sécrétoire. Je l'emploie de deux manières :

a. A doses faibles mais continues, comme il suit :

N° 13. — « Faire, matin et soir, une injection de :

Eau distillée....................	150 grammes.
Nitrate d'argent..................	5 centigrammes.

« A continuer huit jours. »

b. A doses plus fortes, mais espacées.

N° 14. — « Faire, toutes les trente-six heures environ [1], une injection de :

Eau distillée......................	70 grammes.
Nitrate d'argent....................	1 décigramme.

« En faire cinq. »

Mais sur les caustiques faibles, l'*accoutumance* exerce son fâcheux effet comme sur les astringents. Il est rare que les troisième et quatrième injections provoquent sur la muqueuse uréthrale le même degré d'irritation que la deuxième, et surtout que la première. Or, cette irritation étant la condition d'efficacité de ces injections, il faut s'arranger de façon à l'obtenir pendant toute la durée du traitement. Voici, quand la blennorrhée a résisté, comment, pour neutraliser l'effet de l'habitude, je modifie les procédés cidessus, *a* et *b*.

c. N° 15. — « Faire deux injections par jour avec plein une cuillerée à bouche d'eau distillée, dans laquelle on versera d'abord deux gouttes de la solution suivante :

Eau distillée....................	20 grammes.
Nitrate d'argent.................	4 décigrammes.

« Augmenter tous les jours de deux gouttes la quantité de la solution, jusqu'à ce qu'on soit arrivé à produire une irritation assez forte. Alors, cesser les injections.

1. Le mot *environ* signifie que l'injection suivante doit être faite aussitôt que l'effet irritant de l'injection précédente (augmentation et épaississement de l'écoulement, douleur durant la miction et l'érection) est fini.

« Si, huit jours après les avoir cessées, il y a encore de l'écoulement, les recommencer mais en allant, cette fois, jusqu'à un plus grand nombre de gouttes, de manière à obtenir une irritation plus vive que la première fois. »

Voici un procédé éprouvé par d'assez nombreux succès :

N° 16. — « Faire, quatre injections, une toutes les trente-six heures, avec :

Eau distillée....................	70 grammes.
Nitrate d'argent................	10 centigrammes.

Douze heures après la dernière commencer à faire trois fois par jour, et continuer dix jours, une injection avec :

Eau distillée..................	200 grammes.
Sous-acétate de plomb liquide..	}
Laudanum de Sydenham......	} āā 4 —
Eau-de-vie camphrée.........	}

d. N° 17. — « Faire quatre injections (une toutes les trente-six heures) successivement avec les solutions suivantes :

1. Eau distillée....................	35 grammes.
Nitrate d'argent................	5 centigrammes.
2. Eau distillée....................	30 grammes.
Nitrate d'argent................	5 centigrammes.
3. Eau distillée....................	25 grammes.
Nitrate d'argent................	5 centigrammes.
4. Eau distillée....................	20 grammes.
Nitrate d'argent................	5 centigrammes.

« Les faire préparer chaque fois à nouveau, et chez le même pharmacien. »

J'ai quelquefois, pour mieux remédier à l'accoutumance, combiné avec avantage les astringens et les caustiques dans la formule suivante :

N° 18. — « Pendant quinze jours, faire trois injections par jour avec :

Eau distillée........................ 250 grammes.
Sulfate de zinc...................... } ãã 15 décigrammes.
Tannin............................... }

« Les troisième, sixième, neuvième et douzième jours, remplacer ces injections par une seule, faite ce jour-là avec :

Eau distillée..................... 60 grammes.
Nitrate d'argent.................. 15 centigrammes[1].

1. Il y a lieu quelquefois de poursuivre, par une application plus directe du caustique, l'irritation blennorrhagique dans les points de l'urèhre où, soit un excès de sensibilité, soit la constatation de la provenance de la sécrétion dénote que cette irritation existe plus forte qu'ailleurs. Ces points sont :

1° *Le méat.* — Ceci s'observe surtout chez les hypospadiaques. Ces larges méats doivent alors être touchés directement, trois ou quatre fois, à cinq ou six jours d'intervalle, avec le porte-caustique de Lallemand, chargé de nitrate d'argent.

2° *Les follicules des bords du méat.* — C'est là une véritable blennorrhagie qui, occupant un siège obscur, presque toujours masqué par la croûte qui se forme sur l'orifice du follicule, est très souvent méconnue des malades et du médecin, et reproduit fréquemment, par une contagion de source insidieuse, la blennorrhagie uréthrale, au moment où l'on croyait celle-ci guérie ; et cela à charge de revanche, entre l'urèthre et le follicule qui se recontagionnent alternativement l'un l'autre.

Le traitement consiste à cautériser l'intérieur de la cavité du follicule ; ce qui ne peut guère s'effectuer qu'en y introduisant une aiguille de bas ou un fil d'archal (un *trait* de fleuriste) assez gros pour n'y entrer qu'à frottement ; puis en chauffant à la flamme d'une bougie cette aiguille, après qu'elle a été préalablement introduite dans le follicule. Un écran consistant en une carte que l'aiguille a trouée, permet d'approcher la bougie assez près pour chauffer l'aiguille sans brûler la peau. J'ai aussi réussi à exécuter cette cautérisation, parfois très difficile, en taillant un tout petit fragment de bois, que je trempe dans l'acide nitrique, et que j'enfile ensuite dans le trajet dont il faut toujours, au préalable, avoir bien étudié, par un sondage avec l'instrument simplement huilé, la direction et la profondeur, afin de pouvoir ensuite l'enfiler d'un seul coup sans tâtonnement.

3° *La fosse naviculaire.* — J'ai expliqué, p. 65, le mécanisme par lequel on peut obtenir que l'injection distende cette partie du canal, de façon à pénétrer tous les replis, toutes les arrière-cavités de la muqueuse.

4° *La portion membraneuse et prostatique.* — Pour faire parvenir d'emblée et sans atténuation la solution caustique sur la muqueuse de cette région, voici comment je procède (*Annuaire des maladies de la peau et de la syphilis*, 1859) :

J'introduis une sonde en gomme élastique, à béquille, dans la vessie. Quand elle y est parvenue (ce qui se reconnaît à ce que l'urine sort) ; je la

Je rejette presque absolument les injections au nitrate acide de mercure très dilué, à cause de la presque impossibilité d'en prévenir l'effet très irritant, même au moyen d'un dosage aussi exact, aussi prudent, aussi timide que possible. — J'en parle par expérience.

Les injections cathérétiques ou caustiques ne constituent qu'un des moyens de la méthode substitutive. Cette méthode compte d'autres procédés. Ainsi, pour raviver une blennorrhée rebelle, pour la faire repasser à l'état subaigu (*état répressible*), on a conseillé :

1° De contracter ou de s'inoculer une nouvelle blennorrhagie. Quand, intentionnellement ou non, cela a eu lieu, le malade devra s'attacher, avec toute la patience possible, à laisser mûrir *très complètement* sa blennorrhagie, afin de

retire lentement jusqu'à ce que l'urine cesse de couler; ce qui indique que l'*œil* de la sonde correspond, en ce moment, à la partie prostatique du canal. Alors, j'adapte à l'ouverture extérieure de la sonde la petite seringue en verre, pleine d'une solution de nitrate d'argent au 50e, et je pousse un cinquième environ de son contenu par un brusque coup de piston. On ne voit alors rien refluer entre la sonde et le canal. Je retire la sonde de six ou huit millimètres. J'attends cinq ou six secondes. Je retire encore la sonde d'un centimètre. J'attends cinq ou six secondes pour laisser à la couche musculaire de l'urèthre le temps de se contracter sur la sonde, de manière à empêcher le reflux du liquide injecté; et alors je donne un nouveau coup de piston. J'attends cinq secondes. Je retire encore la sonde d'un centimètre. Nouvelle attente de cinq secondes ; puis, au quatrième ou cinquième coup de piston, le reflux du liquide, qui finit par avoir lieu au dehors, m'apprend que l'œil de la sonde est maintenant hors de la portion de l'urèthre où les injections, faites avec la seringue seule, selon le procédé vulgaire, ne pénètrent que difficilement.

Cette petite opération, qui ne demande pour son exécution que des instruments usuels, est souvent suivie de succès ; on peut surtout compter sur elle pour faire disparaître l'endolorissement périnéal, mal défini et fort incommode, qui complique certaines blennorrhées et leur survit parfois (avec ou sans gonococcus). Le seul inconvénient auquel elle donne lieu est un ténesme vésical, qui dure pendant une heure environ.

Il faut ordinairement réitérer trois ou quatre fois ces injections, à quatre jours d'intervalle, pour obtenir l'effet qu'on attend d'elles.

J'ai dû énoncer cette manœuvre avec quelques détails, d'abord parce qu'ils sont utiles à connaître, puis parce que le procédé, décrit sous mon nom dans certains ouvrages, a été complètement défiguré.

pouvoir, alors, à l'aide du copahu, détruire l'ancien mal en même temps que le nouveau. C'est là, pour le blennorrhéen, une chance de guérison que je ne l'engagerai jamais à rechercher, mais dont, si elle lui échoit, il peut profiter et souvent il profitera.

2° D'introduire dans le canal des bougies molles, et de les laisser à demeure quelques minutes ou davantage, plusieurs jours de suite, jusqu'à ce qu'il s'ensuive une irritation, un retour de l'état aigu, dont on tire parti comme dans le cas précédent.

Ce vieux procédé n'atteint qu'imparfaitement, que lentement le but; et pendant le temps qu'il exige pour y arriver, les accidents auxquels expose tout cathétérisme, les accès de fièvre, la cystite, l'épididymite peuvent se développer.

Je lui préfère, et j'emploie, dans les cas réfractaires, la médication ainsi formulée :

N° 18. — « Tous les jours, introduire, à 16 centimètres environ, dans le canal, et y laisser trois minutes, une bougie en cire de 4 ou 5 millimètres, enduite de :

Cérat	25	grammes.
Alun calciné	2	—
Calomel	3	—

« Si, au bout de trois jours, il n'est pas survenu de la douleur, de la tension du canal, avec augmentation et épaississement de l'écoulement, on s'arrangera de manière à provoquer peu à peu ces effets, ce qui a lieu : soit en faisant deux sondages par jour; soit en gardant la bougie cinq minutes ; soit en la faisant tourner sur elle-même deux ou trois fois dans le canal; soit enfin, s'il le faut, en ajoutant à la pommade un gramme d'alun et un gramme de calomel en plus. »

Quelques pharmaciens ont imaginé des bougies médicamenteuses dans la substance desquelles sont incorporés des agents de l'ordre de ceux que je viens de nommer.

De quelque manière qu'on ait obtenu l'exacerbation désirée, que ce soit par les injections, par une nouvelle blennorrhagie ou par l'usage des bougies, il faut, quand cette exacerbation s'est prononcée à un degré qu'on juge suffisant, cesser l'emploi des remèdes qui l'ont réalisée, et attendre; mais attendre en observant les règles de l'hygiène spéciale et en évitant toutes les causes capables de troubler le processus salutaire sur lequel on compte pour que la fluxion artificiellement provoquée se termine par une résolution complète et la guérison.

Je termine par une remarque qui, en pratique, a une haute importance. Toute injection, quelque bénigne qu'elle paraisse, à plus forte raison les cathérétiques et caustiques, agissent par substitution, c'est-à-dire en créant un processus plus ou moins irritatif. Or, pour que ce processus s'achève complètement, pour que le médecin par conséquent, soit à même de juger si l'état qui lui a succédé est oui ou non la guérison, et une guérison solide, il faut quelques jours. De là ce précepte formel, qu'on ne saurait trop répéter, avant de les congédier, aux clients à qui on vient de prescrire des injections :

Si vous croyez encore avoir besoin d'une consultation, ne revenez qu'après avoir laissé passer trois ou quatre jours à partir de la dernière injection.

A ce terme, en effet, à ce terme seulement, on sait à quoi s'en tenir sur le résultat définitif de la médication. Mais ce résultat, en fait, quel est-il?...

Parfois, c'est la guérison — qui, pour se consolider, exige encore un mois de régime [1] — mais le plus souvent ce n'est

1. Éviter de passer des nuits sans se coucher, de monter à cheval, de faire des courses forcées, de voyager plusieurs jours de suite. En cas de *grand dîner*, boire au commencement peu de vin ordinaire, afin de pouvoir se permettre ensuite impunément deux ou trois verres de vins d'entremets, qu'on ne saurait refuser sans se compromettre ; l'eau gazeuse dite *de table;* les glaces. Si l'on a dû se laisser verser du champagne, le porter

qu'une amélioration; et, pour la convertir en guérison, il faut recommencer une série analogue d'injections ou de sondages, en ayant soin de varier les agents de la médication substitutive ou d'augmenter les doses de ses agents.

Les rétrécissements de l'urèthre — que l'état subinflammatoire générateur de la blennorrhée produit souvent — peuvent-ils, à leur tour, entretenir la blennorrhée ? A quel degré, et avec quelle fréquence cette influence s'exerce-t-elle?... Chaque auteur, chaque praticien l'apprécie selon ses tendances, selon ses habitudes, selon sa spécialité surtout. Pour nous éclairer sur ce point, écoutons le dialogue suivant entre un urologiste et un syphiligraphe :

L'UROLOGISTE. — Vous ne nierez pas que, autour et surtout en arrière du point coarcté de l'urèthre, il ne s'établisse une phlegmasie dont la sécrétion blennorrhéique est justement la conséquence?

LE SYPHILIGRAPHE. — D'accord ; c'est possible, probable même. Mais est-ce réel? Ne s'y trompe-t-on point? Ne cherche-t-on jamais à tromper les malades? Que de fois n'ai-je pas vu de pauvres diables sondés sans pitié pour un rétrécissement soi-disant cause unique de leur goutte! Ils venaient alors me voir ensuite, toujours avec leur goutte; et quand, les sondant à mon tour, j'arrivais au collet du bulbe, là où, *normalement*, la bougie rencontre toujours une certaine résistance: « Oh! c'est ça, s'écriaient-ils, c'est bien là le rétrécissement qu'on a voulu me faire passer! »

immédiatement aux lèvres et faire semblant de boire, afin de donner à la mousse le temps de tomber. S'il est *frappé*, le prendre dans la bouche, puis le cracher dans la serviette. Si l'on danse ensuite, éviter les rafraîchissements. De ce régime fait obligatoirement partie la continence : sans regarder une infraction commise accidentellement comme un obstacle absolu à la cure, je proscris le coït habituel. A plus forte raison condamnerai-je la doctrine accommodante qui, pendant qu'il y a encore sécrétion purulente, fait du fonctionnement modéré et régulier de l'appareil génital une condition de guérison de la blennorrhée.

L'UROLOGISTE. — Vous parlez de charlatans ou d'ignares. Mais, vous-même, peut-être, combien de fois n'avez-vous pas méconnu un rétrécissement, si vous en déclarez exempt un homme qui urine bien, un canal dans lequel on passe sans résistance un cathéter conique ou cylindrique, même d'un diamètre de 7 à 8 millimètres.

LE SYPHILIGRAPHE. — Il est certain que, dans ces conditions, il me serait difficile de croire à un rétrécissement, du moment qu'on urine bien...

L'UROLOGISTE. — Et vous auriez tort. Les diverses parties de l'urèthre n'ayant pas le même diamètre, une des parties larges peut s'être rétrécie sans qu'il en résulte un resserrement du calibre minimum, qui seul mesure la largeur du jet d'urine. D'autre part, un rétrécissement commençant peut très bien être aplati, effacé par un cathéter ordinaire, et par conséquent ne pas donner, lors d'un pareil sondage, de signe sensible de son existence. Il en sera tout différemment si vous vous servez d'une bougie à boule. En la retirant, vous ne pouvez manquer, d'après la sensation de ressaut que produit alors la rencontre du moindre obstacle, d'apprécier le plus faible resserrement...

LE SYPHILIGRAPHE. — Et de le traiter, pendant des semaines et des mois, par la dilatation ou l'incision, au risque des cystites, des hémorrhagies, des accès de fièvre uréthrale. Et pour quel résultat ?... Hélas ! la stricture passe, je l'accorde, mais la blennorrhée reste, et elle n'est devenue ni moins incommode, ni plus aisée à guérir.

Ces derniers mots sont l'expression de ce que j'ai observé assez fréquemment. En somme, il est indiqué de faire disparaître tout rétrécissement uréthral *bien constaté* qui coexiste avec une blennorrhée. Mais en commençant cette cure, soyez sobre de promesses relativement à l'effet qu'elle doit avoir sur l'écoulement; car le plus souvent le résultat ne répond guère aux espérances que la théorie semblait autoriser. Le plus souvent, vous vous trouvez avoir par là supprimé une complication de la blennorrhée, mais non sa cause. Et son traitement par les autres agents, par les médications ordinaires, reste tout entier à instituer.

J'ai dit que, après un certain temps, la blennorhée est parfois devenue presque une fonction de l'organisme. Aussi peut-on espérer, et est-il rationnel de tenter la guérison de l'état local par des moyens pharmaceutiques ou hygiéniques qui s'adressent à l'organisme tout entier; genre de médication qui, d'ailleurs, se concilie on ne peut mieux avec l'emploi des topiques.

Ainsi l'huile de foie de morue, les ferrugineux, l'air de la campagne, aident puissamment à obtenir la guérison chez les sujets lymphatiques.

Ainsi j'ai toujours obtenu de bons résultats de l'usage de la flanelle : c'est même là un secours à ne jamais négliger, et, par conséquent, une question à ne jamais omettre d'adresser aux malades.

Dans ce même sens, je leur recommande de faire, matin et soir, en changeant de chemise, une friction avec un linge rude sur toute la peau, et assez vivement pour la rougir.

Les bains de mer ou de rivière (surtout avec natation), les douches froides comptent de nombreux succès, comme agents toniques, et doivent toujours, dans la saison favorable, être utilisés à titre d'auxiliaires.

Une alimentation plus réparatrice, un changement de résidence, de profession, exerceront parfois l'influence curative décisive : mais ce n'est qu'autant qu'il résistera de ce changement un appel plus énergique du sang à la périphérie. En 1837, tout jeune docteur alors, et n'ayant jamais jusque-là habité de pays plus méridional que Lyon et Vienne, j'allai, en juillet, passer dix jours à Marseille. J'y souffris cruellement de la chaleur; mais, au retour, je constatai, avec autant de plaisir que de surprise, en échange de mes flots de transpiration, la fin radicale d'une *goutte* que je traînais depuis quatorze mois, et qui avait résisté aux divers agents patiemment et activement employés, de la médication locale.

Les eaux minérales, les bains de vapeur térébenthinée, l'hydrothérapie [1], les bains sulfureux ou alcalins promettent aussi des cures assurées. Je crois, quant à moi, à l'élément reconstituant de ces divers agents. Je crois à Royat, à Salins, pour relever la nutrition et donner par suite plus de ton à la muqueuse devenue le siège d'une sécrétion *passive*, ainsi qu'on disait autrefois. Je crois, d'autre part, aux eaux sulfureuses, notamment à Bagnères-de-Luchon, à Cauterets, à Aix, surtout à Uriage pour combattre l'élément herpétique qui entretient tant de blennorrhées. Hors de là, ma foi est des moins robustes; et pour me convertir, il faudrait autre chose que des réclames ou des observations rédigées en style de prospectus.

Une maladie aiguë, violente, de quelque durée, telle qu'une attaque de rhumatisme articulaire, une fièvre typhoïde, une fluxion de poitrine, un érysipèle, une série de furoncles, ont parfois fait disparaître la blennorrhée. Il en est de même, comme nous le verrons plus loin, par le fait de l'épididymite. Mais souvent, en même temps que la maladie aiguë diminue, que la fièvre dont elle s'accompagne tombe, on voit revenir la blennorrhagie, et parfois ayant *au moins* le même degré d'acuité qu'elle offrait au moment où elle se suspendit. Je l'ai vue reparaître à l'état aigu,

1. Les annonces de l'un de ces établissements, en 1853, affirmaient la guérison certaine, radicale des vieux suintements. Or, pendant que le médecin cherchait à me prouver la réalité de ces admirables, de ces immanquables succès, j'avais justement pour client assidu le garçon de l'établissement, qui, par profession, participait à tous les exercices balnéatoires de tous les malades, et qui, malgré cet excès de médication *infaillible*, n'en restait pas moins porteur d'une blennorrhée des plus rebelles.

après une disparition, en apparence complète, de 45 jours, chez un typhoïque, durer encore trois mois et assez caractérisée pour donner lieu à des accidents multiples et sérieux du côté de la vessie et de l'épididyme.

C. — Suintement muqueux.

Son caractère clinique est *de ne plus pouvoir, sous l'influence de quelque cause excitante que ce soit, repasser, même momentanément, à l'état contagieux.*

Le type physiologique de la sécrétion muqueuse normale de l'urèthre est le liquide qui sort du méat à la suite d'une érection violente et prolongée. Ses attributs physiques sont d'être transparent et filant.

A la suite de la blennorrhagie, on voit parfois persister un suintement de cette espèce, mais avec cette différeuce qu'*il se produit sans érection.*

Or, ce suintement peut soit offrir au complet, soit ne pas offrir entièrement les deux caractères ci-dessus.

Si, par exemple, il ne file qu'à un ou deux centimètres; si, au lieu d'une transparence absolue, d'une absence complète de couleur, il est ou il devient parfois opalin, alors il conserve encore à un degré inoffensif mais réel le caractère morbide; et, sans qu'il y ait aucune nécessité de le combattre, on peut, pour céder aux sollicitations des clients, entreprendre de le réduire à l'état de pure mucosité, c'est-à-dire de mucosité pure.

Ce qui réussit le mieux dans ce cas, sont les injections qui déposent et laissent à demeure sur la surface uréthrale des parcelles médicamenteuses solides; telles sont le sous-nitrate de bismuth (de 4 à 6 grammes dans 120 grammes d'eau, deux ou trois fois par jour [1]).

1. Secouer le flacon. Après l'avoir gardée cinq minutes au moins, il faut ne laisser sortir l'injection que peu à peu, en trois ou quatre fois. De cette

L'injection demi solide au glycérolé d'amidon, seul ou additionné de divers astringents, peut aussi, dans ce cas, rendre de bons services. (Dr Paillasson.)

Je me sers souvent avec avantage du vin rouge ordinaire contenant de la lie (pris aux dernières bouteilles qu'on tire du tonneau). S'il produit de la cuisson, il faut, en commençant, l'affaiblir par l'addition d'eau; car on n'a à demander à ces diverses injections, pour qu'elles soient efficaces, aucune action irritante.

Mais, dans beaucoup d'autres cas, la matière du suintement est exclusivement muqueuse, c'est-à-dire qu'elle a la transparence du blanc d'œuf, et que, prise entre deux doigts, elle file à quatre ou cinq centimètres de distance. Dans ces conditions, l'innocuité est absolue, évidente. Mais la plupart des clients ne l'entendent point ainsi. Vous avez beau leur affirmer que ce n'est pas une maladie; qu'il ne s'agit que d'une *humeur naturelle*, seulement un peu plus abondante que dans l'état naturel; qu'il n'y a pas la plus petite chance de contagion, pas la moindre suite fâcheuse, locale ou générale, à appréhender soit pour le présent, soit pour l'avenir... ils n'en attachent pas moins sur vous leur regard consterné en vous répétant : « Puisque c'est si peu de chose, ajoutent-ils, quoi de plus aisé que de le guérir ? »

« Mais, c'est que, justement, devra-t-on leur répondre, un état qui ne diffère presque en rien de la santé est extrêmement difficile à modifier. » — On peut cependant y travailler, et par trois ordres de moyens.

D'abord, en reconstituant, s'il y a lieu, l'organisme, à l'aide des agents appropriés.

Secondement, en tonifiant la muqueuse uréthrale; et cela non par les injections, absolument impuissantes dans l'es-

façon, les parois uréthrales n'étant pas sollicitées à se contracter brusquement sur elles-mêmes, une certaine quantité de la matière injectée peut rester dans le canal jusqu'à la miction suivante.

pèce, mais par les lotions et irrigations froides, les lavements froids, les bains de siège d'un quart d'heure, à 25°, les douches d'eau froide, les bains de rivière et de mer, les bains sulfureux et eaux minérales de même nature, l'application de la glace au périnée (une séance de quatre heures consécutives, réitérée tous les huit jours, pendant un mois).

Simultanément, il convient de veiller au fonctionnement de l'appareil génital : ne pas prolonger l'érection sans objet; ne pas la provoquer par des attouchements; régler les rapports sexuels en les proportionnant aux besoins réels et sans se permettre de répétition séance tenante, ni d'arrêt volontaire, de suspension calculée au cours de l'acte; traiter les pertes séminales qui coexisteraient.

A l'aide de ces soins, en proscrivant toute cautérisation, toute injection irritante, il est rare que, avec le temps, ce suintement muqueux ne finisse pas par disparaître. Le pis qu'il puisse arriver à l'individu qui en est atteint c'est de conserver cette hypersécrétion, laquelle, au faible degré qu'elle affecte le plus souvent, n'est pas même une incommodité.

Durant le cours de la blennorrhée et même après sa guérison complète, il se produit parfois dans le canal une douleur qui est continue ou à paroxysmes, naissant spontanément, n'augmentant ni par la pression, ni durant la miction, ni durant l'érection, et ne s'accompagnant d'aucun signe local d'inflammation. C'est la *douleur uréthrale*, qui tantôt occupe tout le canal, tantôt se fixe dans quelques points, dont l'un est presque constamment la fosse naviculaire.

Pour traiter efficacement cette douleur dont la ténacité tourmente seule les malades (car elle n'a jamais le caractère lancinant des véritables névralgies et éveille bien rarement des irradiations nerveuses dans le voisinage ou à distance) pour la traiter, dis-je, il faut d'abord rechercher si elle ne tient pas à un reste de phlegmasie, d'engorgement d'un follicule, de subinflammation de l'arrière-canal ou du col de la vessie. Mais quand il n'y a plus que l'élément névralgique, on l'attaquera de deux côtés, c'est-à-dire par le canal et par la peau.

1° *Par le canal :* On laisse à demeure, pendant dix minutes, matin et soir, une injection sédative d'huile de morphine, d'infusion concentrée de feuilles de belladone. Si cela échoue, on peut réussir avec deux ou trois injections de nitrate d'argent au 1/100 ou 1/200, réitérées à cinq jours d'intervalle, dont on cherche à localiser l'action en pressant simultanément d'une main d'avant en arrière et de l'autre d'arrière en avant, pour faire que le liquide concentré sur le point douloureux du canal distende celui-ci. Si ces injections soulagent mais ne guérissent pas, on complète leur effet par une cautérisation avec l'instrument de Lallemand.

2° *Par la peau :* Vésicatoires volants morphinés, applications de chloroforme, glace, compression, injections sous-cutanées narcotiques. J'ai vu cette névralgie céder très rapidement à quelques bains de la verge pris dans la solution suivante :

Eau distillée..................	150 grammes.
Sulfate neutre d'atropine.....	5 centigrammes.

La médication narcotique et antispasmodique générale (quarts de lavement laudanisés, valérianate de zinc, pilules de Méglin) et la médication antipériodique rendent aussi des services. Mais, comme pour toutes les névralgies, et notamment pour toutes celles nées d'une lésion génitale, il faut toujours compter avec l'état névropathique constitutionnel qui les engendre et que, par un singulier effet, elle entretient à son tour. Les bains froids, les ferrugineux, le retour aux occupations et au régime habituel sont d'utiles en même temps que d'indispensables adjuvants pour la thérapeutique de cette torturante quoique insignifiante affection que, en définitive, on est souvent forcé, ne pouvant faire mieux — et l'on pourrait faire beaucoup plus mal — de *traiter par le mépris !*

BLENNORRHOIDES.

J'appelle de ce nom les écoulements qui ne résultent pas d'une cause traumatique (cathétérisme, plaies, injections irritantes), qui ne dépendent pas non plus d'un rétrécissement de l'urèthre, écoulements survenant soit à la suite du coït, soit même sans antécédent capable d'en expliquer l'apparition, simulant plus ou moins une blennorrhagie par leur durée, par la douleur qui les accompagne, ainsi que par l'aspect et les propriétés de la sécrétion à laquelle ils donnent lieu.

Les deux maladies les plus susceptibles, dans ces conditions, de simuler la blennorrhagie uréthrale, et qui d'ailleurs méritent d'être étudiées non seulement à cause de cette ressemblance, mais en raison de leur marche, de leur pronostic et de leur traitement, sont : 1° l'uréthrorrhée, 2° l'herpétisme uréthral.

Uréthrorrhée.

Cette affection ressemble à la blennorrhagie par certains caractères et en diffère par d'autres.

Elle lui ressemble : en ce qu'elle ne survient qu'à la suite du coït ; — qu'elle apparaît deux ou trois jours après ; — qu'elle produit un écoulement et s'accompagne d'irritation ; — qu'elle dure au moins deux mois.

Elle en diffère : en ce qu'elle peut résulter du coït avec une femme saine, exempte même de perte blanche ; —

qu'elle s'établit, dès son début, sous la forme et avec le degré d'intensité qu'elle gardera pendant toute sa durée; — que la sensation éprouvée par le malade n'est jamais qu'une sorte de chatouillement continu un peu exaspéré par la miction, mais plutôt incommode que douloureux; — que l'écoulement qui en résulte, clair, très peu abondant, contient à peine du pus, ne donne lieu qu'à une tache sans épaisseur, dont le centre seul est légèrement jaune; — enfin, que le copahu et le cubèbe n'ont aucune action contre elle.

Quelle est donc la cause de cette singulière maladie, bien connue d'ailleurs, que les clients appellent *échauffement*, et qui répond à la *gonorrhée non virulente* des anciens auteurs !...

Cette cause dont j'ai vérifié l'existence par de nombreuses constatations cliniques [1] — est *le coït avec une femme ayant ses règles*.

Les caractères différentiels énoncés ci-dessus peuvent remplacer une description plus étendue. J'appelle seulement l'attention du praticien sur la longue durée de cet état et sur la résistance qu'il oppose aux moyens ordinaires de la médication anti-blennorrhagique. En voyant cette fluxion rester, au bout de huit ou dix jours, insignifiante, indolente, le médecin est naturellement porté à partager l'avis du client qui ne voit là qu'une *irritation accidentelle*, et à lui promettre par conséquent une prompte et facile guérison...

Qu'il ne commette pas cette faute, car elle lui serait par la suite durement reprochée; et même l'on ne manquerait pas d'attribuer la ténacité du mal soit à ce que le médecin

1. M. le docteur Deville a fait cette constatation de la manière la plus exacte, la plus péremptoire dans un cas publié par la *Gazette médicale de Lyon*, 1862, p. 64, cas dont les circonstances, racontées avec une crudité rabelaisienne, ne me permettent point de le reproduire ici.

aura mal à propos temporisé, soit à tel ou tel remède qu'il aura eu tort ou d'employer ou de ne pas employer!... Il faut le dire, et pour cela il faut le savoir : l'uréthrorrhée, maladie très réelle et assez fréquente, n'est pas un degré faible de la blennorrhagie ordinaire; c'est une espèce à part, ayant sa cause, son évolution, sa durée et surtout ses incompatibilités thérapeutiques. Son cours ordinaire est long, très long, souvent de plusieurs mois; et, pour la combattre, le médecin n'a pas à sa disposition les ressources, les remèdes spécifiques qui lui rendent de si grands services contre la blennorrhagie.

Quant à moi, lorsque j'ai reconnu l'existence d'une *uréthrorrhée*, je ne manque jamais de notifier au patient ce pronostic relativement défavorable [1].

« Vous ne souffrirez jamais plus qu'à présent, lui dis-je; mais l'écoulement et la sensation légèrement pénible que vous éprouvez peuvent persister plusieurs mois sans augmenter et sans s'atténuer. »

L'uréthrorrhée coïncide, dans quelques cas, avec la véritable blennorrhagie. Cette coexistence est probablement parfois la cause latente mais réelle de la tendance que certaines blennorrhagies ont à se maintenir à l'état chronique.

Si l'on me consulte dès le début de la maladie, comme, à cette période, rien ne différencie l'uréthrorrhée d'une blennorrhagie, je pratique l'injection abortive.

Si, au contraire, les caractères propres de la maladie ont déjà eu le temps de se dessiner, j'essaye une série d'injections astringentes, en les variant s'il y a lieu, mais sans interruption, au moins pendant dix ou douze jours.

Si, nonobstant, le mal persévère — ce qui n'est pas rare — alors je change complètement d'objectif et de

1. Mais, en même temps, je lui dis que ce n'est pas une maladie vénérienne, que la femme qu'il a vue *n'avait pas de mal;* et cette déclaration suffit ordinairement à le consoler.

plan thérapeutique, je prescris des bains répétés, des boissons délayantes à dose modérée, un ou deux purgatifs salins, la continence, la chasteté même, et, très obligatoires, les lotions, irrigations, douches froides; et, après avoir laissé la subinflammation s'user par ces moyens et par l'effet du temps, j'ai de nouveau recours à des injections, soit astringentes, soit légèrement caustiques.

Il faut aussi songer et remédier à la dyspepsie qui parfois est une cause connexe de la persistance de ce flux.

De même que la blennorrhée, l'uréthrorrhée apporte quelquefois une résistance absolue aux diverses médications, quelles qu'en soient le nombre et la durée. Mais il y a entre ces deux maladies une différence importante et toute à l'avantage de la dernière. Elle persiste longtemps, cela est vrai, mais elle finit par guérir; elle guérit même spontanément; c'est là un trait inhérent à son évolution naturelle; tandis qu'il est dans l'essence de la blennorrhée de se prolonger indéfiniment.

Herpétisme uréthral.

Le propre de la diathèse arthro-herpétique est, on le sait, de donner lieu à certaines fluxions cutanées ou muqueuses, à formes déterminées, mais à siège variable.

Or, chez un individu qui a eu des chancres ou des chancrelles, cette fluxion est, de par cet antécédent, plus spécialement sollicitée à se faire sur les régions balano-préputiale ou vulvaire, siège habituel des ulcères vénériens primitifs : c'est l'*herpes preputialis*, dont il sera question plus loin.

De même, l'individu a-t-il eu des blennorrhagies? Alors, c'est sur l'urèthre que se portera ordinairement la fluxion; et selon la loi qui circonscrit ces sortes de jetées aux orifices, la fluxion s'effectuera notamment sur les trois ou quatre premiers centimètres du canal : c'est l'*herpétisme uréthral.*

Souvent, en effet, on voit la fluxion sur l'urèthre co-exister ou alterner avec les fluxions sur le prépuce ; ce qui achève de prouver la nature herpétique de la première. D'ailleurs, on observe ordinairement, dans ce cas, d'autres éruptions manifestement dartreuses, l'eczéma de l'anus ou des bourses, des mains ou des jarrets, le pityriasis capitis, l'angine herpétique, etc.

Comment débute, par quels traits se dessine la maladie dont il est question ?

Un homme placé dans ces conditions, et qui depuis près de deux mois, je le suppose, n'a pas payé par une éruption vésiculeuse son tribu typique accoutumé à la diathèse, ressent à la fosse naviculaire un embarras, une gêne. En douze heures, cette gêne devient une douleur, qui est cuisante lors de la miction et de l'érection. La partie correspondante du canal est chaude, tendue. Si l'on y regarde, on voit le méat un peu rouge, très légèrement tuméfié. Mais, en pressant, on ne fait venir au dehors qu'une sorte de sérosité à peu près incolore et en si faible quantité, qu'à peine peut-on en recueillir. (C'est la *chaude-pisse sèche* des anciens.)

Après avoir atteint, en trente-six ou quarante-huit heures, son summum, la douleur, parfois très pénible mais toujours localisée à l'extrémité du canal, persiste trois jours environ, puis diminue. Jamais elle ne dépasse la semaine. Par sa nature et ses limites, cet état — je l'ai dit en 1876, au moment où nos vicissitudes politiques avaient mis cette locution à la mode — cet état est une sorte de *septennat constitutionnel!* Je l'ai cependant vu, ou, pour mieux dire, je l'ai senti durer beaucoup plus longtemps ; car c'est ma propre histoire que je veux ici raconter pour l'édification de mes lecteurs. En 1879, alors que, âgé de 67 ans, je ne pouvais plus admettre la possibilité d'une cause contagieuse, mais que j'étais sous le coup de jetées rhumatismales frappant alternativement le coude, le genou, la vessie, etc., je fus, un jour, pris d'une chaleur brûlante de la fosse naviculaire, douleur qui atteignit en quelques heures un degré d'intensité qu'on n'observe pas, aussi rapidement établi, dans la blennorrhagie. La douleur s'étendit, en trois ou quatre jours, à toute la partie spongieuse de l'urèthre, avec cuisson en urinant, et souffrance vive durant les érections suscitées par le décubitus dorsal durant la nuit. C'étaient donc bien là les signes sensibles d'une vraie chaudepisse; seulement, il n'y avait ni engorgement des parois du canal ni une goutte de sécrétion purulente. Connaissant l'origine de cet état, satisfait de la localisation de cette fluxion qui, au détriment d'un membre inutile, sauvait mes articulations cubitale et tibio-fémorale; curieux, d'ailleurs, d'observer l'évolution spontanée de cette singulière hypérémie, je n'employai aucun remède, ne changeai rien à mon régime. La douleur, très fatigante dura près de six semaines, puis absolument comme une de mes jetées rhumatismales articulaires, s'éteignit rapidement en deux jours.

S'il n'y a pas eu de coït quelques jours avant le début de cet accident, on n'est pas exposé à le prendre pour une blennorrhagie. Mais, dans le cas contraire, je conçois que le malade s'alarme; car la douleur a le même siège, la même intensité que celle de la blennorrhagie commençante ; et la presque absence d'écoulement n'autorise pas à nier qu'il y ait blennorrhagie, puisque celle-ci, à sa période tout à fait initiale — ce qui serait le cas — ne donne justement lieu, on le sait, qu'à une sécrétion presque imperceptible...

Le diagnostic, dans ce cas, est donc difficile, et, cependant, il faut le porter, et le porter sans retard; car, faute d'avoir reconnu à temps une blennorrhagie, on perd l'occasion de la faire avorter.

On peut, à la rigueur, se tirer d'affaire en attendant, pour pratiquer l'injection abortive, qu'il y ait de l'écoulement, et en la pratiquant dès lors, quelque faible, quelque exclusivement séreux que soit cet écoulement, par conséquent fût-ce même sans nécessité réelle.

Mais, pour agir rationnellement, pour ne rien faire d'inutile, un guide nous est offert; et ce guide est le témoignage du malade. La douleur de l'herpétisme uréthral et la douleur de la blennorrhagie commençante ne peuvent guère être différenciées dans une description [1]; mais celui qui les a ressenties l'une et l'autre en saisit parfaitement la différence. Or, il est rare qu'un client qui vous consulte pour un herpès de l'urèthre n'en ait pas déjà été atteint. Il suffira donc de fixer son attention sur ce point, de l'engager à se rappeler s'il n'a pas, précédemment, éprouvé déjà cette même espèce de douleur, et s'il ne se rappelle pas que l'inflammation, dont cette douleur fut le premier signe, passa d'elle-même en cinq ou six jours. L'enquête, ainsi conduite, épargnera aux malades plus d'une injection abortive, qui, d'ailleurs, n'aurait pas eu la moindre peine à guérir en cinq jours une maladie dont la durée normale est de six ou sept.

Le seul intérêt que présente cette fluxion herpétique est sa ressemblance avec une blennorrhagie au début. Son seul traitement est de la laisser se terminer spontanément, en prescrivant un bain et quelques boissons délayantes pour calmer la douleur, en conseillant aussi la continence, mais

1. Essayons cependant. Outre que la douleur de l'herpétisme uréthral atteint plus promptement une assez forte intensité que celle de la blennorrhagie, elle s'en distingue aussi en ce qu'elle n'apparaît guère qu'au moment de la miction et de l'érection, cessant complètement le reste du temps. Ceux des malades qui sont exercés par une expérience suffisante aux finesses de ces distinctions, disent alors qu'ils sentent l'urine passer comme sur une coupure, tandis que dans la blennorrhagie il leur semble qu'elle passe sur une brûlure. Enfin cette douleur a cela de caractéristique que, avec l'acuité qu'elle offre, on verrait déjà, s'il s'agissait d'une douleur de blennorrhagie, un écoulement blanc très perceptible, ce qui n'a pas lieu.

cela uniquement pour le même motif, et non dans un but préservatif pour la conjointe, car ce mal n'a rien de contagieux.

Le traitement de la *cause* de ce mal sera exposé à l'article : *Herpès progénital vénérien.*

BLENNOPATHIES

OU LÉSIONS EXTRA-URÉTHRALES CAUSÉES PAR LA BLENNORRHAGIE.

Il est assez rare que la blennorrhagie uréthrale, surtout chez l'homme, suive le cours parfaitement régulier que nous venons de décrire. Le plus souvent elle s'accompagne d'accidents, de complications de diverses natures.

Or, ces lésions ont une telle fréquence, elles sont tellement variables quant à leur siège et leur nature; elles affectent, pour la plupart, une telle gravité ; elles éclatent si souvent sans qu'il soit possible d'en expliquer l'apparition par une cause accidentelle ou par une prédiposition individuelle appréciable, que leur pathogénie reste comme un défi porté aux syphiligraphes de tous les âges et de toutes les écoles.

Voici, pour ces lésions, la base de classification qui me semble être le plus en rapport avec les réalités de l'observation comme avec les besoins de la pratique.

Dans la blennorrhagie uréthrale, se trouvent toujours réunis trois *éléments* pathogéniques, éléments capables, soit chacun isolément, soit opérant ensemble, de devenir agents des lésions qui constituent les complications dont je parle. Ces trois éléments sont : 1° une inflammation ; 2° une affection de *l'urèthre* ; 3° une affection contagieuse, *sui generis*, la blennorrhagie. Analysons successivement la nature de chacun de ces agents et surtout le mécanisme selon lequel chacun d'eux contribue à produire les diverses complications de la blennorrhagie.

1° L'*inflammation* peut, là comme dans toute autre région, produire des abcès de voisinage, de l'engorgement ou de l'infiltration séreuse (et les changements de configuration qui s'en suivent), la phlegmasie des vaisseaux et des glandes lymphatiques, etc. Par conséquent, je mets sur le compte exclusif de l'inflammation une première série d'accidents, savoir : les abcès péri-uréthraux, l'œdème, le phimosis et le paraphimosis, la lymphangite, l'adénite, les varices lymphatiques.

2° Une *affection de l'urèthre* exerce deux sortes bien distinctes d'influence, savoir : *a. par continuité de tissu* avec certains conduits muqueux et avec les organes que ceux-ci desservent ; *b. par une action de retentissement sur tout l'organisme*, action assez obscure dépendant du rôle dévolu à l'urèthre dans la fonction génitale [1], dont la réalité est prouvée par les accès de fièvre, par les accidents articulaires ou viscéraux souvent graves, quelquefois mortels qui, dans certaines conditions, peuvent suivre une opération pratiquée sur l'urèthre et même le simple cathétérisme. A cette cause se rattachent la prostatite, la cowpérite, la cystite, l'épididymite et l'orchite, les névralgies uréthrales. Ici se placent quelques accidents à forme de pyoémie, certains troubles trophiques, amaigrissement, asthénie, perversion intellectuelle et morale à forme d'hypochondrie, névroses, succédant ou non à des orchi-épididymites.

3° Comme *blennorrhagie*, la blennorrhagie uréthrale détermine chez certains individus une modification constitutionnelle, dont le mécanisme (sympathie, métastase ou

1. L'urèthre n'appartenant, chez la femme, qu'à l'appareil urinaire, les blennopathies provenant de l'élément uréthral font, pour ainsi dire, défaut chez elle.

pyoémie ébauchée) est encore à déterminer, mais dont l'existence est mise hors de doute par ce triple fait que, chez quelques sujets affectés de blennorrhagie, certaines lésions apparaissent à distance de l'urèthre : que, chez ces sujets, elles n'apparaissent que lorsqu'ils ont une blennorrhagie, enfin qu'elles les frappent ordinairement à chaque nouvelle blennorrhagie qu'ils contractent. — L'arthrite, l'aquocaspulite, l'iritis, les hygromas, les synovites tendineuses, sont des exemples tranchés de l'effet de cette influence, d'où proviennent aussi *certains cas* de cystite et d'épididymite.

Mais l'élément *blennorrhagique* et l'élément *uréthral* possédant chacun sa manière de produire des lésions extra-uréthrales (et ce dernier en possédant même deux), on comprend que l'une des lésions dont je parle puisse être la résultante de plusieurs de ces influences, ou plutôt qu'une de ces lésions puisse compter autant de variétés qu'il y a d'influences capables de l'engendrer : si bien que, sous une entité morbide en apparence unique parce qu'elle n'a qu'un seul siège et qu'un nom, l'observateur éclairé par les données précédentes sait distinguer, selon les cas, telle ou telle forme en rapport avec la cause particulière qui a agi. C'est ainsi que l'orchi-épididymite, par exemple, que la vulgaire *chaudepisse tombée dans les bourses*, tantôt débute par le cordon, tantôt par l'épididyme, — atteint son summum en trois jours et n'en dure que huit, ou se prolonge pendant trois ou quatre semaines, — a ou n'a pas de récidives spontanées, — suscite soit une simple réaction fébrile, soit des troubles généraux actuels ou consécutifs, sans aucun rapport de durée ni de gravité avec l'intensité du processus phlegmasique local. C'est ainsi encore que, le *génitalisme* ou *blennorrhagisme* venant à s'en mêler, telle affection simplement inflammatoire, la cowpérite, la funinilite, par exemple, qui, nées sous d'autres influences, auraient eu une marche franche, une terminaison rapide, se compliquent de frissons, de sueur, d'inappétence, de réaction gastro-intestinale ; dans d'autres cas de névroses, de morosité, d'hypochondrie aussi grave qu'insolite. Eh bien, ces différences, que tous les observateurs ont remarquées, accusent nettement l'existence de deux individualités distinctes, cachées sous une seule individualité apparente : elles prouvent qu'il y a, cliniquement comme étiologiquement, au moins deux sortes de *chaudepisse tombée dans les bourses*, selon que l'accident est dû à la propagation accidentelle, traumatique, de la phlegmasie par continuité de tissus (cathétérisme) ou à une perturbation spéciale de l'organisme, éclose spontanément chez un sujet prédiposé.

La même analyse appliquée aux autres *blennopathies* autoriserait non moins rationnellement à les scinder en autant d'espèces traduisant chacune, par des symptômes spéciaux, l'action ou l'immixtion d'une influence spéciale.

Mais ces questions reviendront avec plus de fruit, dans ce qu'elles ont de pratique, à propos de chacune des lésions extra-uréthrales que je vais passer en revue.

Mais dès à présent, me fondant sur les considérations précédentes, j'établis deux classes de blennopathies bien distinctes au point de vue étiologique, savoir : 1° celles qui naissent de phlegmasie simple ; 2° celles qui peuvent naître par métastase ou extravasation de micrococcus.

§ 1. — *Blennopathies par phlegmasie simple.*

Elles ont pour caractères cliniques : A, de pouvoir exister chez tous les individus ; — B, de se manifester toutes les fois qu'il y a un certain degré d'inflammation, plus souvent à la période d'acuité, c'est-à-dire à la première période de la blennorrhagie ; — C, d'être provoquées ou aggravées par les causes d'irritation commune (excès, fatigues, frottements, etc.); — D. de pouvoir, après s'être montrées chez un sujet dans une première blennorrhagie, manquer dans les suivantes, et *viceversa*.

Inflammation, œdème, phimosis.

Il est rare qu'une blennorrhagie un peu aiguë ne s'accompagne pas de tuméfaction douloureuse avec rougeur du gland et du prépuce. Et il est rare aussi que, outre le gonflement inflammatoire, il ne s'établisse pas alors une infiltration séreuse du tissu conjonctif qui unit le feuillet cutané du prépuce à son feuillet muqueux.

L'*œdème* peut donc être causé par l'inflammation; son caractère est alors d'être douloureux à la pression. Mais il peut également être déterminé par tout obstacle à la circulation de retour, tel, par exemple, que la présence d'un engorgement inguinal volumineux. — Une autre cause d'œdème, et du même ordre, est cette conformation naturelle dans laquelle le prépuce, à la fois trop court et trop étroit, laisse constamment à découvert le gland dont il serre la base. Dans ces conditions, pour peu que le gland, en s'enflammant, augmente de volume, il s'étrangle; mais en même temps, par suite de la réaction du corps étranglé sur le cercle étranglant, le prépuce, comprimé lui-même, ne tarde pas à s'œdématier.

Le prépuce œdémateux se présente donc sous deux formes tout à fait opposées : chez les sujets dont le gland, à l'état normal, était à découvert, c'est un bourrelet circulaire (toujours plus volumineux et parfois énorme en bas); chez ceux qui ont le gland couvert, c'est un prolongement, quelquefois très long (de 4 et 5 centimètres) et alors replié, tordu sur lui-même, d'aspect bizarre, en forme de saucisson de campagne, et toujours objet d'effroi pour les malades inexpérimentés. Dans ces cas, le phimosis (c'est-à-dire l'état qui rend impossible de tirer assez le prépuce pour découvrir le gland) est une conséquence forcée de la conformation anatomique, coïncidant avec un gonflement de l'anneau préputial, gonflement qui diminue le calibre de cet anneau. Il importe d'expliquer aux malades que cet état qui les alarme est essentiellement temporaire.

Qu'il engendre ou non un phimosis, l'œdème donne à la peau une minceur, un brillant, une coloration blanc bleuâtre tout à fait caractéristique. On complète à la fois le diagnostic et la consolation du client en pressant entre le bout de deux doigts la partie œdématiée, et en lui faisant voir que par cette simple pression le gonflement a momentanément diminué.

L'inflammation balano-préputiale se traite par les bains émollients locaux et généraux, par la position élevée de la verge [1], qu'on a soin de tenir enveloppée, pour prévenir le frottement [2]. — Quand à l'œdème, il se dissipera grâce aux mêmes précautions et en multipliant les bains locaux pris dans de l'eau végéto-minérale froide. S'il y a phimosis, ne jamais essayer de décaloter, mais entretenir cependant la propreté au moyen d'injections avec de l'eau froide, de l'infusion de mauve ou de roses de Provins, faites entre le gland et le prépuce. — Bien entendu, il faut, autant que possible, faire cesser les obstacles à la circulation, et notamment l'étranglement. L'un des plus fréquents est cet état de *demi-*

1. Pour maintenir cette situation durant la marche, je recommande au client de découdre une des poches de son pantalon, de façon à pouvoir saisir et relever de temps en temps la verge.

2. On a imaginé des étuis en caoutchouc, fort commodes, mais qu'on trouve rarement au moment du besoin. On ne saurait faire la même objection à l'*enveloppe membraneuse* usuelle, qui se trouve ainsi appelée à soulager ce qu'elle n'a pu prévenir. Enfin on se sert le plus souvent d'un simple linge, en forme de compresse-longuette, dont le plein, placé sur le gland, et les deux bouts repliés sur les faces dorsale et inférieure de la verge, sont maintenus par une bande roulée. Mais pour empêcher que cette bande ne glisse en avant et ne tombe, il faut en faire passer un ou deux tours en arrière des bourses.

paraphimosis, dont j'ai parlé plus haut. J'en neutralise en grande partie l'effet en conseillant au client de le réduire, c'est-à-dire de ramener le prépuce en avant, chaque fois que, dans la journée, il urine ou prend un bain local. Cette réduction n'est que momentanée, il est vrai ; mais, souvent réitérée, elle contribue très efficacement à prévenir un développement excessif de l'œdème ainsi qu'à dissiper l'engorgement consécutif du tissu cellulaire, qui parfois est très lent à disparaître.

Lorsqu'il n'y a point d'inflammation, mais que l'œdème menace de s'établir, il faut maintenir le gland couvert, en tirant le prépuce en avant, puis en engageant son limbe dans un trou fait à une rondelle de caoutchouc vulcanisé, rondelle au centre de laquelle le limbe, qui la traverse et la déborde, se présente alors comme une tête de seigneur du moyen âge, au milieu de sa *fraise*.

Abcès péri-uréthraux.

L'inflammation peut de la muqueuse se propager aux tissus sous-jacents à l'urèthre, ce qui arrive soit pendant la période suraiguë du mal, soit à la suite d'un excès de marche, soit par l'effet d'une injection irritante faite de manière à distendre le canal, soit après un cathétérisme intempestif. L'inflammation de ces tissus se termine quelquefois, mais rarement, par suppuration. Le siège ordinaire de ces abcès est au niveau du bulbe, plus souvent vers le frein, c'est-à-dire là ou abondent les follicules muqueux. Ces abcès néanmoins sont rares ; on les voit, après quelques jours où le gonflement et la rougeur, accompagnés de douleur de la région, en annoncent l'apparition, on les voit, dis-je, pointer de chaque côté du frein, sous forme d'une petite tumeur. Je dis *de chaque côté*, car presque jamais il ne s'en forme un à gauche, par exemple, sans que, quelques jours après, la même intumescence molle, rénitente, assez peu douloureuse, inévitablement et rapidement fluctuante, se montre à droite.

Leur diagnostic est aisé. Un coup de lancette en fait justice. Il importe de les inciser de bonne heure, non pas tant par crainte qu'ils ne s'ouvrent dans l'urèthre, crainte qui se réalise bien rarement, que parce que, — danger beaucoup plus réel, — si on les laisse percer d'eux-mêmes, l'ouverture toujours trop étroite, et d'ailleurs bouchée à chaque instant par une petite croûte qui se forme à la surface, laisse le pus stagner, s'accumuler, de telle sorte que la détersion de l'occlusion définitive du foyer, qui, avec une ponction précoce et suffisamment large, aurait pu être obtenues en huit ou dix jours, demande parfois plusieurs mois; heureux encore le malade si, grâce à ces ménagements inopportuns, il ne lui reste pas une fistule rebelle à tout autre traitement qu'à une opération.

Les bains et les cataplasmes soulagent les symptômes inflammatoires. Mais, en général, ni émollients, ni résolutifs n'entravent la marche de ces petits phlegmons qui, une fois formés, tendent irrésistiblement à la suppuration.

Lymphangite.

Au summum d'acuité de la blennorrhagie, chez quelques malades, tantôt on voit apparaître de larges plaques d'un rouge sombre avec empâtement du tissu conjonctif sous-jacent, ayant une apparence érysipélateuse, siégeant surtout vers le prépuce ou sur le dos de la verge, parfois en envahissant toute la circonférence et suscitant un léger mouvement fébrile (angioleucite diffuse); tantôt, au contraire, l'inflammation occupe non plus le lacis des ramuscules, mais les rameaux ou les troncs. On constate alors, principalement au dos de la verge, ou sur les côtés du frein, une ou plusieurs cordes sous-cutanées, avec des traînées rouges à la peau sur leur trajet. Un peu sensibles à la pression, elles diminuent et se résolvent en même temps que l'inflammation uréthrale décline. Très rarement elles suppurent; pour ma part, je ne me rappelle pas l'avoir vu, dans ma pratique. Il en est de même de l'angioleucite diffuse. Pour amener cette terminaison, il faudrait, chez le sujet, une diathèse strumeuse, susceptible d'entraîner la suppuration dans toutes les occasions possibles.

Le repos et les cataplasmes émollients [1] sont nécessaires si, au début, il y a de la douleur. Plus tard, on agit contre l'engorgement subaigu ou chronique au moyen d'une pommade iodée, ou mieux de frictions avec la teinture d'iode, continuées jusqu'à rubéfaction légère de la peau.

Dans les environs du frein, on voit quelquefois persister longtemps, soit sous la peau, soit sous la muqueuse, une petite tumeur, en forme de cordon, du volume d'une chanterelle, de 1 à 2 ou 3 centimètres de longueur, flexueuse, indolente. C'est un vaisseau lymphatique qui, après avoir été enflammé, tantôt est resté variqueux, tantôt s'est oblitéré. Dans l'un et l'autre cas, cette petite bosselure n'est gênante que par l'aspect singulier qu'elle donne à la verge. — Pour la traiter efficacement il faut l'enfiler selon sa longueur avec une aiguille portant un fil de soie cirée. Après avoir retiré l'aiguille, on laisse en place le fil qu'on noue lâchement. On coupe et on enlève le fil au bout de cinq à six jours, lorsque sa présence a déterminé de l'irritation, et qu'on juge cette irritation suffisante pour amener l'oblitération de la varice ou la résolution définitive du vaisseau rétracté.

La *phlébite* de la veine dorsale de la verge a lieu dans

1. Pour que le cataplasme ne glisse pas en avant, pour qu'il reste appliqué sur toute la longueur du dos de la verge, y compris la racine de cet organe, il faut le préparer un peu long, en mettre le *plein* sous la verge, puis croiser les deux *chefs* sur la face dorsale, en les dirigeant ensuite l'un et l'autre vers l'une et l'autre aine.

les mêmes circonstances que la leucite et donne lieu aux mêmes symptômes. On l'en distingue par son siège et aussi parce que le cordon constitué par la veine enflammée n'est ni aussi dur, ni aussi nettement détaché des parties voisines; que le vaisseau lymphatique. Même traitement, même terminaison.

Adénite.

Il peut coexister avec la blennorrhagie soit une lésion (chancrelle), soit une constitution individuelle (scrofule), soit un mode spécial d'absorption (celui qui produit le bubon d'emblée), toutes causes capables de donner lieu à une véritable adénite, à un bubon. Mais jamais, par elle-même, la blennorrhagie uréthrale ne produit de bubon suppurant. Il y a vingt-cinq ans que je le professe, et quand je l'énonçai pour la première fois, c'était une nouveauté; cela parut même une hérésie aux pathologistes de cette époque. Comme *le chancre* (sans distinction d'espèce) la blennorrhagie avait alors son bubon : c'était un dogme reçu. Mais, à ce compte, le bubon de la blennorrhagie devrait être aussi fréquent dans cette maladie que le bubon inoculable l'est dans la chancrelle, et il aurait des caractères tranchés.

Or, il n'en est rien, et voici tout ce qu'on observe.

Pendant l'état aigu, et surtout suraigu, quelques blennorrhagiens ressentent dans l'une ou l'autre aine un peu de sensibilité, qu'augmentent la pression et les mouvements. Si le médecin, après s'être fait indiquer le siège précis de cette sensibilité, y porte le doigt, il reconnaît que un ou plusieurs des ganglions du pli inguinal ont un peu augmenté de volume et sont légèrement sensibles à la pression.

Cette tuméfaction douloureuse dure huit ou dix jours, en diminuant, cessant, recommençant selon le cours de l'inflammation uréthrale, selon aussi que le malade modère ses mouvements, garde un repos absolu ou au contraire se fatigue beaucoup, selon enfin la sédation ou l'excitation résultant de telle ou telle médication locale.

Finalement, lorsque aucune autre cause locale ou générale n'entretient ou n'aggrave cet engorgement purement sympathique, il disparaît constamment et l'on peut ajouter spontanément; car quoique le repos, les bains, quelques cataplasmes émollients, exercent une influence incontestable pour hâter la resolution de ces légères adénites, il est non moins incontestable que, sans aucun agent thérapeutique et par le seul fait du décours de la phlegmasie uréthrale, elles disparaissent toujours, rapidement et complètement.

Cette notion sur l'absence du bubon blennorrhagique mérite d'être vulgarisée : d'abord parce qu'elle est juste; puis aussi parce que, en dissipant l'une des objections jadis élevées contre la médication abortive de l'uréthrite, — qu'on accusait de produire des bubons, — elle contribuera à encourager nos confrères à tenter nos clients, à accepter plus volontiers cette méthode.

§ 2. — *Blennopathies susceptibles de naître par métastase. Prostatite et cowpérite.*

Ces lésions diffèrent étiologiquement des précédentes en ce qu'elles ne procèdent pas toujours de l'inflammation. Bien qu'elles se manifestent le plus souvent pendant la période aiguë de la blennorrhagie, elles peuvent, en effet, coïncider aussi avec un écoulement chronique; et d'autre part, on les voit, chez quelques sujets, réapparaître à chaque nouvelle blennorrhagie, quelle qu'en soit l'intensité, quel qu'en soit le degré d'acuité, ou survenir chez des individus qui, durant une blennorrhagie précédente, ont été atteints de cystite ou d'épididymite.

Prostatite. — Elle existe fort souvent, et cela se comprend, avec la blennorrhagie de l'urèthre postérieur. En touchant avec le doigt introduit dans le rectum, on constate un degré de sensibilité lorsqu'on appuie sur la prostate. Mais cette inflammation reste en général extrêmement modérée. De même que l'adénite, elle dépendait de l'état aigu de l'uréthrite postérieure : elle s'éteint avec lui.

Lorsqu'il s'agit d'une forme plus grave, d'une véritable complication, le malade attribue ordinairement à la fatigue, à un excès de marche, la douleur, la sensation de poids qu'il éprouve au périnée. Mais parfois c'est là une méprise; la prostatite a éclaté spontanément, et c'est parce que la marche était déjà douloureuse que le malade juge qu'il a marché avec excès. Bientôt le ténesme anal et vésical, la constipation, la difficulté d'uriner et d'aller à la selle, la vive douleur locale qui accompagne ce dernier acte, appellent l'attention sur le périnée; et l'on y constate une tuméfaction profonde, sensible à la pression, située sur la ligne médiane. Le diagnostic, dès lors, n'est plus douteux.

Il n'est guère besoin, et je ne conseille pas de le compléter par le toucher rectal. Outre la souffrance que cause cette manœuvre, elle peut déterminer une orchite [1].

La prostatite augmentant, la fièvre s'allume; le malade incapable du moindre mouvement, reste non seulement couché, mais, au summum d'intensité, immobile dans son lit, la figure anxieuse : une rétention complète d'urine peut alors s'établir; heureusement, il est facile d'y mettre fin à l'aide de la sonde molle à béquille, introduite très lentement.

Qu'elle soit catarrhale ou parenchymateuse, la prostatite, au bout de huit ou dix jours d'inflammation progressive, se termine par résolution, par suppuration ou par le passage à l'état chronique. Dans ce dernier cas, la douleur, quoique amendée, persiste, se réveillant par la marche, par la défécation, surtout par le coït. La miction, plus fréquente, donne

1. J'en ai vu un exemple incontestable, dont le souvenir me restera toujours présent.

lieu à un jet contourné. Enfin les follicules de la glande, enflammés, produisent une sécrétion d'un blanc louche, granuleux, qui sort du canal pendant les efforts de défécation (prostatorrhée). Les malade s'obstinent à prendre ce liquide pour du sperme, et son expulsion pour une perte séminale, d'autant plus dangereuse, selon eux, qu'elle est *diurne!*

La suppuration, annoncée par un frisson, puis par une détente succédant tout à coup au paroxysme des symptômes inflammatoires, la suppuration, dis-je, qui parfois se dénote par de la fluctuation perceptible au toucher rectal, se fait jour dans l'urèthre ou la vessie, ou le rectum ou le périnée.

Après issue d'un pus mal lié, fétide, le foyer se cicatrise ordinairement, de lui-même. Si, cependant une partie notable de la glande a été détruite, la cavité dont les parois adhèrent aux aponévroses ne peut se rétracter; et si elle est traversée par les urines ou les matières fécales, on juge sans peine de la gravité, de la ténacité d'un tel état, qui parfois est on ne peut plus difficilement guérissable.

Traitement. — Dès qu'on a constaté l'existence ou même l'imminence d'une prostatite, il faut, d'abord, suspendre l'emploi des injections et du copahu; en même temps modérer la marche, interdire l'équitation.

Si le malade est docile, on réussit souvent, en s'y prenant à temps, à faire avorter l'inflammation par le repos complet durant deux jours, les cataplasmes, les frictions avec une pommade belladonée, et quelques quarts de lavements émollients.

A une période plus avancée ou à un plus haut degré, n'hésitez pas à appliquer huit sangsues, bien exactement sur le point le plus sensible à la pression : un bain, ou un bain de siège après la chute des sangsues, puis repos et cataplasmes arrosés d'huile de morphine, boissons délayantes; quarts de lavement, matin et soir, avec six gouttes de laudanum ; ou si l'introduction et le séjour d'une aussi grande quantité de liquide est dificile à supporter, injection dans l'anus de quinze grammes d'huile de morphine ou de belladone.

Grâce à ce traitement, l'inflammation ordinairement diminue peu à peu pour s'éteindre au bout de dix ou douze jours. Durant son déclin, il ne faut permettre que le moins de mouvements possible ; maintenir le ventre libre par de doux purgatifs salins (un ou deux verres de limonade de Rogé ou d'eau de Pullna, tous les deux jours) et frictioner l'engorgement, matin et soir, avec la teinture d'iode. S'il survient un retour d'inflammation subaiguë, un vésicatoire volant mis sur la tumeur peut le conjurer.

Si les signes rationnels et sensibles font prévoir la suppuration, il faut explorer très attentivement le périnée, et se tenir prêt à y faire une ponction avec le bistouri dès qu'on y sent de la fluctuation. Grâce à cette intervention, aussi hâtive que possible, on préviendra le plus souvent l'ouverture de l'abcès dans l'urèthre ou dans le rectum. Cette terminaison, d'ailleurs, quoique moins favorable que l'issue du pus à l'extérieur, n'entraîne pas ordinairement de conséquences fâcheuses. Qu'elle ait eu lieu spontanément ou par le fait du cathétérisme, la perforation de la paroi uréthrale se cicatrise presque toujours avec une facilité, une promptitude remarquables ; et les cas de fonte purulente de toute la glande, de fusées étendues vers le périnée, du côté du rectum, avec complication de péritonite sont, heureusement, tout à fait exceptionnels. L'état chronique confirmé indique les frictions ou emplâtres rubéfiants, les douches d'eau froide ou d'eau sulfureuse ; la glace, les lavements laxatifs à une basse température, moyens dont l'action est toujours aidée par l'usage habituel de l'eau de Contrexéville et surtout par la continence, qui, si le coït est douloureux, doit être observée avec rigueur.

Cowpérite. — Au siège près, l'histoire de la cowpérite (inflammation des glandes de Cooper destinées à fournir le liquide transparent qui sort de l'urèthre durant une érection prolongée, glandes qui sont du volume d'un petit pois, situées au-dessous de la portion membraneuse de l'urèthre, de chaque côté de la ligne médiane), cette histoire, dis-je, est, sous les rapports principaux, celle de la prostatite. A la même période de la blennorrhagie, soit spontanément, soit à la suite de contusion, de fatigues, notamment de l'équitation, d'excès de coït, d'injections forcées, il apparaît dans la région du bulbe, plus souvent à gauche qu'à droite, parfois des deux côtés, une petite tumeur ovoïde. A son début elle tient au canal, et par conséquent, la peau est mobile sur elle. L'inflammation y parcourt ses phases accoutumées : et vers la fin, un empâtement étendu dissimule la tumeur primitive. La peau devient adhérente, rouge, s'amincit. Enfin, s'il y a abcès, l'ouverture se fait le plus souvent à l'extérieur, quelquefois en dedans de l'urèthre.

A l'état chronique, il sort par l'urèthre un liquide opalin où flottent quelques corpuscules blancs. A une période plus avancée, on ne voit plus que des filaments blancs dans les dernières gouttes de l'urine, filaments longs de 3 à 4 centimètres, constitués par de l'épithélium, et dont les dimensions et la configuration, dans ce cas, montrent qu'ils se sont formés à l'intérieur des conduits excréteurs des glandes de Cowper.

On met en œuvre les mêmes médications que pour la prostatite, et dans le même ordre. Un seul point mérite attention. Quand l'abcès s'est ouvert dans l'urèthre, l'urine entrant dans le foyer peut donner lieu à une stagnation, à des infiltrations, des décollements parfois assez longs à guérir. Il est donc indiqué : 1° de faire d'emblée une incision à la peau aussitôt qu'on sent une fluctuation distincte ; 2° de faire aussi cette incision à la peau, si l'évacuation du pus qui s'est fait jour par l'urèthre, paraît s'opérer difficilement; 3° enfin, même lorsque le foyer se vide bien dans l'urèthre, si sa guérison souffre des lenteurs, de pratiquer l'incision extérieure, à titre de contre-ouverture. La prostatite mérite d'autant plus d'être traitée activement que, négligée et passant à l'état chronique, elle peut devenir le point de départ d'une tuberculisation, ou tout au moins d'une dégénérescence caséeuse de l'organe.

Un autre inconvénient plus fréquent de la cowpérite chronique est qu'elle est, en raison de l'inflammation qui y persiste, le point de départ de récidives de la blennorrhagie uréthrale. Ceci joint aux petites mais opiniâtres incommodités auxquelles donne lieu cet état, justifierait, quand ces incommodités ont résisté à un traitement suffissament prolongé, l'opération de M. Ricordi qui se propose la destruction des canaux excréteurs de ces glandes. Cette opération consiste à taillader à 2 millimètres de profondeur, avec une lance carrée, portée jusqu'à ce point dans une canule, la partie de la muqueuse uréthrale sous laquelle ces canaux parcourent un trajet de 3 à 6 centimètres pour s'ouvrir enfin obliquement à sa surface. Communiqué par M. le docteur L. Jullien.

Cystite

Quoique entièrement passée sous silence par plusieurs auteurs classiques, cette complication de la blennorrhagie uréthrale est des plus importantes à étudier. D'abord elle est la plus fréquente de toutes : elle frappe au moins, dans toute blenorrhagie ayant duré plus d'un mois, un sujet sur quatre, dans ma pratique actuelle[1]. En second lieu, elle est cause

1. Je dis avec intention « dans ma pratique *actuelle* », car depuis quarante-cinq ans que j'exerce, le nombre proportionnel des cystites compliquant la blennorrhagie a manifestement augmenté. Comme d'autre part le traitement de la blennorrhagie est devenu, de nos jours, beaucoup moins perturbateur, je ne peux m'expliquer cette multitude de cystites

de l'un des inconvénients les plus incommodes de la blennorrhagie, de la dysurie. Enfin elle entrave la guérison en mettant obstacle, tant quelle dure, à l'emploi des médications anti-blennorrhagiques réellement actives.

L'histoire de la cystite blennorrhagique n'est rien moins que faite, et, pour celui qui l'entreprendra, elle ne sera rien moins que facile à mener à bien. Et d'abord, est-ce une cystite? Est-ce une inflammation?... A voir la rapidité avec laquelle elle débute et parfois atteint son maximum, — l'absence de fièvre durant ses périodes même les plus aiguës, — parfois l'absence, et parfois l'absence complète, pendant son cours entier, de toute sécrétion catarrhale ou purulente, on se demande si elle n'est pas plutôt un spasme, une contracture, si le nom de *cystalgie* ne lui conviendrait pas mieux que celui de cystite?

Mais en y regardant de plus près, on découvre dans la pathogénie des divers cas de cette singnlière affection des différences telles que, si l'on veut rester dans le vrai, il vaut mieux conserver l'ancienne dénomination, en réservant la précédente à certaines variétés déterminées. En effet, ainsi que j'ai eu occasion de le dire plus haut, la cystite qui survient durant le cours d'une blennorrhagie peut être produite par plusieurs causes très distinctes; et c'est justement en raison de la diversité de son étiologie que sa symptomatologie paraît complexe et obscure.

Ainsi la cystite peut être causée par une injection. Il est peu de personnes faisant un usage habituel d'injection uréthrale, qui n'aient quelquefois éprouvé, dès qu'elle a pénétré l'arrière-canal, des envies d'uriner irrésistibles et réitérées. Or, ce ténesme se dissipe ordinairement au bout d'une heure

que par l'usage, de plus en plus répandu chez les jeunes gens, de la chemise de flanelle, qui leur donne un degré, jadis inconnu, d'impressionabilité aux causes extérieures d'irritation, c'est-à-dire au froid humide, pour la vessie, comme pour les amygdales et les bronches.

à une heure et demie. Mais, il peut persister. En 1836, étant atteint depuis trois mois d'une blennorrhagie, je sentis, immédiatement après une injection d'*eau*, cet accident. Il fut suivi de tous les symptômes d'une cystite bien caractérisée qui ne céda qu'au bout de six mois.

Dans de tels cas, évidemment l'injection n'est qu'une cause occasionelle ; car pour *une seule* injection d'*eau*, on n'aurait pas de cystite si l'on n'avait pas en même temps de blennorrhagie. Mais des injections plus irritantes, réitérées, des excès de coït, des érections prolongées, le cathétérisme, un refroidissement, peuvent, à eux seuls, amener la cystite.

Par le fait, on la voit souvent se produire sous l'action de causes de cet ordre, et les anciens syphiligraphes la leur attribuaient même exclusivement. Pour eux, lorsque dans une blennorrhagie, la cystite venait à apparaître, il y avait toujours eu auparavant, un excès, une fatigue, un *coup de froid*, auxquels on pouvait la rapporter. Ces précédents, élevés au rang de cause, étaient obligatoires, ils étaient de rigueur; lorsque le client ne s'en souvenait pas, le médecin les supposait.

L'observation moderne, plus éclairée, est devenue plus impartiale. On sait maintenant que, chez les blennorrhagiens, la cystite éclate, non pas quelquefois mais le plus ordinairement en l'absence de toute influence de ce genre, au milieu de la vie la plus régulière, du régime le mieux surveillé, au moment où le malade ne faisait pas usage d'autres remèdes que de boissons délayantes. En d'autres termes, chez la plupart de ceux de nos clients sur qui elle vient à sévir, la cystite apparaît plutôt comme une des phases régulières du mal que comme un épiphénomène imprévu : en un mot, on peut bien, dans le langage médical, lui conserver le nom d'*accident*, mais dans le sens réel elle ne mérite point ce nom ; à peine est-elle un *incident*.

Notons, enfin, que lorsqu'elle a existé durant le cours

d'une blennorrhagie, il y a beaucoup de probabilités qu'elle réapparaîtra à chaque blennorrhagie ultérieure.

Donc jamais avant le quinzième jour, le plus souvent vers la fin du premier mois, le blennorrhagien sent ses envies d'uriner devenir à la fois *plus fréquentes et plus pressantes ;* et, en finissant d'y satisfaire, il éprouve comme un besoin instinctif de *pousser avec force, à plusieurs reprises, les dernières gouttes d'urine.* Voilà le tableau abrégé, et cependant complet, de la cystite blennorrhagique. Ajoutons que l'on ressent une légère cuisson au méat, et qu'on a la sensation presque continuelle d'une goutte d'urine prête à sortir. En trois ou quatre jours, souvent plus tôt, la maladie a atteint son maximum.

Mais si ces trois signes s'observent chez tous les malades, leur intensité ainsi que leur durée offrent, selon les cas, des différences aussi tranchées que nombreuses. Tandis que souvent tout se borne à un malaise supportable qui s'éteint presque spontanément au bout de douze ou de quinze jours, chez d'autres sujets, les besoins d'uriner se rapprochent au point de revenir tous les quarts d'heure, et la contracture du col vésical qui accompagne la miction provoque des douleurs extrêmes ainsi que l'émission d'un peu de sang, qui sort *en même temps que les dernières gouttes d'urine.* (Ceci est caractéristique : dans l'hémorrhagie, d'ailleurs sans importance par sa quantité, qui accompagne toute cystite blennorrhagique un peu intense, le sang ne se mêle intimement ni avec la matière de l'écoulement, ni avec l'urine[1].)

1. Cette exhalation sanguine est une des formes de l'*urétrorrhagie*, dont quelques auteurs semblent faire une entité morbide, en la décrivant à part comme une des *complications* de la blennorrhagie. Pour moi, bien loin d'écrire un chapitre spécial sur l'uréthrorrhagie, je dirai seulement que, durant une blennorrhagie uréthrale, il peut sortir du sang par le canal dans quatre cas distincts : 1° Quand la blennorrhagie est suraiguë : alors

La situation des malades atteints à ce degré paraît parfois, à un certain moment, déplorable, menaçante même. Le ténesme s'étend au périnée, à l'anus; les reins, l'hypogastre, les cuisses et les aines participent à l'endolorissement du point de départ; des crampes, des spasmes, une soif vive, le grippement de la face, peignent la souffrance la plus vive. *L'envie d'uriner*, qui, à l'état normal, n'apparaît que de temps en temps et sans douleur, est devenue une sorte de pesanteur et de cuisson continue, dont on sent qu'on ne se débarrassera qu'en urinant ; et l'on sait aussi qu'uriner sera une autre souffrance, moins longue, mais plus vive. Mais, chose remarquable! tout se borne à une excitation purement nerveuse ; l'insomnie, les souffrances, les efforts extrêmes que causent ces micturitions incessamment renouvelées, suffisent à tout expliquer; et, au milieu d'angoisses, d'agitation, de plaintes, qui semblent annoncer une maladie aiguë arrivée à son dernier terme, il n'y a pas de fièvre ou il y en a à peine. — Trouvez un moyen (et il en existe) de calmer ce quasi-moribond, et ce soir il va dormir sa nuit complète, et demain il mangera ses deux côtelettes !

L'urine a quelquefois sa couleur et sa limpidité normales ; dans d'autres cas, elle contient une matière semblable à du blanc d'œuf, qui flotte d'abord au milieu du liquide et finit par se déposer au fond du vase auquel elle

le sang est *combiné à la sécrétion purulente*. 2° Pendant les érections forcées, et notamment quand le malade a *cassé la corde*, en redressant violemment le canal courbé par l'érection : alors, il coule du sang pur dont on arrête l'effusion en restant couché et en tenant la verge élevée, entourée de linges mouillés d'eau glacée. En cas d'hémorrhagie persistante, comprimer le canal sur un cathéter métallique introduit dans l'urèthre, au moyen d'une bande de caoutchouc roulée autour de la verge. 3° A la suite d'une injection caustique de nitrate d'argent : alors le sang sort mêlé, mais non combiné avec l'urine, et il sort *dès le commencement* de l'émission de l'urine; ce qui distingue ce cas du quatrième, à la suite de cystite, où le sang ne commence à couler qu'à la fin de la miction.

adhère parfois (dépôt catarrhal). Cette matière est quelquefois puriforme ou même purulente.

Cette affection peut se prolonger, même à l'état aigu, plusieurs semaines. Le plus souvent elle se termine par une guérison complète au bout d'un septénaire. Mais si le sujet est âgé, ou atteint de diathèse herpétique ou rhumatismale, s'il existe un rétrécissement, si ce n'est pas la première atteinte de cystite, le mal peut devenir chronique, se transformer en une véritable inflammation du corps de la poche urinaire, ce qui est rare, mais ce qui l'est moins, devenir une infirmité définitive qui, peu incommode, à peine perceptible pendant l'été, se réveille chaque hiver et par ces tenaces récidives, plonge les malades dans un découragement profond. On cite même des exemples de pyélite et de néphrite consécutives à une cystite blennorrhagique.

Un homme affecté d'hypertrophie sénile de la prostate et de la dysurie spéciale qui en résulte souffre cruellement, s'il vient à contracter une cystite blennorrhagique. La cystite lui causant de pressantes envies d'uriner et l'hypertrophie prostatique l'empêchant d'y satisfaire, on peut se former une idée du supplice qui s'ensuit. Là où le cystipathe ordinaire se lève huit ou dix fois par jour pour uriner, c'est à se sonder huit ou dix fois que le cystiprostatifère est condamné. J'ai vu de cette affreuse complication deux exemples qui ne s'effaceront pas de ma mémoire. Heureusement, l'âge des hypertrophies prostatiques n'est point l'âge des blennorrhagies.

Que devient, pendant la cystite, l'écoulement uréthral? Règle générale, il diminue, et, en général, au moins des trois quarts; et cela dès le premier jour de l'invasion. Et, règle générale aussi, il reparaît à mesure que la cystite décline et se dissipe ; si bien qu'il n'y a espoir d'une guérison complète et définitive de la cystite, que lorsque l'écoulement est revenu. Si la cystite n'a duré que peu de temps, l'écoulement reparaît aussi abondant, souvent même plus abondant, qu'il n'était auparavant. Si, au contraire la cystite s'est prolongée pendant trois ou quatre semaines, l'écoulement ne revient que sensiblement atténué.

J'ai même quelquefois, vu la sécrétion uréthrale qui s'était supprimée, ne reparaître pas ou ne reparaître qu'à peine. Les malades, dans ce cas, ont ainsi obtenu la guérison spontanée de leur écoulement ; mais je la trouve payée un peu cher, puisque, pour la plupart, ils restent alors atteints de cystite chronique ou d'une tendance fâcheuse à des répétitions de cystite subaiguë à l'occasion du moindre écart de régime.

La diminution de l'écoulement, dans ce cas, est le résultat du déplacement de l'inflammation, qui a quitté l'urèthre pour se porter sur le col vésical. J'exprime souvent cette idée d'une façon assez pitoresque pour faire sourire mes clients qu'elle console, en leur rappelant le dicton « qu'on perd toujours quelque chose dans un déménagement ».

Pourtant ce fait n'est pas admis par quelques auteurs. Tandis que, tout le monde en convient, l'épididymite et l'arthrite blennorrhagique suppriment ou diminuent, — et parfois dès le premier jour, — l'écoulement uréthral, ils nient, eux, qu'une autre blennopathie non moins douloureuse que les deux précédentes, et qui, d'ailleurs, leur est identique par les circonstances où elle apparaît, ils nient, dis-je, que la cystite blennorrhagique ait la même influence sur l'écoulement uréthral. « Si cet écoulement diminue chez les cystopathes, disent-ils, c'est que ces malheureux urinent à toute minute, et que, à toute minute par conséquent, la sécrétion du canal est enlevée par le jet d'urine. Par conséquent le médecin qui presse l'urèthre ne pouvant pas amener au méat une quantité appréciable de cette sécrétion, croit, à tort, l'écoulement *supprimé*, tandis qu'il n'a été que *balayé*. »

Fort bien : mais nul n'ignore que les malades affectés de cystite urinent presque tous involontairement de temps en temps *quelques gouttes*. Où tombent ces gouttes? Sur la chemise. On y retrouverait donc quelques taches jaunes si l'urine contenait de l'écoulement. Or, dans le cas spécifié, on n'en trouve point. — Puis, il arrive assez souvent à ces malades, même au plus fort de la cystite, de passer la nuit, ou sous l'empire d'une puissante distraction, plusieurs heures sans uriner. Or, au réveil, s'ils pressent le canal avant d'uriner, le canal est sec.

Je conclus que, comme toutes les blennopathies quelque peu aiguës, la cystite diminue, et à un certain degré d'intensité, supprime la sécrétion blennorrhagique de l'urèthre.

J'examinerai plus loin la coïncidence et les alternances de la cystite avec l'épididymite.

Siège. — La fréquence des mictions, les ténesmes, l'exsudation sanguine après miction, étaient, jusqu'à ces derniers temps, regardés comme dus à une inflammation du col vésical. Toute une école moderne veut aujourd'hui attribuer ce syndrome à une blennorrhagie de l'arrière-canal, de l'urèthre postérieur. La prétendue *cystite* ne serait donc, en réalité, qu'une *uréthrite postérieure*.

Cette assertion s'appuie sur deux preuves alléguées par ses auteurs :

« 1° La muqueuse de l'arrière-canal, dit-on, est seule (Kuss) le siège de cette sensation spéciale qu'on appelle *besoin d'uriner* », et qu'on attribuait au col vésical. Et la preuve, ajoute-t-on, c'est qu'il suffit du passage du cathéter, de l'instillation de quelques gouttes de solution de nitrate d'argent dans cette partie de l'urèthre, pour provoquer une vive envie d'uriner.

Oui, répondrai-je, mais ceci est absolument analogue aux causes qui déterminent l'envie de vomir. Il suffit de chatouiller l'arrière-gorge pour amener le vomissement, et cependant personne ne nie qu'un repas indigeste, que l'ingestion d'ipéca ou de tartre stibié ne produise cet effet. C'est une prétention irréfléchie de vouloir expliquer le jeu normal de l'organisme d'après une expérience qui violente la fonction. Avec tout autant de raison, sachant que l'immersion du *gland* dans l'eau froide donne envie de pisser, ne pourrait-on pas soutenir que cet organe est seul le siège de ce besoin?

On a été plus loin. Après avoir ôté au col vésical le monopole d'exciter l'envie d'uriner, on veut le déposséder de la propriété de retenir l'urine. « C'est le sphincter uréthral, qui retient l'urine dans la vessie », écrit Kuss. — Pour le coup, je n'y comprends plus rien.

La besogne du praticien serait singulièrement allégée, si dans les cas de rétention d'urine de cause spasmodique il suffisait que la sonde ait franchi le sphincter uréthral pour mettre fin à la rétention. — Lorsque, pour faire une injection dans l'arrière-canal, j'enfonce lentement une sonde, ce n'est pas quand elle a forcé le collet du bulbe, c'est quand elle a forcé le col de la vessie que je vois l'urine couler au dehors. Est-il possible qu'il soit devenu nécessaire de rappeler des faits aussi évidents ? — A un autre point de vue, je le demande aux éminents urologistes (M. Guyon, M. Leprévost, M. Aubert) qui ont si ingénieusement perfectionné les moyens de démontrer la présence du pus dans l'urèthre postérieur, comment, avec leurs bougies à olive ou leurs lavages, parviendraient-ils à en ramener une goutte, si, comme l'écrit Kuss (mais comme je ne puis croire qu'il le pense), cette partie du canal était à l'état ordinaire, entre les mictions, pleine d'urine.

2° La prétendue cystite, disent encore les novateurs, n'est que la propagation du processus blennorrhagique de l'urèthre antérieur à l'urèthre postérieur.

Mais, à ce compte, répondrai-je d'abord, toute blennorrhagie ancienne, c'est-à-dire toute blennorrhagie qui a eu le temps de s'étendre jusqu'à l'urèthre postérieur, devrait engendrer les symptômes de cystite ; et certes, et fort heureusement, c'est ce qui n'est pas.

C'est qu'il y a à cela un obstacle sérieux, me réplique-t-on. « La blennorrhagie peu à peu gagne du terrain, et bientôt tout l'urèthre antérieur est envahi, depuis le méat jusqu'au niveau du bulbe. Là se produit un nouvel arrêt ; le sphincter membraneux se contracte au devant d'elle et lui barre le chemin [1]. » — « Le reste de l'urèthre antérieur jusqu'au collet du bulbe est très rapidement envahi. Mais là, au sphincter uréthral, l'entrée de l'urèthre profond est fermée, le virus ne peut pénétrer plus avant, la lésion ne s'étend pas plus loin [2]. » C'est là, ce me semble, attribuer beaucoup de pouvoir à une barrière assez large pour laisser passer la colonne d'urine. J'admettrais, toutefois, ce pouvoir s'il ne s'agissait que de *barrer le chemin* à un corps matériel, tangible, au liquide d'une injection, à une goutte de pus. Mais quand l'agent qui opère n'est qu'un processus inflammatoire, mettons, si vous le voulez, une colonie de micrococci, peut-il dépendre de la présence de quelques fibres contractiles sous-muqueuses d'empêcher l'extension du processus, la reptation insensible des microbes, d'un segment de membrane au segment immédiatement contigu ; surtout ces deux muqueuses (celle de l'urèthre antérieur et celle de l'urèthre postérieur) ayant « une parfaite continuité et une complète analogie de structure ? » (Leprévost, p. 25.)

Aussi voyez quelle incertitude règne dans le camp dont nous examinons les défenses ! S'agit-il d'apprécier, en chiffres, la solidité, le degré de résistance de cette barrière ? « *Le plus souvent* elle cède, dit M. Bertrand, et l'uréthrite antérieure devient postérieure. » — « *Dans un sixième* des cas,

1. M. Leprévost, p. 22.
2. M. Bertrand, p. 21.

dit au contraire M. Leprévost, le processus blennorrhagique gagne l'arrière-canal. »

S'agit-il de découvrir ce qui a causé ce forcement de barrière? Tous deux en accusent les injections, l'excitation sexuelle, les érections prolongées, les excès alcooliques, les diurétiques, le froid, la sueur, les fatigues. Mais quelque chargée et quelque élastique que soit cette nomenclature, comme cependant quelquefois on voit les symptômes de cystite (d'uréthrite postérieure, si l'on veut) se déclarer chez un homme qui, couché sur son lit d'hôpital, suit le régime d'hôpital; comme « en interrogeant alors avec grand soin les malades, avoue l'un des deux auteurs cités, M. Bertrand, pour savoir ce qui peut expliquer l'envahissement de l'arrière-canal, on arrive à ne rien découvrir du tout... « peut-être, — est-il forcé de conclure, — peut-être y a t-il eu là un oubli du sphincter qui s'est ouvert juste le temps de permettre à une goutte de pus de le franchir. »

En signalant à ses chefs cette coupable distraction du garde-barrière, je veux montrer la même question par son revers. S'il y a des cas où la cystite (disons les symptômes de la cystite) vient, quoi qu'on ait fait pour l'éviter, il en est d'autres, et nombreux, où elle manque quoi qu'on ait fait tout ce que, selon la nouvelle théorie, il fallait pour la produire. Que de fois n'ai-je pas entendu des malades se flatter d'avoir si bien réussi leurs injections qu'*il n'en ressortait pas une goutte*, et rester cependant exempts d'accidents vésicaux. Que de fois, moi-même voulant enseigner le mécanisme des injections uréthrales à des gens actuellement affectés de blennorrhagie, ne leur ai-je pas, sans laver préalablement leur canal, sans même les avoir fait d'abord uriner, pratiqué une injection *à méat fermé*, et dont je refoulais de mon mieux tout le liquide jusque derrière le scrotum. « Grave imprudence, me diront les adversaires. » Oui, certes, répondrai-je, si votre théorie est juste. Mais il faut bien qu'il n'en soit pas tout à fait ainsi, puisque mes clients non seulement n'ont en rien souffert de la perfection de mon procédé opératoire, mais en ont ensuite impunément répété la manœuvre trois fois par jour, pendant deux ou trois semaines.

Je termine par une objection à laquelle il sera, je crois, difficilement répondu :

On voit, j'ai vu de nombreux cas d'épididymite blennorrhagique ayant paru sans coexistence de ténesmes, de fréquentes envies d'uriner, de fins de miction sanguilotentes.

On comprend fort bien ces cas (d'épididymite isolée) dans l'ancienne doctrine, qui rapporte lesdits symptômes à l'inflammation du vrai col vésical, de l'orifice de la vessie.

Les comprend-on ces cas, peut-on les expliquer, dans la théorie qui rapporte les dits symptômes à une inflammation de l'urèthre postérieur ? Le processus blennorrhagique ne peut envahir les canaux éjaculateurs sans avoir occupé la partie d'urèthre où sont leurs orifices. Or, c'est justement dans cette partie que la théorie *postérieure* place l'origine des symptômes de cystite. Et pourtant ces symptômes avaient fait défaut.

Je conclus :

Que la cystite se déclarant parfois dès le commencement de la blennorrhagie, par un début soudain ; réapparaissant fatalement chez ses victimes à chacune de leurs blennorrhagies ultérieures ; que les symptômes, d'ailleurs, se produisant quelquefois sans qu'on puisse en découvrir aucune cause occasionnelle, il est rationnel de mettre le plus souvent l'invasion de cet accident, comme d'ailleurs celle d'autres complications de la blennorrhagie, sur le compte d'une diathèse coexistante ; que néanmoins, de même qu'un coup, un effort, déterminent parfois chez un blennorrhagien l'apparition de l'épididymite, de même une injection forcée, surtout froide. *peut* déterminer la cystite : mais cela quand le liquide non seulement a franchi la valvule inter-uréthrale, mais a touché l'orifice même qui met en communication la vessie avec l'urèthre, c'est-à-dire le col vésical.

Traitement. — La cystite blennorrhagique peut, je l'ai dit, naître sous l'influence de différentes causes, lesquelles agissant séparément ou s'unissant produisent chacune la nuance qui donne à chaque ordre de cas sa physionomie spéciale. Ce qui démontre le mieux cette nature variable et complexe de la maladie, c'est encore, selon l'adage hippocratique, son traitement, ou, pour parler plus clairement, son impressionnabilité aux divers agents thérapeutiques. En effet, cette affection n'a pas un spécifique, elle en a plusieurs, et tous éprouvés par des succès ; mais tous aussi, notons-le, éprouvés par des insuccès. Je m'explique :

Pas n'est besoin de porter le nom de spécialiste, il suffit d'être arrivé à un certain âge pour avoir vu célébrer une foule de remèdes contre la cystite. En assistant à ce défilé d'antidotes, tous donnés comme certains et successivement remplacés par un nouveau (ce dernier seul infaillible), le praticien ordinaire croit juger sainement — et il ne s'en prive point — en concluant que, sans exception, tous les auteurs de ces arcanes divers se sont trompés ou ont voulu tromper.

Mais quand on a vu beaucoup, on ne tarde pas à apprécier autrement la cause qui rend si dissemblables les éditions successives de nos formulaires. Moi-même, parfois, j'ai mis la main sur des remèdes que, les voyant admirablement réussir trois, quatre, six ou huit fois, je n'hésitais pas à proclamer spécifiques de la cystite blennorrhagique. Puis venaient les déceptions, les échecs, et il en fallait rabattre ; et — n'habitant point Paris, n'étant par conséquent enchaîné par aucune position professorale ou doctrinale — je rabattais sans effort et sans réserve.

Eh bien ! ce qui m'arriva est arrivé à tous les inventeurs.

S'ils sont sincères, ils le reconnaîtront; et, s'ils veulent tirer de leurs mécomptes le seul profit que comporte le culte loyal de la science, ils en déduiront avec moi la conséquence que :

Comme des quatre genres de médications qui possèdent une efficacité réelle contre la cystite blennorrhagique, chacune reste impuissante chez quelques sujets, alors qu'elle réussit bien chez d'autres, cela conduit à penser que la maladie ne doit pas, chez tous, être la même.

Sans doute, pour transformer cette présomption en certitude, il faudrait pouvoir discerner les formes morbides qui indiquent telle médication de préférence à telle autre : ce serait à la fois logique et pratique. Mais la science — la mienne, du moins — quoique engagée depuis quelques années dans cette voie, n'y est point, je le reconnais, assez avancée pour permettre d'établir *à priori* d'aussi sûres déterminations. Je vais donc simplement tracer les règles usuelles du traitement tel que je l'applique.

Avant tout, avant de chercher les moyens de supprimer le mal, il faut, mettant de côté tout amour-propre, prévoir le cas où ces moyeus tarderaient à agir, et, en attendant, empêcher le malade de souffrir. Dans ce but, on doit tenir les urines constamment à l'état le plus liquide possible, ce qui s'obtient par l'usage en abondance d'une boisson délayante.

Cela fait, nous avons en présence quatre médicaments dont chacun, parfois, enlève, en quelques jours, à la cystite son acuité. — Ce sont les narcotiques, les révulsifs, les balsamiques, la glace. Je ne parle pas des sangsues, des cataplasmes et lavements émollients, des bains; moyens insuffisants, si on les emploie seuls, mais actifs auxiliaires de toutes les médications, dans tous les cas.

Les narcotiques et les révulsifs étant toujours utiles et ne nuisant jamais, je commence en général par eux. Voici, par conséquent, ma première prescription pour une cystite blennorrhagique :

N° 18. — « Boire, trois ou quatre fois par jour, un grand verre de tisane de graine de lin émulsionnée ou d'orgeat [1].

« Au cas où les envies d'uriner deviendraient plus fréquentes, doubler momentanément cette quantité de boisson.

« Appliquer, au bas des reins, un emplâtre stibié, de 12 centimètres [2]. Ne l'ôter que lorsqu'il aura fait sortir quelques boutons.

« Résister à l'envie de pousser fortement les dernières gouttes d'urine [3].

« Délayer, dans trois des verres de tisane qu'on prend par jour, la poudre de l'un des paquets suivants :

Poudre de sucre	15	grammes.
— de feuilles de jusquiame	1	—

« Mêlez et divisez en 7 paquets. »

Ceci est la narcotisation lente, insensible, qu'on obtient également par les onctions au périnée avec une pommade belladonée, ou un suppositoire contenant de 1 à 2 décigrammes d'extrait de belladone.

Mais si la douleur résiste et presse, je ne crains pas de porter la dose jusqu'à un commencement d'effet toxique, soigneusement surveillé. Ainsi :

1. A remplacer, à volonté, par l'infusion de mauve et feuilles d'oranger, de queues de cerises, par la décoction de pariétaire, de marcantia ou même par de l'eau d'Évian ou de Contrexéville.

2. Dans les cas peu graves, on remplace cet emplâtre par des frictions faites vivement, un jour sur l'hypogastre, le jour suivant sur les reins, avec une flanelle humectée d'essence de térébenthine.

3. Cette dernière précaution a constamment une heureuse et immédiate influence sur les ténesmes et sur l'exhalation sanguine, laquelle, comme on le sait, ne se produit que lors de l'expulsion forcée des dernières gouttes. Il faut donc multiplier les recommandations propres à bien faire comprendre au client l'importance de cette règle, ainsi que les moyens de l'exécuter.

N° 19. — « Pendant une matinée, et à jeun, boire toutes les demi-heures une cuillerée à bouche de :

« Infusion de 3 grammes de feuilles de jusquiame dans 100 grammes d'eau bouillante.

« On cesserait d'en boire si, avant d'avoir terminé la dose ci-dessus, on sentait la bouche sèche, et un peu d'assoupissement [1]. »

J'ai, par ce moyen, en quelques heures, presque toujours soulagé et quelquefois guéri des cystalgies extrêmement douloureuses.

La glace est un autre agent très efficace. Elle est surtout avantageuse quand la cystite s'accompagne d'engorgement prostatique, de pertes séminales, de ténesme anal. Elle ne serait contre-indiquée que par une disposition hémorrhoïdaire habituelle. Le froid, inopportunément appliqué dans ce cas, pourrait, en réprimant la congestion locale salutaire, causer des accidents ultérieurs graves dont le médecin aurait à supporter moralement la responsabilité. — On laisse fondre, en partie, dans la bouche ou dans la main, un morceau de glace oblong, afin d'en faire disparaître les aspérités; puis on l'introduit dans le fondement, comme un suppositoire. On en met ainsi successivement 2, 3 ou 4 à 20 ou 30 minutes d'intervalle. J'avais, autrefois, conseillé de pousser d'abord dans le fondement un condom, afin de pouvoir les introduire sans difficulté et sans douleur.

Si l'hémorrhagie est abondante je prescris avec succès :

N° 20. — « Prendre, trois fois par jour, deux des pilules suivantes :

1. Ceci, bien entendu, ne doit être fait qu'un seul jour. On le répéterait cependant le lendemain, et en élevant la dose de jusquiame à 4 ou 5 grammes, si l'effet semi-intoxicatif avait fait défaut. On le répéterait également, mais seulement au bout de quelques jours, si, à ce terme, l'amélioration d'abord obtenue s'était démentie. — Une tasse de café mettrait ordre aux accidents auxquels le malade pourrait s'exposer s'il continuait trop longtemps le remède, malgré l'avertissement donné par les premiers symptômes d'intoxication.

Ergotine.................................. 2 grammes.
Extrait de jusquiame................... 1 —
Pour 24 pilules.

« Et boire, trois fois par jour, un verre de décoction de grande cousoude, avec une ou deux cuillerées à bouche de sirop de perchlorure de fer. »

Quant aux balsamiques, il est banal de prescrire, contre la cystite, l'eau de goudron, l'infusion ou le sirop de bourgeons de sapin, le baume de Tolu ou du Pérou, etc. J'ai obtenu de meilleurs, sur moi-même d'excellents et prompts effets, d'un bol de térébenthine de Venise, avalé, soir et matin, enveloppé dans de l'hostie. Dans cet ordre de remèdes, il s'en trouve un très vanté et qui mérite en grande partie sa réputation, c'est la potion de Chopart. Mais nul mieux que lui ne justifie ce que je disais tout à l'heure de la faillibilité de certains médicaments réputés infaillibles. Assurément la potion de Chopart, administrée à la dose de deux à quatre cuillerées par jour contre la cystite aiguë, fait souvent et très vite cesser les douleurs, les ténesmes.

Mais, assez souvent aussi, je l'ai vue être complètement impuissante. En conséquence, je recommande de l'employer si les narcotiques n'ont pas donné de résultats au bout de trois jours, mais en observant de ne pas la continuer elle-même au delà de trois jours, si à ce terme elle n'a pas produit une amélioration appréciable [1]. Je conseillerais même de s'en abstenir entièrement s'il s'agissait d'une cystite développée pendant la période suraiguë d'une blennorrhagie.

Ceci me conduit à une question toute différente, et qui ne se pose pas uniquement entre médecins :

1. Depuis quelque temps j'associe avec avantages l'action des narcotiques à celle des balsamiques, en employant une potion de Chopart modifiée, dans laquelle je remplace les 60 grammes d'eau de menthe, que contient la potion classique, par une infusion de 2 grammes de feuilles de jusquiame dans 60 grammes d'eau. On aromatise avec l'essence de menthe.

« Durant le cours d'une cystite, faut-il essayer de *couper* la blennorrhagie? » Ecartons d'abord les injections, qui, par leur action directe, pourraient aggraver l'irritation du col. Quant aux anti-blennorrhagiques internes, je sais bien que si l'on voit assez souvent la cystite se déclarer lorsqu'on commence à les employer, c'est parce que la période de la blennorrhagie où il est usuel et rationnel de les employer est justement celle où la cystite survient le plus fréquemment. Mais cependant j'ai été, je reste frappé de certains faits où la simultanéité de l'acte médicateur et de l'apparition de l'acte morbide me firent entrevoir plus qu'une coïncidence. Je me rappelle, entre autres, un brave homme dont la blennorrhagie, coulant paisiblement depuis trois semaines, n'était pas encore tout à fait mûre, et qui, ayant commencé, — sur sa demande, fort heureusement pour moi, — à prendre 1 gramme de cubèbe à 3 heures du soir, eut, à 7 heures, l'invasion comme foudroyante d'une cystite qui dura deux mois à l'état aigu! Et je me dis : « En pareil cas le médecin peut bien être absous par la science; mais devant l'opinion il sera certainement responsable. » — La science d'ailleurs serait-elle entièrement fondée à l'innocenter? Si la blennorrhagie cesse, en général, dès que la cystite commence, je sais qu'on attribue cela à une influence révulsive de la seconde exercée sur la première. Mais est-ce bien sûr? Voit-on dans ce cas quelque autre affection, *non fébrile*, de même intensité, une pleurodynie, une conjonctivite, un violent coryza, par exemple, supprimer l'écoulement uréthral aussi vite et aussi complètement? Ces affections-là ont-elles même sur l'écoulement une influence appréciable?... Non : et cette différence justifie bien au moins un doute sur la légitimité de l'aperçu pathogénique, accrédité chez quelques auteurs, qui déclare sans danger pour la vessie les tentatives de suppression du flux de l'urèthre.

D'ailleurs, en considérant les choses au point de vue pratique, est-on, pendant la cystite, dans de bonnes conditions pour *couper* l'écoulement?... Non. Il est peu copieux à ce moment, je l'avoue, mais il n'est pas réellement *mûr*. Sitôt la cystite passée, il va augmenter : cela est indubitable. Vous agiriez donc alors sur un principe morbide dont la manifestation présente est faible, mais qui, demain peut-être, bientôt à coup sûr, doit se développer à nouveau. Ignorant le degré d'intensité qu'il possède actuellement, comment vous y prendriez-vous pour proportionner la dose et la durée du remède aux exigences du cas? Attendez : laissez, après la cystite passée, l'écoulement librement reparaître; donnez-vous alors le temps d'étudier sa force, et ajournez encore, s'il le faut, ajournez autant qu'il le faudra la médication anti-blennorrhagique. Pour être plus tardive, son application n'en sera que plus rationnelle et partant que plus fructueuse. — Faites-vous différemment? Voulez-vous profiter du moment où la cystite a réduit l'écoulement, pour combattre celui-ci par le copahu?... Oh! vous en aurez facilement raison en apparence; mais plus tard, à mesure que les symptômes de la cystite disparaîtront, l'écoulement reparaîtra, lui; et malgré tous vos efforts médicateurs, il persistera, vous laissant le regret d'avoir usé vos meilleures armes pour n'obtenir qu'un triomphe éphémère. J'ai trop souvent vu, et éprouvé moi-même jadis, cette déception, pour ne pas signaler à mes confrères les conditions où elle les attend ainsi que le moyen de l'éviter.

En somme, la meilleure règle de conduite consiste, le malade étant muni d'une tisane délayante et d'un bon révulsif au sacrum, à essayer, l'un après l'autre et selon l'indication, les agents tirés des médications antiphlogistique, narcotique, sédative directe, dont je viens d'énumérer les moyens et de décrire l'emploi. Ne s'opiniâtrer systématiquement dans l'administration d'aucun d'eux, quelque rationnel qu'il ait pu paraître *à priori*, mais passer à un autre si le malade continue à souffrir ; tel est actuellement, je l'avoue avec humilité, le dernier mot de la médecine en pareil cas.

Si la cystite devient chronique, on la traite par les préparations de térébenthine [1], les révulsifs profonds à l'hypogastre, aux lombes, au périnée, l'usage en boisson des eaux de Contrexéville, d'Évian; en boissons et en bains, d'Uriage, si un principe dartreux est soupçonné ou convaincu d'entretenir l'affection. Porter constamment, non pas une *camisole* (qui est trop courte) ni une *ceinture* (qui remonte), mais bien une *chemise* de flanelle, *renforcée*, au besoin, d'une peau de chat sur le bas-ventre. Éviter l'impression du froid et de l'humidité : c'est surtout contre la cystite chronique que les stations hivernales ont été faites. — Les injections médicamenteuses dans la vessie, si efficaces contre les autres cystites, sont en principe contre-indiquées dans celle-ci, puisqu'elle a eu son origine dans une irritation du col, irritation que le contact de la sonde raviverait à coup sûr.

Épididymite et orchite.

Épididymite. — Cette complication de la blennorrhagie est moins fréquente que la cystite, parce qu'elle naît plus rarement, sous la seule influence des causes extérieures accidentelles. En voici le tableau symptomatologique :

Un blennorrhagien, sur huit ou dix, sent tout à coup, mais jamais avant le quinzième jour, le plus souvent au déclin de l'état aigu de l'uréthrite, sent, dis-je, dans l'une

1. Voici une bonne préparation mixte : N° 20. — Avaler, matin et soir, dans de l'hostie, gros comme un noyau de cerise de :

Térébenthine de Venise................	15 grammes.
Camphre..............................	1 —
Extrait de jusquiame......	15 centigr.

M. s. a.

des bourses, une douleur sous forme de pesanteur ; douleur qui débute, tantôt par le cordon spermatique, tantôt, et le plus souvent, par l'épididyme, mais qui, ordinairement, et en moins de vingt-quatre heures, s'étend à la fois à ces deux parties. Il ne peut se tenir debout et surtout marcher sans éprouver la gêne que donnerait une balle de plomb tirant sur le testicule, le cordon et les reins. A mesure que cette sensation augmente, la fièvre s'allume, l'appétit se perd, la langue devient saburrale ; il y a constipation ; les douleurs s'irradient dans le petit bassin, aux hanches, aux reins, en dedans de la cuisse ; la bourse, peu à peu, double ou triple de volume ; enfin, tel est le progrès constant de l'inflammation que, en l'absence de remèdes, le malade, en moins de trois jours, se voit obligé de s'aliter.

Le caractère de cette blennopathie étant d'affecter toujours l'épididyme avant le testicule (qui n'est pris qu'exceptionnellement et n'est jamais pris que consécutivement), c'est poser le diagnostic que découvrir l'engorgement de l'épididyme. Pour y parvenir même lorsque cet engorgement n'a encore qu'un faible volume, voici comment on s'y prend. Placé du côté droit du malade, s'il se sert de la main droite, le médecin, tenant cette main en demi-pronation, forme avec les doigts d'une part, et le pouce de l'autre, comme les deux branches d'une pince à sucre. Saisissant alors par ces deux branches et par ses deux faces le testicule, qu'il reconnaît à sa mollesse, il fait glisser lentement le pouce et les doigts d'avant en arrière, jusqu'à ce qu'ils rencontrent un corps allongé, dur, douloureux à la pression : c'est l'épididyme engorgé. Au début du mal, il a à peine doublé de volume ; mais en deux ou trois jours, il grossit au point que, tandis que, à l'état normal, le testicule coiffe et masque l'épididyme, c'est alors le testicule qui se dissimule et se perd dans l'épididyme tuméfié, lequel le déborde de toutes parts. C'est le plus souvent par la *queue* de l'épididyme que l'engorgement commence; puis la *tête* se prend, la partie intermédiaire restant, en général, moins compromise.

A ce degré, d'ailleurs, les autres membranes du scrotum participent assez ordinairement au gonflement inflammatoire; le tissu sous-cutané s'œdématie; la peau elle-même devient rouge et tendue. Le cordon spermatique qui, s'il n'a été le point de départ de l'inflammation, en est bien vite atteint, peut être suivi par la palpation dans l'aine et jusqu'au-dessus de l'anneau inguinal interne sous forme d'un cordon dur et douloureux. Tel est même quelquefois le grossissement du cordon que, serré dans le canal inguinal, il donne lieu, par la compression qu'il subit, à tous les symptômes de l'étranglement, vomissements, lipotymies, etc.

Ainsi la bourse du côté affecté a un volume toujours considérable; mais toute cette masse n'est pas constituée par de l'engorgement. Une partie de la tumeur provient d'un épanchement liquide contenu dans la tunique vaginale. Rien de plus variable que la quantité, que la coloration, que le mode de sécrétion de ce liquide, que sa présence même; car il est loin d'exister dans tous les cas. Le plus souvent il n'y a que douze à vingt grammes d'une sérosité citrine, ce qui exclut l'idée d'une *vaginalité*, et rapproche cette hypercrinie du mécanisme des hydropisies dites passives [1].

1. A moins d'une grande habitude, constater s'il y a du liquide est souvent très difficile, à cause de sa faible quantité et à cause aussi de la mollesse rénitente du testicule, laquelle, simulant à s'y méprendre la fluctuation, fait souvent croire à la présence d'un épanchement qui n'existe pas. Pour porter ce diagnostic, il faut, de la main gauche en supination, saisir la bourse malade entre les bords cubital de l'indicateur et radial du petit doigt; avec ces deux doigts, attirer en arrière la peau de manière à donner à la partie du scrotum, qui vient faire sailllie entre eux, en avant, le plus de tension possible. Le pouce de cette main se trouve ainsi commodément placé pour, en *concertant* avec l'indicateur de l'autre main, presser alternativement l'un et l'autre pour percevoir et produire tour à tour la sensation de fluctuation. — Voici un bon moyen de découvrir la plus petite quantité du liquide vaginal. La bourse étant amenée, comme je l'ai dit, à l'état de tension, pressez vivement, du bout de l'indicateur de la

On mentionne, comme causes de l'épididymite, les coups, les efforts, la fatigue, l'équitation, les érections prolongées, le coït, l'abus des anti-blennorrhagiques internes, les injections, etc. L'action morbigène de ces influences est incontestable ; à elles seules, elles peuvent assurément produire l'épididymite, mais tel n'est pas le cas ordinaire. Le plus souvent, la phlegmasie éclate sans que le sujet se soit fatigué plus que d'habitude, et c'est seulement après le mal apparu que malade et médecin, cédant au préjugé, croient se rappeler et invoquent l'existence de l'une de ces causes. La preuve qu'elles ne sont pas nécessaires au développement de l'épididymite, c'est qu'on a vu, — et le cas n'est pas absolument rare — la maladie survenir chez un individu qui, pour un autre motif, gardait le lit depuis plusieurs jours.

En somme, dans les cas les plus fréquents, c'est la disposition individuelle, dont nous parlerons plus tard, qui joue le principal rôle dans la production de l'épididymite, et les secousses, les chocs, etc., n'agissent qu'à titre de causes occasionnelles.

L'épididymite simple se termine ordinairement d'une manière favorable ; mais ordinairement aussi, elle laisse à sa suite, soit un peu d'hydrocèle, soit un engorgement de l'épididyme ou du cordon (dans la partie inguinale de son trajet), soit, plus rarement, quelque névralgie. Nous allons voir ce qu'il advient ultérieurement, selon les cas et surtout selon l'intervention médicale, de ces divers états qui, lorsqu'ils existent à un degré modéré, doivent plutôt être considérés comme des terminaisons que comme des complications de l'épididymite.

main droite, sur sa face antérieure : s'il y a une couche de liquide, le bout du doigt, après avoir senti qu'il l'écarte, sent qu'il tombe sur un corps plus dur (le testicule) : cette sensation de *choc* est pathognomonique. N'usez jamais de la lancette sans l'avoir bien nettement ressentie, professeurs qui voulez publiquement faire montre de votre tact clinique !

Traitement. — Le traitement de l'épididymite, comparé à celui de la cystite, justifie parfaitement le jugement de notre fabuliste sur les dangers *du trop d'expédients.*

N'en ayons qu'un, mais qu'il soit bon.

Tandis que, pour la complication précédente, on hésitait entre quatre ou cinq spécifiques, ici il n'y en a qu'un, mais excellent, et plus qu'excellent, nécessaire. Traité par les sangsues, le repos au lit et les cataplasmes émollients, un épididymique est soulagé en douze heures, délivré de toute douleur en une semaine. Au contraire, le malade refuse-t-il ce traitement? il souffre au moins cinq jours et ne pourra reprendre ses occupations avant trois semaines pour le moins.

Malheureusement, le malade à qui on pose cette alternative n'est pas toujours, à ce moment, assez souffrant pour accepter sans hésitation le conseil qui en découle. S'il ne sent encore qu'une pesanteur en marchant, pesanteur que le repos de la nuit atténue assez pour lui permettre de travailler, il ne consentira pas volontiers à garder immédiatement le lit; il voudra d'abord essayer d'autres remèdes moins assujettissants : l'application de boue de rémouleur[1], le perchlorure de fer[2], la teinture d'iode[3], le nitrate d'argent[4], le collodion[5]. L'un de ces moyens a une efficacité

1. Appliquée à nu sur le scrotum. Comme elle se dessèche très rapidement, il faut y laisser tomber, de temps en temps, un peu de vinaigre.

2. Barbouiller, toutes les trois heures, la partie malade avec un pinceau humecté de perchlorure de fer à 30°.

3. Même mode d'application ; mais, de peur de produire une irritation trop forte, n'employer d'abord la teinture d'iode qu'affaiblie, ainsi qu'il suit :

Eau distillée	15	grammes.
Teinture d'iode	8	—
Iodure de potassium	2	—

4. Trois ou quatre fois, à deux heures d'intervalle, appliquer sur la bourse malade un linge mouillé d'une solution de nitrate d'argent au 15e.

5. Appliquer successivement trois couches de collodion riciné sur la bourse.

plus grande, c'est l'application du suspensoir dit de Langlebert (tel que l'a perfectionné M. Horand) large, poche en toile munie d'une bonne ceinture, de sous-cuisses et d'un système de cordons qui, en étant plus ou moins serrés, donnent au bord extérieur du bandage une dimension en rapport exact avec la longueur du pli génito-crural du sujet. En matelassant d'abord les bourses d'une épaisse couche de coton cardé, en recouvrant ce coton d'un morceau de toile caoutchouquée (percée d'un trou pour laisser passer la verge) et en mettant par dessus le tout le suspensoir précité, on réalise une contention parfaite et, en outre, la caléfaction continue des parties que baigne une transpiration abondante. Pour tirer tout le parti possible de cet excellent procédé, j'ai l'habitude de faire d'abord pratiquer sur le scrotum une friction rubéfiante de teinture d'iode, puis d'appliquer l'appareil décrit et de le laisser en place une semaine, nuit et jour. On obtient ainsi, non seulement au début, mais à toute période de l'épididymite, des effets très précieux de sédation et de résolution.

Néanmoins, considéré comme unique agent de traitement, ce procédé motive le jugement que je porte sur tous les autres.

Toutes ces médications peuvent suffire dans des cas légers; mais comme on n'a aucun moyen de discerner si un cas qui, à son début, paraît léger, est tel parce qu'il doit rester léger, ou seulement parce qu'il n'en est alors qu'à son début, le médecin ne doit pas se faire trop longtemps le complice d'une temporisation le plus souvent irrationnelle. Si, après

Le perchlorure de fer, la teinture d'iode, le nitrate d'argent n'agissent, n'ont d'efficacité qu'à la condition d'avoir irrité la peau. On doit donc en cesser l'application dès que cet effet est produit, sauf à la recommencer ensuite si le résultat thérapeutique a été insuffisant. On n'a pas la même faculté avec le collodion ; mais, s'il irrite beaucoup et d'emblée, il a, par contre, l'avantage de servir comme excellent suspensoir en même temps que comme puissant révulsif.

vingt-quatre ou trente-six heures au plus, les *petits moyens* n'ont rien fait, à plus forte raison s'ils ont laissé le mal progresser, il faut qu'il pèse de toute son autorité pour décider son client à faire plus et mieux.

Voici, en ce cas, mon ordonnance très impérative :

N° 21. — « Appliquer bien exactement sur le cordon, immédiatement au-dessus du testicule, six sangsues [1].

« Après la chute des sangsues, rester au lit quatre ou cinq jours, sans en sortir un seul instant, pour aucun motif, et en s'y tenant étendu sur le dos et non assis, un traversin sous le jarret du côté malade.

« Dans cette situation, mettre, toutes les trois heures, un cataplasme de farine de lin assez large pour envelopper les bourses et s'étendre sur le cordon. Le recouvrir de coton ou de linges pour en conserver la chaleur. Tenir les bourses soulevées sur une serviette massée en forme de coussin et placée entre les cuisses [2].

« Un lavement, avec addition de 40 grammes de miel de mercuriale, tous les jours ou tous les deux jours. »

Quelques heures après la chute des sangsues, la douleur est notablement calmée. Mais le gonflement, au contraire, ne commence à diminuer qu'au bout de quelques jours. Quelquefois même il augmente après l'application des sangsues, si celle-ci a été faite dès l'invasion du mal. — Il faut prévenir le client de ces circonstances qui, si l'on se bornait à les lui expliquer après coup, seraient de nature à l'inquiéter.

1. Six sangsues, placées exactement sur le point voulu, en valent douze ou quinze disséminées. — Une hémorrhagie, ennuyeuse plutôt qu'inquiétante, a quelquefois lieu. Si le malade et les assistants échouent dans leurs efforts pour l'arrêter, c'est qu'ils ont négligé d'enlever préalablement tous les caillots, afin de pouvoir porter l'agent hémostatique (le linge brûlé) directement sur la piqûre, où il faut le maintenir pendant quelques minutes pressé par le bout du doigt.

2. Quelques malades, au lieu de laisser les bourses reposer sur un coussin, les *relèvent* avec un linge fixé derrière les reins à une ceinture, puis ramené en avant. Il s'ensuit une compression légère mais continuelle de l'organe malade, condition défavorable à la résolution de l'inflammation.

Autre avis à ne pas omettre. Par suite de l'émission sanguine et du repos, l'inflammation ordinairement décroît, et elle décroît graduellement. Parfois, cependant, les choses ne vont pas ainsi. Assez souvent, bien certainement chez un malade sur huit, j'ai vu, malgré la plus stricte observance de l'hygiène spéciale, quoique le séjour au lit fût exactement continué, j'ai vu, dis-je, vers le quatrième ou cinquième jour, sans aucune cause appréciable, l'inflammation de l'épididyme reparaître avec presque autant d'intensité qu'avant l'application des sangsues. — Cette *récidive spontanée du cinquième jour* est, en pathogénie, un fait considérable, qui rapproche l'épididymite de l'arthrite blennorrhagique et montre que les accidents de cet ordre (ce qu'on appelait jadis les complications de la blennorrhagie) jusqu'ici attribués à une cause accidentelle, à un effort, à un refroidissement, ont, au contraire, leur origine dans une disposition particulière de l'organisme [1] : mais elle est non

1. A l'appui de cette thèse je pourrais citer deux familles dans lesquelles les jeunes gens (trois frères dans l'une, deux dans l'autre) ont tous, immanquablement, à chaque blennorrhagie qu'ils contractent, une épididymite, et de la pire espèce, à répétition, à bascules, laissant à sa suite un endolorissement névralgique de l'épididyme, que réveille ou qu'empire le moindre écart de régime. Par contre, on voit journellement des blennorrhagiens demeurer exempts de cette complication, malgré toutes les causes qui semblent de nature à la faire naître. J'ai vu, moi, un commissionnaire, ayant gardé cinq ans une chaudepisse, qui s'est souvent exaspérée, qu'il a *taquinée* par d'innombrables traitements ; il n'a jamais porté de suspensoir ; il traîne et soulève les plus lourds fardeaux, et il n'a pas eu d'épididymite. — Les sujets ainsi *marqués pour l'épididymite* ont, en cas de blennorrhagie, des précautions particulières à prendre. Ils doivent, outre l'usage continuel du suspensoir, tenir le ventre libre (plutôt à l'aide du régime et de doux minoratifs que par les lavements qui, en comprimant, irritant les canaux éjaculateurs, peuvent occasionner l'épididymite) ; éviter les longues marches, les efforts violents ; et éviter également, comme tout aussi préjudiciables, d'après mon expérience, les mouvements légers, mais régulièrement répétés, tels que l'action de ramer, de clouer des caisses, de peigner des châles, de toucher du piano, de piler, de repasser, etc. ; s'ils font usage d'injections uréthrales, ne pas les pousser trop profondément ; point de coït, et médication appropriée pour empêcher les pollutions nocturnes. Du reste, cette instruction prophylactique n'est pas seulement à l'adresse des individus prédisposés : il n'est pas un blennorrhagien qui n'ait à en faire son profit.

moins digne d'attention, en pratique; car, si le médecin la laisse venir sans en avoir prédit la possibilité, il peut être sûr qu'on l'imputera au traitement qu'il a institué.

D'autres fois, et alors qu'on s'y attend le moins, l'autre épididyme est envahi. Mais alors l'état de celui qui était malade éprouve de cette invasion de son congénère une influence telle que, quelque enflammé qu'il fût à ce moment, la douleur y cesse et le gonflement y diminue très rapidement. Parfois tout ne se borne pas à un déplacement unique du processus morbide. L'échange continue, à plusieurs reprises, de l'un des épididymes à l'autre, justifiant ainsi la pittoresque appellation de Ricord, *épididymite à bascule.* Mais on remarque alors, comme d'ailleurs pour la récidive du cinquième jour, que l'épididyme nouvellement envahi ne l'est jamais à un aussi fort degré que celui précédemment atteint, l'inflammation s'épuisant, pour ainsi dire, dans ces migrations successives. Aussi est-il fort rare, dans ma pratique, que je juge à propos de réitérer l'application de sangsues.

Un purgatif salin est presque constamment indiqué, du quatrième au sixième jour. Chez quelques malades, la propension aux récidives coïncidant avec un embarras gastrique et parfois étant sous la dépendance de cet état, ne peut être neutralisée que par un émétique : excellente remarque de mon collègue, M. Rodet. Les toniques peuvent être indiqués contre une véritable anémie qui coïncide parfois avec l'épididymite qui a duré un certain temps; état de déglobulisation que le repos prolongé au lit et la dépression morale liée à toute affection testiculaire entretiennent indubitablement.

L'épididyme reste toujours, pendant plusieurs mois, plus volumineux qu'il n'était auparavant. N'attendez donc pas qu'il soit revenu à l'état normal pour permettre au malade de se lever. Il suffit que l'organe ne soit plus, ou qu'il ne soit qu'à peine sensible à la pression, à l'influence des efforts, de ceux de la toux par exemple. Quand le mal en est à ce degré d'indolence, autorisez le patient à quitter le lit, à faire quelques pas dans la chambre, avec un suspensoir *à sous-cuisses*, un peu large, garni en dedans d'une couche de coton cardé. S'il n'a pas souffert de cet essai ; si, au bout de quelques heures, à la fin de la journée, il n'y a pas plus de douleur qu'au moment où il s'est levé, alors, le jour suivant il peut sortir, puis bientôt reprendre ses occupations.

La convalescence n'est pas toujours franche et graduelle ; à la suite de quelques imprudences il se produit non pas des rechutes à proprement parler, mais un mouvement de recul. Dès que vous constatez quelque chose de semblable, n'hésitez pas à conseiller, à exiger encore deux ou trois jours de repos absolu avec les cataplasmes en permanence. Quelques topiques sédatifs et révulsifs peuvent à ce moment être utilement employés. Ainsi :

N° 22. — « Rester trois jours au lit, en appliquant, toutes les quatre heures, un cataplasme fait avec des oignons cuits à l'eau, puis écrasés, et auxquels on ajoutera assez de farine de lin pour donner la consistance molle.

« Toutes les fois qu'on renouvelle le cataplasme, étendre sur la partie malade un peu du mélange suivant :

Extrait de belladone	10	grammes.
Eau de laurier-cerise, q. s. pour donner la consistance demi-liquide. Puis aj. chloroforme........	6	—

Autre bonne formule d'Amédée Bonnet pour les cas, assez délicats à discerner *à priori*, où l'on croit devoir autoriser le malade à marcher, malgré un reste de tendance au retour de l'inflammation.

N° 23. — « Tenir dans le suspensoir, et enveloppant les testicules, un linge plié en double, qu'on mouillera, toutes les trois heures, avec :

Décoction d'opium brut.................... 10 grammes.
Dans 120 grammes d'eau.
Ajouter : chlorhydrate d'ammoniaque...... 18 —

« Cesser cette application si, au bout de quelques jours, elle a donné aux bourses l'aspect et la sensibilité d'une peau qui s'entre-cuit pendant les chaleurs et par le frottement : ceci est l'indice d'un effet suffisant du remède. »

Dans cette maladie il est nécessaire de faire usage de bretelles.

On obtient, au prix d'un peu d'incommodité, un effet résolutif plus prononcé de l'application de trois couches de collodion sur toute la bourse malade. Il faut, pendant six ou huit jours, en mettre tous les matins une nouvelle couche par-dessus les anciennes, afin de les maintenir en place à mesure que, par l'effet du temps, elles tendent à se détacher.

Je n'ai qu'à mentionner deux éventualités très rares : la terminaison par suppuration, et l'extension de l'inflammation du cordon au péritoine. S'il n'a pas été envahi primitivement, la phlegmasie se propage souvent au cordon, y déterminant alors un engorgement qui persiste longtemps à l'état subaigu.

Quelquefois, c'est dans le cordon que l'engorgement s'établit (funiculite), mais, presque toujours alors, seulement à l'état subaigu. Un vésicatoire volant, de 6 centimètres sur 2, mis bien exactement sur le trajet oblique qu'affecte l'engorgement, est le meilleur moyen et un moyen assuré d'en avoir raison.

Puisqu'il est question de remèdes efficaces, j'omets volontairement les mouchetures du scrotum, jadis préconisées comme pouvant suppléer les sangsues. La déplétion sanguine qu'elles fournissent est insignifiante et ne produit aucune amélioration. — A un autre point de vue, si quelque praticien veut, en ponctionnant le scrotum, prouver à son malade ou à ses élèves qu'il sait diagnostiquer un épanchement de la tunique vaginale, il est libre de se donner cette satisfaction; mais je l'avertis qu'il n'en résultera pas le moindre soulagement. D'ailleurs, en général, de même que la collection liquide, après avoir été évacuée, ne tarde pas à se reproduire tant que dure l'état inflammatoire, de même aussi elle disparaît d'elle-même lorsque l'inflammation se dissipe. Il n'y aurait donc lieu d'intervenir par la lancette que si, exceptionnellement, un épanchement d'un certain volume persistait longtemps, trois mois, par exemple, après toute phlegmasie éteinte. On donne alors un coup de lancette; mais ensuite, au lieu de retirer l'instrument, on le laisse dans l'incision en lui faisant décrire un quart de cercle, de manière à ce qu'il maintienne la plaie béante, afin de faciliter l'évacuation complète du liquide.

Je ne mentionne non plus que pour mémoire la pratique, jadis populaire, de chercher à *rappeler l'écoulement*. Mais si elle était dangereuse quand on se servait, pour atteindre ce but, du cathétérisme ou même de l'inoculation de pus blennorrhagique, elle est innocente et peut n'être pas sans efficacité quand on se borne à envelopper la verge d'un cataplasme très chaud.

L'engorgement de l'épididyme survit presque constamment plusieurs mois, assez souvent plusieurs années, quelquefois toujours, sous forme d'un noyau dur, ayant le double du volume de l'organe normal. Si, dans la grande majorité des cas, cet état est indolent, ne gêne point la marche, n'entrave en rien les rapports sexuels, il peut, chez quelques personnes, devenir le point de départ soit, en cas de syphilis antérieure ou actuelle, d'une albuginite ou d'une épididymite syphilitique, soit d'irradiations névralgiques diverses et particulièrement rebelles au traitement; soit, en cas de syphilis coïncidante ou ultérieure, d'une albuginite spécifique. D'autre part, en se prolongeant à l'état chronique, l'épididymite produit, plus fréquemment qu'on ne le pensait autrefois, des oblitérations soit du canal déférent, soit de la queue de l'épididyme; et cette oblitération, qui parfois dure indéfiniment, peut causer des douleurs dans le testicule lors d'une érection prolongée et surtout mettre obstacle, quand elle est double, à la fécondation. On serait, *à priori*, porté à croire que, un seul épididyme étant imperméable, son congénère resté sain pourra fournir le sperme en qualité et en quantité suffisantes pour que la fécondation ait lieu. Il n'en est rien, et l'on constate alors dans le liquide provenant du testicule sain, sinon l'absence, du moins une très considérable diminution du nombre des spermatozoïdes. — On sait, du reste, que cet état d'imperméabilité est très rarement guérissable (une fois sur huit ou neuf environ) et qu'il peut entraîner, avec l'atrophie du testicule, les changements les plus sérieux dans la constitution et l'habitus du sujet ainsi démasculinisé.

La double perspective de névralgie et d'infécondité, si pénible pour les clients, et créant une si grave responsabilité au médecin, doit donc porter celui-ci à intervenir aussi activement que possible, et notamment à l'époque où le processus inflammatoire n'étant pas entièrement éteint, laisse encore prise aux médications. Comme, à cette période, le malade souffre à peine, et que, en général, il lui tarde d'être débarrassé de tout traitement, il y a souvent lieu d'insister, en l'effrayant sur son avenir, pour lui faire accepter la continuation de soins dont rien, dans le présent, ne lui démontre la nécessité.

Outre la prolongation d'un repos modéré, voici comment je pourvois pharmaceutiquement à cette indication :

N° 24. — « Prendre, matin et soir, une des pilules :

Calomel	1 gramme.
Extrait de ciguë	2 —

Pour 30 pilules.

« On double ou triple, tous les cinq jours, a dose pour produire une légère purgation.

« Faire *une* friction, un soir, sur l'engorgement avec gros comme une noisette de :

Onguent napolitain.....................	15 grammes.
Iodure de potassium.....................	15 décigrammes.

« Si le lendemain matin il n'y a pas eu d'irritation déterminée par cette friction [1], en faire une seconde. »

On peut aussi faire quelques applications rubéfiantes de chloroforme sur les points qui resteraient le siège d'une certaine sensibilité. Afin de mieux circonscrire cette application, je verse le chloroforme sur du coton dont j'ai rempli un dé à coudre, que je renverse ensuite sur l'endroit malade. — J'ai obtenu de beaux succès en promenant, pendant vingt-cinq ou trente secondes, le crayon de nitratre d'argent, préalablement mouillé, sur de petits engorgements, siège de névralgie persistante.

Orchite. — L'inflammation, sans abandonner pour cela l'épididyme, envahit quelquefois le testicule lui-même.

Cette complication, assez rare, et dont rien, à ma connaissance, ne peut ni faire prévoir ni expliquer la survenance chez quelques personnes plutôt que chez d'autres, se dénote par deux signes : d'abord la modification de volume et surtout de consistance du testicule ; et en même temps le caractère tout nouveau que prennent alors les douleurs. Le malade est visiblement angoissé, il voudrait s'agiter (car le changement de situation apparaît instinctivement à tout être souffrant comme un remède efficace); mais le moindre mouvement augmentant la douleur, il se retient jusqu'à ce

1. L'irritation cutanée, ainsi obtenue, va quelquefois jusqu'à la vésication, et la douleur est très vive. Mais je recommande, nonobstant, ce moyen comme très efficace. Constamment, après que l'irritation artificielle est terminée, on constate une diminution notable de l'écoulement.

qu'une crise plus forte le pousse à remuer. Il gémit, crie, se lamente sans trêve; la bouche est sèche, la soif vive, nausées, demi-syncopes; impossible à lui de parler d'une manière suivie, ni d'autre chose que de cette horrible torture. Fait-on mine de toucher à l'organe malade? Il y porte la main pour la défendre et deviendra furieux si l'on insiste... *Quæque ipse!...*

Après quelques heures de crise, la douleur diminue, et *diminue d'elle-même*, sans cesser néanmoins entièrement. L'épine est là; il la sent et annonce que tout n'est pas fini. Profitons de ce répit pour examiner. Le testicule a à peine, même au summum dans les cas graves, le double de son volume normal. Mais il est *marronné*, remarquablement dur et très sensible au toucher. Au bout de deux ou trois heures, la sensibilité morbide se manifeste de nouveau par quelques élancements d'intensité croissante, et en un quart d'heure environ la douleur est revenue la même, et dure comme précédemment deux ou trois heures.

Si cette inflammation n'a pas été traitée efficacement, il y a à redouter la suppuration, l'élimination consécutive des tubes séminifères et par suite l'atrophie partielle ou incomplète du testicule; et, en outre les dangers de l'état névropathique qu'engendre toute douleur portée au delà de certaines limites de durée et d'intensité.

Un des caractères les plus significatifs de cette douleur est que les cataplasmes émollients, chauds, qui soulagent incontinent celle de l'épididymite, l'aggravent, au contraire, elle : preuve certaine qu'elle est due à l'étranglement du parenchyme testiculaire qui, sollicité par l'inflammation à se gonfler, rencontre de toutes parts une barrière dans l'enveloppe inextensible que constitue l'albuginée. On comprend ainsi l'effet du cataplasme, puisque la chaleur concourt à augmenter cette expansion du parenchyme, qui est la cause réelle, la seule cause des souffrances.

En voulez-vous une autre preuve (et celle-là apportera le remède en même temps que la conviction) : l'application de la glace soulage immédiatement; et cela si vite, si complètement, si radicalement que le traitement de l'orchite blennorhagique est tout entier dans cette application.

Traitement. — Donc, dès que l'orchite est diagnostiquée, prenez deux vessies de porc; mouillez-les d'eau pour les ramollir; agrandissez-en l'ouverture; introduisez dans chacune deux ou trois morceaux de glace du volume d'un œuf; chassez l'air; ficelez l'ouverture de la vessie. Cela fait, prenez une serviette ou un grand mouchoir plié en cravate, et enroulez-le comme si vous vouliez en faire un nœud, mais sans le serrer; vous avez ainsi un *rond* comme celui que les boulangers mettent sur la tête : cet appareil improvisé sert à contenir la vessie garnie de glace, que, sans cela il faudrait tenir avec la main. Vous appliquez ainsi une vessie en dessous, l'autre au devant du testicule.

En trois quarts d'heure, la souffrance est calmée. J'en suis tellement sûr qu'il m'est arrrivé, appelé auprès d'un client qui se tordait dans d'horribles souffrances, d'ordonner la glace, puis de partir pour un voyage de vingt-quatre heures, bien tranquille sur le résultat, qui ne fait jamais défaut, de cette médication.

Il se comprend de soi-même que la glace doit être renouvelée à mesure qu'elle fond; que le médecin doit, par conséquent, veiller à ce qu'il n'y ait aucune interruption dans son emploi. On la laisse de vingt-quatre à soixante-douze heures, selon le degré de l'inflammation parenchymateuse, selon la période où celle-ci en était quand on a pu commencer le traitement. Plusieurs fois, j'ai dû la laisser cinq ou six jours de suite, les malades la réclamant à grands cris, dès qu'on essayait de la discontinuer.

D'autres, lassés de cette médication (qui n'est pas sans ennui soit pour eux, soit pour les assistants), voulaient essayer des remèdes plus commodes, le laudanum, le chloroforme, l'extrait de belladone, ou plus actifs, tels que les sangsues, les opiacés à l'intérieur, les bains. Toujours, et d'eux-mêmes, ils revenaient à la glace[1], regrettant le temps perdu et la souffrance causée par ces tentatives.

Quand, depuis douze heures, le malade n'éprouve plus aucune douleur du testicule à la pression ou en toussant, on peut cesser la glace, mais en tenant tout préparé pour la recommencer immédiatement si la douleur reparaissait.

On comprend que, armé d'un tel moyen, je n'en emploie et n'en recommande pas d'autre; que je condamne surtout le débridement de la tunique albuginée. Il agit, à la vérité, dans le même sens que la glace contre l'un des deux éléments de l'étranglement, c'est-à-dire en supprimant la résistance du corps étranglant, tandis que la glace supprime l'expansion du corps étranglé. Mais, outre que cette opération est douloureuse, et, malgré la simplicité de son manuel, effrayante pour le malade, elle expose à l'exfoliation de l'organe, à l'issue des tubes séminifères et par suite à l'atrophie ou à la perte de fonction des testicules. J'ai vu trois fois cet accident grave suivre le débridement, et je ne l'ai pas vu seulement dans ma pratique.

A l'emploi de ce véritable spécifique, je n'ajouterais qu'un seul agent, c'est l'éthérisation, qu'on pourrait faire en même temps qu'on applique la glace, afin de supprimer d'emblée la douleur que la glace ne calme, je l'ai dit, qu'au bout de trois quarts d'heure ou d'une heure.

Par l'usage de la glace, la guérison est aussi radicale

1. J'ai vu, une seule fois, par l'effet de la glace, un testicule fortement repoussé de bas en haut s'engager dans le canal inguinal, où il subit un certain degré d'étranglement : l'accident, d'ailleurs passager, fut sans conséquences. — La glace aurait aussi, chez les sujets âgés, très anémiés, dépourvus de résistance vitale, l'inconvénient, si elle était continuée trop longtemps, de provoquer la suppuration du testicule. J'en ai vu, et de fort près, un exemple.

que le soulagement a été prompt. Appelé auprès de malades déjà presque exténués par les souffrances, l'insomnie, l'inappétence complète résultant d'une épididymite suivie d'orchite dont le début remontait à cinq ou six jours, j'ai souvent été étonné de les voir, après trois jours de glace, se rétablir, supporter la marche et reprendre leurs occupations beaucoup plus vite que ceux qui n'avaient été affectés que de simple épididymite.

Et néanmoins ayant, sur la foi de ces succès, essayé de traiter par la glace quelques épididymites sans orchite, j'ai dû y renoncer, l'inflammation, dans ce cas-là, cédant moins vite que par la médication décrite plus haut, c'est-à-dire par les sangsues, les cataplasmes et le repos au lit.

Voici, pour terminer, une des plus utiles applications de la glace à cette thérapeutique spéciale. Il s'agit des engorgements subaigus ou chroniques de l'épididyme du testicule, qui, rebelles à tout traitement général et local, font par leur seule persistance le désespoir des malades et constituent, d'ailleurs pour lui, un préjudice réel en empêchant la marche et en préparant soit les tenaces névralgies, soit l'oblitération des voies spermatiques. Je prescris, dans ces cas, un traitement douloureux, cruel même, disent quelques-uns, mais toujours efficace. Il consiste à appliquer d'abord la glace pendant cinq ou six heures. Au bout de ce temps la peau étant rétractée, le dartos rétracté, le testicule tenu élevé, je fixe les parties dans cet état, si favorable à la résolution, en étendant, aussitôt après avoir enlevé la glace, trois couches superposées de collodion. Par conséquent, pendant le temps que ce topique va rester adhérent à la peau, c'est-à-dire durant trois ou quatre jours, je prolonge cette efficace contention, ainsi que cette égale et douce compression assurément beaucoup plus parfaites que celles qu'on obtient à l'aide du repos, secondé même par n'importe quel suspensoir.

Cette séance de glace et de collodion produit immanquablement une réduction de volume de l'organe engorgé. Si l'effet n'est pas suffisant, on peut la réitérer au bout de douze ou quinze jours.

L'influence de l'épididymite sur l'écoulement uréthral est la même que celle exercée sur lui par la cystite. Je n'ai donc qu'à renvoyer à ce que j'ai dit ci-dessus. Mais je veux cependant, à ce propos, faire connaître un moyen précieux pour *rappeler* l'écoulement uréthral, indication selon moi très fréquente.

Pour la réaliser, il suffit de *chauffer* la verge, ce qui y ramène inévitablement la fluxion. Cela suffit, dis-je, oui, mais c'est aussi difficile que nécessaire. Un cataplasme, procédé usuel, ne donne qu'une chaleur temporaire et décroissante. Le bain local, autre agent banal, doit, pour avoir quelque efficacité, être réchauffé presque à chaque minute.

Il n'y a, d'après mon expérience, qu'une seule manière d'obtenir le résultat désiré. Le malade va au bain. Là, il prend le tuyau de zinc ou de cuivre qui, dans ces établissements, sert, quand on prépare le bain, à diriger l'eau chaude au fond de la baignoire. Il adapte, selon l'usage, au robinet d'eau chaude une extrémité de ce tuyau et rapproche de sa verge l'autre extrémité, à une distance d'environ 8 ou 10 centimètres ; qu'il tourne alors à moitié le robinet, et il sentira sa verge dans une sorte d'atmosphère chaude dont il peut, à son gré, élever la température, et dont, sans se donner aucune peine, il peut prolonger l'action pendant toute la durée du bain. Il n'est pas inutile de bien expliquer à certains clients qu'il ne s'agit point d'introduire la verge dans le tuyau !

La cystite et l'épididymite, quand elles coexistent, l'une ou l'autre ou l'une et l'autre avec la blennorrhée, créent au praticien un des plus sérieux embarras qu'il puisse rencontrer. Mutuellement liées par une sympathie que l'état morbide vient révéler, l'urèthre, l'épididyme, le col vésical, blennorrhagiquement parlant, ne font qu'un, pour ainsi dire. Aussi leurs irritations deviennent tellement solidaires qu'on ne peut réduire l'une sans que l'autre ou les autres n'augmentent si elles avaient diminué, ne se rallument quand on les croyait éteintes[1]. Cet effet est surtout manifeste pour ce qui concerne la cystite, laquelle s'exaspère aussitôt que l'on tente de guérir la blennorrhée, d'autant plus qu'on ne peut attaquer celle-ci que par des injections (les remèdes internes n'ayant pas, comme je l'ai dit, d'action contre le suintement uréthral). Car la cystite est alors réveillée par une double cause et un double mécanisme, savoir : métastatiquement par la suppression de la sécrétion uréthrale, et directement par le contact de l'injection sur le col de la vessie. Dans ces conditions, chacune des trois affections étant une incommodité si on ne la traite pas, et devenant un danger si on la traite, elles sont en quelque sorte inexpugnables.

Encore si le malade, comprenant ses vrais intérêts, consentait à garder quelque temps son suintement (mal indolent, souvent presque imaginaire), pour échapper, à ce prix, aux ténesmes de la cystite, aux névralgies, et surtout à l'incessante menace de séjour forcé au lit, que l'épididymite fait peser sur lui ! Mais non : c'est du suintement qu'il veut surtout être guéri, être guéri immédiatement, et coûte que coûte !

1. Un homme atteint de cette triple blennopathie ambulante peut souvent en ignorer l'origine, ou du moins la laisser passer inaperçue de son médecin, parce qu'il ne le consulte quelquefois que pour la cystite ou pour l'épididymite, les seules des trois qui soient vraiment douloureuses, et que, d'ailleurs, au moment où l'une ou l'autre réapparaissent et par cela même qu'elles réapparaissent, elles diminuent ou même annihilent momentanément la blennorrhée. Le médecin, ne trouvant pas, au moment de l'examen, trace de cette dernière, est par là exposé à en ignorer l'existence et à méconnaître le rôle qu'elle a joué, qu'elle joue dans la production de l'état morbide complexe qu'il a sous les yeux.

Que le médecin ne s'engage pas dans cette voie : elle serait sans issue. Grâce aux injections l'écoulement disparaîtrait, je l'accorde : mais l'irritation d'où il dérive ne serait que déplacée, non guérie. Et dès que la cystite ou l'épididymite, aggravées par sa cessation, viendraient ensuite à diminuer, il ne manquerait pas, lui, de reparaître.

La ligne de conduite à tenir en pareil cas n'est point expéditive, mais c'est la seule sûre et efficace : éteindre ou laisser éteindre les irritations vésicales et épididymiques, et n'attaquer le suintement qu'ensuite et que par des moyens assez doux pour ne pas raviver les deux irritations concomitantes. Je formule ainsi cette pensée :

N° 25. — « Boire trois verres d'orgeat par jour.

« Suspensoir, continence ; traiter, s'il y a lieu, la disposition aux pertes séminales, combattre la constipation.

« Flanelle, bains de vapeur, frictions sèches irritantes sur toute la peau.

« Attendre jusqu'à ce que l'irritabilité de la vessie ou du testicule ait cessé ; et alors profiter d'une saison chaude, d'une époque où l'on n'a l'occasion d'aucune fatigue, d'aucun écart de régime, pour commencer à faire trois injections par jour avec un mélange à parties égales d'eau et de vin rouge ordinaire, qu'on fera tiédir[1]. »

Pendant et après l'épididymite et l'orchite, il se développe chez certains sujets des lésions d'un autre ordre, consistant le plus souvent en névralgies, mais quelquefois aussi semblant constituer un trouble général de l'organisme.

Quant aux névralgies, j'en distingue trois espèces :

D'abord une sorte d'endolorissement du testicule qui a été affecté ; endolorissement que la marche, le brusque croisement des cuisses, la station debout, la pression, la consti-

1. Ceci s'obtient commodément en tenant, pendant quelques instants, sur la flamme d'une bougie une cuillère pleine du liquide à injecter.

pation augmentent. C'est une simple gêne, une sorte d'agacement intérieur, qui, léger mais toujours présent, assombrit l'existence en condamnant à l'inaction, éloignant toute idée de rapprochement sexuel, et inspirant à tout moment, pour peu qu'il augmente, la crainte d'une récidive de l'épididymite. Il cesse huit jours, puis reparaît à l'occasion de la moindre cause. Peu à peu, les intervalles qui séparent les retours de l'affection augmentent en même temps que diminuent l'intensité et aussi la durée des exaspérations. Enfin, après un temps variable (quatre, six mois et jusqu'à deux ou trois ans), le malade questionné répond que cette ennuyeuse sensibilité a totalement disparu.

La seconde espèce est l'*irritable testis* des auteurs anglais, le testicule douloureux, dont je n'ai pas à refaire ici la description.

La troisième classe comprend les névralgies qui ont leur siège en dehors du testicule. Il est rare que, durant le cours de l'épididymite ou de l'orchite aiguë, il n'existe pas quelques irradiations de douleur, plus ou moins fugitives, du côté de la hanche, de l'hypogastre, des lombes, du périnée, du membre inférieur ; et parmi ces dernières l'une des plus fréquentes s'observe au bas de la région antéro-externe de la cuisse. Mais ces douleurs prennent, dans quelques cas, le caractère, l'importance et la durée de véritables névralgies, ordinairement mais pas toujours bornées au membre inférieur du côté du testicule malade, quelquefois bilatérales; névralgies réflexes qu'on a divisées en rachialgies, névralgies lombo-abdominale, crurale, sciatique, etc., pouvant provoquer des crampes, des ténesmes, des hyperesthésies ou anesthésies localisées, des contractures, des impotences consécutives.

Mais ce n'est pas tout. Dans des cas assez rares, il survient, soit avec, soit sans ces névralgies, certains troubles qui paraissent accuser un état général. Localement le malade ne souffre pas, à proprement parler, mais il *traîne*, il a des bouffées de chaleur, des sueurs coupées de frissons sans régularité, des éructations, des nausées, des vomissements, une tendance aux lypotimies ; la langue reste saburrale, l'appétit presque nul, constipation. Le moral lui-même s'affecte ; il y a du découragement, de l'insomnie avec cauchemars, vertiges, dyspnée, palpitations, etc. Ces accidents peu à peu devenus indépendants de la lésion génitale qui les a causés, et qui survivent à cette lésion, se reproduisent parfois sous forme intermittente. D'autres fois, le groupe de phénomènes gastriques alterne avec ceux de l'appareil respiratoire, de la caloricité ou de l'innervation proprement dite. J'ai vu un pareil ensemble de symptômes se prolonger pendant près de trois mois, portant une atteinte profonde, quoique passagère, aux fonctions essentielles.

A quelle cause attribuer ces divers désordres ?

Certains pathologistes les expliquent résolument par une *anémie*, dont quelques-uns professent que non seulement les blennorrhagiens affectés d'orchite, mais que tous les blennorrhagiens sont plus ou moins atteints !

Pour d'autres, c'est une irradiation névralgique réflexe, laquelle peut s'étendre, sans aucune régularité, non seulement aux nerfs dont l'origine rachidienne touche à celle des nerfs de l'organe primitivement affecté, c'est-à-dire du testicule, mais à d'autres nerfs plus ou moins éloignés et même aux plexus du grand sympathique, d'où les troubles viscéraux variés.

Mais si le physiologiste est par là satisfait, le praticien se pose une question à la fois plus topique et plus ardue : « Pourquoi, se demande-t-il, certains sujets sont-ils seuls frappés de ce genre d'accident ? » Je réponds par les faits d'observation suivants:

Sur le nombre total des individus dont la chaudepisse tombe dans les bourses, les plus exposés à la diffusion névralgique sont ceux qui ont eu une épididymite à répétition ou à bascules ; ceux aussi qui, après l'épididymite, ont eu une orchite ; ceux, en un mot, qui ont longtemps et beaucoup souffert de la complication qui porte sur l'appareil testiculaire.

Et cependant tous les blennorrhagiens qui ont été fortement atteints dans cet appareil ne sont pas voués aux irradiations névralgiques. Je suis, heureusement, moi-même un irréfutable exemple de cette immunité.

D'autre part, la blennorrhagie, avec ses complications testiculaires, est, à la vérité, la plus fréquente, mais n'est point l'unique cause qui donne lieu à ces accidents névralgiques locaux ou généraux. On les a vus survenir dans la varicocèle, dans la colique néphrétique, après la ponction simple d'un kyste du cordon, durant une orchite traumatique, à la suite d'une injection irritante dans le tissu cellulaire du scrotum, etc. [1].

Remarquons enfin que les lésions de l'appareil testiculaire ont sur le système nerveux une influence toute spéciale. La nature l'a ainsi voulu pour la protection d'une fonction qui, dans ses vues, est la plus essentielle de toutes. Et les habitudes, les exigences de l'état social augmentent encore la force de ce lien physiologique. Un mal qui, tout léger qu'il paraisse, condamne le patient au lit pour plusieurs semaines, et l'éloigne de ses occupations, l'oblige à dissimuler et à rougir, lui fait entrevoir l'impossibilité de se marier, ou, comme on le dit, de *s'établir*, ce mal-là, avouons-le, a bien de quoi retentir profondément sur les centres nerveux.

Lors donc que ces deux conditions se trouvent réunies, d'un côté une lésion très intense et très longue, de l'autre un

1. Quant à l'anémie, invoquée à titre de cause, je l'ai vue survenir par suite des accidents testiculaires prolongés. Mais comme état existant primordialement, c'est-à-dire comme étant la cause de ces mêmes accidents, j'ai cherché, examiné attentivement, surtout depuis 1866, et n'ai rien trouvé de semblable.

sujet que son tempérament, que l'arthritisme, ou que son mode de régime génital habituel rendent très impressionnable sous ce rapport, l'on s'explique aisément la survenance de l'état que je viens de décrire.

Cette étiologie, on va le voir, n'est point stérile pour la thérapeutique. Chez les blennorrhagiens, on traite les névralgies d'origine testiculaire de la même façon que toute autre névralgie développée dans les conditions ordinaires (applications sédatives, chaleur, révulsifs, injections hypodermiques, narcotiques en frictions, bains de vapeur, dans quelques cas les antipériodiques, calmants à l'intérieur [1]). Mais il y a ici, en plus, deux indications impérieuses :

D'abord, il faut s'attacher à supprimer la cause, à éteindre complètement l'inflammation locale, qui quelquefois persiste, même à l'insu du malade. Pour peu qu'il reste de sensibilité au testicule, à l'épididyme, au cordon ; pour peu que ces organes éprouvent quelque sensation anormale par suite de la pression ou d'un effort, pour peu que, à la fin de la journée, ou par l'effet d'une constipation accidentelle, l'endolorissement reparaisse habituellement, insistez sur les médications appropriées. N'hésitez pas à prescrire, à nouveau, six ou huit jours de repos continu au lit, avec les cataplasmes ou une séance de glace, selon le cas, et un lavement laxatif quotidien. Le séjour au lit est une cause d'anémie, je le sais ; mais il vaut mieux braver celle-là — qu'on peut, d'ailleurs, abréger en l'imposant rigoureuse — que de laisser sévir l'autre cause, la vraie, la *cause testiculaire*.

En même temps, il faut agir sur l'organisme, et agir sur le moral autant que sur le physique ; car l'un et l'autre sont

1. Chez un sujet affecté ultérieurement de varicocèle à gauche, une névralgie très douloureuse du testicule de ce côté était calmée instantanément, aussitôt que le malade avait exécuté, avec les doigts, une sorte de taxis sur les veines variqueuses, de manière à refouler le sang vers l'anneau inguinal.

également affectés, affaiblis. Les toniques, une alimentation réparatrice, l'usage du lait, surtout l'habitation à la campagne, puis les bains de mer ou l'hydrothérapie, remplissent la première indication. Pour la seconde, il faut, comme disent les anciens, réconforter *par de bonnes paroles* le pauvre diable qui se figure être pour longtemps voué à l'impotence et à l'impuissance. Ne le consolez pas du bout des lèvres. Entrez dans des détails anatomiques et physiologiques ; expliquez-lui le jeu de l'appareil reproducteur ; la différence qui existe, à son avantage, entre une lésion nerveuse et une lésion organique. Citez-lui des exemples de recouvrement complet, et prouvé par l'événement, des *forces* viriles, dans un cas pareil au sien. Avant tout, obtenez que, sitôt en état de le faire, il reprenne ses occupations, fréquente de nouveau ses camarades, rentre, en un mot, dans son régime, dans *toutes* ses habitudes primitives. C'est là le révulsif le plus efficace et partant le meilleur spécifique.

Rhumatisme blennorrhagique.

Si cette dénomination a prévalu sur celle de *arthrite blennorrhagique*, c'est parce qu'elle est plus juste, étant plus compréhensive et désignant non seulement les arthropathies liées à la blennorrhagie, mais aussi l'inflammation des gaines tendineuses des bourses séreuses, des nerfs ou de leurs gaines, les troubles cardiaques, la sclérotite, l'aquo-capsulite et l'iritis qui dépendent de la même cause.

Je serai bref sur la pathologie de ces affections ; car pour la faire complète, il faudrait tracer celle du rhumatisme lui-même. Heureusement que, pour la faire fidèle, il suffit de noter les quelques différences qui séparent le rhumatisme tenant à la blennorrhagie du rhumatisme ordinaire. Ainsi :

Ce rhumatisme-là attaque un moindre nombre d'articulations. — La réaction fébrile (pouls et température) et les douleurs qu'il suscite sont beaucoup plus modérées. — Le cœur participe moins souvent, et dans tous les cas moins fortement, à l'affection générale. — La maladie est plus fixe, a moins de tendance à passer d'une articulation à l'autre. — Le gonflement articulaire est dû plus souvent et pour une plus grande part à un épanchement dans la synoviale. — L'inflammation affecte surtout la synoviale, qui est le siège principal de la douleur, suppure rarement, a une constante tendance à des retours, à une résolution incomplète, à la chronicité. — Vers la fin, la phlegmasie se cantonne, se perpétue plus volontiers dans les petites jointures, celles du cou et notamment des pieds et des mains.

Maintenant, cette maladie qui, symptomatologiquement, a son existence, l'a-t-elle aussi pathogéniquement ? Peut-on prouver qu'elle dérive de la blennorrhagie ? En d'autres termes, peut-on établir qu'un sujet atteint de blennorrhagie est par cela même plus exposé qu'un autre sujet, ayant la même constitution, à être atteint de cette forme de fluxion sur les séreuses articulaires ?

Oui, certes, et par un ensemble imposant de faits généraux établis, non seulement sur des cas cliniques très nombreux et tous consonnants, mais encore, chose rare, sur l'accord unanime de tous les observateurs. Ainsi :

Quelques individus, sans antécédents rhumatismaux, soit héréditaires, soit personnels, n'ont de rhumatismes que lorsqu'ils contractent une blennorrhagie ; et ils ont de nouveaux accidents rhumatismaux à chaque nouvelle blennorrhagie qu'ils contractent ; et les arthrites, les iritis, etc., qu'ils ont alors, apparaissent sans qu'on puisse les expliquer par une cause ordinaire, par un refroidissement.

Par contre, chez les sujets rhumatisants de naissance, le rhumatisme ordinaire ne se déclare pas plus fréquemment pendant qu'ils ont une blennorrhagie que pendant qu'ils n'en ont point. J'ai même vu un homme qui n'avait cessé d'avoir des accès de ce rhumatisme-là que depuis quatre ans qu'il était affecté de blennorrhagie.

On voit des sujets qui ont eu un rhumatisme blennorrhagique, — et qui en auront à coup sûr un second s'ils viennent à reprendre une deuxième blennorrhagie. — Eh bien, ils peuvent, dans l'intervalle, affronter toutes les circonstances qui réveillent le rhumatisme vulgaire, sans qu'ils en ressentent l'atteinte.

Le rhumatisme, dans la blennorrhagie, coïncide assez souvent avec la cystite, la prostatite, l'épididymite.

Il détermine, dans la plupart des cas, une diminution de l'écoulement uréthral.

Il s'exaspère, semble renaître, durant le cours de la même blennorrhagie, aussitôt que celle-ci vient accidentellement à reprendre plus d'intensité.

Enfin il est incomparablement plus fréquent chez l'homme que chez la femme, celle-ci étant beaucoup moins souvent affectée de blennorrhagie uréthrale.

Déjà la cystite et l'épididymite nous avaient offert quelques exemples de gens plus spécialement prédestinés à subir ces lésions lorsqu'ils contractent une blennorrhagie. Mais, quant au rhumatisme, l'aptitude de certains sujets à être frappés de rhumatisme à chaque blennorrhagie n'est plus, comme pour les complications précédentes, une particularité intéressante à noter mais sujette à faire défaut ; c'est une loi. On a attribué cette disposition, cette aptitude à être atteint d'accidents arthritiques, à une métastase, à l'action réflexe, à un lymphatisme spécial, à un état pyohémique, à l'excès d'urée, d'acide urique accumulés dans le sang, à la sympathie qui relie l'urèthre aux synoviales articulaires. Aujourd'hui une théorie différente a cours s'appuyant sur ces deux faits réels : 1° qu'on a, chez ces malades, constaté des micrococci en nombre considérable tant dans les séreuses utriculaires affectées que dans le sang ; 2° que l'on a vu l'arthrite survenir à la suite de blennophthalmie provoquée par l'inoculation, faite dans un but thérapeutique, de pus de blennorrhagie uréthrale sur la conjonctive. — Cette notion a le mérite de substituer quelque chose de positif aux vagues *sympathies*, aux non moins insaisissables *réflexes*. Mais elle ne fait qu'expliquer le mécanisme par lequel l'élément causal de la blennorrhagie se transmet dans des parties éloignées du siège primitif de la maladie. Elle ne nous dit pas pourquoi, à *blennorrhagies égales*, cette transmission manque chez un individu, a lieu chez l'autre ? A ce *pourquoi* l'étude des conditions diathésiques, soit en action, soit latentes de chaque sujet, peut seule fournir une réponse satisfaisante.

L'histoire clinique de cette blennopathie confirme donc péremptoirement ce grand fait, savoir : qu'il existe, chez quelques sujets, une disposition à l'extension, sinon à la diffusion de l'affection blennorrhagique. Le plan de ce livre m'interdit d'aller au delà de cet énoncé, de scruter la nature et les causes de cette disposition. Je ne ferai à son sujet qu'une remarque : c'est que toutes les blennorrhagies se ressemblent, mais que tous les individus ne se ressemblent pas. Par conséquent, la disposition dont je parle, — disposition rare, exceptionnelle, ne l'oublions point, — n'est pas créée par la blennorrhagie ; elle n'est que mise en jeu par elle : mais elle préexistait chez l'individu.

A la considérer isolément, une articulation atteinte de rhumatisme blennorrhagique ne diffère pas beaucoup d'une articulation atteinte de rhumatisme vulgaire ; elle n'en diffère, durant l'état aigu, que par l'intensité moindre du processus phlegmasique, et par la concentration de ce processus sur la synoviale. Quant à la marche du mal, on remarque qu'il passe moins vite d'une jointure à l'autre que dans le rhumatisme ordinaire ; qu'il envahit plus rarement un nombre considérable de jointures ; enfin qu'il se fixe assez souvent, en commençant, sur l'une des grandes articulations (le genou, de préférence), pour, après l'avoir abandonnée, y revenir à la fin. Pour ce qui est de la terminaison, il existe des différences importantes dont je ne saurais mieux donner une idée qu'en reproduisant le paragraphe dans lequel mon très affectionné neveu, le docteur Émile Diday, les a résumées (voir son excellente thèse inaugurale)[1] : « A moins d'une grande rapidité d'évolution et d'une résolution complète des produits inflammatoires exsudés à la surface des membranes, l'articulation affectée reste toujours plus ou moins compromise, depuis la simple raideur qui cède à un traitement local jusqu'à l'ankylose complète. Ce rhumatisme est donc une affection déformante ; car elle amène toujours, pourvu que sa durée ait été suffisante, une lésion dans la forme ou les fonctions de la jointure affectée, lésion qu'on n'observe jamais dans le rhumatisme aigu. »

On cite aussi des cas (rares, il est vrai) de tumeur blanche, et même de suppuration de la jointure dues au rhumatisme blennorrhagique. Pour moi, ce que j'ai plutôt observé, c'est l'invincible lenteur que les lésions articulaires, parvenues au degré où elles ne sont plus qu'une incommodité, mettent à franchir le pas qui sépare cet état d'une résolution complète.

Néanmoins les sages paroles de mon cher neveu sont, pour le praticien, un avertissement qu'il ne doit point négliger. L'arthrite blennorrhagique se présente comme une inflammation comparativement légère ; et, cependant, elle peut avoir, sous le rapport de la motilité, des suites comparativement graves. Se laisser rassurer, se laisser désarmer par la bénignité apparente de l'affection serait donc une faute sérieuse.

1. *Quelques considérations sur la nature du rhumatisme blennorrhagique*. Paris, 1873.

Traitement. — Aussi recommandé-je d'insister, au début, sur les émissions sanguines locales. Je ne veux point, notons-le, qu'on les multiplie systématiquement ; je demande seulement qu'on ne les omette pas, comme c'est assez l'usage, aujourd'hui que la mode est surtout aux révulsifs. Le tour de ceux-ci ne tardera pas à venir. Mais, au début, pour peu que la fluxion soit prononcée et si elle affecte une des jointures où elle a de la tendance à s'enraciner (le genou), rien ne vaut une application de huit ou dix sangsues, secondée par le repos au lit, et des cataplasmes de farine de lin, que, dans ce cas, il faut envelopper de coton et de taffetas ciré, et renouveler toutes les heures, afin que leur contact ne devienne pas l'occasion d'un refroidissement. Le lendemain ou le surlendemain, on met un large vésicatoire volant. (Si c'est sur le genou, j'avertis de ne pas exempter de l'action du révulsif — comme on le fait habituellement — la rotule dont la doublure synoviale en a tout autant besoin que les autres parties de cette membrane.) Le vésicatoire peut et doit souvent être renouvelé.

L'immobilisation de la jointure,. d'abord dans une gouttière, ensuite et plus exactement par un bandage ouato-silicaté a, ici, les mêmes indications et la même valeur que dans le traitement des autres affections articulaires. Mais, auparavant, et pour triompher de l'état subaigu, on a dû employer soit un nouveau vésicatoire, soit le badigeonnage avec la teinture d'iode ; une friction de quarante à cinquante secondes avec le crayon de nitrate d'argent fondu (bon moyen d'agir plus directement sur les endroits qui restent douloureux); une compression méthodique par l'application de trois couches de collodion riciné, ou par les bandelettes de diachylon ou de sparadrap de Vigo. Même à cette période, je réclame encore une place pour les saignées locales ; je me rappellerai toujours, comme souvenir de l'année 1845, un malade qu'aucun moyen local n'avait pu soulager d'une arthrite blennorrhagique métacarpienne, et qui fut guéri, à ma barbe — je ne l'avais pas alors bien longue — par l'application de ventouses scarifiées, que lui fit, sans ordonnance, un artiste spécial.

Les médications générales préconisées contre le rhumatisme articulaire aigu commun n'ont que peu d'efficacité contre cette espèce. J'en excepte le tartre stibié à dose rasorienne, qui est d'un précieux secours pour faire résorber les épanchements articulaires rebelles.

Il faut laisser l'écoulement sans s'en occuper et ne l'attaquer que lorsqu'on en a entièrement fini avec l'état articulaire et subaigu.

Les bains de vapeur et bains térébenthinés, les douches d'eau minérale sulfureuse, avec massage (pratiqué dans la perfection à Aix en Savoie), les bains locaux dans l'eau de tripes, l'immersion dans le raisin en fermentation conviennent à l'état chronique, ainsi que les mouvements méthodiquement imprimés, et les moyens chirurgicaux dirigés, s'il y a lieu, contre l'ankylose, moyens dont je n'ai pas à m'occuper.

Synovites tendineuses et hygromas. — De même que le rhumatisme blennorrhagique a une prédilection, au début, pour l'articulation du genou, à la fin, pour celles des mains et des pieds, de même ce sont les gaines des tendons avoisinant ces deux ordres de jointures qu'on voit le plus souvent, dans le cours d'une blennorrhagie, être attaquées par l'inflammation. Tantôt ces phlegmasies coïncident avec l'arthrite; tantôt elles ont une existence à part. Il en est de même de l'hygroma ou inflammation des bourses séreuses. La bourse qui est dernière et celle qui est sous le calcanéum sont le siège le plus fréquent de cette complication qui donne souvent lieu à une vive douleur.

Mais, dans les bourses comme dans les gaines tendineuses, l'évolution du processus phlegmasique s'accomplit avec rapidité ; et d'autre part, la nature des tissus ainsi que celle des fonctions s'y prêtant moins, on n'observe pas là des terminaisons aussi graves que pour l'arthrite proprement dite. Un peu de raideur succédant à l'empâtement plus ou moins prononcé qui a caractérisé la période aiguë ou plutôt subaiguë, telle est la seule lésion contre laquelle le praticien ait à lutter, lésion de laquelle il triomphe aisément à l'aide de quelques-uns seulement, c'est-à-dire des moins actifs des moyens dont nous avons parlé ci-dessus.

Iritis. — On désigne, à tort, sous ce nom, les lésions qui, nées sous la même influence que celle qui produit l'arthrite blennorrhagique, affectent les parois de la chambre antérieure de l'œil. L'*iritis* coïncide et alterne assez fréquemment, durant la blennorrhagie, avec les fluxions articulaires. M. Rollet évalue cette fréquence à un sixième des cas. L'iritis est quelquefois double.

Il y a ici à étudier les lésions de la cornée, celles de l'iris, et les modifications de l'humeur aqueuse : 1° La moitié inférieure de la cornée (lieu d'élection) offre un pointillé dû à la présence d'une foule de petites taches opalines, qui se réunissant, surtout sur la face postérieure de la membrane, en altèrent la transparence. — 2° L'iris, refoulée en arrière, a un aspect trouble ; sa couleur paraît changée par la diminution du pigment ; dilatation et immobilité, parfois irrégularité, de l'ouverture pupillaire : ultérieurement, synéchie postérieure. — 3° L'humeur aqueuse, plus abondante, contient des exsudats plastiques, mais pas de pus.

Cette inflammation a, dans sa marche, cela de particulier que souvent, au moment où elle semble s'annoncer comme disposée à persister et sur le point d'engendrer des désordres locaux sérieux, on la voit se terminer brusquement par résolution ; résolution qui, par ses résultats comme par sa rapidité, mériterait plutôt le nom de métastase, puisqu'elle coïncide ordinairement avec l'invasion ou le retour d'une fluxion articulaire.

Cependant la perspective de cette terminaison favorable ne doit pas inspirer au médecin une sécurité telle qu'il sursoie au traitement actif, qui est toujours indiqué dès le début de la complication oculaire.

Ce traitement, bien différent de celui de la véritable ophthalmie blennorrhagique (dont il sera question plus loin), doit, avant tout, proscrire les caustiques; aucun collyre destiné à produire une action locale n'est ici nécessaire. Le traitement est donc celui de l'iritis ordinaire : sangsues aux tempes, purgatifs, vésicatoires à la nuque, onctions belladonées, calomel à doses réfractées ; instillations quotidiennes d'une solution de 0,05 de sulfate neutre d'atropine sur 30 grammes d'eau. En cas d'hypersécrétion de l'humeur aqueuse amenant une tension douloureuse, la paracentèse de la chambre antérieure serait indiquée.

Il existe quelquefois alors une conjonctivite, mais sans acuité, sans sécrétion véritablement purulente : c'est un simple catarrhe.

Négligeant à dessein de décrire les périostites, névralgies, myélites attribuées à la blennorrhagie, et dont celle-ci pourrait bien n'être que l'occasion chez des sujets prédisposés, — je mentionne ici, mais je ne fais que mentionner, la *bronchite blennorrhagique*, dont les docteurs Dendy et Headland ont rapporté des exemples. Les détails de leurs observations et le ton très modérément affirmatif des auteurs permettent de croire qu'entre l'affection bronchique et l'affection uréthrale, il y a eu un rapport de coïncidence, peut-être d'influence révulsive, plutôt que de causalité.

De cette notion, ou plutôt de cette impossibilité, on ne peut, d'ailleurs, tirer aucune indication pratique que celle, soit de ramener l'écoulement uréthral, soit d'administrer le copahu, dans les cas de bronchite rebelle qui aurait été précédée d'une chaudepisse ou coexisterait avec elle.

Balano-posthite.

Je prie qu'on remarque ce titre. Placé dans un manuel de pathologie spéciale, il exprime une pensée que je tiens à énoncer franchement. J'ai observé et je vais décrire l'inflammation du gland et du prépuce; il y en a beaucoup et de diverses espèces. Ces espèces, tous les auteurs les reconnaissent, et ils admettent bien que plusieurs d'entre elles n'ont rien de vénérien. Quant à moi, je vais plus loin, et ne crois pas, — n'en ayant jamais vu, — à la *blennorrhagie balano-préputiale.*

Je fais, sur ce point, appel aux souvenirs des praticiens, et je leur demande :

Ne paraît-il pas évident que, si la blennorrhagie pouvait naître sur le gland et sur le prépuce, elle y serait pour le moins aussi fréquente qu'à l'urèthre, puisque ces parties qui, dans l'acte contaminant, se présentent les premières à l'assaut, restent en réalité le plus longtemps baignées par le liquide contagieux, enfin se trouvent, par le fait du frottement prolongé et de l'orgasme vénérien, dans les conditions les plus propres à rendre possible l'imbibition, la pénétration de ce liquide?... N'oublions pas non plus que, chez tous les sujets phimosiques affectés de la blennorrhagie, le gland est non seulement touché, mais quelquefois demeure, et pendant plusieurs semaines, immergé dans le pus contagieux que sécrète leur urèthre.

Eh bien! avez-vous observé, sur leur gland ou leur prépuce, de ces inflammations, venant deux ou trois jours après le coït, sécrétantes, douloureuses, comme la blennorrhagie uréthrale, durant toujours, comme elle, plus de trente jours, quelquefois deux et trois mois?... — Non, assurément.

Et quand une blennorrhagie uréthrale se développe, la voit-on jamais être précédée d'une inflammation quelconque du gland, comme cela serait cependant si naturel, la partie la première exposée devant être la première atteinte? — Non, encore.

— « Mais, dira-t-on, si la blennorrhagie est plus rare au prépuce et au gland qu'à l'urèthre, c'est que ces parties sont protégées par un épithélium épais et résistant. » — Fort bien; mais alors, pourquoi le pus des chancres et des chancrelles s'y inocule-t-il si aisément, et sans qu'elles fussent préalablement excoriées? Et pourquoi chez les sujets, fort nombreux, dont l'épithélium balanique est mince, ténu, fragile à se gercer au moindre attouchement; pourquoi, chez ces sujets-là, lorsqu'il se déclare une blennorrhagie uréthrale, ne se déclare-t-il pas, *à fortiori*, — *ab anteriori*, devrais-je dire, — une blennorrhagie balanique?

Si quelqu'un admet la blennorrhagie du gland et du prépuce, je le mets au défi de me dire par quels caractères, cliniques ou autres, il distinguera ce qu'il appelle balanite blennorrhagique d'avec une balanite simple. — Je voudrais également savoir pourquoi le copahu n'a aucune, absolument aucune influence sur cette soi-disant blennorrhagie, dans le cas de phimosis, où l'urine passe et séjourne cependant sur la muqueuse qui est le siège de l'inflammation, comme elle passe et séjourne sur la muqueuse de l'urèthre.

Je demande encore quelle est, parmi toutes les blennorrhagies de l'urèthre, du vagin, de la conjonctive, celle qui guérit régulièrement en quelques jours, par la simple application de charpie sèche ou imbibée d'un liquide astringent, ainsi que nous le voyons pour la plupart des balanites, et justement pour celles dont le caractère inflammatoire autoriserait le plus à les rapprocher des blennorrhagies?

Je demande, enfin, pourquoi, si la balanite est quelquefois une blennorrhagie, elle n'engendre jamais, par le coït, de blennorrhagie vaginale ?

Je rappelle que, d'après les recherches de Welander, le pus de la balanite ne contient pas de gonococcus ; que l'inoculation de l'urèthre par ce pus reste sans résultats.

Et je conclus, malgré les conséquences opposées qu'on pourrait vouloir tirer de l'interprétation défectueuse de l'une des expériences de B. Bell, je conclus que les anciens n'étaient pas si mal inspirés quand ils appelèrent l'inflammation du gland *chaudepisse bâtarde, fausse gonorrhée !*

Cette maladie a deux genres distincts : elle est de cause accidentelle, et alors légère et peu durable ; ou elle est plus grave et plus prolongée ; mais, dans ce second cas, c'est parce qu'elle est symptomatique d'une autre affection. Expliquons ceci :

A la suite d'excès de coït ou de masturbation, ou de coït avec une femme leucorrhéique ou ménorrhéique, ou simplement par malpropreté (cause portée parfois à un degré inimaginable), on observe, surtout quand l'organisme est disposé aux inflammations par la fatigue et les excès de boisson, une rougeur plus ou moins vive de la muqueuse balano-préputiale avec gonflement, sécrétion purulente, abrasion de l'épithélium (simulant des chancres, pour des yeux effrayés) : à un degré plus avancé, inflammation du tissu conjonctif sous-préputial, d'où impossibilité, pour le feuillet muqueux de ce repli, de glisser sur le feuillet cutané, d'où phimosis.

Cet état est essentiellement temporaire. Faites tout d'abord cesser la cause, et prescrivez en outre :

N° 26. — « Trois fois par jour, après avoir complètement décaloté[1], appliquer tout autour du gland et de la base du gland, de la charpie mouillée de :

1. Le jeune praticien doit être prévenu de la difficulté, parfois très

Eau distillée	30 grammes.
Nitrate d'argent	5 décigrammes.

« Puis recaloter, en évitant, dans ce mouvement, de ramener en avant la charpie, dont une partie doit rester dans le sillon situé en arrière du gland. »

Grâce à cette interposition de la charpie entre les deux surfaces (sur lesquelles elle reste à demeure durant l'intervalle entre les pansements), la guérison s'obtient en quatre ou cinq jours. Les deux premières applications sont seules un peu douloureuses.

S'il y a phimosis, ou seulement tendance au phimosis, ne cherchez pas à le vaincre pour pouvoir faire le pansement direct. D'abord ce pansement peut tout aussi bien être porté sur les surfaces malades par voie d'injections faites, trois fois par jour, avec le liquide ci-dessus [1]. Puis, en vous obstinant à vouloir décaloter de vive force, vous produiriez des éraillures, nouveaux centres d'inflammation, devenant, par conséquent, un nouvel obstacle au glissement du prépuce; de telle sorte que, pour avoir obtenu, aujourd'hui, une fois, en passant, le décalotement, vous retardez de plusieurs semaines le moment où il redeviendra définitivement aussi facile qu'à l'état normal. — Ce précepte ne saurait être trop répété, cette sage temporisation trop recommandée : c'est la base du traitement de tous les phimosis accidentels.

J'ai dit qu'il existe d'autres balanites plus durables, et j'ai dit que, alors, elles sont symptomatiques. Mais elles peuvent l'être soit d'une lésion locale, soit d'un état général.

Parmi les premières on peut compter les diverses lésions vénériennes; mais il faut remarquer une chose bizarre :

grande, qu'on éprouve pour mettre à découvert la totalité des replis du prépuce enflammé. Il faut l'avoir explorée soi-même pour se figurer la profondeur, chez certains sujets de l'*arrière-boutique* balano-préputiale.

1. Je tracerai les règles de ces injections plus loin, en décrivant le traitement de la chancrelle.

c'est que celles de ces lésions qui sont saillantes, qui impliquent donc un travail de prolifération, propagent et entretiennent à leur pourtour une inflammation plus intense et plus prolongée que celles qui sont ulcéreuses. Chez les individus qui portent le gland couvert, les plaques muqueuses stratifiées, et surtout les végétations confluentes, s'accompagnent à peu près constamment de balano-posthite. Il suffit, dans ces cas, de guérir la lésion génératrice, pour voir disparaître sa conséquence, la balano-posthite. Cela suffit... mais cela est nécessaire.

Quant aux causes diathésiques, je ne noterai que pour mémoire l'érythème syphilitique du gland et du prépuce, l'herpès préputialis récidivant (dont il sera question plus loin). Ce sont là des affections qui ne font que simuler la balanite.

Mais il est un autre érythème, de nature dartreuse, qui s'observe au delà de cinquante ans, chez les sujets atteints d'eczéma aux bourses et à l'anus. Une fois établi, il a des exacerbations et des rémissions, mais ne cesse jamais entièrement. La muqueuse est rouge, amincie, luisante, et surtout sujette à se couper par suite des frottements durant le coït (accident qui désole particulièrement les malades).

Avant d'instituer le traitement de cet état, il faut connaître, mais il faut surtout s'avouer les limites de l'art. Vous pourrez aisément triompher de chaque attaque par la prescription ci-dessus (n° 26), ou mieux par l'usage du cold-cream, de cérat frais ; mais le succès ne sera que partiel et surtout essentiellement temporaire. — Vous pouvez aussi, lors des rémissions, travailler à rendre la muqueuse moins irritable, par des onctions avec la glycérine au tannin, l'application à demeure de charpie imbibée d'eau blanche ou de vin aromatique, les bains locaux journaliers dans un liquide astringent ; mais vous ne restituerez ainsi qu'en partie sa structure normale au tégument. A la moindre cause d'irritation, il se gercera de nouveau.

Il n'y a, contre cet état, qu'un seul remède sérieux, capable de donner, dans la majorité des cas, une guérison complète : c'est l'emploi, à la source, et pendant un temps suffisant, de celles des eaux minérales qui sont justement accréditées contre l'herpétisme, et notoirement de l'eau d'Uriage.

L'œdème, qui peut accompagner la posthite, donne quelquefois à l'extrémité de la verge, surtout à sa partie inférieure la plus déclive, un volume considérable. Cette peau luisante, distendue, amincie, comme prête à éclater, effraye toujours les malades. Cet état passe de lui-même avec l'inflammation qui lui a donné naissance. On en abrégera la durée à l'aide de quelques bains locaux froids et astringents, en supprimant toute cause de compression de la verge et en la faisant maintenir dans une position élevée.

BLENNORRHAGIES CHEZ LA FEMME.

Il peut, chez la femme, survenir, par suite du coït, une inflammation dans quatre régions qui, quoique contiguës, sont nosologiquement comme anatomiquement distinctes. Aussi les auteurs comptent-ils : 1° une blennorrhagie vulvaire; 2° une blennorrhagie vaginale ; 3° une blennorrhagie utérine ; 4° une blennorrhagie uréthrale.

Énonçons d'abord sur l'étiologie et la connexité de ces diverses affections quelques remarques qui pourront en éclairer la nature.

1° La vulve, le vagin et l'utérus sont souvent le siège d'inflammations aiguës ou chroniques, d'origine non contagieuse, et donnant lieu à une sécrétion analogue d'aspect à celle que produit l'inflammation d'origine contagieuse. — Au contraire, l'urèthre de la femme comme celui de l'homme (à part les écoulements traumatiques ou liés à la goutte, à la dentition, à la présence de vers) n'est jamais atteint d'inflammation avec sécrétion purulente que par suite de contagion. — La blennorrhagie vaginale sans blennorrhagie uréthrale est fréquente : la blennorrhagie uréthrale sans blennorrhagie vaginale est très rare.

2° La blennorrhagie commence le plus souvent par le vagin, et non par la vulve. — Dans un très grand nombre de cas, la blennorrhagie vaginale suit son cours et se termine sans être accompagnée d'inflammation de la vulve, quoique la sécrétion purulente blennorrhagique du vagin, sécrétion éminemment contagieuse, touche et baigne incessamment la vulve. La blennorrhagie vaginale et la blennorrhagie uréthrale durent ordinairement, quoique régulièrement traitées, au moins deux mois. Au contraire, l'inflammation de la vulve a une propension notable à guérir spontanément ; elle se termine ordinairement en dix à douze jours, et cela comme pour la balanite, par la simple interposition, entre les lèvres, d'un linge sec ou d'une poudre inerte.

3° L'un des symptômes signalés par tous les auteurs comme caractère de ce qu'ils appellent *blennorrhagie utérine*, est que bien différent de l'écoulement de la blennorrhagie vaginale, lequel est tout à fait purulent, celui qui sort du col utérin est plus muqueux, floconneux, gluant, en masses filantes.

D'où je conclus :

A. L'uréthrite, chez la femme, résulte toujours de contagion, est toujours une blennorrhagie, laquelle est produite soit par le contact, durant le coït, du muco-pus de la blennorrhagie de l'homme, soit, consécutivement, par le contact accidentel du pus de la blennorrhagie vaginale de la femme elle-même.

B. Il existe une vulvite, comme il existe une balano-posthite. La nature blennorrhagique de cette inflammation est encore à démontrer.

C. Il en est de même de la métrite du col et du corps, lesquels coïncident quelquefois avec la blennorrhagie vaginale.

D. De même que, dans la blennorrhagie de l'homme l'inflammation spécifique envahit toujours de proche en proche l'étendue entière du canal, de même la blennorhagie vaginale ne devrait-elle pas toujours, aussi, envahir la muqueuse utérine?... Mais cela n'étant pas, et, tout au contraire, la métrite, dans la blennorrhagie féminine, existant quelquefois et non point constamment, il y a lieu de se demander si, au lieu d'être une blennorrhagie véritable, cette métrite n'est pas, elle aussi, une inflammation commune, qui complique accidentellement la blennorrhagie vaginale comme la balanite complique quelquefois la blennorrhagie uréthrale?

E. Néanmoins, jusqu'à ce que ces questions soient résolues, il sera prudent, dans l'intérêt de nos clients, dans l'intérêt surtout de la santé publique, de considérer comme susceptible de contaminer, et par conséquent, de soumettre aux mesures préservatrices, toute femme chez laquelle on aura constaté la présence d'un écoulement purulent, provenant de la vulve et surtout du col utérin.

Vulvite. — Telle que nous venons de la définir, la vulvite qui apparaît durant la blennorrhagie vaginale ne diffère guère, et bien souvent ne pourrait séméiologiquement être distinguée de celles qu'engendrent la malpropreté, les frottements, la masturbation, violences, oxyures, le diabète, l'herpétisme chez les femmes âgées, la scrofule chez les adolescentes. Elle peut être très aiguë : alors, sensations qui, simple chatouillement au début, et provoquant les désirs vénériens, ne tarde pas à devenir cuisson vive, puis douleur qui s'exaspère par la pression, le contact, par le passage de l'urine, en marchant, et même en s'asseyant ; gonflement des grandes et petites lèvres ; ces dernières s'œdématient. Un liquide purulent, âcre, de mauvaise odeur, produit par les glandes mucipares, coule abondamment. Quand il est retenu par le gonflement des bords de l'orifice externe, cette stagnation le rend plus fétide et plus irritant.

La muqueuse offre une rougeur intense avec des dépolissures, des plaques exulcérées, des érosions superficielles, parfait analogue de l'état anatomique qu'on observe dans la balanite d'une certaine intensité. A ce degré, il y a quelquefois de la fièvre et les ganglions de l'aine peuvent s'engorger. — Du reste, cette acuité n'est point une preuve de la nature blennorrhagique du mal ; car, outre qu'elle cesse très rapidement, ce qui est le plus ordinaire, et par l'effet de moyens qui n'ont rien de spécifique, on l'observe assez fréquemment au même degré, résultant simplement du travail de la seconde dentition, surtout chez les petites filles très lymphatiques.

L'état subaigu, plus commun que le précédent, se caractérise par une accentuation moindre de ces divers symptômes.

Peu à peu, en déclinant, en tendant à devenir chronique, l'inflammation se concentre sur deux points, savoir : 1° la partie située en dehors des petites lèvres, où il persiste pendant fort longtemps une rougeur érythémateuse et circonscrite, qui peut causer des erreurs de diagnostic en simulant un chancre soit au début, soit en réparation ; 2° dans les petites glandes en dedans des nymphes, où il s'établit, et d'où il sort une sécrétion insidieuse, souvent méconnue.

La glande de Bartholin s'enflamme aussi, dans quelques cas. Parfois, il n'y a, dans la vulve, aucun autre point enflammé que celui-là ; il faut en être prévenu pour reconnaître dans ce phlegmon, une source de contagion qui pourrait échapper à l'observateur inattentif. Mais, le plus souvent, c'est consécutivement à la vulvite que la glande de Bartholin s'enflamme, et presque toujours d'un seul côté, du moins à la fois. Après être restée pendant plusieurs jours sous forme d'un petit noyau globuleux en dehors de la petite lèvre, elle suppure le plus souvent. On sent alors dans l'épaisseur d'une des grandes lèvres, une tumeur qui grossit de plus en plus, causant des douleurs dont la violence, le retour par crises et l'influence sur l'état général rappellent celles de l'orchite parenchymateuse. Elle tend de préférence à s'abcéder du côté de la muqueuse. — C'est là qu'il faut la ponctionner ; et, s'il se peut, sur l'orifice même de la glande, ce qui met immédiatement fin aux souffrances. Mais presque toujours, l'ouverture ainsi pratiquée reste fistuleuse. Soit vers l'époque menstruelle, soit par l'action de causes d'*échauffement*, le foyer devient le siège d'une inflammation plus vive et d'une suppuration fort incommode. Pour prévenir cet inconvénient, on a conseillé de faire l'ouverture de l'abcès par une large incision : mais le moyen n'est rien moins qu'infaillible. Je préférerais planter dans le foyer, après l'avoir incisé, une flèche de Canquoin. Mais comme, à ce moment, les parties sont extrêmement sensibles, il vaudrait mieux remettre la cautérisation au lendemain, à moins qu'on ne se décide à éthériser préalablement la malade, ce qui permettrait d'inciser, puis de cautériser sans désemparer. — Je recommande aussi d'ouvrir le foyer avec une forte aiguille courbe enfilée d'un fil de soie cirée ; laquelle fera, immédiatement après, une seconde piqûre à 2 ou 4 centimètres de distance, celle-ci ayant traversé la paroi de dedans en dehors ; enfin, une fois l'aiguille sortie par là, de nouer lâchement le fil et d'établir ainsi d'emblée un séton qu'on laisse en place pendant quatre ou cinq jours, afin de provoquer une inflammation qui amène l'adhésion des deux faces du foyer, et finalement l'oblitération de celui-ci.

Vaginite. — Presque toujours le premier pris dans la blennorrhagie féminine, le vagin, en outre, est toujours ou presque toujours pris. Cliniquement donc, il n'y a guère, chez la femme, de blennorrhagie transmise par le coït, sans que le vagin y participe.

Sensation de cuisson, de brûlure, accompagnée d'une tension, d'une sorte de lourdeur dans les aines et le bassin; écoulement d'abord glaireux, mais bientôt mucoso-purulent, puis purulent; surface intérieure rouge, villeuse, injectée, parfois irrégulièrement érodée, tels sont les symptômes de la vaginite aiguë : ajoutons-y l'existence, dans quelques cas, d'un pointillé résultant de la tuméfaction des pupilles muqueuses (psorélytrie), et paraissant sous forme de granulations brunâtres, surtout à la partie postérieure et supérieure du vagin. Le doigt introduit reconnaît un gonflement des parois et en même temps une remarquable augmentation de chaleur. La blennorrhagie du vagin a cela de commun avec la blennorrhagie uréthrale de l'homme qu'elle progresse graduellement de l'orifice externe vers le fond; que, à l'état aigu, elle s'accompagne souvent de granulations très distinctes; enfin, qu'elle a une grande tendance à persister, à se retrancher, comme on dit, dans les parties profondes du canal, surtout dans le cul-de-sac postérieur, où elle joue le rôle d'agent insidieux de contagion, rôle dévolu (chez l'homme) à la goutte militaire, et où, par conséquent, il importe de savoir la chercher.

La vaginite passe très souvent à l'état chronique. Dans ce cas, il n'y a aucune différence matérielle, appréciable à l'œil nu, entre la sécrétion de la vaginite blennorrhagique chronique et le fluide d'une leucorrhée survenue spontanément, en dehors de toute cause contagieuse. La présence seule, facile à constater, du gonococcus, permet de distinguer ces deux états, et de tirer de leur différenciation les conséquences de tout ordre qu'elle comporte.

Pour constater l'écoulement vaginal, il ne suffit pas d'entr'ouvrir l'orifice extérieur, il faut, surtout chez les jeunes femmes, introduire le doigt à 4 ou 5 centimètres de profondeur et le tenir appuyé par en haut, du côté de l'urèthre. On rend ainsi béant le vagin ; et, au bout de huit ou dix secondes, on voit apparaître et couler sur sa face postérieure le pus qui, sans cette manœuvre, aurait été retenu par la juxtaposition naturelle des parois du canal.

Si ce n'est au début, il n'y a que fort exceptionnellement et jamais que fort peu de réaction générale par suite de la vaginite, même aiguë.

Métrite. — Je ne comprends point, sous ce nom, comme quelques auteurs, l'inflammation de la muqueuse qui revêt l'extérieur du museau de tanche : ceci appartient à la vaginite. Mais, quelquefois, il y a inflammation de la muqueuse qui tapisse la cavité du col.

La cause peut être le contact direct avec cette région, pendant le coït, du pus provenant de l'urèthre de l'homme. La surface est alors couverte de granulations constituées par les follicules mucipares enflammés; dans d'autres cas, sa surface présente des exulcérations irrégulières semblables à celles de la balanite. — Passée à l'état chronique, cette forme de la blennorrhagie, en raison de sa ténacité, de la profondeur de son siège, du peu d'écoulement qu'elle produit, de son indolence à peu près absolue, est une des sources les plus souvent méconnues, et par conséquent les plus dangereuses de la contagion.

Quand elle s'est étendue de proche en proche jusqu'au corps de l'utérus, l'inflammation peut donner lieu à la *pelvi-péritonite*, complication très fréquente et singulièrement pénible. Localisée aux fosses iliaques ou gagnant tout le petit bassin, cette péritonite éveille des douleurs d'abord obtuses, puis très vives, exaspérées par la pression, par les mouvements, par chaque retour des règles, passant quelquefois presque soudainement d'un côté à l'autre, s'accompagnant, comme la péritonite ordinaire, de frissons, de fièvre, de vomissements, dépression des forces. — Elle marche assez généralement vers la résolution : mais si une imprudence, — et quelles et combien ne menacent pas cette région et cet organe ! — vient entraver cette évolution favorable, une série de rechutes de plus en plus faciles à naître, et lentes à se dissiper, condamnent la malade à une impotence partielle. Et les adhérences diverses, les oblitérations des trompes, la stérilité, la dysménorrhée qui en résultent, sont les suites toujours graves, parfois aussi impossibles à guérir qu'à prévenir de ce qui, dans le principe, n'a été considéré, et trop souvent traité, que comme un simple *échauffement.*

Même quand elle est restée fixée à la cavité du col, cette inflammation devenue chronique est une des formes du catarrhe utérin, maladie qui, alternativement, peut ou influencer la santé générale ou être influencée par elle, être une cause d'anémie, de névropathie, ou être entretenue par ces troubles constitutionnels.

Uréthrite. — L'étendue, les fonctions, les connexions, les sympathies de l'urèthre féminin, étant tout autres et étant beaucoup plus restreintes que celle de l'urèthre de l'homme, le tableau symptomatique que nous avons à tracer ici s'en trouve notablement abrégé et désassombri. Elle peut résulter de trois modes d'inoculation, un vaginal, un pénien, un digital, dont on me dispensera de décrire le mécanisme. Débutant toujours à l'état aigu, elle cause une cuisson de plus en plus vive et de plus en plus profonde. Pour différencier cette douleur de celle de la vulvite, demandez à la malade si elle la sent au moment même où elle lance le jet d'urine, ou seulement lorsque l'urine coule sur les parties extérieures.

Bientôt survient l'écoulement, analogue par sa nature et ses variations, sa couleur, sa densité, mais non par sa quantité, à celui de la blennorrhagie chez l'homme. On le recueille en introduisant dans le vagin l'indicateur dont la pulpe, tournée en haut, est ensuite ramenée de manière à presser sur l'urèthre d'arrière en avant. Il faut, préalablement, avoir abstergé les matières venant du vagin, matières qui, si elles séjournaient sur l'ouverture de l'urèthre, pourraient être confondues avec celles qu'on exprime de ce canal.

Comme celle de l'homme, l'uréthrite, chez la femme, peut devenir chronique ; et alors, la douleur étant nulle, la fonction non gênée, l'écoulement, d'ailleurs, étant peu abondant vu la brièveté du canal qui le fournit, le mal passe souvent inaperçu.

Ceci arrive surtout lorsque l'inflammation, à son déclin, n'occupe plus que les petites lacunes muqueuses qui existent de chaque côté de l'urèthre. La douleur est alors nulle, l'écoulement très peu copieux, et comme recelé dans un pli ou même dans une cavité. Si le médecin n'a pas su l'en expulser pour le diagnostic, il n'en sortira que trop au préjudice de l'impétueux qui en affronterait le contact dans un de ces moments où le plus avisé ne songe guère à l'exploration que... après coup. Pour savoir s'il y a du pus dans l'urèthre, ou pour affirmer qu'il n'y en a pas, — ce qui a son importance en médecine légale, en médecine conjugale et en médecine publique,— il faut que la personne suspecte n'ait pas uriné depuis un certain temps. Depuis trente ans, je répète de vive voix et par écrit, que prendre une telle précaution, l'organiser dans nos dispensaires et veiller à son exécution, est le seul moyen de ne pas rendre illusoire la visite des prostituées qui, elles, savent fort bien quand et comment absterger leur canal par un jet d'urine. On ne m'a pas écouté, et la chaudepisse continue son libre cours.

Traitement. — Avant de tracer les règles particulières propres à chaque région, il convient de rappeler :

1° Que, à l'inverse des hommes, beaucoup de femmes

ignorent l'existence de leur mal; — que beaucoup d'autres le dissimulent par pudeur, ou par ruse; — que, à moins d'une surveillance continue, on n'est donc jamais sûr que le traitement sera exécuté régulièrement et assez longtemps : — conditions d'autant plus fâcheuses que quelques-unes des manœuvres médicatives nécessaires en pareil cas (introduction du spéculum, tamponnement, injections), sont, en réalité, il faut l'avouer, douloureuses, répugnantes, assujettissantes, et difficiles à exécuter en secret;

2° Que, pour certaines de ces inflammations qui sont aiguës ou qui siègent sur des organes internes, le séjour au lit est le seul moyen de réaliser le repos des parties malades;

3° Que la stagnation des sécrétions morbides dans la cavité du vagin est une autre cause de persistance du mal, qui exige aussi des soins assidus;

4° Enfin, quant à l'état chronique, que l'absence de douleur engendre, chez les femmes, un tel degré d'indifférence, que cette disposition, jointes à la nature particulièrement désagréable des remèdes à employer, oppose à la guérison un obstacle contre lequel le médecin doit s'armer de toute sa force, de toute sa constance de volonté.

Ici, comme pour la balanite, maintenir l'isolement des surfaces est le principal remède; et souvent il suffit. Mais quelquefois l'inflammation est tellement vive, le frottement, le simple contact exercés sur les parties malades détermineraient une telle douleur qu'on est forcé d'ajourner l'application des topiques. Dans ce cas, je prescris :

N° 27. — « Grands bains, tous les jours; bains de siège, deux fois par jour, dans de la décoction de tête de pavot et guimauve.

« Étendre, avec la barbe d'une plume, un peu de cérat, de cold-cream, ou de crème.

« Si les matières sont retenues, essayer une injection

d'huile d'amandes douces, tiède, faite avec une petite seringue dont on aura soin de n'introduire que le bec entre les lèvres.

« Repos au lit ou garder la chambre, cataplasmes d'amidon maintenus en contact immédiat, les lèvres étant écartées, au moyen d'un bandage en T.

« Boire en abondance de l'infusion de mauve et de violette, sucrée avec le sirop d'orgeat; régime doux.

« Un ou deux lavements par jour de décoction de pariétaire miellée. »

Dès que le contact des topiques est devenu supportable, ou lorsque, — cas le plus ordinaire, — il l'est dès le début du mal, le traitement peut être à la fois plus actif et plus efficace. Alors :

N° 28. — « Trois, quatre ou cinq fois par jour, selon l'abondance de l'écoulement, introduire, de manière à ce qu'elle tienne en place, une mèche de charpie mouillée d'eau végéto-minérale ou enduite de glycérolé de tannin.

« Mettre aussi de la charpie entre la grande lèvre et la cuisse.

« Au bout de trois jours environ, on remplacera ce liquide par le suivant :

Eau distillée	40	grammes.
Nitrate d'argent	1	—

« Ne continuer cette dernière application que pendant trois ou quatre jours. »

Avivée intentionnellement par cette médication substitutive, l'inflammation ne tarde pas à décroître dès qu'on la cesse et, avec quelques soins de propreté, l'application de poudre d'amidon ou de riz, en touchant s'il y a lieu, avec la *pierre*, quelques points où l'inflammation résisterait, comme pour la balanite, tout, la plupart du temps, est terminé en moins de huit jours.

Existe-t-il un moyen de faire avorter la *blennorrhagie vaginale?...* Souvent un client scrupuleux m'a dit : « Docteur, j'ai la chaudepisse et je viens d'avoir des rapports avec ma femme. Comment m'y prendre pour la préserver? » — Malheureusement, on ne sait pas, on ne peut prévoir par quel point du vagin la blennorrhagie commencera. Malheureusement aussi, la douleur qui s'y développe n'est assez forte pour devenir un indice que lorsque la maladie a déjà eu le temps de s'étendre de proche en proche. Enfin on ne dispose d'aucun mécanisme capable de cautériser exactement toute la muqueuse malade, en s'insinuant dans ses lacunes, en pénétrant dans ses follicules, comme le fait l'injection uréthrale abortive, chez l'homme. Aussi, jusqu'à présent, tout essai tenté pour enrayer la blennorrhagie vaginale, même par l'attouchement avec la pierre infernale, est-il presque certainement voué à l'insuccès.

L'inflammation une fois développée, les bains, les injections mucilagineuses et narcotiques tièdes, le repos, en sont le seul remède proposable, si elle est aiguë. On n'use plus guère des sangsues, et plus du tout de la saignée. Prescrivez des lavements émollients; interdisez toute excitation érotique. Le copahu, ici est absolument impuissant. Les bains, excellent remède à cette période, ne sauraient être trop multipliés. Mais il faut que l'eau du bain pénètre dans le vagin. La malade obtient ce résultat en enfonçant à 3 ou 4 centimètres de profondeur, soit son doigt indicateur, soit une grosse canule percée de trous, ou bien en injectant à plusieurs reprises l'eau du bain, avec une de ces petites seringues en verre qui se manœuvrent d'une seule main.

Au déclin de l'inflammation, on ajoute à l'injection une substance astringente (acétate de plomb, alun, perchlorure de fer, sublimé, acide phénique dilué, extrait de ratanhia), dont la dose d'abord faible, sera augmentée à mesure que l'on constatera qu'elle n'irrite pas, ou du moins, que la légère irritation momentanée et salutaire qu'elle produit, cesse au bout de cinq minutes. Ce n'est qu'en tenant compte de cette sensation qu'on pourra doser utilement les astringents. La dose, d'ailleurs, devra toujours être augmentée graduellement, à mesure que la sensibilité des organes s'habituera, de manière à n'en plus éprouver de cuisson, à l'action de la dose précédente.

Dès que la muqueuse vaginale est devenue insensible au toucher, il est temps de recourir à des moyens plus actifs pour empêcher la maladie de passer à l'état chronique. L'isolement des surfaces est le meilleur. Ainsi :

N° 29. « En se couchant, enfoncer jusqu'au fond de la partie, l'une après l'autre, cinq petites boulettes de coton liées à un fil, de dix centimètres en dix centimètres de distance, et enduites de :

Pommade de concombre...........	40	grammes.
Alun............................	4	—
Tannin..........................	3	—

« Les laisser toute la nuit : le matin, après les avoir ôtées (en tirant sur le fil dont un bout, à cet effet, a été laissé au dehors), faire une injection avec :

Décoction d'écorce de chêne........	500	grammes.
Borax......................	15 ou 20	—

« Réitérer dans la journée cette injection [1]. »

1. L'injection peut être pratiquée avec une seringue, ou un irrigateur, ou un injecteur aspirateur composé de deux boules en caoutchouc. Mais pour que le liquide pénètre et séjourne convenablement, la femme doit « se coucher et maintenir le bassin élevé, de manière à ce que la partie supérieure du vagin en devienne le point le plus déclive. Dans cette position, conservée plus ou moins longtemps après l'injection, le liquide pourra séjourner dans les parties et agir comme un bain local. » (Ricord.) Il est un autre moyen plus commode de garder le liquide ; mais il ne convient qu'aux personnes qui n'ont pas le vagin très spacieux. Il consiste à se servir de la seringue en verre, usitée pour les injections uréthrales chez

On varie les injections astringentes, en employant les mêmes substances que pour les injections uréthrales, chez l'homme, mais *à dose double.*

En cas d'écoulement fétide, ajouter aux injections un peu de liqueur de Labarraque.

A un état plus avancé, c'est-à-dire entièrement indolent, il reste deux ressources : le tamponnement à l'aide du speculum et la cautérisation.

1° Une ou deux fois par jour, après avoir introduit un speculum cylindrique, on y pousse l'une après l'autre de petites boulettes de charpie ou de coton, préalablement roulées dans

Poudre d'amidon...................	40	grammes.
— de tan....................	20	—
— de sulfate d'alumine.......	6	—

Mêlez.

Les premières boulettes doivent être assez petites pour pouvoir s'insinuer dans les culs-de-sac utéro-vaginaux. En retirant le speculum, bien appuyer sur les boulettes avec la longue pince qui a servi à les enfoncer, afin qu'elles restent exactement en place.

l'homme. La seringue remplie est introduite à 5 centimètres de profondeur, de manière à ce que ce ne soit pas seulement son bec, mais sa partie renflée, son corps qui pénètre dans le vagin. La femme attire alors de la main gauche les bords de l'orifice par en haut, de façon à en coiffer exactement la seringue; puis elle pousse le piston de la main droite. Cela fait, il faut tenir la seringue dans la position où on l'a fixée, et l'y garder pendant tout le temps qu'on désire garder l'injection.

L'*irrigateur* est préférable lorsqu'on veut laver à grande eau, ce qui suffit quelquefois, et est d'ailleurs toujours utile avant de faire les injections à garder en place. Ces injections à grande eau, à jet énergique et froides, ont, indépendamment de leur composition, une efficacité spéciale dans les écoulements dits *passifs.*

Enfin, il existe des appareils destinés à faire séjourner dans le vagin le liquide injecté. Le meilleur de tous est incontestablement celui qu'avait imaginé et fait construire, sur les indications du docteur Borin, feu Liébert de Lyon, et qui se vend sous le nom d'*injecteur Garnier*. Avec cet appareil, le liquide peut être gardé aisément pendant huit ou dix heures, même la malade marchant.

Ce pansement réalise à la fois la médication isolante et la médication astringente. On le laisse six ou huit heures en place; après l'avoir retiré, on fait une injection détersive.

2° Pour cautériser, on place d'abord le speculum; et le col étant bien apparent, on commence par toucher son orifice, sa surface extérieure, ainsi que les culs-de-sac, avec le nitrate d'argent solidement emmanché dans un canon de plume. Cela fait, on retire lentement le spéculum, et à mesure qu'il sort, on porte le nitrate sur les parties de la surface vaginale que le retrait de l'instrument met à découvert et qui viennent successivement se présenter dans son champ. Avant de terminer, pousser vivement une injection d'eau froide avec une petite seringue qu'on a chargée d'avance; on évite ainsi que les parties de nitrate d'argent restées intactes ne viennent inutilement et très douloureusement cautériser la vulve. — La cautérisation doit être réitérée trois ou quatre fois, à six ou huit jours d'intervalle.

Est-il nécessaire d'ajouter qu'on devra tenir compte de l'état général, des complications discrasique ou diathésique, notamment de l'anémie, de la scrofule et de la gastralgie, causes si actives et si communes de la persistance des écoulements vaginaux, et qui, jointes à l'influence du froid humide, font si souvent dégénérer le flux blennorrhagique du vagin en cette espèce de sécrétion insidieuse, rassurante par son aspect mais dangereuse par son origine et ses propriétés contagieuses, qui, sous le nom de *fleurs blanches*, est l'agent principal de propagation de la blennorrhagie, dans toutes les formes de la maladie, dans toutes les classes de la société. On pourvoit à ces indications diverses par les reconstituants, ferrugineux, hydrothérapie, vie à la campagne; par les sulfureux, eaux minérales naturelles; anti-scrofuleux, huile de foie de morue, frictions sèches, insolation. Deux recommandations méritent d'être répétées : continence et usage constant de caleçons de flanelle. Surveiller aussi et surtout favoriser la régularité de la menstruation.

Ajoutons, après avoir énuméré les diverses médications en usage — et je le déclare, non pas seulement d'après ce que j'ai observé chez mes clientes, à moi, — ajoutons que l'effet de ces remèdes n'est rien moins qu'assuré ; que malgré le soin qu'on met à les appliquer, à les varier selon l'indication, trop souvent il reste une habitude de sécrétion, dont les femmes, plus lasses du traitement que de la maladie, s'accommodent en général fort volontiers, mais dont le praticien, qui en sait les conséquences, déplore la ténacité moins comme un opprobre pour la médecine, selon l'expression consacrée, que comme un danger permanent pour la santé publique. Assurément, sur ce point, la thérapeutique n'est pas faite ; mais, en attendant un progrès nécessaire, n'en employons qu'avec plus d'exactitude et de persévérance les ressources qui sont actuellement à notre disposition.

Métrite. — L'inflammation de la muqueuse utérine, qui complique parfois la blennorrhagie vaginale, nécessite, à l'état d'acuité, le repos au lit avec flexion des cuisses, des cataplasmes émollients sur l'hypogastre, parfois une application de sangsues sur le point le plus sensible du ventre, de doux laxatifs, des quarts de lavement laudanisés ; au déclin de l'acuité, des frictions rubéfiantes sur l'abdomen avec la teinture d'iode, ou même un vésicatoire volant, des bains réitérés et prolongés. Pendant cette période, s'abstenir de toute médication par le vagin.

Plus tard, lorsqu'en touchant le col, en le poussant en haut avec le doigt, en faisant tousser la femme, on ne produit plus de douleur, il est temps d'en venir aux moyens locaux. On porte dans le col et on y laisse à demeure de petits cônes faits avec partie égale de tannin et de gomme arabique. Dans les cas rebelles, on cautérise avec le crayon de nitrate d'argent fondu [1]. Enfin, les bains de siège, les douches d'eau froide (dans le vagin, sur l'hypogastre et les reins), les bains de mer, les eaux sulfureuses, l'hydrothérapie, ont complété plus d'une guérison dont la lenteur tenait bien plutôt à la présence de quelque dyscrasie ou de quelque diathèse qu'à quoi que ce fût de spécifique. Ces médications sont aussi celles qui conviennent à la pelvi-péritonite, laquelle, surtout à son début, indique quelquefois le traitement des grandes inflammations abdominales, frictions mercurielles, applications de collodion, purgatifs.

Uréthrite. — On peut, quand on a la chance d'arriver à temps, faire avorter l'uréthrite, en introduisant à 12 ou 15 millimètres dans le canal un crayon de nitrate d'argent fondu, dont on a préalablement arrondi le bout en le frottant sur un linge mouillé. On le trempe alors dans l'huile, on le fait pénétrer vivement et on ne le laisse séjourner que 5 ou 6 secondes, en le tournant deux ou trois fois sur lui-même.

Si, au contraire, l'inflammation de l'urèthre a eu le temps de se développer, on lui oppose, comme à celle du même canal chez l'homme, les bains, les boissons émollientes, le régime approprié. Le méat étant quelquefois fort sensible aux frottements, on y étend doucement un peu de cold-

1. Les injections intra-utérines, qui ont eu un moment de faveur, sont aujourd'hui complètement abandonnées en raison des dangers qui en sont parfois la suite. Ces dangers sont rares, il est vrai, mais comme aucune précaution, aucun précepte n'ont pu conjurer la chance de les voir survenir, on a préféré renoncer à la médication capable d'y donner lieu. Ces injections, quand on les juge utiles, sont avantageusement remplacées par le procédé de Bandl. La malade étant dans une position telle que la vulve soit située plus haut que le col, on applique un spéculum plein, dans lequel on injecte le liquide médicamenteux. Cela fait, on introduit plus ou moins profondément dans la cavité du col une sonde métallique percée dans toute sa longueur de plusieurs trous très rapprochés les uns des autres. Le liquide, pénétrant par ces trous, s'introduit dans la cavité du col, et la remplissant sans la distendre, — inconvénient qui a lieu avec les injections, — il réalise le but médicateur qu'on se proposait, sans faire courir le risque d'aucun accident.

cream, de cérat belladoné; et on y applique un cataplasme de mie de pain.

Le copahu et le cubèbe ont sur cette uréthrite le même effet spécifique que sur celle de l'homme; et quand la douleur en urinant est très vive, on peut avec grand avantage employer ces remèdes à titre de palliatif. Je n'ai bien souvent pu que grâce à leur secours apaiser des souffrances que les sédatifs ordinaires, même à haute dose, ne parvenaient pas à soulager.

Si l'action des anti-blennorrhagiques est toujours et à toute période favorable, il est rare qu'elle suffise ici pour procurer une guérison complète. Presque toujours, il faut terminer par des injections. Mais comme, vu la différence de disposition des organes, la femme n'a pas, pour les faire, pour les bien faire, la même facilité que l'homme, c'est le plus souvent au médecin ou à une personne étrangère d'intervenir.

Or, ces aides ne sont guère en situation de prêter leur concours quotidiennement, moins encore deux ou trois fois par jour. En conséquence, au lieu de reçourir aux injections astringentes que l'expérience montre être ordinairement infidèles, il est préférable d'attendre que la maladie soit bien mûre, à peu près indolente, et de prescrire alors, en nombre restreint, des injections très actives, soit quatre ou cinq injections (de 10 à 15 centigrammes de nitrate d'argent pour 30 grammes d'eau) qu'on fera à 36 ou 48 heures d'intervalle.

C'est aussi par des injections caustiques introduites au moyen d'une seringue d'Anel qu'on guérira la blennorrhagie des petits follicules qui siègent autour du méat urinaire.

Dans le cas, très commun, de coexistence de la vaginite et de l'uréthrite, il importe de combiner le traitement de manière à obtenir simultanément la guérison de toutes deux; celle qui survivrait, surtout si c'est l'uréthrite, exposant à une récidive presque certaine de celle qui, à ce moment, aurait été guérie.

La *cystite*, complication beaucoup plus rare, chez la femme, de l'uréthrite, se traite par les moyens indiqués pour la cystite de l'homme.

BLENNORRHAGIES EXTRA-GÉNITALES.

Quelques auteurs décrivent une blennorrhagie buccale, nasale, auriculaire, ombilicale, etc. Non-seulement je n'en ai jamais observé, mais, pendant mes six années de majorat à l'Antiquaille, voulant m'assurer de la réalité de ces assertions, j'ai bien souvent (plus de trente fois assurément) porté avec frottement dans les narines, sur la lèvre, sur les plis et à une certaine profondeur de l'anus, chez des blennorrhagiens, le bout de mon doigt chargé d'un peu de leur écoulement uréthral. Je choisissais, pour cet essai, des blennorrhagies aiguës, à sécrétion positivement contagieuse. Les malades, ne se doutant pas de ce que je venais de faire, ne prenaient aucune précaution pour en empêcher les suites. Eh bien! jamais je n'ai vu rien qui ressemblât à un effet quelconque produit sur ces membranes ainsi souillées à dessein d'un pus éminemment contagieux frotté sur elles et y ayant ensuite été laissé à demeure. Je ne vois donc d'indubitable, parmi ces blennorrhagies extra-génitales, que la blennorrhagie conjonctivale, que je vais décrire : j'ajouterai cependant pour mémoire quelques mots sur les blennorrhagies anale, auriculaire et buccale.

Blennorrhagie conjonctivale.

La plus grave de toutes, elle est heureusement assez rare. Je passe quelquefois une année entière sans en observer d'exemples. Il est vrai que ces cas, dont l'origine est souvent méconnue, peuvent aller, de préférence, dans les hôpitaux et les cabinets non spéciaux.

Elle résulte presque toujours du dépôt sur la conjonctive d'un peu de pus blennorrhagique fourni par le sujet lui-même; rarement du pus provenant de la blennorrhagie d'un autre sujet.

Il importe d'étudier les occasions dans lesquelles a lieu ce contact accidentel. Les signaler c'est faire de la prophylaxie; et, ici, la prophylaxie vaut bien la peine qu'on s'en occupe. C'est la meilleure médecine; car, malgré tous les remèdes, trop souvent un œil contaminé est un œil perdu ou risquant de demeurer fortement compromis.

a. Le premier soin du blennorrhagien, dès son lever, est de voir s'il coule et ce qu'il coule. Il presse donc le canal et cueille du bout du doigt le pus qui sort. Mais ses paupières, *collées par le sommeil*, l'empêchant de bien voir, il les frotte de ce même doigt pour les décoller... Contagion.

b. Un blennorrhagien pisse contre un mur : rien de plus ordinaire. Mais le mur est poli; mais un reste d'érection donne à l'angle d'incidence du jet une ouverture telle que sa réflexion dirige quelques gouttes vers l'orbite. Or les premières gouttes chassent devant elles du pus uréthral... Contagion. — J'ai observé un exemple de ce mécanisme chez un jeune homme atteint de blennorrhagie, qui, deux jours avant d'être affecté de conjonctivite purulente, s'était senti l'œil frappé par son urine, en pissant contre le tambour en tôle d'un bateau à vapeur.

c. Même danger, pour ceux qui, secouant la verge sans précaution pour chasser au dehors le pus de l'urèthre, en lancent ainsi une goutte qui peut s'introduire entre les paupières.

d. Quelques personnes, affectées de maux d'yeux, entendent dire que le meilleur remède est de se laver avec sa *propre* urine. Ont-elles une blennorrhagie? La condition principale pour le succès du remède ainsi formulé fait évidemment défaut... Contagion.

e. Ici viennent les linges, éponges, objets de toilette ou de pansement ayant servi à un blennorrhagien, de même l'eau qui vient de lui servir à prendre un bain de la verge, voire l'œil artificiel prêté par un blennophthalmique à son camarade; ou bien le doigt qui vient de s'égarer *immédiatement au-dessus* du méat d'une femme atteinte d'uréthrite blennorrhagique, et que le pauvre amoureux se met ensuite dans l'œil, au propre comme au figuré. — Ce sont là d'insidieux mais assez communs agents de contagion.

Un de mes malades, atteint de blennorrhagie uréthrale aiguë, prenait un bain tiède. En se soulevant, le pied lui glisse, et sa tête plonge dans la baignoire. Le pus blennorrhagique nageait probablement à la surface de l'eau, et le plongeon eut lieu d'une façon exceptionnellement malheureuse; car deux jours après, il se déclara une ophthalmie blennorrhagique, bien caractérisée, qui envahit successivement les deux yeux.

f. Le pus d'un œil malade peut couler par son propre poids dans l'autre œil, si le sujet, étant couché, a l'imprudence de tenir la tête appuyée sur le côté sain. C'est donc là une chance de contagion pour tous les malades, pour les *camards* surtout, a-t-on dit.

g. En traversant un vagin tapissé de pus contagieux, le nouveau-né y *peut* prendre le germe d'une véritable ophthalmie blennorrhagique, maladie analogue sous quelques rapports, mais bien supérieure en gravité à la blennophthalmie catarrhale si fréquente à cet âge, que l'on confond souvent avec l'ophthalmie blennorrhagique.

h. En examinant un blennorrhagien, le médecin trouve souvent le méat fermé par une croûte. Qu'il presse sans précaution le canal derrière cette croûte, et le pus qu'elle recouvre pourra lui jaillir entre les paupières... De même, en faisant des injections dans un œil affecté, vous pourrez être atteint par une goutte du pus que votre seringue expulse de l'œil du malade... Pendant que vous examinez un enfant, son pus lui coule des paupières sur la joue, de la joue dans la bouche : il le crache en l'air pour s'en débarrasser et vous le recevez dans l'œil. Voilà des exemples très réels et très utiles à connaître, d'ophthalmie blennorrhagique par cause professionnelle.

i. Il existe des cas d'inoculation pratiquée intentionnellement, surtout de mari à femme, dans un but coupable, par haine ou vengeance,

j. Enfin, citons en terminant les inoculations faites volontairement pour obtenir la guérison du pannus.

Symptômes et marche. — L'inflammation blennorrhagique de la conjonctive débute si vite après l'acte contagionnant (8 ou 10 heures), atteint si rapidement un haut degré d'intensité qu'on n'est pas longtemps exposé à la confondre avec une ophthalmie catarrhale. Il faut donc observer avec une attention, suivre avec une vigilance extrêmes toute irritation oculaire qui vient à se développer chez un sujet atteint de blennorrhagie. N'exagérons rien, cependant ; certains malades, avertis du danger possible, et très timorés, viennent parfois vous demander avec instance des remèdes énergiques, la cautérisation même, pour la moindre rougeur qu'ils se découvrent aux paupières... Résistez dans une juste mesure. Informez-vous s'ils ne sont pas habituellement sujets aux ophthalmies, s'ils ne sont pas rhumatisants, diathèse qui à elle seule crée parfois une blennophthalmie. Demandez, en tout cas, quelques heures pour vous décider : le mal révèlera lui-même sa nature par la rapidité de ses progrès.

Sa marche, en effet, est caractéristique. A la rougeur initiale, avec cuisson et chaleur, qui s'observe dans toute ophthalmie, succède rapidement une coloration beaucoup plus foncée des tissus et une douleur violente. En peu d'heures, les paupières deviennent œdémateuses ; la supérieure, plus tuméfiée, retombe au-devant de l'inférieure qu'elle recouvre en partie. En la soulevant et l'écartant de l'autre, ce qui ne s'obtient qu'avec peine, il sort comme un flot de pus, séreux au début, mais bientôt jaune ou vert, épais, qui excorie ce qu'il touche, les joues et surtout les paupières déjà enflammées par leur participation au processus qui a frappé la conjonctive. La fièvre reste modérée, mais le malade que tourmente l'insomnie, la douleur locale, l'incertitude ou plutôt la trop réelle certitude du sort de son œil, la crainte que l'autre ne soit attaqué, a encore à compter avec l'horrible douleur que causent les explorations ainsi que les médications topiques, et enfin avec des irradiations névralgiques péri-orbitaires aiguës.

En mettant l'œil à nu, on remarque d'abord un bourrelet rouge formé par le gonflement du segment de conjonctive qui tapisse les culs-de-sac oculo-palpébraux : ce bourrelet, ne pouvant trouver de place pour son développement sans renverser en dehors la paupière inférieure, détermine un ectropion qui dure aussi longtemps que la période aiguë de la maladie.

A son tour, la tuméfaction de la conjonctive oculaire produit un chémosis. Quant à la cornée, tantôt elle est mortifiée par le fait même de ce chémosis, de ce gonflement qui, pressant sur toute sa circonférence, y suspend l'apport des éléments de nutrition; tantôt elle subit un épanchement purulent interstitiel, qui d'abord l'opacifie, puis l'ulcère. Soit par l'un, soit par l'aufre de ces deux mécanismes, si le mal dure quelques jours, on la voit se perforer, et les humeurs de l'œil ainsi que le cristallin sortent, laissant un staphylôme de l'iris ou un moignon informe voué à l'atrophie progressive. Tel est, en effet, le résultat trop fréquent, et parfois réalisé en moins de trois jours, de cette phlegmasie *galopante*, où la pyogénèse a pour siège et pour agents tous les éléments de la conjonctive, les noyaux du tissu conjonctif, comme les cellules les plus externes de l'épithélium, et l'issue des leucocytes à travers les parois des vaisseaux.

Ce désastre irrémédiable n'est pas seulement, notons-le bien, *une des terminaisons possibles* de la blennorrhagie conjonctivale. C'en est la conséquence assez fréquente, la conséquence à peu près certaine, si l'art n'est pas intervenu à temps et énergiquement.

Traitement. — La prophylaxie se propose ici deux objets : 1° éviter le transport dans l'œil du pus de la blennorrhagie (c'est à ce but que tendent les détails minutieux donnés ci-dessus sur les voies diverses par lesquelles s'opère la contagion accidentelle) ; 2° une fois l'un des deux yeux atteint, préserver l'autre du contact du pus contaminant. On y parvient en prévenant, à chaque visite, du danger le malade et les assistants ; en condamnant l'œil sain à l'occlusion qu'on maintiendra au besoin par un bandage approprié ; enfin en prenant soi-même et faisant prendre aux aides, pour appliquer la médication locale, certaines précautions dont il va être parlé tout à l'heure.

Quant au traitement proprement dit, il doit être souverainement actif. Mais gardez-vous de croire également efficaces toutes les forces dont elle dispose. S'il ne vous est donné de commencer le traitement qu'à la période moyenne, alors qu'il y a gonflement extrême, fièvre, angoisse, agitation nerveuse portée au point d'amener une agitation qui se rapproche du délire, je comprends que les médications dites générales, une saignée, huit ou dix sangsues, tant à l'angle interne ou au-dessous de l'oreille (en cas de chémosis, les scarifications ou plus tard l'excision de deux ou trois plis rayonnés de la conjonctive dans une direction rayonnant vers le centre de la cornée), une bouteille d'eau de Sedlitz, réitérée deux fois en trois jours, soient indiquées, ainsi que la diète, les pédiluves, la glace à demeure (*loco dolenti*) : le tout secondé par des instillations de solution de sulfate neutre d'atropine (0,05 sur 60 d'eau) répétées trois ou quatre fois par jour, pour prévenir ou combattre la tension intra-oculaire. Mais le traitement local doit tout primer ; aucun remède n'en dispense, et il suffit toujours lorsqu'on a pu l'employer de bonne heure.

Or, ce traitement local a deux indications capitales à remplir simultanément : 1° modifier par la cautérisation la membrane qui fournit le pus, indication dont l'exécution ne doit être ajournée que dans un seul cas, lorsqu'il y a vive inflammation et que le pus n'est pas encore formé ; car pratiquée à cette période, la cautérisation pourrait compromettre la vitalité de la cornée ; 2° empêcher la stagnation de ce pus entre les paupières.

On cautérise la conjonctive avec le crayon de nitrate d'argent. Il faut le porter rapidement sur les surfaces conjonctivales de la sclérotique et des paupières, principalement sous la supérieure, en ayant soin d'éviter la cornée et son pourtour. Tenez toute prête, et faites aussitôt après, une injection d'eau salée, pour neutraliser l'excès de substance caustique laissée en place ; et tenez pendant deux heures sur l'œil, pour prévenir la réaction inflammatoire, des compresses réfrigérantes fréquemment renouvelées.

Dans les cas moins graves, on peut remplacer cette opération, toujours très douloureuse — et à laquelle le malade et sa famille ne manqueront jamais d'attribuer les accidents qui surviendraient ultérieurement — par l'attouchement pratiqué successivement dans les deux culs-de-sac oculo-palpébraux avec un pinceau trempé dans une solution de nitrate d'argent au quinzième ou au dixième.

La cautérisation, soit par le crayon, soit avec la solution, si elle a été bien faite, n'a que rarement besoin d'être répétée.

Il le faudrait cependant si la première cautérisation n'avait pas modifié très sensiblement l'aspect de la muqueuse enflammée et le caractère purulent de la sécrétion. Dans ce cas, et pour savoir s'il faut recommencer l'opération, on doit attendre quelques heures après la chute de la mince eschare produite par le caustique.

D'ailleurs, la cautérisation aura d'autant moins besoin d'être réitérée qu'on aura plus tôt et plus exactement employé, concurremment avec ce premier moyen, celui dont il me reste à parler, c'est-à-dire les douches ou injections.

On ne saurait, en effet, apporter trop d'empressement, trop de vigilance à l'exécution de ces lavages destinés à empêcher la stagnation du pus contagieux. Dans un hôpital et même en ville, avec un peu d'ingéniosité, on organise assez aisément un appareil irrigateur, qui cependant exige pour son installation et pour son maniement une certaine habitude et des aides exercés.

Au contraire, la petite seringue à injections, en verre, est partout sous la main; et en enseignant aux parents ou amis du malade à s'en servir, on évite de perdre en préparatifs un temps précieux.

Le procédé est simple : remplissez, à moitié seulement la seringue d'une solution aqueuse d'alun ou de sulfate de zinc ou d'acide salicylique au centième. Faites écarter les paupières par un aide. Placez-vous en face du malade, mais un peu plus du côté sain. La seringue étant saisie de l'une de vos mains, par le haut de son corps et son piston, prenez avec l'autre main sa base tout près du bec, et approchez ce bec obliquement de la muqueuse, sans la toucher, du côté du grand angle de l'œil [1]. Poussez alors, poussez d'un jet brusque et vif, qui puisse chasser par l'angle opposé de l'œil

1. Il serait plus commode d'injecter par l'angle externe de l'œil; mais en agissant ainsi, on aurait à craindre qu'une parcelle du pus contagieux ne fût chassée par l'injection dans l'œil sain.

toutes les sécrétions déposées à sa surface. Pour bien faire, consacrez spécialement une seconde injection à balayer le cul-de-sac de la paupière supérieure. Au moment précis où vous donnez le coup de piston, n'oubliez pas, en *ouvrant l'œil* du malade, de *fermer* le vôtre, de crainte d'accident.

Voilà l'injection faite. Mais il faut la répéter.

« La répéter... Combien de fois? A quel intervalle? » demandera-t-on.

Je réponds : toutes les demi-heures, plus souvent même parfois, s'il est possible. La séance est laborieuse, je l'accorde, mais le danger presse. Il n'y a qu'un temps pour sauver l'organe de la destruction qui le menace. Utilisons ce temps. Faisons appel à tous les dévouements éclairés. Organisons auprès du malade un service de jour et de nuit, alterné pour le personnel, mais incessant pour la régularité des soins. C'est l'heure où chacun doit payer de sa personne, le médecin avant tout autre.

Après quelques jours de fatigues, on reconnaît que les fatigues ont porté leur fruit; il n'y a plus qu'une conjonctivite simple. — Ainsi transformée, l'affection ainsi que l'iritis et l'ulcère de la cornée, ses suites possibles, est devenue du ressort de la pathologie oculaire. Nous n'avons donc à nous en occuper que pour mettre le médecin en garde contre les retours de l'état contagieux, qui se produisent quelquefois inopinément, et contre lesquels il faut, sans tarder, faire de nouveau usage de la médicamentation spécifique. Le calomel à doses réfractées est alors un utile auxiliaire.

Blennorrhagie anale.

N'ayant vu aucun cas de cette maladie, je dois la croire très rare. Est-elle une blennorrhagie véritable? N'est-elle qu'une inflammation simple, produite et entretenue, comme la balanite, par quelque état diathésique?.... Il est très difficile de se prononcer à cet égard : d'abord parce qu'on manque d'observations détaillées; puis, parce que les causes qui portent au contact de l'anus du pus blennorrhagique, c'est-à-dire les manœuvres de la sodomie, déterminent souvent des chocs, des déchirures d'où peut résulter de l'irritation. Cependant, chez les femmes, la contagion peut s'opérer par un autre mode, sans violence; c'est quand la matière blennorrhagique qui coule du vagin vient, durant le décubitus horizontal, baigner la marge de l'anus. Il est vrai que Vidal, à qui j'emprunte ce passage, dit seulement que ce pus, que ce muco-pus peut « déterminer là une *espèce* de blennorrhagie ».

Quoi qu'il en soit, si, avec le signalement local infundibuliforme du sodomiste, on voit la muqueuse de son anus rouge, excoriée, sécrétant une matière purulente, il faut d'abord s'assurer si cet état ne tient pas à un traumatisme spécial de date récente; il faut vérifier, en second lieu, s'il ne dépend point de la présence d'hémorrhoïde, de rétrécissements, fistules, fissures, plaques muqueuses, végétations, ou quelque autre lésion. Et si la sécrétion paraît, comme on le disait, jadis, idiopathique, on doit, selon le degré d'inflammation, agir d'abord par les émollients dans le cas de phlegmasie aiguë, ou en venir immédiatement aux astringents, aux caustiques même, si l'inflammation est modérée.

Mais quelle que soit la nature de la médication choisie, la manière de l'appliquer est identique. Il faut toujours employer un tampon de charpie, assez volumineux pour séparer le côté gauche du droit, mais pas assez volumineux pour produire une distension incommode. Après avoir enduit ce tampon, selon les cas, soit de cérat saturnin, soit de pommade au tannin, à l'extrait de ratanhia, ou au nitrate d'argent, on le pousse dans l'anus assez haut pour qu'il tienne ; puis on étale, au niveau de la marge de l'anus, en forme d'éventail, la partie de ce tampon qui déborde à l'extérieur. Ce pansement sera réitéré deux ou trois fois par jour, selon l'abondance de la suppuration.

Si la source du pus semble être dans un point plus élevé que celui auquel le tampon ainsi porté peut atteindre, on le remplacera par une mèche, dirigée avec le porte-mèche, ou par une injection faite avec la seringue à injection uréthrale ordinaire. Si, au moyen de cette seringue, on ne peut pas pénétrer à une profondeur suffisante, ce qui ferait présumer, selon les auteurs, que le pus ne provient plus d'une blennorrhagie, on introduira d'abord à la hauteur voulue une sonde en gomme élastique de 8 à 10 millimètres ; et c'est par l'orifice de cette sonde, laissé à l'extérieur, qu'on poussera l'injection.

Quatre ou cinq injections, espacées à trois jours d'intervalle, et faites avec une solution de nitrate d'argent à 1/50 me paraissent le meilleur moyen d'utiliser cette médication.

Blennorrhagie auriculaire.

D'après Linche, cette maladie est caractérisée par l'abondance extrême, l'odeur particulière de l'écoulement, sa coloration blanc jaune, l'augmentation rapide de sa consistance, la rougeur qui envahit uniformément le derme du méat auditif, sans être accompagnée d'un gonflement considérable, enfin, par la faculté qu'a l'écoulement d'irriter et d'excorier les parties voisines.

Lentin et Reil, en Angleterre, confirment par leur observation l'opinion du médecin allemand.

Si l'on se trouvait en présence, ce qui ne m'est jamais arrivé, d'un cas semblable, quelques injections d'abord faiblement caustiques, puis astringentes, détersives, feraient la base du traitement.

Blennorrhagie buccale.

Quelques auteurs, dignes de foi, décrivent une inflammation de la face interne des lèvres avec rougeur, dépolissure de la muqueuse, gonflement de l'organe, survenue après un contact suspect. La cautérisation est le meilleur moyen à employer.

CHANCRELLE.

Perpétuée sans interruption depuis l'antiquité jusqu'à nos jours, dans son espèce et dans sa forme, la chancrelle[1] doit cette pérennité à une double propriété. Elle est transmissible non seulement entre sujets différents, mais d'une région à l'autre du même sujet. Et non seulement elle est transmissible, mais, en fait, elle se transmet, soit par auto, soit par hétéro-inoculation, avec la plus grande facilité. Il n'y a pas besoin, pour réussir, que sa matière de sécrétion soit insérée sous l'épiderme. Il suffit du contact

1. J'ai créé et je continue à employer ce mot : 1° parce qu'il exprime bien qu'il y a entre le chancre *infectant* et le chancre *non infectant*, *simple*, une différence aussi profonde qu'entre la variole et la varicelle, maladie qui n'a aucun rapport avec la variole, ne garantit pas ultérieurement de ses atteintes, et peut survenir chez un sujet récemment variolé ou vacciné ; 2° parce qu'il laisse au mot *chancroïde* sa seule acception admissible, celle qui, comme pour la varioloïde, désigne la lésion locale née de l'insertion du virus syphilitique sur un sujet déjà atteint de la syphilis ; 3° parce que, formant très aisément le radical de verbes ou d'adjectifs, il permet de désigner d'un seul mot certaines lésions qui, sans ce secours, pour être dénommées correctement, exigeraient toute une phrase. Encore si la phrase ou la paraphrase donnaient la clarté. Mais qu'on en juge. Dans la nomenclature usuelle, incontestée, *chancre* signifie *chancre syphilitique*. Or, le chancre peut être mixte. Eh bien, lorsque, par opposition au chancre mixte, il est question de celui qui ne l'est pas, je vous défie, grammaticalement, de trouver, pour le désigner, un autre mot que *chancre simple*, si bien que, voulant parler d'un *ulcère syphilitique*, vous avez forcément employé l'expression par laquelle les auteurs, avant nous (beaucoup encore à présent), dénommaient l'*ulcère non syphilitique*.

de cette matière avec quelque frottement pour que la contamination ait lieu durant le coït : il suffit, chez un malade porteur de chancrelle, qu'un peu du pus de son ulcère se soit simplement déposé au voisinage pour qu'il naisse à ce point un ulcère semblable, une chancrelle.

De par ces caractères qui la différencient si nettement des deux autres maladies vénériennes, la chancrelle devait, ce semble, avoir conservé dès l'origine son rang à part dans la nosographie spéciale.

Un nuage a longtemps obscurci l'histoire de cette affection. Comme la chancrelle est constituée par un *ulcère*, il a suffi de ce trait pour la faire, pendant plus de trois siècles, confondre avec une autre maladie née ultérieurement, la syphilis ; et cela quoique l'unique analogie de la syphilis avec la chancrelle consiste en ce que sa première lésion a, elle aussi, la forme ulcéreuse.

— « Mais la syphilis est une affection constitutionnelle, criaient la raison et l'expérience, tandis que la chancrelle n'est qu'un mal local. — Mais tout, dans ces deux maladies, diffère : durée de l'incubation, physionomie, réinoculabilité, évolution, curabilité, etc. — Mais d'après l'expérimentation et d'après les confrontations entre sujet infectant et sujet infecté, il est établi que jamais la chancrelle ne provient que du contact de pus chancrelleux, que jamais la syphilis ne provient que du contact de sécrétion syphilitique. — Mais enfin la forme ulcéreuse, le seul trait commun aux deux maladies, est si peu un lien entre elles que, loin de se ressembler, l'ulcère chancrelleux et l'ulcère syphilitique, sont à l'œil et au toucher, aussi dissemblables que possible !... »

Rien n'y fit : toute une école, invoquant, elle aussi, la raison et l'expérience, persistait à dire : « Si l'un de ces deux ulcères s'éteint sur place et si l'autre est suivi de lésions constitutionnelles, ce n'est pas qu'ils soient de nature différente ; c'est parce que l'organisme des deux sujets que le virus a atteints offrait des conditions différentes qui ont agi sur ce virus, et l'ont, quoique identique, modifié lui-même de manière à changer ses propriétés. » Il est vrai que lorsqu'on demandait à cette école, à l'école *unitéiste*, de s'expliquer sur ces fameuses *conditions individuelles*, lorsqu'on la priait non pas de les préciser, non pas même d'indiquer d'avance chez quels sujets elles allaient manifester leur effet, mais simplement d'en reconnaître après coup la présence, il est vrai que, courbant la tête, nos intrépides théoriciens gardaient le silence, pour toute explication, ou faisaient entendre un humble *quid ignotum, quid divinum !...*

Mais une autre classe d'argumentateurs, bons logiciens ceux-là et observateurs irréprochables, gardaient, dans le camp de l'unitéisme, une position plus forte, et inexpugnable en apparence. S'en tenant résolument à la clinique, ils avaient recueilli un nombre limité, mais suffisant, de faits très embarrassants pour les dualistes. En effet, dans ces cas, parfaitement authentiques, on voyait des lésions constitutionnelles, également incontestables, survenir chez des sujets dont l'ulcère initial avait offert, soit à l'examen, soit à l'inoculation, tous les caractères de la chancrelle. « Donc la chancrelle, disait-on, peut être l'antécédent, l'origine de la vérole !... »

Mais cet ulcère, qui avait tous les caractères de la chancrelle, n'en avait-il pas d'autres? C'est à l'un des plus dignes représentants, à celui que j'aime à appeler fondateur de l'école lyonnaise, qu'appartient l'honneur d'avoir posé cette question ; et, pour lui, la poser ce fut la résoudre. M. Rollet ne tarda pas à démontrer que : du pus de chancrelle, expérimentalement déposé sur un chancre, donne lieu à un ulcère particulier, lequel possède les propriétés de tous les deux (chancre mixte) ; — que l'on observe, en clinique, des exemples avérés de cette fusion, dus soit au dépôt accidentel sur l'un des deux ulcères de la sécrétion de l'autre, soit à l'éclosion successive de l'un, puis de l'autre en un même point, qui a ainsi reçu la double contamination ; — que, par conséquent, dans les cas où l'on avait cru la vérole consécutive à une chancrelle, la vérole, en réalité, avait été consécutive à un chancre mixte, ou, pour préciser, à l'élément chancreux qui coexiste, dans cet ulcère, avec l'élément chancrelleux. — Je complétai moi-même la preuve en montrant que, chez ces vérolés, l'éclosion consécutive des lésions secondaires est en retard de vingt à vingt-cinq jours, c'est-à-dire d'un temps égal à celui qui sépare l'incubation de la chancrelle d'avec l'incubation du chancre.

La découverte du chancre mixte était la ruine de l'unitéisme. Par le décontenancé de leur polémique, par leurs incessantes railleries toujours côtoyant, sans jamais l'effleurer, le côté scientifique de la question [1], ses défenseurs ont témoigné, mieux que par l'aveu le plus explicite, à quelle profondeur le coup avait porté. Aussi, laissant désormais en repos ces discussions doctrinales qui n'appartiennent plus qu'à l'histoire du passé, allons-nous succinctement nous occuper de la maladie locale, essentiellement et toujours locale, qu'on nomme *chancre mou*, *chancre simple*, que j'ai baptisée *chancrelle.*

J'étudierai d'abord, d'une manière générale, l'évolution de la chancrelle ; puis j'examinerai, surtout au point de vue de l'influence qu'elles peuvent exercer sur son traitement, les modifications que la chancrelle présente, selon sa forme, sa profondeur, son extension, son siège histologique ou topographique, ses complications intrinsèques et extrinsèques. (Le bubon fait partie de ces complications.)

1. Cette appréciation sévère, mais trop méritée, ne s'applique point à M. Clerc, dont l'opposition, motivée sur des arguments de fond, mérite l'attention sérieuse de la critique.

§ 1er. *Histoire générale de la chancrelle.*

Toujours identique à elle-même, ayant constamment, sur quelque sujet et sur quelque région qu'elle siège, une origine, une marche, des caractères, une durée, une terminaison semblables, cette maladie, plus que toute autre, peut-être, se prête à la description sommaire que nous allons en tracer, sauf à reprendre ensuite en détail quelques-uns de ses traits les plus intéressants au point de vue pratique.

Deux ou trois jours après l'acte contaminant (l'insertion du pus de chancrelle à la surface du corps muqueux), on observe, soit une pustule, soit une érosion ou un véritable phlegmon (ceci selon que l'épiderme avait été soit soulevé par une simple piqûre, soit plus largement entamé par une fissure, ou qu'exceptionnellement le tégument avait été traversé de part en part).

Trois ou quatre jours après ce début, la maladie a déjà tous ses attributs physiques. Elle se présente alors sous la forme d'un ulcère de 4 à 5 millimètres de diamètre, à contour arrondi, souvent exactement rond. — La base est parfaitement souple (circonstance importante pour le diagnostic, et toujours très facile à vérifier à ce moment où aucun traitement n'est intervenu). Le fond irrégulier, anfractueux, est couvert d'une matière pultacée, adhérente, d'un blanc jaunâtre. Les bords, que tous les auteurs représentent comme étant taillés à pic, sont, en réalité, taillés *plus que à pic :* ils ont plutôt, par l'effet de leur décollement d'avec le derme, la forme d'un entonnoir renversé ; disons mieux : si l'on coulait dans la cavité ulcéreuse un liquide solidifiable, le moule ainsi formé représenterait exactement un chapeau d'homme, à forme basse, à bords plats.

Le pus que fournit la chancrelle, *non phagédénique*, ressemble au pus louable des plaies simples : il contient cependant, en plus, le contagium ; mais ni l'aspect physique, ni l'examen chimique ni même microscopique n'avaient jusqu'ici révélé par une différence perceptible la présence de cet agent. En sera-t-il différemment désormais? Jullien a recueilli à la surface des chancrelles et à l'intérieur des bubons, ce qu'il appelle le chancrello-coccus, microbe punctiforme, arrondi, soit isolé, soit associé par couples ou par groupes ; il l'a reproduit par l'ensemencement ; mais jusqu'ici il n'a pu l'inoculer avec succès [1].

Ce pus ne trahit donc point sa nature contagieuse par son aspect. S'il devient séreux, roussâtre, sanieux, chargé de détritus, sanguinolent, c'est parce qu'il y a eu soit des pansements excitants, soit une déviation gangreneuse ou diphthéritique, soit destruction des tissus voisins (dans le bubon inoculable), soit frottements ayant causé une hémorrhagie.

La chancrelle gêne certaines fonctions ; elle peut, au cas où son évolution est aiguë, provoquer une réaction fébrile. Quant à la douleur locale qui lui est propre, cette douleur, parfois très vive pendant la marche, lors du contact des objets de pansement, durant les mouvements imprimés à la région où siège l'ulcère, cette douleur dis-je, existe et subsiste indépendamment de ces diverses causes qui l'exaspèrent. Le malade, — et j'en sais quelque chose, — la ressent, pendant le repos de la nuit, le travailler sourdement comme la dent d'une souris qui rongerait. D'ailleurs, cette sensation-là, spontanément développée, est bien différente de la vive souffrance qu'occasionne le frottement sur la surface chancrelleuse : elle est sourde, s'établit peu à peu, dure

1. Ce pus ne perd sa propriété contagieuse ni mélangé à une certaine proportion de véhicule (il faut se défier même d'une goutte dans un demi-verre d'eau), ni conservé pendant un certain temps (jusqu'à dix-sept jours) (Ricord). Le chauffage à 42° pendant une heure, ou à 37 ou 38° pendant seize ou dix-huit heures, annihile complètement son pouvoir contagieux (Aubert). Mais il reste à démontrer que ces résultats, constatés au laboratoire, le soient à la clinique ; que la destruction du principe contagieux, non plus dans le tube où on l'a enfermé, mais à la surface de l'ulcère qui le sécrète, soit réelle, et surtout soit durable.

une ou deux heures, cesse alors, puis revient à reprises distantes de six ou huit heures, comme par un nouvel accès [1].

Nulle maladie ne parcourt plus régulièrement, plus fatalement, le cycle obligé des trois périodes successives d'augment, d'état, puis de déclin. L'ulcère chancrelleux (j'entends celui qui n'a subi aucune influence perturbatrice) s'étend mais seulement en largeur, jusqu'au vingtième jour environ. Cependant, un peu avant ce terme, quelques indices accusent déjà l'amélioration prochaine : la secrétion pultacée du fond est moins abondante, moins adhérente ; la sensibilité moins vive. Bientôt quelques îlots de granulations se dessinent çà et là, tranchant par leur coloration rouge sur le jaune gris de la surface ambiante; les bords, en même temps, se recollent et s'affaissent.

Ces modifications sont à la fois l'indice et l'effet d'une lutte entre le processus ulcératif parvenu à la limite de sa durée naturelle, et le travail de cicatrisation auquel ce processus peu à peu fait place. Un vent nouveau, en quelque sorte, a soufflé sur cette ulcération jusque-là, malgré tout, envahissante ; et, en général il serait aussi difficile, à ce moment, de suspendre la marche d'une chancrelle vers la cicatrisation, qu'il l'a été, au début, de l'empêcher de s'accroître.

Toutefois, la transformation de la chancrelle à pus inoculable en plaie simple non contagieuse, ne s'opère pas toujours par une gradation incessamment progressive ; certains points sont plus longs à la subir. D'autre part, le processus chancrellifiant fait quelquefois un retour offensif sur des parties qu'il avait abandonnées. Mais tôt ou tard le fond finit par se couvrir de granulations de bonne nature, et la cicatrisation est faite, ayant mis beaucoup moins de temps à s'accomplir qu'il n'en avait fallu à l'ulcération pour par-

1. Rapprochée des prurits périodiques que détermine la présence de l'*acarus* et du *pediculus pubis*, cette série d'accès de cuisson établit une présomption en faveur de la nature parasitaire de la chancrelle.

venir à son summum. Au résumé, quatre ou cinq semaines sont la durée moyenne d'une chancrelle tégumentaire, non compliquée, non contrariée. J'ajoute que, dans les endroits à peau ou muqueuse flexible où la chancrelle se développe le plus ordinairement, cet ulcère ne laisse de son existence qu'à peine une trace, trace quelquefois même tout à fait imperceptible.

De ce tableau concis reprenons, pour les compléter, quelques traits qui méritent une plus ample mention.

Comment s'opère la contagion ? — On a essayé de la produire en frictionnant la peau avec du pus chancrelleux. Et comme, quelque fortes et prolongées qu'elles eussent été, ces frictions ne donnèrent aucun résultat (Jullien), on en conclut que, pour que le gland, par exemple, soit affecté de chancrelle pendant le coït, il faut qu'il se soit fait une gerçure, une érosion à sa surface. Mais ce raisonnement me paraît pécher par une comparaison inexacte. La peau et les muqueuses qui, à l'état ordinaire, ne se laissent point, quand elles sont intactes, pénétrer par le pus chancrelleux, peuvent très bien lui donner accès, lorsque, sous le coup de l'éréthisme qui exagère tous les actes vitaux, l'absorption comme les autres, elles subissent, au sein de la chaleur qui embrase alors l'appareil génital, les longs, intimes et réitérés frottements du produit d'une sécrétion que le même éréthisme a portée à son maximum de puissance contagieuse. Par le fait, lorsqu'un homme s'est *écorché* durant le coït, il le sait très bien; et par contre il sait fort bien aussi quand il ne s'est pas écorché. Or, des milliers de malades qui, atteints de chancrelles, ont été interrogés sur cette circonstance, et interrogés assez minutieusement pour qu'on puisse se fier à leur témoignage, répondent invariablement que, ni pendant le coït, ni surtout après, en se lavant, en s'essuyant, ils n'ont rien ressenti qui ressemblât à une douleur quelconque. Et cependant ils ont contracté une chancrelle : que ceci serve d'avertissement à ceux qui comptent un peu trop, pour braver le danger, sur la solidité et l'intégrité *de leur tégument ;* et, après coup, qu'ils ne négligent pas, par la raison qu'ils ne sont point écorchés, de surveiller, pour l'arrêter à temps, le développement de la chancrelle qui peut fort bien se produire. Mais il n'est pas moins vrai, d'autre part, que l'insertion du pus chancrelleux sous l'épiderme avec une lancette ou une aiguille, ou bien le dépôt de ce pus sur le tégument préalablement dépouillé de son épiderme, sont les moyens les plus sûrs, et des moyens à peu près infaillibles pour transmettre l'ulcère. On sait quel parti, sous le nom d'inoculation expérimentale, les auteurs du second tiers du siècle ont tiré de cette pratique pour l'élucidation des questions doctrinales, notamment de celles qui ont rapport à la différenciation de la chancrelle d'avec le chancre syphilitique.

2° *Quel est le nombre des chancrelles comparé au nombre des chancres syphilitiques ?* — Cette question, qui intéresse et la pathogénie et la police sanitaire, a préoccupé plusieurs spécialistes. Elle s'imposait d'ailleurs, on peut le dire, à leurs méditations par la rapide décroissance du chiffre absolu et relatif des chancrelles ; puisque ce chiffre qui, en 1848, était à celui des chancres dans la proportion de 3 à 1, est descendu jusqu'à lui être d'abord égal, et même dans ces dernières années très inférieur (les cas de syphilis restant d'ailleurs aussi nombreux). — A quoi est due cette diminution ? La plupart des écrivains en font, sans hésiter, honneur à l'exécution de plus en plus vigilante des mesures sanitaires... Malheureusement, cette raison, si elle était la vraie, devrait avoir amené dans la même proportion la diminution des cas de syphilis et de blennorrhagies. Or, personne ne s'est aventuré à affirmer qu'il en fût ainsi [1]. — On

1. Il est intéressant de relever, à titre de document pour l'étude de cette question, les récentes statistiques lyonnaises.

a dit aussi que la chancrelle existe surtout, et par conséquent se transmet de préférence, dans les bas-fonds de l'échelle sociale, parmi les *filles* d'ordre tout à fait inférieur, celles qui négligent absolument les soins de propreté... Fort bien ; mais alors pourquoi pendant que, — ce que les statistiques officielles prouvent, — cette classe de prostituées va en se multipliant, la chancrelle va-t-elle, au contraire, en se raréfiant? — J'ai moi-même fait remarquer que toute chancrelle impliquant un processus inflammatoire, il n'est pas étonnant que cette maladie morde de plus en plus difficilement sur une génération que sa constitution rend de plus en plus impropre à contracter des phlegmasies franches. — Enfin voici de la diminution des chancrelles une dernière application que je soumets aux dilettanti de la pornologie. S'il est un fait avéré, c'est la diminution progressive, dans les grandes villes, du nombre des maisons de tolérance, et parallèlement, ainsi que je le disais tout à l'heure, l'augmentation numérique des prostituées clandestines. Le goût

Nulle part, plus qu'à Lyon, le chiffre des chancrelles constatées, soit dans la clientèle, soit dans les hôpitaux, n'a subi de fluctuations profondes et successives. Décroissant jusque-là, comme partout ailleurs, ce chiffre, vers 1875, avait tellement baissé, qu'on en trouvait à peine alors, de temps en temps à l'Antiquaille, deux ou trois cas à montrer aux élèves, et que j'avais pu sans qu'aucune réclamation se fût produite, lire à la Société de médecine un mémoire portant pour titre : « *Que nous apprend l'extinction de la chancrelle?* » (*Lyon médical*, 1879, p. 217). Depuis cette époque, les chancrelles ont reparu, mais sans recouvrer leur ancienne prépondérance, puisqu'elles en étaient, lors de la dernière statistique, aux chancres infectants, dans la proportion de un et demi à un.

Or, que se passait-il, cependant, du côté de l'Administration? Parallèlement à ces variations de la santé spéciale, deux préfets, de couleur politique non seulement opposée, mais plus tranchants encore que tranchés, tour à tour placés à la tête du département par la succession des péripéties gouvernementales, bouleversaient, changeaient, deux fois en quatre ans, et changeaient totalement, le personnel des médecins chargés de la visite sanitaire; ce qui, malgré le mérite de nos confrères, peut bien faire supposer, chez quelques-uns d'entre eux, quelque inexpérience au début de leurs fonctions.

Sans m'y appesantir davantage, je livre ces éléments d'enquête et de discussion aux fauteurs de l'opinion qui attribue la disparition des chancrelles au perfectionnement des visites sanitaires.

a changé ! c'est un fait. En vingt ans, dans l'agglomération lyonnaise, le nombre des maisons publiques est tombé de cinquante et quelques à vingt et une.

Or, qu'est-ce qu'une fille de maison?... Une personne qui, *malade ou non*, n'est point libre de se refuser à quiconque la demande l'argent à la main. Malgré l'infimité de sa condition, au contraire la prostituée clandestine jouit au moins, elle, de cette faculté. Eh bien ! supposons-les l'une et l'autre atteintes de chancrelle, que va-t-il arriver ? Il est aisé de le prévoir, si l'on se rappelle que cet ulcère est très douloureux lorsque des frottements s'exercent à sa surface. La fille en maison devra subir ces approches douloureuses ; la clandestine, libre de les refuser et surtout de ne pas les rechercher, y échappera. Et comme le nombre des filles de maison devient de plus en plus réduit dans les grandes villes, — les seules qui fournissent des éléments aux statistiques, — il est naturel, — et l'explication précédente fait comprendre pourquoi, — que la source des chancrelles diminue dans la même proportion.

3° *La chancrelle est-elle indéfiniment partout réinoculable au sujet qui en est porteur?*

Oui, et sans conteste. Toutefois, il y a deux réserves à formuler sur ce sujet.

D'abord, — fait mis en évidence par les syphilisateurs, — une région quelconque du corps ne possède qu'une certaine somme de réceptivité à l'action du contagium chancrelleux. Successivement répétées dans une région donnée, même faites avec du pus provenant d'une source renouvelée de temps en temps, les inoculations n'y produisent que des ulcérations de moins en moins étendues, de moins en moins durables, de moins en moins douloureuses. Et les dernières inoculations prennent à peine, ou ne prennent plus. C'est là la *saturation locale* dans laquelle les syphilisateurs avaient cru voir réalisée l'irréceptivité de tout l'organisme, et par suite la préservation de l'individu ainsi saturé contre toute nouvelle contamination. Mais cette saturation, qui est locale, n'est pas non plus définitive. Au bout d'un certain temps elle cesse, et les inoculations qui échouaient dans un endroit y ont de nouveau un résultat positif. — Secondement, on a remarqué, dans les inoculations expérimentales, que l'ulcère contagieux, que la chancrelle qui en résulte a plus d'étendue, de durée, s'accompagne de plus d'inflammation, résiste davantage à la cautérisation abortive dans certaines régions que dans d'autres. Par exemple, de deux inoculations faites avec le même pus, le même jour, sur le même sujet, l'une sur les cuisses, l'autre à l'épigastre, la première aura un cours deux fois plus long que la seconde. Le corps, sous ce rapport, peut être divisé en deux moitiés, la sus et la sous-ombilicale. De là deux préceptes : quand on croit devoir demander à l'inoculation un supplément de lumière pour le diagnostic, éviter de la faire dans une région où l'on serait exposé à la voir dégénérer en ulcère phagédénique. Par contre, si l'on voit une inoculation pratiquée sur les flancs, sur le sternum, ne donner qu'une chétive et éphémère pustule, ne pas se hâter d'attribuer à l'inactive qualité du contagium ce qui provient de la qualité défectueuse du terrain d'ensemencement.

§ 2. — *Évolution et diagnostic.*

Quand elle a cinq ou six jours de date, — quand elle occupe une surface aisément explorable, — quand sa physionomie n'a pas été altérée par le phagédénisme ou la gangrène, ou par l'action de quelque topique, — quand elle n'est pas recouverte d'une croûte, — quand elle s'est développée sur une partie du tégument qui, antérieurement et actuellement, était intacte, exempte de maladie, la chancrelle est d'un diagnostic facile. Qui pourrait méconnaître ces ulcérations, toujours nées du contact, immédiat ou médiat, du pus de chancrelle, donnant leur premier signe d'existence deux jours après l'acte contaminant, et offrant déjà, trois ou quatre jours après cet acte, leurs caractères objectifs pleinement accentués ; ulcérations comprenant ordinairement la totalité du derme, circulaires, multiples, à base molle, à bords taillés à pic, dit-on partout, mais, selon moi, plus que taillés à pic, *décollés ;* ulcérations dont le fond suppurant, saignant facilement, anfractueux, est couvert d'un détritus couenneux, pultacé ; ulcérations essentiellement progressives, mais non moins essentiellement tendant à la cicatrisation ; douloureuses au toucher, au frottement, durant leur période d'augment ; causant, pendant cette période, la sensation plus ou moins forte, mais toujours perceptible pour le malade un peu attentif, d'un *rongement* qui revient par intermittences ; ayant une durée normale de quatre ou cinq semaines ; subissant, comme toute lésion, l'influence des troubles de l'organisme, mais ne produisant jamais de viciation, d'infection constitutionnelle ; d'ailleurs, spontanément et artificiellement réinoculables, et inoculables non seulement aux hommes mais aux animaux (il a été dit plaisamment qu'on peut m'en croire), aptes à se développer chez n'importe quel individu et ne créant point, chez celui que ce contagium a frappé, d'immunité contre ses atteintes ultérieures.

J'ai dit à quelles conditions la chancrelle est aisément diagnosticable. Reprenons-en la nomenclature, car l'absence de chacune d'elles est une cause d'obscurité, qu'il importe de détruire.

Date trop récente. — Dès le cinquième jour, une chancrelle a son aspect caractéristique. Mais, à ce moment encore, et à bien plus forte raison, avant ce moment, le malade aime à douter, et si vous l'écoutez, il vous égarera. « Ce n'est qu'une écorchure, docteur, je suis sûr que ce n'est qu'une écorchure! » Voilà leur langage à tous. Mais demandez-leur s'ils ont bien réellement senti, au moment même du coït, la douleur qui doit accompagner une *déchirure?* s'ils ont constaté immédiatement ensuite, en se lavant ou en urinant, ce soi-disant traumatisme... et déjà leur foi s'ébranle; car, la plupart du temps, ils n'ont senti, observé rien de pareil. Enfin, priez-les de réfléchir, de se demander à eux-mêmes s'il est donc naturel qu'une écorchure, qui ne serait qu'écorchure, dure plus de quatre ou cinq jours, qu'elle aille en s'étendant, qu'elle prenne une forme arrondie?... Leur illusion ne tiendra pas contre ces considérations si bien à la portée de leur intelligence.

Ces données serviront aussi au praticien à reconnaître lui-même les *vraies* écorchures, lesquelles se produisent au moment de l'acte, siègent de préférence sur le filet (où elles affectent la direction transversale) ou sur le limbe du prépuce (chez les sujets semi-phimosiques) ou à la fourchette; sont quelquefois, après douze ou quinze heures, très enflammées, mais guérissent d'elles-mêmes, par le seul repos, en trois ou quatre jours, sans avoir un instant perdu l'aspect linéaire qui est leur forme propre.

Mais, d'ailleurs, une écorchure réelle, produite dans l'acte et par le fait de l'acte, peut, au bout de quelques jours, devenir une chancrelle : cela arrive soit quand la déchirure s'est, en même temps, durant le même coït, faite et inoculée; soit, ce qui est plus rare, quand, après le coït, elle s'est trouvée accidentellement en contact avec du pus de chancrelle [1].

Siège caché. — Il peut être caché :

A. Soit parce qu'il est hors de la *portée de la vue*, comme dans la fosse naviculaire ou sous un phimosis [2]. Dans ces

1. Le diagnostic entre la chancrelle et l'herpès récidivant, sera exposé plus loin dans l'article consacré à cette dernière affection.

2. Il y a fort souvent de la difficulté à discerner si la suppuration qui

cas, en palpant sur le point suspect on cause de la douleur, parfois du saignement; il s'écoule au dehors une suppuration caractéristique, *inoculable;* enfin la chancrelle, en progressant, ou en se réinoculant de proche en proche, devient quelquefois perceptible, finit, comme on dit, par *mettre le nez à la fenêtre.* On voit alors apparaître, au méat ou sur le limbe du prépuce, des ulcères à la fois effet et révélation de ceux qui existent plus profondément.

B. Soit parce qu'il est, en même temps, hors de la portée du toucher, comme dans l'urèthre, dans l'intérieur du col utérin. Heureusement ces cas sont très rares; mais il faut être averti de leur possibilité.

C. Soit parce qu'il occupe une surface plissée, l'anus, la vulve, l'arrière-cavité du prépuce. — « Déplissez la surface », dira-t-on. — Bon conseil assurément, mais pour montrer combien, parfois, il est difficilement exécutable, qu'il me suffise de rappeler qu'un praticien souverainement expérimenté, que Clerc confesse avoir deux fois cherché vainement, avoir été sur le point de laisser passer inaperçue une petite ulcération de la vulve, qu'il savait exister, qu'il ne pouvait découvrir, qu'il aurait finalement renoncé à trouver, si la femme, *se déplissant elle-même*, ne lui eût pas dit : « Voyez,

sort d'un prépuce à l'état de phimosis, provient de chancrelles sous-préputiales ou d'une blennorrhagie uréthrale. Outre l'inoculation (que je ne conseille point de pratiquer pour un motif aussi peu important), il faut se rappeler que dans la blennorrhagie, si le gland est quelquefois douloureux à la pression, il ne l'est pas par places circonscrites (comme en cas de chancrelle); que cette pression ne provoque pas de saignements; qu'une pression qui n'appuie que sur les parties supérieure et latérales du gland, ne produit pas cette douleur ; qu'elle s'exaspère durant la miction et l'érection. Ces signes de la blennorrhagie, qui sont en même temps des signes négatifs de la chancrelle, suffisent au diagnostic.

Si les deux maladies coexistent, on le reconnaîtra à la présence simultanée de ces divers caractères, à l'abondance de la suppuration, et surtout à ce que, de jour en jour, la douleur, qui était d'abord limitée au gland et à la fosse naviculaire, gagnera des parties de plus en plus profondes de l'urèthre.

c'est là! » Cet exemple est en même temps un avertissement et un précepte.

Siège insolite. — A la joue, au cuir chevelu, à la paupière, aux lèvres, dans la bouche, sur les membres, un ulcère n'éveille pas, à première vue, l'idée qu'il est de nature chancrelleuse. Dans certaines conditions morales et sociales, il donnerait plutôt l'idée d'un aphthe, d'une lésion traumatique. Qu'on y songe, et qu'on évite encore plus de juger *sur la région* que *sur l'apparence.*

Apposition d'un corps étranger sur la chancrelle. — Souvent le malade vous présente son ulcère couvert de débris de charpie, d'une plaque de baudruche, de détritus de calomel ou de cendre de cigare... Il est assez utile de savoir reconnaître l'aspect qui en résulte, et de ne pas prendre ces corps pour l'ulcération elle-même. Cette inadvertance, que, en général, le client se plaît à redresser immédiatement, porterait une atteinte sérieuse à votre prestige d'infaillibilité.

Plus souvent encore, par une bizarrerie singulière, le client qui vient, à midi, vous prier de dire ce que vous pensez de son ulcère, se l'est cautérisé le matin même, de sorte que vous voyez une brûlure, et pas autre chose. Parfois, alors, une petite partie de la surface, qui a échappé au caustique, vous permettra d'en apprécier la nature. Mais si cette ressource vous manque, suspendez le jugement qu'on vous demande, au lieu de vous exposer à errer en voulant le porter d'après des éléments insuffisants ou trompeurs.

Certains topiques laissent aussi, après leur emploi, une couche qui masque l'aspect de la plaie ; telle est la lie du vin aromatique, la concrétion demi-solide formée par l'acétate de plomb.

Mais le plus commun de ces corps étrangers est fourni par la plaie elle-même. Dans toute chancrelle, dont le siège est exposé à l'air, la partie liquide de sa sécrétion s'évapore, et la partie solide forme une croûte qui adhère plus ou moins à la surface de l'ulcère. Or, le pus, continuant à être sécrété, s'accumule sous cet opercule, et peu à peu finira par l'ébranler et le détacher. Il y a donc, sous le rapport du diagnostic, une distinction à faire entre la *jeune* et la *vieille* croûte. Pour cette dernière, il suffit de la presser un peu fortement, ou, si elle résiste, d'en enlever un bord ; le pus jaillit et révèle sa source. Mais si la croûte, soit parce qu'elle est de formation récente, soit parce qu'elle résulte du dépôt d'un liquide plutôt séreux que purulent, est dure, sèche, adhérente, elle en impose au malade et parfois au médecin. Ne voyant point de plaie, on croit n'avoir affaire qu'à un *bobo* insignifiant ; on se rassure, on se néglige, et l'ulcère s'étend sous cette enveloppe insidieusement protectrice.

Ne confondez point avec la croûte, — qui est toujours plus ou moins jaune, qui toujours, à l'aide d'un cataplasme ou d'un bain, peut être immédiatement enlevée, — ne confondez point l'*eschare*, dans certaines chancrelles frappées de gangrène. Ici, tout est fait pour prévenir l'erreur : la verge est tuméfiée; l'eschare est noire, sèche ; une aréole rouge ou violacée l'environne ; enfin, loin de pouvoir être détachée sur l'heure, elle ne se séparera qu'au bout de quelques jours, par le fait du processus inflammatoire éliminateur.

Lésion préexistante au point sur lequel la chancrelle s'est développée. — Cette condition est aussi complexe que fréquente, et parfois elle se produit de manière à déconcerter le plus habile. Fréquente ! on comprend qu'elle le soit ; car s'il est, dans l'organe qui affronte la contagion, un point plus exposé à la subir, c'est naturellement celui qui étant déjà malade, était le plus fragile. Dans le coït, une végétation s'excoriera plus aisément que la partie voisine; un pli de la vulve ou du prépuce déjà irrité absorbera mieux; une fissure de l'anus s'inoculera d'elle-même ; une surface indurée, et par conséquent inextensible, cédera à une pression que, au voisinage, la muqueuse saine et flexible aurait éludée... Eh bien ! il faut savoir cela : il faut tenir compte de la part que la lésion antérieure peut avoir dans la manifestation de la lésion récente, de la chancrelle. Mais cette part, — et c'est là le point délicat, — il s'agit de la deviner plutôt d'après son impression personnelle, d'après son tact, son expérience, que d'après les renseignements que donne le malade ; car ils vous égarent, eux, plus qu'ils ne vous servent. Aucun client, — c'est bien connu, — ne croyant, ne s'avouant qu'il ait pu *prendre du mal avec une femme aussi propre* (on voit que je donne la parole au sexe trompé), accusera toujours une lésion ancienne, passée, complètement éteinte. Il suffit qu'il ait eu, dans sa jeunesse, un chancre, un herpès, une simple balanite, pour qu'il croie, pour qu'il affirme que c'est cette maladie-là qui lui *revient* aujourd'hui, qu'il la reconnaît parfaitement !... — L'erreur la plus grave, — et ce n'est pas la moins fréquente, — consisterait à prendre pour un chancre, ou pour un chancre mixte, la chancrelle qui s'est développée sur une ancienne induration ; ce point sera examiné en traitant du chancre.

Nous avons exposé ce que fait la nature. Examinons, maintenant, ce que l'art peut et surtout ce qu'il doit faire en commençant par les règles générales, pour tenir compte ensuite des indications de détail que suscite telle ou telle circonstance particulière.

§ 3. — *Thérapeutique générale de la chancrelle.*

Vis-à-vis d'un sujet porteur d'une ulcération contagieuse, d'une chancrelle, il y a deux intérêts en présence, et par conséquent le médecin a deux devoirs : il faut que le malade souffre le moins et le moins longtemps possible de son mal ; et il faut aussi que le mal soit le moins possible dans le cas d'être transmis à autrui.

Eh bien! ces deux intérêts qui, au premier coup d'œil, paraissent semblables, sont quelquefois, au contraire, difficiles à concilier. Certes, si le médecin, libre de s'inspirer de sa haute mission, pouvait tout sacrifier au bien social, il n'hésiterait pas : il détruirait immédiatement par le caustique toutes les chancrelles qui se présentent à lui, quelles que fussent leurs dimensions et leur ancienneté, afin de les transformer d'emblée en plaies simples, non contagieuses.

Mais, d'abord, pour détruire des chancrelles déjà anciennes datant de vingt jours, par exemple, il faudrait cautériser si largement que la plaie de cautérisation prendrait pour se cicatriser plus de temps que, à compter de ce moment (du vingtième jour), n'en eût demandé la chancrelle. Puis, il est assurément bon et licite, parmi les raisons qui conseillent ou déconseillent l'abortion, de mettre en ligne de compte la crainte des transmissions dont la chancrelle non réprimée va devenir cause. Mais évidemment ce danger, très réel chez les prostituées, chez certains jeunes gens, est nul ou presque nul dans la classe très nombreuse que l'âge, la position sociale, de justes scrupules, la honte, détournent de songer au coït tant qu'ils peuvent contagionner. N'oublions pas, au nombre de ces mobiles, la douleur, frein beaucoup plus réel, surtout dans certaines régions, celle du *frein* justement, par exemple.

Mais en laissant de côté l'intérêt social, abstraction faite aussi des cas où la chancrelle nous est présentée trop tard pour qu'il y ait économie de temps à la détruire, voyons s'il est indiqué d'appliquer la cautérisation abortive à une chancrelle que, comme c'est le plus ordinaire, on est appelé à soigner, alors qu'elle n'a pas plus de sept jours de date et pas plus de 4 à 5 millimètres de diamètre. Voyons, et pesons le pour et le contre :

Si on laisse marcher cet ulcère, il s'étendra, il fera souffrir, il gênera la marche, les occupations habituelles, il nécessitera des pansements assujettissants; voilà ce qui est certain. Quant aux complications possibles, plus ou moins fréquentes, et qu'on n'est jamais sûr d'éviter, c'est l'hémorrhagie, le phimosis, la lymphite, le bubon, le phagédénisme, la réinoculation indéfinie...

— « Eh bien! alors, dira-t-on, pourquoi ne pas cautériser d'emblée? Pourquoi hésiter à soustraire son client à ces douleurs certaines, à ces dangers possibles, en en supprimant la source? »

Pourquoi?... Ah! c'est que la cautérisation abortive, nous l'expliquerons plus loin, expose à l'herpès récidivant; et que cette lésion, avec les angoisses qu'elle engendre, est au moins aussi pénible que la plus pénible des complications de la chancrelle, que le bubon, par exemple. Ajoutons, en passant, qu'elle est surtout pénible pour le médecin. En effet, le malade qui a une chancrelle sait fort bien qu'elle peut être suivie de bubon; il s'y attend, et si l'accident arrive, il ne nous accusera point de l'avoir produit; tandis que, atteint d'herpès après la cautérisation, tout client exprime ou garde l'arrière-pensée que cela *vient du traitement;* que, s'il est indéfiniment sous le coup des récidives d'herpès, c'est parce qu'on lui a fait *rentrer son chancre!*

Il est vrai, — puisque nous en sommes à la question de principes, — il est vrai que, l'herpès ne menaçant que les sujets arthro-herpétiques, la contre-indication fondée sur le danger de voir naître l'herpès ne concerne que ces sujets-là. Par conséquent, lorsqu'une chancrelle se présente dans des conditions propices à l'abortion, il devrait suffire de s'assurer, d'abord, si l'individu qui la porte est, oui ou non, ainsi diathésé; et, en cas de négative, on pourrait le cautériser sans s'exposer à aucune suite fâcheuse.

Oui, en effet, cela *devrait suffire* si tous les malades étaient sincères, éclairés, impartiaux; s'il savaient ce que c'est qu'une dartre, en termes plus généraux, qu'un signe d'athritisme, où il se cache et comment il faut le chercher; si, surtout, ils pouvaient, sous ce rapport, connaître la santé de leurs ascendants!... Mais, ceci n'étant pas, il est rationnel de tenir, à ce point de vue, pour suspects tous ceux dont on ne peut pas répondre, et prenant en main leurs intérêts qu'ils sont inhabiles à apprécier, agir de façon à leur épargner celui des deux maux auxquels, par expérience, nous savons qu'ils sont le plus sensibles, je veux dire l'herpès.

En fait, après avoir autrefois élevé l'abortion de la chancrelle au rang de méthode générale, je suis devenu plus réservé, et je n'y ai plus recours, — l'ulcère, d'ailleurs, étant supposé suffisamment récent, — que dans les conditions suivantes :

Si je connais le malade comme exempt, lui et sa famille d'antécédents arthro-herpétiques ;

Ou s'il a eu précédemment une chancrelle qui se soit compliquée de phagédénisme ;

Ou si celle-ci occupe un siège (le frein) qui prédispose particulièrement à une longue durée de l'ulcère et à la formation de bubons ;

Ou si, après que j'ai mis sous les yeux du client le tableau de l'herpès, il me dit qu'il aime mieux en courir le risque que de voir sa chancrelle se prolonger ;

Enfin, s'il s'agit d'une prostituée ou d'une catégorie de malades plus accessibles à l'aiguillon des sens qu'à la voix du devoir, capables par conséquent de répandre la contagion.

Mais il est encore, avant de se décider à tenter l'abortion, un autre danger à considérer. La chancrelle va, par la cautérisation, être transformée en plaie simple, et cette plaie guérira d'elle-même. Mais elle ne guérira d'elle-même que si du pus chancrelleux n'est pas, à nouveau, déposé à sa surface. Or, chez un sujet affecté de chancrelle, cet accident est fort possible; il peut provenir de causes diverses qu'il importe d'étudier, parce qu'elles constituent ou bien des contre-indications absolues ou seulement des causes d'insuccès, contre lesquelles on peut se mettre en garde. Exemples :

Un homme a huit ou dix petites chancrelles groupées sur une étroite surface. Irez-vous les brûler?... Non, une seule, échappant fortuitement au caustique, *rechancrelliserait* la large plaie de cautérisation, et le désordre curatif serait pire que celui qu'on a à attendre du cours naturel de la maladie.

Une ou deux chancrelles existent à découvert sur le limbe du prépuce. Mais il y a, en même temps, un phimosis irréductible d'où suinte du pus. Brûlerez-vous les chancrelles apparentes?... Non encore. Le pus fourni par celles que cache le prépuce ne tarderait pas à réinoculer la plaie de cautérisation. — Même contre-indication pour la chancrelle de la fourchette, coïncidant avec une chancrelle du col.

Dans le vagin, à la marge de l'anus, vous voyez une chancrelle. Allez-vous la brûler? Prenez garde : elle n'est probablement pas seule ; mais ses compagnes se cachent sous un pli, à une hauteur où elles échappent à votre action; et voilà une source de réinoculation.

Une chancrelle, déjà un peu ancienne, occupe la paroi de l'urèthre. En la cautérisant aussi à fond qu'il est nécessaire, vous risquez de perforer le canal; abstenez-vous. — Pour le même motif, ne brûlez point une chancrelle située un peu haut dans le vagin; une fistule vésico-vaginale ou recto-vaginale pourrait s'ensuivre.

Une chancrelle paraît être dans de bonnes conditions pour qu'on la détruise; mais un bubon ou une lymphite spécifique commencent à se manifester... Abstenez-vous encore. Quel motif auriez-vous de cautériser, puisque ce que vous cherchez surtout à conjurer est déjà arrivé?

Enfin, quand vous avez détruit par le caustique un ulcère,

il est transformé en plaie simple ; c'est un bienfait réel. Mais ce n'est un bienfait qu'autant que cet ulcère était réellement une chancrelle. Car la *plaie simple* que vous mettez à sa place sera nécessairement plus large qu'il ne l'était, lui, au moment de la cautérisation ; elle durera quelque temps et laissera une cicatrice. Avant d'y porter la main, prenez donc tout le temps nécessaire pour vous assurer qu'il s'agit bien d'une chancrelle. Si l'aspect d'un ulcère naissant vous laisse quelques doutes sur sa nature, remettez le malade à deux jours. En deux jours, si c'était une chancrelle, il aura progressé ; il aura diminué, au contraire, si c'était une lésion simple, un herpès ou une écorchure. Et cette temporisation, en aucun cas, n'aura été préjudiciable ; car la chancrelle, avec les moyens dont nous disposons, est tout aussi abortible au cinquième qu'au troisième jour.

Autre précaution à prendre contre une autre cause d'erreur. Le chancre infectant, *le chancre*, est souvent, à son début, pris pour une chancrelle. Or, si l'ulcère que vous croyez chancrelle, que vous allez cautériser comme tel, était un chancre, voici infailliblement ce qui arrivera. Les accidents secondaires de la syphilis apparaîtront à leur date ordinaire, et le malade ne manquera pas de dire que c'est votre cautérisation qui les a causés. Cette responsabilité, tout illusoire qu'elle soit, est, pour le médecin, toujours pénible, parfois *dangereuse* à porter. J'y échappe, en tenant au client, avant de porter la main sur lui, ce petit discours :

« Il est impossible de distinguer, dès à présent, ce qu'est votre ulcère, s'il est infectant ou non. S'il ne l'est pas, la cautérisation va vous en débarrasser en huit ou dix jours, sans mauvaises suites à craindre. Mais s'il est infectant, l'infection aujourd'hui est déjà faite, et les accidents secondaires viendront à leur heure, sans que la cautérisation y ait pu faire ni bien ni mal... Vous voilà instruit, vous voilà prévenu : voulez-vous que je cautérise? »

Ceci posé, voici les règles des deux sortes de traitement à instituer contre la chancrelle.

Traitement abortif. — Plusieurs caustiques ont été proposés pour détuire la chancrelle naissante. Je les connais tous, car je les ai tous employés. Mais sans perdre de temps à les comparer, je n'en mentionnerai qu'un, celui qui, par la commodité de son emploi, le peu de douleur qui accompagne son effet, la facilité de proportionner le degré de cet effet aux exigences particulières de chaque cas, la tendance extrême qu'ont à se cicatriser les plaies qui lui succèdent, a mérité et aujourd'hui obtenu la préférence générale; je veux parler de la pâte de chlorure de zinc, dite pâte de Canquoin[1].

Donc les chancrelles étant bien explorées, bien abstergées, non saignantes, on y applique un morceau de pâte de Canquoin.

L'épaisseur de ce morceau est de 1 à 3 millimètres.

Quant à sa largeur, c'est là un point essentiel à déterminer.

Si l'ulcère est arrondi, on taille un disque qui, autant que possible, ait exactement le même diamètre. Si, au contraire, il est irrégulier, au lieu de vouloir donner à la rondelle caustique la configuration de l'ulcère, il est plus sûr et plus expéditif de mettre d'abord au centre de celui-ci un morceau de pâte qui en couvre la plus grande partie, puis de parfaire la cautérisation au moyen de petits fragments de

1. Avoir approprié à une destination bien connue un agent qui ne l'était pas moins, constitue sans doute un assez mince mérite. C'est justement pour cela que je ne me soucie point de le partager. Dans le mémoire que je lus sur ce sujet, à la Société de médecine de Lyon, — mémoire que mentionne la *Gazette médicale de Lyon*, année 1850, p. 87, — je disais avoir appliqué avec succès une trentaine de fois ce mode de cautérisation abortive.

Canquoin mis à côté du principal. D'ailleurs, un disque trop large de Canquoin se replie, se bosselle, et abandonne ainsi une partie de la surface à cautériser; il vaut donc mieux multiplier, autant que de besoin, les petits morceaux, que de s'attacher à en faire un seul exactement de même forme que l'ulcère.

Ces morceaux adhèrent parfois obstinément à l'instrument qui les dépose ou les insinue à leur place. L'opérateur évitera cet irritant petit embarras en mouillant le bout de l'instrument[1].

Quand l'ulcère est creux, ayez soin d'y mettre un cône plutôt qu'une lame de Canquoin, et de bien le pousser jusqu'au fond.

A la verge, on fixe la pâte au moyen d'une bandelette de diachylon, qu'on applique par son *plein* et dont les *chefs*, croisés de l'autre côté du membre, sont ensuite ramenés de manière à avoir fait un peu plus de deux tours. Dans toute autre région, on laisse tomber sur la pâte quelques gouttes de collodion.

Au bout d'une heure et demi, deux heures, deux heures et demie au plus (temps pendant lequel il n'y a que *très peu de*

1. Dans quelques formes de chancrelles, celles surtout qui succèdent à l'inoculation expérimentale, il ne suffit pas de donner à la rondelle caustique l'étendue de l'ulcère, tel qu'il se présente à l'extérieur. L'ulcère intérieur, profond, a, en effet, un excès de largeur, résultant de ce que les bords sont décollés. En d'autres termes, ces chancrelles représentent un puits à orifice rétréci. — Pour que toute la surface chancrelleuse soit cautérisée, il faut, en pareil cas, donner au disque de Canquoin un diamètre plus grand que celui de l'ulcère extérieur, et avoir soin de le pousser, à *frottement*, jusqu'au fond. Comme cette substance est élastique, elle se laisse d'abord comprimer pour traverser l'ouverture extérieure de l'ulcère, puis arrivée *au-dessous* des bords, à l'endroit où leur décollement donne plus de largeur à la plaie, elle se déploie de manière à aller occuper et par conséquent brûler toute l'étendue, l'étendue réelle de la surface chancrelleuse. — J'insiste sur ce précepte; c'est pour l'avoir omis que certains malades, — *quæque ipse miserrima...*, — ont vu, bien que cautérisée, leur pustule d'inoculation devenir un chancre phagédénique. « J'ai cependant agi selon les règles, murmurait l'opérateur déconcerté; j'ai brûlé profondément. » — « Oui, mais c'est de brûler *largement* qu'il s'agissait.

douleur), on enlève le diachylon ou l'on dissout le collodion avec de l'éther. Les morceaux de pâte se détachent alors très facilement; et l'on se trouve en face d'une eschare *sèche dans toute son étendue*[1].

Dès le deuxième jour, cette eschare s'entourera à sa circonférence d'un cercle suppurant. Ce cercle s'aggrandira graduellement; enfin, l'eschare, cernée de toutes parts, deviendra vacillante, et tombera vers le sixième jour, laissant au-dessous d'elle une plaie de bonne nature, marchant vite et franchement à cicatrisation, sans qu'il y ait eu besoin, à partir du premier jour, d'y appliquer d'autre topique que de la charpie mouillée de vin aromatique ou d'eau végéto-minérale.

Il se peut que, vu le grand nombre des chancrelles, on doive procéder à leur cautérisation en deux séances. Dans ce cas, il n'est prudent de faire la seconde que tant que les eschares résultant de la première sont encore entièrement sèches, partant irréinoculables à ce moment. En effet, en ajournant à plus tard cette seconde séance, en laissant subsister plus longtemps quelques chancrelles, on s'exposerait à ne les détruire qu'après qu'elles auraient réinoculé celles brûlées dans la première séance.

La réinoculation des chancrelles brûlées est, en effet, ce qu'il y a surtout à craindre, et, par conséquent, ce qu'il faut surtout s'attacher à éviter. Voici dans quelles circonstances cet accident peut se produire :

1° Le caustique n'a pas été appliqué sur la totalité de la chancrelle; ou bien, il n'y a pas été laissé assez longtemps pour détruire toute l'épaisseur des tissus malades. — Il y a, dans ce premier cas, plutôt cautérisation insuffisante que véritable réinoculation.

1. Ce signe a une grande importance, car il est *l'indice que la cautérisation est complète*. Si, à ce moment, il restait, en dehors de l'eschare, un point en suppuration, il faudrait immédiatement y appliquer à nouveau du caustique.

2° D'autres fois, le but de la cautérisation est atteint, la chancrelle a été convertie en plaie simple; mais cette plaie a ultérieurement subi le contact accidentel de pus chancrelleux, pus qui peut provenir :

Soit de chancrelles latentes, qui existaient au moment de la cautérisation, mais qu'on a méconnues;

Soit de chancrelles nées du même coït que celles qu'on a cautérisées, mais qui, un peu plus tardives dans leur développement, n'avaient pas encore apparu au moment où l'on a pratiqué la cautérisation;

Soit de chancrelles que celle qu'on a cautérisée avait produites, par inoculation de voisinage, avant qu'on ne la cautérisât; chancrelles qui, au moment de la cautérisation, n'étaient pas encore apparentes;

Soit enfin d'un coït ultérieur imprudemment hâtif, ou de quelque autre cause analogue qui a accidentellement porté du pus chancrelleux en contact avec la plaie de cautérisation.

Pour obvier à ces diverses causes de réinoculation, il faut:

Après que le caustique a agi, l'enlever *soi-même*, autant que possible, afin de pouvoir compléter *illico* la cautérisation si elle a été insuffisante;

En règle générale, quand il y a plusieurs chancrelles, n'en attaquer aucune ou les détruire toutes à la fois, les survivantes risquant fort, en dépit de tous les occlusifs, de réinoculer les plaies de cautérisation;

Bien avertir le malade de la possibilité de voir, durant les quatre ou cinq premiers jours, survenir de nouvelles chancrelles à côté de celle qui a été cautérisée, et lui faire comprendre l'importance de revenir aussitôt qu'il s'apercevrait de quelque chose de semblable.

A quels signes reconnaît-on que la réinoculation a lieu?

On doit s'en douter lorsque la plaie, qui était d'un rouge vermeil et unie, devient jaune, anfractueuse; lorsque son contour, qui était constitué par une ligne courbe régulière, devient sinueux, lacinié, comme formé par une série de petits arcs, chacun appartenant à un cercle de diamètre différent; lorsque ses bords, qui se continuaient avec le fond de l'ulcère, commencent à en être séparés par un décollement.

Averti par ces changements que la plaie redevient chancrelleuse, le médecin doit-il en tenter à nouveau la destruction au moyen du caustique?... D'une manière générale je désapprouve cette nouvelle tentative, parce qu'elle se fait à un moment où elle est moins utile que la première et dans des conditions moins favorables. Cependant, si le malade la réclame, si l'on peut intervenir avant que la réinoculation n'ait beaucoup agrandi l'ulcère, si surtout on croit alors être en sûreté contre de nouvelles chances de réinoculation, on peut essayer une seconde fois l'abortion.

Traitement morateur[1]. — Je ne trouve que ce néologisme pour désigner le traitement par lequel, renonçant à détruire la chancrelle, on la laisse volontairement durer quelque temps.

L'expérience a prouvé, en effet, que là où l'abortion serait impossible ou dangereuse à tenter, on arrive, par une direction appropriée, à neutraliser peu à peu, mais sûrement, la propriété contagionnante de la chancrelle, et à l'amener à la réparation, puis à la cicatrisation, en empêchant, durant ce temps, les accidents principaux, c'est-à-dire une trop grande extension de l'ulcère, sa reproduction par inoculation au voisinage, la formation de bubons, le plagédénisme, et ultérieurement l'herpès récidivant. Je réalise ces avantages par l'ordonnance suivante :

N° 30. — « Trois fois par jour, appliquer sur la plaie un peu de charpie mouillée de :

1. De *mora*, délai, retard.

Eau distillée .... 20 grammes.
Nitrate d'argent .... 8 décigrammes.

« Lorsqu'on va renouveler le pansement, avoir soin d'abord de détremper avec de l'eau la charpie qui est en place, et cela assez longtemps pour qu'elle se détache presque d'elle-même.

« Eviter de frotter la plaie en vue de la nettoyer; éviter de la presser, d'en tirailler les bords : éviter, en un mot, tout ce qui pourrait la faire saigner. »

Quelques remarques sur cette ordonnance :

Je donne la proportion de 0,8 de nitrate d'argent sur 20 d'eau distillée, comme *réglementaire*. Moins concentrée, la solution est trop faible; plus concentrée, elle produit sur la chancrelle et autour d'elle une écaille noire et adhérente, une sorte de carapace qui retient sous elle le pus, rend illusoire l'action des pansements subséquents, et empêche de suivre de l'œil l'évolution du mal.

Beaucoup de clients croient bien faire en abstergeant soigneusement le pus à chaque pansement. C'est une erreur : cette manœuvre, ainsi que toutes celles qui peuvent faire saigner la plaie, expose au bubon.

Enfin, de peur de contagion, que le malade évite de laisser séjourner au voisinage de l'ulcère quelque pièce de pansement souillée de pus contagieux, ainsi que de gratter les environs, l'anus, la vulve, les cuisses, etc., après le pansement, sans s'être lavé les doigts.

Les moyens propres à assujettir le pansement varient selon la région. Je dois pourtant dire d'une manière générale qu'un gâteau de charpie, petit, assez petit pour *entrer dans l'ulcère*, s'y maintient ordinairement de lui-même, sans qu'il soit besoin de bandage.

Grâce à ce pansement[1], l'ulcère se déterge régulièrement

1. La solution de nitrate d'argent, en touchant les parties saines contiguës à la chancrelle de la membrane muqueuse, y détermine des

et progressivement, dans l'espace de vingt à vingt-cinq jours. A ce terme il est passé à l'état de plaie rouge-vermeille.

Lorsque ce changement est réalisé complètement, et *dans toute l'étendue de l'ulcère*, on peut, mais alors seulement, substituer à la solution de nitrate d'argent le vin aromatique [1], appliqué deux fois par jour seulement. Si l'on a cessé trop tôt les pansements au nitrate d'argent, un seul petit point, resté chancrelleux, peut, en quelques jours, réinoculer la plaie entière. Il faut y veiller, mais il suffit d'y veiller.

Par contre, quelques malades continuent le pansement caustique après que l'état chancrelleux de l'ulcère a cessé : ils entretiennent ainsi une plaie dont ils prennent la persistance pour une désespérante prolongation de la maladie.

Telle est l'évolution et telle est la thérapeutique des chancrelles en général. Mais cette description, et par conséquent ces règles, subissent des modifications, lesquelles sont le fait du *siège* de l'ulcère, ou celui de *l'état où se trouve l'organisme*.

A. — Modifications dues au siège.

Le *siège* exerce une influence en raison de la tension habituelle des tissus ou des causes de tiraillement qu'ils sont exposés à subir, ou de l'exposition de l'ulcère à l'air, ou de la

érosions extrêmement superficielles qu'il faut se garder de considérer et surtout de traiter comme de nouvelles chancrelles. On les distingue à leur absence de profondeur, à leur surface absolument unie et d'un rouge vif, et enfin à ce qu'elles siègent ordinairement sous l'eschare mince et grisâtre, d'aspect caractéristique, qui résulte de l'action du nitrate d'argent sur les muqueuses.

1. Je recommande de préférence, surtout comme maintenant plus longtemps le pansement à l'état humide, et le rendant plus aisé à décoller, le « *vin aromatique onctueux* » de notre savant collègue M. Ferrand, pharmacien à Lyon.

profondeur à laquelle il est situé, ou de la fragilité du tégument, ou du contact de liquides plus ou moins irritants, ou de la difficulté de maintenir le pansement.

Mais, au lieu d'étudier d'une manière générale toutes ces influences, il vaut mieux indiquer, en examinant les principaux sièges connus de la chancrelle, comment elles modifient, dans les uns ou les autres, la marche et le traitement de l'ulcère.

Chancrelle du fourreau. — Sa situation qui l'expose à l'air fait qu'il s'y forme aisément une croûte. Après l'avoir fait tomber, il s'agit de bien pousser la charpie jusqu'au fond de l'ulcère, et de fixer ce pansement avec une bande, *dont on fera passer un tour derrière les bourses*, pour l'empêcher de glisser en avant. — L'administration des médicaments antiérectifs est souvent indiquée, ainsi que la suppression, pendant la nuit, de tout bandage constricteur.

Chancrelle du pénil. — Ici, comme dans toutes les régions velues, on ne découvre parfois la chancrelle que lorsqu'elle a pris une certaine étendue. — Le pus, s'attachant aux poils, les agglutine soit entre eux soit au pourtour de la plaie, faisant ainsi comme la charpente d'une croûte, qui se forme si aisément qu'on la voit se reproduire dans l'intervalle d'un pansement à l'autre. On prévient cette complication en coupant les poils. Mais si la surface est de celles sur lesquelles ont lieu des frottements, il pourrait résulter de cette opération des excoriations qui risqueraient de s'inoculer; il vaut donc mieux, dans ce cas, se borner à écarter les poils, lors de chaque pansement.

Dans ces régions, on le comprend, le pansement est peu aisé à fixer. Je préfère la charpie râpée, et j'en mets une toute petite boulette, qui n'est retenue en place que parce qu'elle est très petite et que, bien tassée jusqu'au fond et ne débordant point, il n'y a à craindre ni qu'un poil l'accroche, ni qu'un frottement la détache.

Chancrelle du repli balano-préputial. — C'est la plus commune, celle qui a servi de type à toutes les descriptions. Celle qui siège sur le *dos* de ce repli simule souvent l'induration; il faut être en garde contre cette cause topographique d'erreur.

Rien de plus ordinaire que de voir là la chancrelle s'inoculer de proche en proche sur la circonférence du repli, à cause de l'intimité du contact, de la ténuité des membranes adossées, de leur fragilité au moindre tiraillement, enfin à raison de la déclivité des surfaces.

Le pansement est très facile; il faut même se tenir en garde contre son excessive facilité, et recommander au malade de mettre autant de petites rondelles de charpie qu'il y a d'ulcères, au lieu, comme il y est enclin, de ne placer qu'un seul faisceau faisant tout le tour de la région. Lui recommander aussi d'éviter, en recalotant, de déplacer cette charpie; ce qui risque d'arriver, malgré toute l'attention possible. Pour y obvier, on est parfois obligé de mettre, par-dessus les petites rondelles isolées de charpie mouillée de nitrate, un long faisceau de charpie sèche avec lequel on entoure toute la circonférence du repli, faisceau dont on croise les chefs par-dessous et qu'on tient ainsi serré, tandis qu'on opère le mouvement de recalotement.

Après ce pansement, quelques gouttes de la solution de nitrate d'argent peuvent couler sur la chemise et y faire une tache indélébile, fort compromettante, en ménage... Après avoir recaloté, plonger la verge dans un verre d'eau.

Chancrelle du limbe du prépuce. — Très souvent multiple, il faut d'abord savoir qu'elle se présente parfois sur une base engorgée et forme ainsi une sorte de granulation, de tubercule très capable de simuler l'induration (chancrelles tubéreuses).

Chez les sujets à prépuce long et étroit, le limbe est habituellement froncé, et ses plis sont si intimement juxtaposés que, si un ulcère existe sur l'une des faces du pli, l'inoculation à l'autre face est en quelque sorte forcée. Pour prévenir cet accident, il faut, de bonne heure, en faisant le pansement, enfoncer soigneusement la charpie jusqu'au fond de tous ces plis; manœuvre assez laborieuse et qui l'est d'autant plus qu'elle doit se renouveler après chaque miction, mais manœuvre indispensable.

Autre inconvénient, très ordinaire et très sérieux. Par le jeu normal du prépuce, son limbe se distend toutes les fois qu'on décalote. Donc, si ce limbe est ulcéré, chaque ulcère, à ce moment, s'ouvre et son fond se déchire. Les malades, malgré la douleur qui les avertit, n'en tiennent pas grand compte : *pour se nettoyer*, ils font, régulièrement, une ou deux fois par jour, *éclater* leurs ulcères, ou les cicatrices récentes de ces ulcères. — Il faut rigoureusement prohiber ceci. Souvent l'on n'obtient la guérison qu'en condamnant le prépuce à *un mois* d'immobilité absolue. Puis les chancrelles une fois fermées, il faut parfois encore quinze jours d'immobilité pour que la cicatrice se consolide. Autrement, on la voit s'excorier à chaque décalotement, même partiel; et, outre l'ennui que donne cette interminable série de petites récidives, il peut en résulter, en définitive, une cicatrice bridée, volumineuse, difforme, d'où un resserrement permanent de l'orifice préputial.

Quand la chancrelle du limbe est très superficielle, peu excavée, y *faire tenir* de la charpie est parfois malaisé. On y parvient en laissant au gâteau de charpie un prolongement en forme de queue (comme une poêle à frire), et l'on enfonce entre le gland et le prépuce cette queue ; ainsi fixée, elle fixe elle-même sur l'ulcère le disque de charpie dont elle est le prolongement.

Chancrelles sous-préputiales ou chancrelles avec phimosis. — Le phimosis, dans le cas de chancrelles, provient de diverses causes. Tantôt le gland, couvert de chancrelles, s'enflamme, se tuméfie, au point de ne plus pouvoir traverser l'ouverture du prépuce. Tantôt c'est cette ouverture elle-même qui, fissurée par des chancrelles, ne se prête plus au décalotement qu'au prix de douleurs qui empêchent même de le tenter. Tantôt enfin, et c'est le cas le plus fréquent, les ulcères qui siègent soit sur la peau du prépuce, soit sur sa muqueuse, déterminent dans le tissu lâche qui unit ces deux feuillets un engorgement d'où résulte l'impossibilité de les faire glisser l'un sur l'autre de manière à découvrir le gland.

Quelle que soit, de ces trois causes, celle qui a agi, on comprend qu'elle n'aura besoin que d'un moindre degré d'intensité pour produire le phimosis, si le sujet y était antérieurement disposé par sa conformation.

Dès que je reconnais, chez un chancrelleux, de la tendance au phimosis, j'évite tout ce qui pourrait y donner lieu. Ainsi, je réduis à deux par jour le nombre des pansements. Ainsi, je conseille de tenir tout prêts les petits plumasseaux de charpie, de forme appropriée, en nombre suffisant, et d'avance bien imbibés de la solution de nitrate d'argent ; de sorte que le pansement des ulcères étant ainsi abrégé et terminé en quelques secondes, le gland n'est pas resté à découvert assez longtemps pour se tuméfier par suite de l'étranglement, et devenir incapable de repasser par l'ouverture préputiale.

Mais il y aurait péril à s'opiniâtrer dans cette voie. Dès qu'il est constaté que les efforts pour décaloter causent de la douleur, et *surtout du saignement* (ce qui signifie des déchirures et par suite des inoculations produisant elles-mêmes de nouvelles chancrelles), je n'insiste pas ; je profite du dernier jour où je puis encore voir, pour bien observer le siège qu'occupent les diverses chancrelles ; puis, au lieu de m'obstiner à faire, coûte que coûte, des pansements directs, je procède par injections, et voici comment :

Il faut d'abord, si on ne les avait pas vues déjà, reconnaître, autant que possible, le siège des chancrelles, à travers le prépuce : il est aisé de les distinguer à un peu d'engorgement ambiant et surtout à la douleur qu'on cause en les pressant.

Alors, *la verge étant tenue verticale*, je prends une petite seringue en verre, à long bec, remplie au tiers [1] d'une solution de nitrate d'argent au 40me ; j'en dirige la pointe, huilée s'il le faut, sur la surface du gland (surface lisse et polie), vers l'endroit où je sais que sont les chancrelles, mais sans aller jusqu'à les toucher. Parvenu là, je pousse le piston par un coup sec ; je retire la seringue, j'attends une demi-minute, puis je laisse écouler le liquide, et je cesse alors de tenir la verge verticale.

En faisant soi-même au malade une première injection avec de l'eau, on lui apprend la manœuvre, et souvent l'on y gagne aussi de discerner, d'après la douleur plus vive qu'il manifeste quand on injecte dans tel ou tel sens, le siège précis des chancrelles. — Si l'on ne peut découvrir ce siège, on se borne à faire une injection à gauche, puis une à droite.

Quand les chancrelles compliquées de phimosis occupent le limbe ou son voisinage, il faut, pendant qu'on laisse séjourner le liquide injecté, attirer fortement en avant la peau du fourreau. Par ce mouvement, on *retourne en dedans* le limbe, et si la verge est tenue bien verticale, les chancrelles prennent ainsi un bain dans le liquide caustique, qu'on a dû, dans ce but, injecter en quantité assez grande pour qu'il affleure l'orifice, comme si l'on voulait avoir un vase rempli d'eau jusqu'à déborder.

On réitère ces injections trois fois par jour, sans qu'il soit besoin de faire, dans l'intervalle, des injections détersives.

Traiter ainsi des chancrelles *sans les voir* effraye presque tous les malades et quelques médecins : on s'attend à des

1. *Au tiers* seulement, afin que les mouvements du doigt qui va pousser le piston aient toute leur précision.

ravages terribles, à des perforations du prépuce. Aussi, pour peu que le mal persiste, et surtout s'il s'aggrave d'abord, ce qui peut arriver, on est violemment tenté, et parfois sollicité de débrider le prépuce pour examiner ce qui se passe dessous... Qu'on se rassure, et surtout qu'on résiste à la tentation d'user de l'instrument tranchant. Depuis quarante-deux ans, à l'exemple de Baumès, j'ai traité, soit à l'Antiquaille, soit en ville, par les seules injections, tous les cas de chancrelle sous-préputiale soumis à mon observation. Souvent l'inflammation a été vive, la peau du fourreau rouge, œdémateuse, la suppuration en apparence intarissable. Eh bien ! en continuant avec persévérance les trois injections réglementaires par jour, en prenant soin de m'assurer qu'elles étaient bien exécutées et avec la dose prescrite [1], je suis toujours venu à bout, d'abord de calmer la douleur et de modérer l'inflammation, et cela dès le troisième jour; puis de guérir, sans désordres graves, sans perforation du prépuce. Et au bout d'un temps variable, quelquefois deux ou trois mois, mais ordinairement beaucoup moins, le phimosis a toujours fini par céder [2], mes clients demeurant, en somme, fort satisfaits de conserver leur conformation normale antérieure, tout en ayant évité le coup de bistouri, au moyen duquel une autre école juge indispensable de simplifier la cure, en s'exposant à causer la chancrellisation de toute la surface de l'incision.

Mon cher collègue, M. Aubert, évite, il est vrai, cet accident en cautérisant immédiatement au thermo-cautère

1. Certains pharmaciens, par un sentiment de philanthropie fort en harmonie avec les intérêts de l'officine, réduisent, de leur chef, la quantité de nitrate d'argent ordonnée; j'en ai même vu quelques-uns s'en faire un mérite auprès du client!

2. Lorsque, les chancrelles étant guéries, le prépuce commence à recouvrer sa souplesse, et que le malade essaye de décaloter, il faut bien l'avertir de ne pas s'arrêter, lorsqu'il y réussira pour la première fois, à trop regarder, à faire un *état des lieux*... Qu'il recalote, au contraire, alors au plus vite; sans quoi, gare le paraphimosis !

toutes les chancrelles mises à découvert par l'incision qui a soit fendu, soit enlevé le prépuce. Cet ingénieux procédé est parfaitement raisonné, et il guérit *citò*. Je ne saurais le désapprouver, mais je me borne à me rappeler que je guéris, moi, *jucundè*.

Tant qu'on met des pois dans un cautère, il suppure : de même, tant que vous continuerez les injections caustiques sous le phimosis, il s'en écoulera du pus, même les chancrelles fussent-elles déjà guéries. Le médecin peut donc, quelquefois, être embarrassé pour décider si le pus qui sort du prépuce provient des chancrelles qui existent encore, ou résulte seulement de l'irritation déterminée sur la muqueuse par les injections. Heureusement, cette dernière espèce de suppuration, celle que les injections produisent, cesse aussitôt que sa cause est supprimée. Pour savoir à quoi s'en tenir sur ce point, il n'y a donc qu'à suspendre les injections pendant deux ou trois jours. Si, au bout de ce temps, la suppuration est tarie, c'est que les chancrelles étaient guéries. Au contraire, la suppuration reparaît-elle, et augmente-t-elle ensuite graduellement : c'est que les chancrelles subsistent encore ; alors il faut recommencer, pendant dix jours environ, les injections. Bien entendu, cette courte suspension qui a suffi pour éclairer le praticien n'est, dans aucun cas et en rien, préjudiciable au malade.

Chancrelle du frein ou filet. — Succédant quelquefois à une écorchure de la face inférieure du filet, cette chancrelle débute beaucoup plus souvent par ses bords. Très fréquemment c'est une chancrelle voisine du filet, qui peu à peu s'étend jusqu'à ce repli. Je l'ai dit d'ailleurs, « le filet semble *attirer* les chancrelles, » ce qui tient à ce que, constamment tendu par l'effet même de ses fonctions, tiraillé à chaque instant, il a toute sorte d'occasions de se gercer et, par conséquent, de s'inoculer le pus du voisinage.

Une fois commencée, cette chancrelle ronge, creuse, mine

continuellement, et cela toujours à cause du cercle fatal : tension incessante, déchirure de la partie tendue, inoculation de la partie déchirée, chancrellisation de la partie inoculée. Ordinairement le filet, ainsi attaqué, finit par se rompre, Mais là ne se borne pas le ravage.

Le filet, ai-je dit, a mainte occasion d'être distendu : il en a dans le décalotement, dans l'érection, dans la marche même, et jusque dans la petite secousse qu'on imprime à la verge après avoir uriné. Mais, dans ces divers cas, ce n'est pas seulement la partie saillante du repli qui se distend. Il existe sous cette bandelette un faisceau fibreux doué des mêmes attributions fonctionnelles, et qui, comme elle, se tend dans les circonstances sus-indiquées. Cela est si vrai, que lorsqu'on coupe un filet gênant par sa brièveté, le chirurgien sait fort bien que s'il ne donne pas ensuite un coup de bistouri en travers sur la *base* du filet, s'il s'est borné à diviser la languette extérieure, le but de l'opération est manqué, et le gland demeurera toujours, comme auparavant, courbé en bas, pendant l'érection.

Il y a donc un filet visible, et, sous lui, un filet latent. Eh bien ! la pathologie démontre pleinement l'existence de ce dernier ainsi que ses limites ; car il est d'observation que, après avoir détruit le filet apparent, la chancrelle creuse, à sa base, dans le gland, un sillon longitudinal, une sorte de fossé de deux millimètres de profondeur ; que ce sillon a la même dimension chez tous les sujets ; que le processus chancrelleux, une fois sur cette voie, ne s'arrête qu'après que ledit sillon a atteint ces limites déterminées, bien connues des spécialistes, limites qui donnent aux ulcères de cette région leur physionomie caractéristique ; enfin que, ces limites une fois atteintes, la chancrelle, qui jusque-là semblait irréfrénable, s'arrête toujours.

La notion du mécanisme par lequel cette chancrelle s'étend fait pressentir ses symptômes spéciaux : saignement facile, douleur vive pendant la marche, durant les érections et lorsqu'il faut décaloter; durée longue, très longue; enfin le plus souvent rupture de l'organe. Ordinairement c'est la base du filet qui se creuse tout d'abord, et le progrès du mal la perfore. Puis, une fois établie, cette perforation va s'agrandissant, de manière à ce que la partie conservée forme comme un pont jeté entre le bout du gland et le prépuce : ce mince pont finit en général par se rompre, et l'ulcère, se découvrant alors dans toute son étendue réelle, ne manque jamais d'effrayer le malade qui, jusque-là, n'avait pas soupçonné ce que cachait la partie du filet restée intacte.

Si cependant la chancrelle a pu être arrêtée plus tôt, si tout se borne à une perforation de la base du filet, et que la cicatrisation, à force de soins, se soit faite dans ces conditions, l'organe, plus présentable en apparence, mais affaibli en réalité, n'a plus la solidité nécessaire pour remplir son rôle; et s'il ne cède pas à la première rencontre un peu scabreuse, il devient exposé à ces gerçures[1] réitérées qui, imposant au porteur des abstentions ou des choix également pénibles, l'obligent à venir enfin demander l'ablation de ce débris inutile et gênant au même médecin qui s'était d'abord félicité de l'avoir sauvé du naufrage.

Le traitement de cette chancrelle a ses indications toutes

1. La gerçure traumatique du filet s'opérant dans les mêmes conditions que celles où l'on peut contracter une chancrelle, inspire souvent des craintes au malade et quelque hésitation au médecin. On la reconnaîtra à ce qu'elle a lieu au moment même du coït; à ce qu'elle est située transversalement; à ce qu'elle est linéaire et non arrondie comme les chancrelles (une gerçure *entretenue* par de fréquents coïts peut cependant prendre la forme ovale); enfin à ce que son fond est superficiel et rouge.

On ne parvient à guérir certaines de ces gerçures qu'en interdisant, pendant huit jours au sujet, non seulement le coït, mais le décalotement et même tout essai de décalotement.

Une fois la gerçure guérie, je recommande d'en ménager la cicatrice; de ne pas affronter le coït pendant quelque temps sans avoir préalablement déposé là deux couches de collodion; enfin, d'user alors de corps gras pour prévenir l'effet des frottements.

tracées par ce qui précède. Il s'agit de prévenir ou d'atténuer pour le filet toute cause de distension. Par conséquent :

Fuir les occasions d'érection ; s'abstenir, du moins, de les prolonger;

Si, en marchant, le léger retrait du prépuce, qui a lieu à chaque pas, est douloureux, immobiliser le prépuce en en attirant l'extrémité et l'engageant dans un trou percé au centre d'une rondelle de caoutchouc (il figure alors là comme la tête d'un seigneur du moyen âge au milieu de sa *fraise*) ; on produit ainsi un phimosis artificiel, phimosis protecteur qu'on peut d'ailleurs réserver pour les occasions de grande fatigue, de longues marches où l'organe a à subir beaucoup de frottements.

Quand on décalote pour faire le pansement, on ressent une vive douleur par suite de la tension qu'on est obligé d'imprimer au filet. Vous l'éviterez de la manière suivante : Pour décaloter, vous tirez peu à peu le prépuce en arrière, n'est-ce pas ? Eh bien ! guettez l'instant où, dans ce mouvement, l'extrémité du gland commence à se montrer, et appliquez-y la pulpe de votre doigt. Alors, si de ce doigt vous maintenez le bout du gland fortement poussé, courbé en bas, tout en continuant à tirer le prépuce en arrière, vous aurez réalisé le décalotement complet, sans que les deux points d'insertion du filet aient été assez écartés pour lui donner une tension douloureuse ; et soyez sûr que le client vous remerciera de lui avoir indiqué cette manœuvre.

Quant au pansement, il varie selon les périodes. Lorsque le filet est percé à sa base, il est quelquefois assez difficile d'introduire dans ce trou de la charpie de manière à ce qu'elle traverse de part en part, ce qui cependant est très nécessaire. Pour y réussir :

Faites *bâiller* l'ouverture, en donnant à ses bords une position telle qu'ils soient relâchés ;

Tordez entre deux doigts l'extrémité du petit faisceau de

charpie, de façon à le rendre pointu et rigide, comme on le fait pour le fil dont on veut enfiler une aiguille à chas étroit;

Enduisez-le d'une pommade au nitrate, au lieu de l'imbiber de la solution de ce même sel;

Poussez-le au moyen d'un tout petit porte-mèche, improvisé avec un fragment d'allumette, dont on a encoché l'extrémité en forme de fourche;

Enfin, si vous ne pouvez réussir à faire que le faisceau de charpie *traverse*, mettez-en deux, à gauche et à droite, que vous pousserez à la rencontre l'un de l'autre.

Quand le frein est détruit, quand il n'y a plus que le sillon chancrelleux sous-frénal, la charpie qu'on y enfonce doit être taillée exactement de sa longueur; et, pour mieux l'assujettir, on met, en croix, par-dessus ce petit plumasseau, quelques brins de charpie sèche, beaucoup plus longs, qu'on engage circulairement dans le repli balano-préputial; sorte de tour de bande, retenu en place par le reflet du prépuce, qui offre l'avantage de maintenir solidement le pansement sans exercer aucune constriction.

Mais tout, ici, ne se borne pas à des pansements. Il est, dans ce traitement, une indication singulière et néanmoins très rationnelle. « La chancrelle du filet dure plus longtemps que celle des autres régions, » ai-je dit. Et j'ai ajouté que c'est « parce qu'elle dure jusqu'à ce qu'elle ait détruit le filet ». Donc, puisque c'est la rupture du filet qui, seule, met un terme à la chancrelle, au lieu d'attendre que le processus ulcéreux ait lentement amené ce résultat, pourquoi ne pas le produire artificiellement et instantanément? Ce que la chancrelle accomplit au prix d'un temps précieux, avec des douleurs incessantes, une gêne notable de la marche, en exposant aux inoculations accidentelles de voisinage, aux risques de toutes les déviations que peut affecter un ulcère spécifique de longue durée, avec l'imminence, tout particulièrement redoutable ici, du bubon, ne vaut-il pas mieux le faire d'un seul coup?...

Conformément à ces principes, toutes les fois que, le filet étant perforé, je reconnais, au bout de quelques jours, d'après la marche du mal, que cet organe est voué à la destruction, ou qu'il n'en resterait, si on parvenait à le conserver, qu'une portion plus gênante qu'utile, j'en opère la section. Et voici, pour ce cas, mon procédé :

L'instrument tranchant expose à une hémorrhagie, toujours très incommode, vu la difficulté d'application des agents hémostatiques, hémorrhagie qui, d'ailleurs, augmente pour le malade les chances d'avoir un bubon. Je me sers, en conséquence, d'un instrument qui réunit la rapidité de l'incision à la sécurité que donne la cautérisation. C'est, tout simplement, une paire de forts ciseaux dont on a émoussé le tranchant des branches à leur extrémité, dans l'étendue d'un centimètre et demi, de sorte que, dans cette partie terminale, elles se touchent, mais ne se croisent plus.

Ces ciseaux étant maintenus largement ouverts, j'introduis le bout de l'une des branches dans la perforation du frein, puis je présente l'autre branche à la flamme d'une bougie; et, quand je juge celle-ci suffisamment chauffée, je la rapproche vivement de la première qui lui sert à la fois de conducteur et de point d'appui. Il suffit de presser quelques instants pour que le filet soit divisé, sans qu'il y ait eu une seule goutte de sang répandu.

Aussitôt le filet coupé, la tension douloureuse cesse, et l'ulcère, mis à découvert, permet des pansements plus réguliers et plus efficaces. Mais le point capital par là obtenu, c'est, ne l'oublions pas, d'avoir enlevé, en trois secondes, un corps que la chancrelle aurait mis trois semaines à détruire, et avant la destruction duquel la cicatrisation ne pouvait s'effectuer.

La chancrelle du filet peut perforer l'urèthre. C'est un

accident extrêmement rare. D'ailleurs, ordinairement, à mesure que l'ulcère guérit, la perforation se comble spontanément. En cas contraire, provoquez, durant la période de réparation, la formation de bourgeons charnus, en cautérisant trois ou quatre fois, à trois jours d'intervalle, la plaie jusqu'au fond, avec un crayon de nitrate d'argent taillé en pointe. En même temps, ne laissez uriner le malade qu'à travers un bout de sonde, porté, chaque fois qu'il sent le besoin d'uriner, à 6 ou 8 centimètres de profondeur dans le canal; et pendant qu'il urine ainsi par la sonde, qu'il ait soin de presser sur l'ouverture fistuleuse, au moyen d'un petit ballon de caoutchouc, afin qu'aucune goutte d'urine, passant entre la sonde et la paroi uréthrale, ne puisse enfiler ce trajet.

Chancrelle de l'anus. — Elle est apportée là, soit *directement;* soit par l'ongle d'un homme qui a une chancrelle au pénis et qui, après l'avoir pansée, se gratte... où cela lui démange, sans s'être lavé les doigts; soit, enfin, par du pus chancrelleux coulant du vagin sur l'anus.

Toute lésion ulcéreuse du pourtour de l'anus détermine la tuméfaction de l'un des plis cutanés qui lui est contigu; tuméfaction d'abord purement inflammatoire, mais qui, pour peu que la lésion qui en a provoqué le développement ait une certaine durée, se transforme là en une hypertrophie durable du tégument ainsi que du tissu conjonctif sous-jacent (condylome). C'est donc toujours sous un bourrelet dont elle est plus ou moins complètement couverte, et dans l'épaisseur duquel elle creuse quelquefois une cavité ulcéreuse, qu'il faut savoir chercher la chancrelle anale.

La marge de l'anus est plissée comme l'est le limbe du prépuce. A l'anus comme au prépuce, la chancrelle a donc une grande tendance à se perpétuer, en se transmettant d'un bord de l'un de ces plis à l'autre bord. Comme au prépuce aussi, c'est en tenant ces bords séparés par un éventail de charpie imbibée de la solution de nitrate d'argent, qu'on les empêche de se contagionner.

Mais à la région anale, il se présente deux difficultés particulières. D'abord, le malade ne peut guère faire lui-même son pansement, et il n'est pas aisé de trouver un aide capable qui, deux ou trois fois par jour, prête la main à pareille besogne. — En second lieu, le boudin stercoral, en passant à travers l'ouverture, agrandit les ulcères, déchire les cicatrices en voie de formation, cause, en un mot, le même ravage que celui contre lequel je mettais, ci-dessus, en garde le malade atteint de chancrelles du limbe, quand je lui recommandais, par-dessus tout, de ne jamais décaloter.

Malheureusement, la défécation n'est pas un acte facultatif; c'est, sinon la plus nécessaire, du moins la plus impérieuse des fonctions. Ne pouvant la supprimer, il faut donc s'arranger de manière à ce qu'elle soit aussi peu irritante ou, pour mieux dire, aussi peu dilacérante que possible.

Dans ce but, on administre 12 ou 15 grammes de sulfate de magnésie, tous les deux jours, ou 5 centigrammes de résine de podophilin par jour. De plus, dès que le malade sent le besoin d'évacuer, il prend un quart de lavement de décoction de racine de guimauve, ou, plus simplement, d'huile d'olive. Ayez soin de pousser le lavement à travers une sonde de gomme élastique, n° 10, préalablement introduite à 6 ou 8 centimètres dans le rectum.

Malgré ces précautions, il faut être averti que les chancrelles de la marge de l'anus s'y multiplient et s'y éternisent. Quelquefois même, elles remontent dans l'intérieur de l'intestin à une profondeur telle que, même en attirant à l'extérieur et déplissant la membrane, on peut à peine apercevoir l'extrémité intérieure, périphérique de l'ulcération.

E pur... et cependant la chancrelle anale finit par guérir! Elle guérit parce que le sphincter, que le passage des matières tend à forcer, réagit et se contracte; condition qui contribue probablement à empêcher les déchirures chancrellifiables de se produire au delà d'une certaine limite en profondeur.

Parfois, néanmoins, mais très rarement, cette limite est franchie; parfois la chancrelle entame ou même divise le sphincter. Alors l'ulcère persiste indéfiniment, s'étendant en tous sens. J'ai vu de ces cas où les pansements les plus méthodiques, exécutés assidument par le médecin lui-même, modéraient le progrès de la chancrelle, mais ne l'arrêtaient pas. — Il faut alors — et je l'ai fait avec succès — appliquer la pâte de Canquoin pendant deux heures, en la maintenant, au moyen d'une grosse mèche, pressée contre le fond de l'ulcère. Celui-ci est, par là, transformé en plaie simple, et la guérison s'obtient sans difficultés.

Il est, dans cette région, une autre variété de chancrelles, beaucoup plus aisées à guérir. Ce sont celles qui siègent en dehors de l'anus, sur la face interne des fesses. Elles s'y multiplient, mais, justement pour cela, n'y gardent pas une longue durée. Il est rare que la chancrelle du pli de l'anus ne se complique pas de quelques-unes de ces chancrelles inter-fessières. — Pour que le pansement y tienne, faites-le consister en un *atome* de charpie mouillée de la solution lunaire.

Chancrelle de l'urèthre. — Pour expliquer un écoulement intarissable, pour se rendre compte de véroles dont on ne retrouvait pas l'accident primitif, beaucoup de malades d'une part, beaucoup de médecins de l'autre, disaient jadis : « Cela vient d'un *chancre du canal.* » Aujourd'hui, qu'on ne les suppose plus, qu'on n'admet que ceux qu'on voit ou qu'on sent, leur nombre a singulièrement diminué, et presque tous ceux qu'on observe siègent au méat. Aussi, les diagnostiquer d'avec la blennorrhagie, seule ou concomitante, est on ne peut plus aisé. S'ils sont un peu plus profonds, on reconnaît leur présence à un certain gonflement circonscrit, à la douleur et au saignement qui se produisent quand on presse sur ce point. Enfin, presque toujours, tôt ou tard, le progrès de l'ulcération l'amène à devenir visible à l'extérieur.

L'indication principale est d'empêcher la chancrelle d'un côté du méat de se propager par contagion au côté opposé. Dans ce but, il faut, après chaque miction, introduire une mèche de charpie enduite de pommade au nitrate d'argent, afin d'empêcher la juxtaposition de la surface contagionnable avec la surface contagionnante.

C'est ainsi qu'on y travaille, mais je dois dire qu'on n'y parvient qu'exceptionnellement. Autant la contagion est rare entre tissus différents, malgré leur adossement le plus intime et le plus prolongé (exemples : le prépuce et le gland, le col de l'utérus et le vagin) autant, quand les tissus sont similaires, cette contagion est fréquente, à peu près inévitable (exemples : les plis du limbe, de l'anus, les deux faces du méat). — N'insistez donc pas outre mesure sur des pansements qui sont incommodes, difficiles et douloureux; et si vous voyez la contagion s'opérer en dépit de vos efforts, pour la prévenir bornez-vous à prescrire une injection de quelques gouttes d'huile d'amandes douces ou de glycérine, répétée avant chaque miction, et à préserver le méat de tout frottement douloureux au moyen d'un bandage approprié (la compresse longuette placée par son milieu sur le gland, et dont les deux extrémités repliées l'une sur la face supérieure, l'autre sur la face inférieure de la verge, sont maintenues par une bande roulée).

Chancrelle céphalique. — On a longuement et laborieusement recherché pourquoi la chancrelle s'observe si rarement — quelques-uns ont dit : ne s'observe jamais — à la face, ni dans la bouche. Il en a cependant été observé, et, d'autre part, on les y produit à volonté par l'inoculation. D'ailleurs, cette question, quelque peu surannée, n'intéressant en rien le thérapeutiste, je l'écarte. — Les chancrelles de la tête se pansent comme les autres. (Voy. notamment, ci-dessus, le *chancre du fourreau.*)

Chancrelle de la femme. — « Elle a surtout pour siège, dit M. Clerc, la muqueuse vulvaire : on la rencontre très fréquemment sur la fourchette, sur les plis et sur les bords des petites lèvres, dans la fosse naviculaire, sur et entre les caroncules myrtiformes, à l'orifice du méat urinaire et à l'entrée du canal, sur le clitoris et son prépuce, et dans le voisinage. — Elle est plus rare sur les grandes lèvres, et nous ne l'avons pas fréquemment observée sur la peau qui avoisine les organes génitaux.

« Celles du vagin ne sont pas communes ; les 8 ou 10 que nous avons rencontrées étaient situées à l'extrémité supérieure du vagin, dans le voisinage du col. »

M. Clerc en a vu un plus grand nombre au col (de 15 à 20). Il cite même un cas très concluant de chancrelle *intra-utérine.* Chez une femme examinée au speculum par les professeurs Lallemand et Delmas, aucune ulcération du col n'avait pu être découverte. Mais en pressant avec le speculum sur le col, on en fit sortir du pus qui, inoculé par quatre piqûres à la cuisse de la malade, y produisit quatre chancrelles bien caractérisées.

La chancrelle du col utérin se distingue par son indolence et par la rapidité de sa cicatrisation [1], même en l'absence de tout traitement local. Ces ulcères donnent le plus souvent lieu à de l'œdème des parties voisines : cela se

1. Cette circonstance s'explique par l'absence de frottements et par la chaleur de la région. On doit à M. Aubert d'avoir fait connaître l'influence que cette dernière condition exerce comme agent destructeur du contagium chancrelleux. Elle rend compte de la bénignité des ulcères situés profondément. C'est par la température de plus en plus élevée des organes, à mesure qu'ils sont plus éloignés de la surface, qu'on explique pourquoi le bubon chancrelleux reste limité aux ganglions inguinaux, et n'envahit jamais les ganglions iliaques pelviens. De cette notion découlent aussi d'importantes données thérapeutiques que nul ne pouvait mieux déduire et appliquer que notre judicieux et expérimenté collègue.

voit surtout pour les chancres des grandes et des petites lèvres ainsi que du clitoris.

Les chancrelles féminines n'ont rien de spécial sous le rapport du traitement. Deux brèves remarques seulement :

Quant aux chancrelles extérieures, comme il est très difficile de pousser la charpie jusqu'au fond de l'ulcère, et plus difficile encore de la maintenir en place, il vaut mieux se borner à toucher, deux ou trois fois par jour, avec un tout petit pinceau humecté de la solution *normale*(0,8 sur 20) de nitrate d'argent. D'ailleurs, quoique peu méthodiquement pansées, les chancrelles vulvaires, si la santé générale est bonne et si la femme prend les moindres soins de propreté, guérissent assez promptement.

Quant aux chancrelles profondes, quelques médecins tentent d'absorber, au moyen du tamponnement, le pus qu'elles sécrètent, afin d'empêcher les inoculations de voisinage. Mais, pour peu que le tampon descende — ce qui ne manque jamais d'arriver — le danger — plus théorique que réel — de ces inoculations reparaîtrait, augmenté de celui résultant de la stagnation du pus.— Je préfère, après avoir cautérisé tous les matins, faire durant la journée quatre ou cinq injections, avec la petite seringue en verre, d'un liquide qui se trouve partout sous la main et qui ne tache pas le linge, tel que de l'eau salée ou de l'eau rendue astringente par l'addition d'un peu de vinaigre de toilette.

B. — Modifications dues à l'état de l'organisme.

Phagédénisme. — En inoculant du pus de chancrelle phagédénique à un sujet sain, de bonne constitution, exempt de dyscrasies, et d'habitudes hygiéniques régulières, on ne lui donne qu'une chancrelle simple et non phagédénique : d'autre part, en inoculant du pus de chancrelle non phagédénique à un sujet actuellement porteur de chancrelle en cours de phagédénisme, on fait développer au point inoculé une chancrelle phagédénique. Ce double fait prouve clairement que le phagédénisme provient, non d'un principe morbide spécial, mais d'une cause inhérente à l'individu.

Or, cette cause individuelle est générale ou locale, formée de longue date ou accidentelle et récente. Mais elle peut toujours — quand elle est constatable — se rapporter à l'un ou à l'autre des deux types tranchés qui suivent :

1° *Causes de type asthénique.* — Vieillesse, froid, misère, insomnie, anémie, scorbut, scrofule, chlorose, dyscrasies ou cachexies débilitantes, abus du mercure, préoccupations morales tristes. — *Localement :* situation de la chancrelle ou conformation des organes telle que celle-ci subisse soit une stase sanguine, soit de l'étranglement.

2° *Causes de type sthénique.* — Tempérament sanguin, pléthorique, climat chaud, alcoolisme, vie plantureuse, excès de table et de coït, maladies inflammatoires, déplacement de fluxions herpétiques ou hémorrhoïdales, enfièvrement de l'amour, de l'ambition, de la passion du jeu. — *Localement :* toute cause capable d'engendrer l'inflammation, telles que érections prolongées, marches forcées, pansements ou frottements irritants sur l'ulcère.

A part les cas très rares où il résulte d'un processus diphtéritique, le phagédénique n'étant, au fond, que de la gangrène (soit par *blocs*, soit interstitielle), on comprend qu'il reconnaisse pour cause l'un ou l'autre des deux ordres d'influences précitées, c'est-à-dire qu'il puisse également résulter soit de l'excès, soit du défaut d'afflux de sang.

Mais, d'autre part, notons que, dans la pratique, cette destruction organique se présente sous deux formes : tantôt les tissus sont minés, emportés molécule par molécule, tantôt ils tombent par segments, par lambeaux d'une étendue appréciable. La première espèce est le *phagédénisme* proprement dit ; on a réservé pour la seconde le nom de *gangrène*.

Or, d'une part, deux ordres de causes ; de l'autre, deux formes morbides... Il y avait bien là de quoi tenter l'esprit généralisateur des théoriciens. Mais, jusqu'à présent du moins, leurs efforts n'ont pas abouti ; la dichotomie étiologique reste indépendante de la dichotomie descriptive ; en d'autres termes, tant le phagédénisme que la gangrène s'observent à peu près indifféremment, comme effet des agents débilitants et comme effet des agents excitants. Tout ce que l'expérience nous permet d'avancer à cet égard, c'est que la forme gangreneuse paraît dépendre plus souvent des causes sthéniques, le phagédénisme proprement dit des causes asthéniques. Mais, il faut qu'on en soit prévenu, ce dernier se voit assez fréquemment sur des individus chez lesquels vous chercheriez en vain à découvrir l'une des causes énumérées ci-dessus, tant sthéniques qu'asthéniques ; tandis qu'il est rare qu'on ne puisse pas rapporter la gangrène à une influence réelle, dont la présence chez le malade est susceptible d'être démontrée.

En somme, quand le médecin rencontre un exemple de cette complication (gangrène ou phagédénisme), qu'il ne se laisse égarer par aucune préoccupation doctrinale ; au lieu de vouloir à tout prix remonter de la forme à la cause, qu'il recherche impartialement et soigneusement, sous laquelle des deux influences sthénique ou asthénique le cas semble s'être produit, et s'applique moins à faire jouer à cette influence un rôle étiologique qu'à la supprimer d'abord, puis à en combattre les effets.

Examinons, sous ce rapport, les principales variétés de phagédénisme que nous a offertes la pratique. Elles se rattachent naturellement aux deux formes suivantes :

A. *Forme gangréneuse.* — Quelques sujets affaiblis par l'âge ou les privations ont parfois une mortification des bords de leur chancrelle. On y remédie par les pansements au vin, au charbon, au tartrate de fer, à l'acide phénique dilué, et par le régime tonique; mais cet accident est de beaucoup le plus rare.

Le cas ordinaire est celui-ci : chez des *jeunes gens sanguins qui font la noce*, qui ont *beaucoup marché*) par exemple, les conscrits le jour du tirage), une chancrelle de la *verge* (organe particulièrement exposé aux frottements) et surtout du *dos* de la verge, devient le point de départ d'une gangrène qui envahit plus ou moins loin en largeur et en profondeur.

Or, c'est justement ce *plus ou moins* qui fait ici le danger et qui doit appeler l'attention du médecin. Que les bords et le fond d'un ulcère soient frappés de mortification, il ne s'ensuivra ni perte notable de temps, ni difformité bien apparente. Mais, souvent, le ravage s'étend fort au delà; de larges segments escharifiés se détachent, comprenant toute l'épaisseur de la peau, et, outre de cruelles souffrances, il en résulte une difformité ainsi qu'une gêne de fonctions irréparables.

En vue de ces graves conséquences, il importe de savoir distinguer, prévoir l'imminence de la complication gangreneuse. Lors donc que, sur un sujet atteint de chancrelle du fourreau, en même temps que le fond de l'ulcère devient grisâtre, la sécrétion moins liée, et qu'il y a de la fièvre, vous verrez apparaître une certaine tuméfaction de *tout l'organe*, tuméfaction que le repos de la nuit ne dissipe qu'en partie; s'il s'y joint, dans l'étendue de 2 *ou* 3 *centimètres*, autour de l'ulcère, une coloration d'un *violet pâle*, il est grand temps d'agir, et vous pouvez encore, par la prescription suivante, *immédiatement et rigoureusement exécutée*, prévenir de fâcheux désordres :

N° 31. — « Après avoir pris un bain, rester pendant trois ou quatre jours au lit, la verge enveloppée de cataplasmes de farine de lin, tièdes plutôt que chauds, et tenue modérément élevée sur un petit coussin.

« Panser la chancrelle, trois fois par jour, avec de la charpie imbibée de décoction de racine de guimauve, tiède.

« Boire quatre ou cinq verres par jour d'infusion de mauve et de violettes. N'user, aux repas, que d'eau rougie.

« Médications contre les érections *ut supra.* »

Lorsqu'on n'a pu intervenir assez tôt pour éviter la formation des eschares, la même ordonnance sert, du moins, à en limiter l'étendue. Si, cependant, on n'a été consulté que très tard, à la période où la prostration, les sueurs, la diarrhée, les nausées, les lipothymies ont succédé à l'état inflammatoire, il faut employer, en même temps que les toniques, les cordiaux, les stimulants diffusibles. Avant cette époque, les débridements sont parfois nécessaires. On les fait longitudinalement sur les points les plus distendus, en ayant soin de ménager, autant que possible, l'intégrité du prépuce. Dans ces cas, d'ailleurs, le gonflement est tel que l'incision, quelque profonde qu'elle paraisse au moment où on la pratique, se trouve, ensuite, n'avoir intéressé qu'une épaisseur de tissus relativement faible.

Les plaies, succédant aux eschares, seront, si elles languissent, pansées avec l'onguent digestif.

Dans le cas que je viens de décrire, la chancrelle n'a été pour le développement de la gangrène qu'une occasion. C'est encore le rôle qu'elle joue lorsque, dans un paraphimosis survenu chez un chancrelleux, la base du gland et le collet du prépuce, se comprimant l'un l'autre, sont frappés de mortification. Cela est tellement vrai que les seules chancrelles qui, chez un sujet atteint de plusieurs chancrelles, deviennent alors gangréneuses, sont celles qui siégeaient sur un endroit soumis à l'étranglement; et que, d'autre part, on voit aussi, sur lui, la gangrène envahir des endroits étranglés, mais où il n'y avait pas de chancrelles. Il faut noter que sur ces derniers points, la plaie qui succède à l'eschare se chancrellise ultérieurement par inoculation venue du voisinage ; de sorte que, à un moment donné, on voit partout, à la fois, de la chancrelle et de la gangrène. Mais, quand on a suivi avec attention le développement de ce double processus, on reconnaît que la chancrelle, loin de causer la gangrène, n'a fait que la subir. — Promptement réduire le paraphimosis est le seul moyen de mettre ordre à l'extension et à la multiplication, sans cela indéfinies, des chancrelles.

Il est un autre point où chancrelle et gangrène se donnent en quelque sorte la main pour une œuvre commune ; et, ce point, remarquons-le, c'est encore le *dos* de la verge. Durant le cours de chancrelles sous-phimosis, négligées, irritées, ou soumises à un traitement défectueux, on voit parfois la peau du dos de la verge, au niveau de la base du gland, s'amincir, devenir noirâtre, se mortifier et, finalement, subir une perforation de 1 à 2 centimètres de diamètre, à travers laquelle on découvre le gland. — Que s'est-il donc passé là ?

Ce qui s'est passé?... Il existait des chancrelles et sur le gland et à la face interne du prépuce. Les premières faisant tuméfier le gland, cet organe, augmenté de volume, a pressé par sa base, comme par un bord tranchant, de dedans en dehors, contre le prépuce. Or, comme le prépuce avait lui-même des chancrelles, on comprend que, miné à la fois par l'ulcération et par la gangrène, qui résulte de l'incessante pression du gland, il se soit perforé.

C'est dans des cas semblables, au milieu de désordres progressifs, de vastes pertes de substance, quand la moitié de l'opération, pour ainsi dire, à déja été faite spontanément, que j'admettrais qu'on divise largement le prépuce et cautérise à fond toutes les chancrelles existantes. Une ou plusieurs incisions méthodiquement faites constituent alors un acte régularisateur qui, le mal étant consommé, permet d'utiliser pour le mieux des débris gênants et difformes. Mais dans les cas, beaucoup plus nombreux, où l'on est libre de choisir, je préfère, quant à moi, soigner d'aussi bonne heure que possible les chancrelles sous-phimosis, c'est-à-dire les traiter par les injections de nitrate d'argent; et je tiens à répéter que, grâce à l'emploi de ces injections, continué avec méthode et persévérance, jamais, dans ma pratique, je n'ai vu se produire de perforation du prépuce. — Quant à la simple perforation du prépuce qui aurait persisté malgré quelques cautérisations faites sur son contour, le chirurgien devrait, si elle était étroite, suturer ses bords préalablement ravivés; si elle était large, achever la division du prépuce en la régularisant de son mieux.

B. *Forme phagédénique proprement dite.* — Tout chancre ronge : le nom l'implique. A ce compte, tout chancre serait donc phagédénique.

Faut-il, comme l'insinue Vidal, dire qu'un chancre mérite, en effet, ce nom dès qu'il a « franchi ses limites conventionnelles »? Suffit-il, pour qu'on l'appelle phagédénique, qu'il ait duré et se soit étendu un peu plus que d'habitude?... Un autre auteur classique, et le premier de tous, semblerait en avoir jugé ainsi; car il décrit parmi les *chancres phagédéniques* la chancrelle du filet, laquelle, pourtant, somme je l'ai démontré, ne doit qu'à sa situation ses propriétés rongeantes.

Je prends cet exemple et je dis : « La chancrelle du filet peut durer deux ou trois mois; elle creuse, perfore, détruit le tissu, et cependant personne, aujourd'hui, ne l'appellera phagédénique. Pourquoi? parce que, pendant toute sa durée et dans toute son étendue, elle n'a, ni un seul instant ni sur un seul millimètre, offert d'autres caractères apparents que ceux de la chancrelle ordinaire. Si cet ulcère progresse, ce n'est point qu'il ait une nature spéciale, c'est uniquement parce que son fond, incessamment déchiré, s'inocule, et, par conséquent, s'agrandit incessamment ; c'est, en un mot, parce que son siège le fait, pour un certain temps, progressif. »

Eh bien ! la vraie chancrelle phagédénique ne consiste pas en une série de chancrelles à cours régulier. Elle résulte, au contraire, essentiellement d'un processus chancrelleux irrégulier, processus provenant d'une cause dont l'existence est prouvée 1° par les conditions spéciales d'hygiène et de santé qui l'engendrent ; 2° par le fait même de l'absence de tendance de l'ulcère à se *réparer ;* 3° enfin, par les caractères objectifs particuliers que prend alors cet ulcère.

En effet, frappée de phagédénisme, la chancrelle devient plus douloureuse ; les anfractuosités de son fond sont plus profondes ; la matière qui couvre ce fond, au lieu d'offrir une certaine consistance et une couleur blanc jaunâtre, est moins liée, ténue, d'un gris sale et d'une odeur spéciale ; les bords sont gonflés, déchiquetés à leurs contours et largement décollés. Enfin, les jours, les semaines, les mois même se passent sans qu'il s'opère ni détersion de la surface, ni affaissement et recollement des bords, indices du travail physiologique qui, dans les cas normaux, amène régulièrement la transformation de la chancrelle en plaie simple.

Cette complication peut envahir une chancrelle à n'importe quelle période de son évolution. Certaines régions y sont plus sujettes, les doigts, l'aine, le pli génito-crural, les grandes lèvres. Le tissu sous-cutané se prête particulièrement à son extension.

Cet état est si bien une affection à part, qu'il commence ordinairement avec des caractères réels d'acuité, s'accompagnant de fièvre, d'embarras gastrique, sueurs, insomnie, soif, céphalée. Notez qu'on observe ces symptômes chez les sujets même dont la débilitation, l'asthénie ont été la cause du phagédénisme : ils proviennent, par conséquent, du travail phagédénique même et non des troubles constitutionnels qui ont donné naissance à celui-ci.

En décrivant cette singulière et capricieuse déviation, il faut sans doute résister à la tentation de lui prêter une marche réglée. Pourtant l'observation prouve que, en général, après deux ou trois mois d'acuité, le phagédénisme tantôt cesse (laissant l'ulcère se cicatriser), tantôt passe à l'état chronique.

Cette dernière forme comprend les vastes et interminables ulcérations que nous voyons ravager le fourreau, l'hypogastre, l'aine, les fesses, durer plusieurs années, ne se cicatrisant sur un point que pour se rouvrir sur l'autre, creusant de préférence les endroits déclives, sécrétant toujours un pus inoculable. A cette période, la réaction fébrile et gastrique a cessé; il se produit même, chez quelques malades, un appétit insatiable. Mais la douleur locale, l'abondance de la suppuration, l'inaction et l'isolement forcé, par-dessus tout l'horreur de leur situation et la perspective de n'y point voir de terme, voilà ce qui, pour ces malheureux, constitue un vrai supplice, et si l'âge et la misère s'y joignent, un danger pressant.

Traitement. — Lorsqu'une maladie possède beaucoup de remèdes, que ces remèdes n'ont rien de commun dans leur mode d'agir, que cependant chacun d'eux, bien que la maladie soit identique, compte quelques exemples de succès avérés, ce lieu commun vient instinctivement aux lèvres : « La richesse apparente de la thérapeutique n'est qu'une preuve de sa pauvreté. »

J'en tire, moi, une autre conséquence : c'est que la maladie dont il s'agit est susceptible de guérir, guérit le plus souvent d'elle-même; qu'elle guérit *pendant que* et non pas *parce que* l'on emploie telle ou telle médication ; enfin que celle que l'on administrait au moment où la cure spontanée a eu lieu, escroque plus qu'elle ne mérite l'honneur qu'on lui fait alors d'avoir été le moyen de salut.

Cette conclusion s'applique admirablement à l'histoire du phagédénisme. Je vais tout à l'heure énumérer vingt agents, dont aucun, à coup sûr, n'aurait obtenu son renom de spécifique s'il n'avait pas plusieurs guérisons à son actif. Et cependant il n'en est aucun, non plus, que je n'aie vu honteusement échouer. Et preuve non moins forte d'impuissance, il n'en est aucun qui ait su se concilier la faveur exclusive, pas même la préférence des praticiens. Remarque tellement vraie, que, au moment d'écrire la première ligne de ce long catalogue, je n'en vois pas un au sujet duquel une suggestion intérieure, ou quelque reconnaissant souvenir ne me crie : « Commencez par celui-là ! »

Ricord conseille les pansements avec une solution aqueuse, au 10me et plus, de tartrate de fer et de potasse; on en prend aussi à l'intérieur, de 2 à 3 grammes et plus, par jour;

Compression avec des bandelettes de sparadrap de Vigo, ou des lames de plomb;

Applications réitérées de poudre de camphre;

Pansement avec une solution aqueuse concentrée d'extrait d'opium; une solution au 10me de cyanure de potassium;

Bains sulfureux, fer à l'intérieur, huile de foie de morue, régime tonique, séjour à la campagne;

Cataplasme de pulpe de carotte;

Attouchements réitérés avec des caustiques légers, tels que solution de nitrate d'argent ou de chlorurure de zinc;

Avec la poudre de charbon ou de quinquina, ou d'iodoforme — agent excellent, mais dégageant une odeur compromettante par sa persistance [1] — ou les acides végétaux

1. Les topiques pulvérulents ont, d'ailleurs, le sérieux inconvénient de s'attacher à la surface de l'ulcère, où leur contact prolongé engendrerait

ou minéraux dilués (comme pour la pourriture d'hôpital); parmi lesquels la première place appartient au jus de citron, pur ou étendu d'eau;

Appliquer un vésicatoire sur le fond de l'ulcère ou bien mettre sous ses bords décollés de la poudre de cantharides, et réitérer cette dernière application plusieurs fois, à trois ou quatre jours d'intervalle, jusqu'à ce que la surface apparaisse rosée, de bonne nature;

Irrigations continues d'eau froide;

Pansements avec le tannin, l'extrait de ratanhia, le perchlorure de fer, la créosote, l'alcoolé de guaco, la teinture d'iode, etc.;

Pansements avec l'onguent digestif, simple ou animé, et autres onguents analogues, base d'un nombre presque infini de recettes soi-disant infaillibles; le raclage suivi de cautérisation, puis de pansements avec une solution de sublimé, etc.

N'y a-t-il donc qu'à prendre au hasard dans le nombre de ces arcanes, ou à se décider d'après la nouveauté du remède ou la force de la réclame?... Pas tout à fait. Si malheureusement l'analyse soit des symptômes, soit des causes ne suggère, le plus souvent, aucun motif déterminant de préférence, on trouve du moins quelques considérations utiles à consulter, dans la prédominance de tel ou tel élément pathologique. Les bords de l'ulcère sont-ils gonflés, douloureux, la peau chaude, la fièvre bien établie? Tant que cet état dure, usez des bains, des cataplasmes émollients; ordonnez le repos. — Existe-t-il une sensibilité très vive? Employez les pansements à l'opium, ou à la belladone ou aux cyanures. — A-t-il préexisté à l'invasion du phagédénisme un état gastrique de quelque importance? Boissons délayantes et diète, ou eau de Vichy, ou un vomitif, selon le

une croûte nuisible, et d'où l'on ne peut les enlever qu'au prix de lavages, forcément accompagnés d'un peu de grattage, opération en somme bien difficile à exécuter sans produire quelque irritation.

cas. — La sécrétion plus séreuse que purulente, la mollesse des bords, la pâleur du tégument voisin recommandent les ferrugineux intus et extra. — On saisira parfois enfin l'indication, soit capitale, soit accessoire, des antipériodiques, des désinfectants, d'un appareil immobilisant, d'excision de quelques lambeaux voués à la mortification, etc.

Laissant au tact de chacun l'appréciation de ces nuances, veut-on savoir, maintenant, quelle est en pareil cas ma conduite ordinaire? Eh bien, presque toujours je commence par les pansements avec la solution usuelle de nitrate d'argent. Seulement j'en imbibe de petits faisceaux de charpie, longs seulement de 6 ou 8 millimètres, que j'insinue sous les bords décollés : manœuvre ennuyeuse, difficile, douloureuse, surtout les premières fois, mais qui très souvent guérit, et plus souvent encore fait cesser la souffrance presque aussitôt après le pansement achevé.

Je donne aussi un bon rang au pansement avec la solution de tartrate de fer, ainsi qu'à l'application de la poudre de camphre. Du reste, n'oublions pas que chaque remède use assez vite son efficacité; qu'après avoir d'abord paru imprimer à la marche de l'ulcère une bonne direction, il le laisse ensuite stationnaire, si bien qu'il faut souvent venir, avec un médicament de moins de renom, au secours d'un spécifique plus en crédit, mais qui a fait son temps.

Je serais ingrat d'omettre un topique fort simple qui, conseillé par M. Rodet, m'a guéri :

Nº 32. —	Eau..............................	20	grammes.
	Jus de citron......................	6	»
	Laudanum de Sydenham............	3	»
	Sous-acétate de plomb liquide.......	4	»

« Secoué, il prend l'aspect d'une crème, dont l'ulcère se trouve on ne peut mieux, surtout si l'on a soin d'y doser extemporanément la proportion de jus de citron, en la variant et l'augmentant progressivement de manière à déter miner constamment une cuisson légère, mais sensible. »

Les pansements avec la crème fraîche triomphent presque toujours des ulcères qui rongent les doigts.

Avec ces remèdes et quelques autres, choisis parmi les inoffensifs, intelligemment diversifiés ; en pourvoyant à l'hygiène du malade ; en soutenant son moral par des promesses calculées de façon à ce qu'elles ne soient jamais exposées à recevoir des démentis absolus, on conduit ordinairement sans encombre un phagédénisme aigu jusqu'à sa fin naturelle, qui est la guérison au bout de trois ou quatre mois.

Mais il peut se terminer différemment : il peut non seulement se perpétuer sur place, en marchant du centre à la circonférence, mais devenir indéfiniment extensif. C'est le *phagédénisme chronique*, lésion des plus sérieuses, si l'on considère sa ténacité, ou, pour mieux dire, son incurabilité à peu près absolue tant qu'on se borne aux médications précédentes. Et cependant, malgré sa gravité, cet état ne produit aucune altération constitutionnelle spéciale. Il affaiblit l'organisme par les douleurs et la suppuration qui en sont les conséquences : mais on ne lui connaît pas d'appareil de symptômes pathognomoniques. A ce point de vue, on pourrait établir entre le phagédénisme aigu et le phagédénisme chronique la même assimilation qu'entre la syphilis secondaire et la syphylis tertiaire ; car, comme le tertiarisme, le phagédénisme chronique : 1° ne se produit que chez quelques-uns des sujets que leurs antécédents pathologiques, leur constitution ou quelque diathèse y exposaient ; 2° laisse trop souvent ignorer pour quelle cause il épargne ceux-ci et frappe ceux-là ; 3° ne suscite plus les troubles généraux qui avaient accompagné l'état aigu ; 4° enfin, n'a nulle tendance à guérir spontanément.

Contre cet état je ne connais guère que deux remèdes, à juste titre recommandés par deux de mes successeurs :

l'opium, par M. Rodet; le cautère actuel, par M. Rollet.

L'extrait d'opium est donné à la dose initiale de 8 centigrammes en deux fois, dans les vingt-quatre heures. On en augmente la quantité de 5 centigrammes d'abord, et plus tard de 10 centigrammes (toujours en deux fois) tous les cinq ou six jours. On peut aller jusqu'à 7 et même 8 et 9 décigrammes dans les vingt-quatre heures. La tolérance s'établit sans difficulté, et l'on évite tout accident si l'on a soin : 1° de n'administrer le médicament que lorsque la digestion du repas précédent est complètement achevée, et 2° d'augmenter, en même temps que la dose d'opium, la quantité de vin que le malade prend en mangeant. M. Rodet a obtenu d'admirables résultats par cette médication. Je lui ai dû, quant à moi, plusieurs succès dont un chez un jeune homme qui languissait, incurable, depuis deux ans, et qui, par ce seul traitement, fut guéri en sept semaines. Mais il ne guérit pas toujours; et je l'ai, notamment, trouvé sans efficacité dans tous les cas de phagédénisme aigu où je l'ai appliqué.

C'est de ces résistances opiniâtres qu'on a raison par le fer rouge. Je ne saurais mieux faire que de transcrire ici les excellents préceptes grâce auxquels j'ai vu M. Rollet guérir des malheureux littéralement dévorés par des ulcères serpigineux qui occupaient au moins le quart du tégument de la cuisse ou du flanc :

« Le malade étant endormi, le chancre est lavé à grande eau avec une éponge et soigneusement abstergé et séché avec de la charpie.

« On promène le fer rouge sur toute la surface chancreuse, Il faut surtout avoir l'œil sur les bords décollés et sinueux de l'ulcère ; c'est là que le fer rouge doit être porté avec le plus d'attention, afin qu'aucun diverticule ne soit épargné. La peau décollée doit être cautérisée, non seulement en dessous, à revers, mais même en dessus, de manière qu'elle soit entièrement modifiée ou détruite. En règle générale, il faut cautériser profondément pour que la cautérisation dépasse les limites du chancre, mais plus profondément sur les bords qu'ailleurs ; il faut aussi cautériser la surface malade dans toute son étendue, afin que rien, absolument rien de chancreux n'échappe à la cautérisation. C'est même ce qui fait la grande supériorité du fer rouge sur les caustiques, dans ces cas difficiles ; car c'est le chirurgien qui conduit le fer rouge depuis le commencement jusqu'à la fin de l'action cautérisante. Il sait ce qu'il fait, et il fait tout ce qui est nécessaire.

« L'opération terminée, la plaie est pansée à l'eau froide. Les pansements ultérieurs se font, pendant quelques jours, avec de l'eau ordinaire ou de l'eau blanche, et ensuite avec du vin aromatique. »

J'ajouterai que, dans cette opération, une sorte de férocité est indispensable. User de ménagements serait un calcul des plus nuisibles. En effet, en laissant quelques points incomplètement cautérisés, on déterminerait une récidive épouvantable, l'aire chancrelleuse nouvelle se composant, en ce cas, outre la chancrelle ancienne, de la surface cautérisée qui se serait infailliblement réinoculée. — Le chauffage est à essayer. Il se produit à l'aide de bains prolongés à 40°.

Je dois signaler encore une variété particulière, assez rare, que j'appellerais volontiers *chancrelle écorçante*. Ici, en effet, il y a bien phagédénisme, mais l'ulcération ne s'étend qu'en surface. Je n'ai observé cette espèce qu'au fourreau et sur des chancrelles très superficielles, dont les bords, par conséquent, étaient à peine décollés et dont le fonds, plutôt rouge que jaunâtre, n'offrait qu'à un faible degré la couche pultacée caractéristique de toute chancrelle. Eh bien ! sans cause connue, ces ulcères, en apparence très bénins, se mettaient à gagner en largeur, sans creuser davantage, sans que l'aspect tout spécial de leurs bords et de leur fond se modifiât en rien. On aurait dit que la somme de travail érosif départie à toute chancrelle se faisait ici en surface au lieu de se faire en profondeur. Pas de réaction générale.

Cette allure inquiète le malade, qui se voit progressivement écorché en quelque sorte. Elle désole également le médecin ; car, comme les autres variétés de chancrelle phagédénique, celle-ci défie aussi les médications les plus méthodiques et les plus diverses ; et, pour mon compte, quoique je la connaisse bien, quoique je l'attaque à temps dès que je la vois se dessiner, j'avoue n'avoir pas encore découvert son spécifique.

Qu'on se rassure, cependant ; elle finit par guérir comme les autres formes aiguës. La guérison, au bout de quelques semaines de plus que la chancrelle ordinaire, est même un de ses caractères, et je ne vois rien de mieux à lui opposer que la solution de nitrate d'argent ou le topique au jus de citron, au laudanum et à l'acétate de plomb, de M. Rodet.

Ne confondons pas avec la chancrelle phagédénique certains ulcères chroniques qui, chancrelleux à l'origine, persistent sous forme indolente et finissent par perdre le caractère essentiel de la chancrelle, l'inoculabilité de leur sécrétion. On les rencontre surtout chez les prostituées émérites, dans les parties de la vulve les plus exposées aux contacts et aux frottements irritants. Là elles deviennent souvent, par leur aspect ambigu et leur contagiosité problématique, une cause de conflit interminable entre le médecin inspecteur qui, dans le doute, ordonne, par prudence, la séquestration de la malade, et le médecin de l'hôpital, qui refuse de l'y garder indéfiniment sans espoir de guérison et sans danger, dit-il, pour la santé publique...

On observe aussi de tels ulcères près du méat ou dans le méat, à la suite de chancrelles, chez les hommes âgés, affectés de dysurie habituelle provenant d'hypertrophie de la prostate ou de rétrécissements uréthraux.

Des cautérisations réitérées avec l'acide chlorhydrique sont le mode de traitement qui donne le plus de chances de guérison. D'ailleurs, les soins de propreté suffisent, chez les prostituées, à neutraliser les principaux inconvénients de cet état qui, pour elles, — à leurs yeux du moins, — est une incommodité et un préjudice bien plus qu'une maladie.

BUBON.

Détourné par l'usage de son sens étymologique, le mot *bubon* désigne l'engorgement des ganglions lymphatiques (et plus spécialement de ceux de l'aine) résultant de l'absorption d'une matière contagieuse.

Telle est la définition du bubon, ou du moins celle du bubon vénérien ; car tout engorgement ganglionnaire ne provient pas, tant s'en faut, de l'absorption d'une matière contagieuse : d'autres causes peuvent lui donner naissance. Or, parfois ces causes, essentiellement simples, agissent sur un ganglion en même temps qu'il existe dans sa zone d'absorption une sécrétion contagieuse susceptible d'agir aussi sur lui à sa manière. Il résulte alors, de ces deux influences distinctes, attaquant ou susceptibles d'attaquer simultanément le même ganglion, une source d'obscurité et, partant de méprises, qui m'obligent à tracer ici, avant tout, un exposé net et clair des diverses variétés du bubon :

1° *Bubon sympathique.* — Enfoncez-vous sous l'ongle une écharde de bois, qui détermine de la suppuration. Il viendra un engorgement ganglionnaire au-dessus de l'épitrochlée ou à l'aisselle. Ayez une simple fluxion dentaire tant soit peu prolongée, les ganglions sous-maxillaires se prendront. — De même durant une blennorrhagie uréthrale aiguë, de même à l'occasion d'inflammation survenant autour de n'importe quelle lésion, vénérienne ou autre, des organes génitaux (comme aussi de l'anus, des fesses ou du pied), un engorgement des ganglions inguinaux pourra se produire.

Mais, quand l'engorgement ganglionnaire ne résulte ainsi que d'une inflammation, et sans qu'il s'y joigne l'absorption d'un principe venimeux, septique ou virulent, cet engorgement reste simple dans sa marche et sa terminaison, comme la cause qui l'a produit : il suit dans sa progression et son déclin la progression et le déclin de cette cause; et on le voit, au bout de quelques jours, se résoudre sans avoir suscité d'autre réaction générale qu'une fièvre modérée ; sans que jamais, à moins d'un de ces tempéraments lymphatiques à l'excès qui font tourner en abcès le moindre *bobo*, il suppure ou même menace de suppurer. C'est le bubon dit *sympathique*.

2° *Bubon chancrelleux.* — A moins d'un procédé de mise en contact tout particulièrement intime, et mettant en jeu dans tout leur développement les forces d'absorption, le pus chancrelleux ne *prend* sur un organe qu'à la condition que cet organe ait été gercé, entamé, divisé par un agent mécanique. (De là, justement, sa rareté à la face, où le tégument est plus résistant.)

Or, la propagation de la chancrelle est soumise aux mêmes lois que sa transmission à autrui. Aussi, à la surface d'une chancrelle qui suppure régulièrement, l'absorption ne s'exerce que sur le sérum du pus, la partie solide de celui-ci, c'est-à-dire les éléments figurés, étant peu à peu détruits sur place par le travail vital qui prépare la *réparation*. On s'explique ainsi comment les vaisseaux et les ganglions lymphatiques, toujours en contact avec le pus chancrelleux, ne deviennent pas toujours chancrelleux.

Mais supposez qu'il s'opère accidentellement une solution de continuité, une déchirure de la surface chancrelleuse. Dès lors, l'intégrité de l'appareil absorbant ayant cessé, les conditions normales de l'absorption n'existent plus et, dès lors, la matière contagieuse peut passer en nature dans les voies lymphatiques et y produire, soit la leucite chancrelleuse, soit l'adénite chancrelleuse.

L'expérience journalière prouve la justesse de cette explication physiologique. D'abord, elle seule permet de comprendre pourquoi toute chancrelle n'engendre pas de bubon [1]. Puis tous les observateurs savent que les chancrelles le plus souvent suivies de bubon, sont celles qui, en raison de leur siège, sont exposées *à saigner*, c'est-à-dire celles de l'anus, du limbe, du prépuce, de la fourchette et, notamment, du filet. Le saignement n'indique qu'une chose : c'est que, à côté de toute lésion d'un vaisseau sanguin, qui saigne, il y a un vaisseau lymphatique divisé, soit une porte ouverte à l'absorption. Ainsi encore se comprend la rareté comparative du bubon chez la femme, qui panse très peu ses chancrelles, d'ailleurs lubréfiées par les flux de la région, et surtout qui les porte en *dedans*, protégées, par conséquent, contre toute cause de frottement et de tiraillement.

Figurez-vous, par la pensée, une parcelle de pus chancrelleux arrivée dans le ganglion, et vous pressentez, à coup sûr, ce qui va s'y passer; car les phénomènes s'enchaînent alors fatalement; d'abord chancrellisation du ganglion ; puis travail consécutif de suppuration dans le tissu périganglionnaire, travail destiné à permettre l'issue, à l'extérieur, du pus de la chancrelle ganglionnaire ; finalement, ulcération de la peau. L'évolution morbide est donc la même dans tous les cas; ou si elle diffère, ce n'est qu'en raison du temps plus ou moins long qu'il faut au pus pour sortir, suivant que le ganglion est superficiel ou profond [2],

1. Le bubon chancrelleux est loin d'être commun ; je n'en compte, dans ma pratique, que 17 sur 100 cas de chancrelle.

2. On a écrit que les ganglions superficiels sont seuls le siège de cette sorte de bubons. C'est la règle, en effet, mais elle n'est pas sans exceptions.

suivant que la couche du tissu conjonctif, qui le sépare de la peau, est épaisse ou mince. Remarquons, d'ailleurs, que deux foyers coexistent ici : l'un intraganglionnaire, chancrelleux ; l'autre, extraganglionnaire, simplement phlegmoneux, et que le premier peut s'abcéder dans le second avant que celui-ci ait percé la peau ; de même que le second, le phlegmoneux, peut s'ouvrir au dehors avant d'être entré en communication avec le premier. De là une nouvelle source de variétés de bubons, dont Ricord a lumineusement démontré la réalité clinique, au moyen de l'inoculation, laquelle donnera un résultat négatif si elle a été faite avec le pus périganglionnaire (celui qui, en général, sort le premier par l'incision); laquelle, au contraire, donnera un résultat positif si le bistouri a été chercher le pus au centre du foyer ganglionnaire ; ou — si l'on a attendu un ou deux jours — jusqu'à ce que le foyer ganglionnaire s'ouvrant à son tour après que le foyer périganglionnaire a été ouvert, vienne mêler à la sécrétion de ce dernier foyer le pus qu'il a sécrété lui-même, c'est-à-dire le pus contagieux inoculable[1].

1. Cette ancienne doctrine, tout à fait conforme aux données partout admises de physiologie pathologique, et qui explique si naturellement, dans l'espèce, les faits généraux, les faits particuliers et les faits complexes, a été récemment constestée. M. Strauss, n'ayant obtenu qu'un résultat négatif d'un grand nombre d'inoculations faites par lui avec les divers pus superficiel et profond, de bubon coexistant avec une chancrelle, avance :

Que l'inflammation du ganglion lymphatique consécutive au chancre mou n'est jamais virulente ;

Que si la plaie d'incision donne un pus inoculable, c'est que, après l'ouverture, cette plaie aura été alors accidentellement contaminée par les sécrétions de la chancrelle voisine, par un bistouri malpropre, un cataplasme, de la charpie, un instrument etc.

Contre cette théorie s'élèvent les faits suivants, empruntés à l'histoire empirique du bubon chancrelleux :

1° Ce bubon a sa physionomie particulière distincte de celle de l'adénite phlegmoneuse : entre autres signes, il est, de bonne heure et dans tous les cas, le siège d'une vive douleur ; quoi qu'on fasse, il se terminera inévitablement par suppuration ;

2° L'inoculation, c'est-à-dire l'aspect chancrelleux, de sa plaie d'ouverture, se manifeste constamment vers le quatrième jour à partir du jour

Avec ces notions bien comprises, la description clinique du *bubon chancrelleux* ne demande que quelques mots.

On en a observé ailleurs qu'à l'aine : il s'en développe dans les ganglions de l'aisselle à la suite de chancrelle du membre supérieur, et notamment dans le ganglion sus-épitrochléen consécutivement à la chancrelle des doigts. — Mais prenons pour type l'adénite chancrelleuse la plus commune, celle de la région inguinale.

Averti, en premier lieu, par une douleur qu'il éprouve

où l'incision a été faite. Si cette chancrellisation résultait d'une contamination venant du dehors, par quel hasard la cause qu'on suppose y donner lieu agirait-elle toujours à ce moment précis, jamais plus tard, pendant un mois et plus que cette surface suppurante reste exposée à toutes les causes de contaminations étrangères ?

3° Une douleur extrêmement vive, ressentie alors, annonce souvent au malade le moment précis où les bords de l'incision se chancrellisent ;

4° La surface entière de la plaie offre toujours simultanément dans toute son étendue, la transformation chancrelleuse ; preuve qu'elle a été inoculée à *tergo*, par le pus qui coule de l'intérieur à l'extérieur. Une goutte de pus venue de l'extérieur (selon l'hypothèse de M. Strauss), opérait d'abord la chancrellisation en un seul point, sur le point qu'elle aurait touché, point d'où on la verrait ensuite s'étendre de proche en proche sur le reste de la plaie ;

5° On ne voit jamais la surface des vésicatoires mis pour faire avorter un bubon qui s'est ensuite ouvert, devenir alors chancrelleuse. Et pourtant où le pus chancrelleux de source voisine trouverait-il, pour produire son effet, un terrain plus propice que cette large surface dénudée, si facile à excorier ?

D'ailleurs, MM. Horteloup, Latouche, Poulet, Aubert, expérimentant à leur tour, avec toutes les précautions de la méthode antiseptique — à l'omission desquelles on avait attribué les résultats positifs obtenus par Ricord — ont vu le pus du bubon inoculé donner la pustule caractéristique. De sorte que l'assertion de M. Strauss, vraie pour quelques cas, mais évidemment inexacte dans les termes généraux où il l'avait formulée, n'est plus aujourd'hui soutenue dans ces termes, même, pensons-nous, par son auteur.

Une réflexion découle de ce débat, du fait même de ce débat. S'il a pu se produire, si l'autorité de M. Strauss a ébranlé la tradition ricordienne, ne serait-ce pas parce que les conditions matérielles du problème se sont modifiées ? Tout le fait présumer ; tout dénote que la chancrelle, avec le temps, s'est faite plus clémente. Elle est plus rare ; elle est moins souvent phagédénique ; elle engendre beaucoup moins souvent le bubon ; elle perd, par l'effet de la seule chaleur, son inoculabilité ; il lui est né une *ébauche*, l'herpès. A tous ces signes ne reconnaît-on pas un être morbide dégénéré, dont les caractères, dans les ganglions comme au tégument, ne sont plus en 1885 que l'image affaiblie de ce qu'ils étaient en 1833

durant la flexion de la cuisse, le chancrelleux porte le doigt à l'aine et y découvre une tumeur ovoïde, très sensible à la pression. Aussitôt qu'elle est bien perceptible, déjà on la sent adhérente aux tissus profonds (caractère distinctif) ; la douleur y est vive, continuelle, coupée d'élancements aigus. Il y a quelques frissons irréguliers et des sueurs dès que l'inflammation est établie; la fièvre, proprement dite, ne vient que plus tard avec la soif, l'inappétence. Le malade souffre — ce qui est bien plus plutôt la réalité qu'une comparaison — comme s'il avait dans la profondeur de l'aine un corps étranger pointu, dont les aspérités le blesseraient à chaque mouvement qu'il fait.

La tumeur, cependant, s'est accrue sans interruption, sans être arrêtée dans sa marche par n'importe quelle médication. Mais s'il est fatalement progressif, cet accroissement ordinairement est loin d'atteindre les proportions de certains engorgements strumeux; car le travail ulcératif destiné à porter au dehors *les diverses suppurations* est tellement prompt, qu'il donne lieu à la fluctuation, rougit, amincit, soulève la peau et, finalement, vide la tumeur avant qu'elle ait pu acquérir un volume très considérable. Il est rare, pour employer le langage des malades, que, depuis qu'on s'est *senti une glande* jusqu'à ce que le *poulain* soit mûr, il se soit écoulé beaucoup plus de quinze jours ; et cela, notons-le, quel qu'ait été, général ou local, le traitement employé.

Le liquide évacué n'est jamais homogène; il est comme *panaché.* On y distingue, mêlées, mais non confondues, deux matières, l'une qui est du pus louable, blanc-jaune, bien lié (le phlegmoneux), l'autre séro-purulent, roussâtre, mal lié (le chancrelleux). Ce second existe toujours; l'autre peut n'être qu'en proportion minime, à peine perceptible, si la couche de tissu conjonctif périganglionnaire enflammé avait peu d'épaisseur.

Ils ne succèdent jamais à l'évacuation, artificielle ou spontanée, ce calme, cette détente qui suivent l'ouverture d'un abcès chaud vulgaire. C'est que le processus ulcéreux ganglionnaire et extraganglionnaire, à ce moment, est loin d'être terminé. Naturellement, il continue et envahit alors d'abord la surface interne de la perforation ou de l'incision de la peau (et parfois même, trois ou quatre jours après la ponction, le malade éprouve subitement un accès, une crise passagère mais violente de douleur superficielle, au niveau de l'incision ; douleur qui annonce que la chancrelle, en s'inoculant du foyer ganglionnaire à la peau, a rencontré là un filet nerveux).

La chancrellisation continue, ai-je dit : la voie, en effet, lui est ouverte à progresser dans tous les sens, à gagner de proche en proche, par le tissu conjonctif, soit sous-cutané, soit interganglionnaire. D'abord, et toujours, l'ouverture de la peau s'agrandit, devient une véritable chancrelle, offrant tous les caractères des chancrelles génitales primitives, y compris l'inoculabilité de sa sécrétion. Puis, faute des soins convenables, il s'opère des décollements, qui ne sont que l'extension de la chancrelle interne, décollements qui, en avançant dans tel ou tel sens, deviennent des sinus, lesquels peuvent donner lieu à autant d'ouvertures distinctes, qui passent à leur tour à l'état de chancrelles. Parfois, ce travail érosif envahit, en surface, l'aine entière, et surtout du côté interne, vers le pli génito-crural : le pus, dans la situation que prennent d'habitude les malades au lit, filant là sous la peau, labourant ainsi cette région prédestinée, jusqu'aux dernières limites de sa déclivité. — En profondeur, l'ulcération est ordinairement plus bornée. Néanmoins, dans deux cas (dont l'un chez une jeune femme contagionnée par son mari), elle avait creusé un puits tel que, malgré la largeur de l'orifice, je n'en pouvais apercevoir le fond !... Ces décollements de la plaie du bubon, se multipliant, se succédant, persistant avec une opiniâtreté presque incoercible, sont l'origine la plus fréquente des chancrelles phagédéniques chroniques, dont il a été question plus haut. C'est dans de tels cas, surtout, qu'on observe des hémorrhagies parfois abondantes et réitérées à la surface de l'ulcère; alors aussi qu'il peut survenir, par extension de l'inflammation, des péritonites circonscrites.

Tel est le *bubon chancrelleux*.

3° *Bubon d'emblée.* — Les considérations et discussions qui précèdent établissent ce fait que du pus chancrelleux peut arriver dans le ganglion, avec tout son pouvoir ulcérant, sans avoir, cependant, ulcéré le vaisseau lymphatique qu'il a dû parcourir pour pénétrer jusque-là.

Ce pus peut-il également traverser, en la laissant indemne, une autre partie du système absorbant, celle qui met ce système en communication avec l'extérieur, savoir l'épiderme et le derme? En termes plus précis, après coït avec une femme affectée de chancrelle, un homme peut-il avoir un bubon chancrelleux, sans avoir eu préalablement de chancrelle tégumentaire au point touché? Deux observations de Baumès, une de D. Mollière, une de Profeta et une de moi, prouvent que le fait est possible, mais prouvent, en même temps, qu'il est très rare. C'est par exception que le pus chancrelleux pénètre *en nature* jusqu'au ganglion sans avoir ulcéré les téguments, comme c'est par exception aussi (exception en sens inverse), que ce pus ulcère l'intérieur d'un vaisseau lymphatique. Mais y a-t-il là de quoi s'étonner? Les exceptions ne sont-elles pas de règle, en quelque sorte, dans une fonction comme l'absorption, dont le premier acte s'opère au sein de conditions aussi diverses, tantôt par simple imbibition, tantôt grâce à l'excitation vitale imprimée aux courants vasculaires et nerveux, tantôt par un véritable traumatisme, à travers une déchirure?...

Donc le *bubon d'emblée chancrelleux* est réel, quoique rare. Mais voici une autre forme beaucoup plus commune :

De même que les ganglions axillaires s'enflamment et suppurent chez un étudiant en médecine qui, en disséquant, a immergé le doigt dans un liquide septique, et cela sans que son doigt ait suppuré, sans qu'il ait, par conséquent, fourni du pus que le vaisseau lymphatique transportât aux ganglions, de même quand du pus de chancrelle féminine a touché le gland d'un homme, ce pus peut, quoique n'ayant pas fait naître de chancrelle sur le gland, déterminer, par un mécanisme semblable, la suppuration des ganglions inguinaux.

Or, nous venons de voir que la suppuration ainsi produite dans le ganglion est quelquefois, quoique rarèment, de nature chancrelleuse. Mais, le plus souvent, le pus ayant été comme filtré à travers le tégument resté sain, et étant, par là, dépouillé d'une partie de ses propriétés, le ganglion ne subit qu'une inflammation simple, laquelle n'aboutit pas toujours à la suppuration, et, dans ce dernier cas, ne produit qu'une sécrétion de pus ordinaire, non contagieux : c'est là le *bubon d'emblée commun.*

Mais laissons de côté les explications. En dehors de toute préoccupation théorique, voici ce qu'on observe, et assez fréquemment : *Trois semaines*[1] après le coït — *sans qu'on puisse découvrir de chancrelle aux téguments qui sont en rapport physiologique avec les ganglions de l'aine* — un des ganglions inguinaux s'engorge. — *Quelques jours avant* qu'il ne s'aperçoive de l'engorgement, ou au plus tard *dès son apparition*, le malade a ressenti quelques frissons, des lassitudes vagues, insomnie, douleurs des reins, inappétence. — L'inflammation locale augmente, mais *avec lenteur*, et restant toujours *modérée*. — Il se passe au moins *un mois*, quelquefois *deux*, avant que l'engorgement se décide, soit à entrer en résolution, soit à suppurer. — Dans ce dernier cas (qui a lieu environ une fois sur quatre) le pus qui a, à peu près,

1. Je souligne les traits qui, dans l'évolution de cette variété morbide, la distinguent du bubon chancrelleux.

l'aspect de celui des phlegmons, *ne s'inocule pas* et l'ouverture *ne devient pas chancrelleuse.*

Tel est le bubon d'emblée commun [1].

En résumé, trois sortes d'engorgements du ganglion, selon : soit qu'une inflammation périphérique simple y a retenti ; soit que du pus chancrelleux y est arrivé en nature ; soit qu'il n'y est arrivé, de ce pus, que les éléments capables de causer une inflammation à produit non contagieux [2].

Cliniquement, et répondant à ces trois mécanismes : soit le *bubon sympathique*, qui ne suppure pas ; soit le *bubon chancrelleux*, qui suppure toujours et toujours fournit un liquide contagieux ; soit le *bubon d'emblée commun*, qui peut suppurer, mais ne fournit alors qu'un pus simple.

Traitement. — Grâce aux données précédentes, on voit à quel préjugé déraisonnable les malades obéissent lorsqu'ils nous demandent de faire suppurer leur *poulain*, lorsqu'ils supplient, avant tout, qu'on ne le leur fasse pas *rentrer !*...

Quant au pronostic, remarquons que ces trois espèces d'engorgement, si différentes de cause et de terminaison, commencent toutes de même, c'est-à-dire par de l'inflammation. Par conséquent, durant les premiers jours, au ma-

1. Beaucoup d'auteurs refusent d'admettre le *bubon d'emblée.* Mais comme, quelque opinion qu'on ait sur le mécanisme de sa formation, il en existe de nombreux exemples cliniques, comme on se trouve à chaque instant, dans la pratique, en présence de faits qui se rapportent à la description précédente, il faut bien que les incrédules disent à quelle cause ils attribuent ces faits. Or, ceux qui rejettent mon explication sont singulièrement embarrassés pour en présenter une même seulement spécieuse. — « Ce sont des bubons sympathiques », disent-ils. — Sympathiques, de quoi?... — « Ils proviennent d'excès de coït. » — A ce compte, tout nouveau marié aura son bubon pendant le voyage de noces !... — « Ils tiennent à des marches forcées. » — Serait-on donc voué au bubon, par cela seul qu'on est fantassin, facteur rural ou commis de ronde?... — « C'est une manifestation de la scrofule. » — Eh quoi! toujours à l'aine, jamais sans un coït antérieur, jamais ni ailleurs ni plus tard?... Alors c'est de la scrofule locale et *de passade*, n'est-ce pas?

2. Il sera question plus tard de l'adénopathie concomitante du *chancre*, lésion tout à fait à part.

lade qui vous interroge anxieusement sur la gravité de son engorgement, qui vous presse de dire si c'est un *vrai bubon*, s'il suppurera, etc., on ne peut et on ne doit répondre que : « Attendez ! » La présence même d'une chancrelle génitale ne fixe pas le diagnostic, car cette chancrelle peut bien n'être pas la cause d'un bubon chancrelleux, mais seulement l'occasion d'un bubon sympathique.

Même réserve pour ce qui regarde la thérapeutique. Des trois variétés de bubon, deux sont susceptibles de résolution. Commencez donc par la médication résolutive : repos, cataplasmes de farine de lin ; en même temps révulsifs cutanés sur l'engorgement même ; frictionner la région avec la teinture d'iode ; y promener pendant quarante secondes la pierre infernale, ou mieux encore y mettre un vésicatoire volant. En règle générale, pas de sangsues. Elles ne seraient indiquées, n'est-il pas vrai, que dans le cas de phlegmasie très intense ? Or, cet état dénote précisément que le bubon est chancrelleux, c'est-à-dire de telle nature que les sangsues ne peuvent l'enrayer, puisqu'il suppure fatalement, et, d'autre part, que leurs piqûres étant exposées à s'inoculer après l'ouverture du foyer, deviendraient, par conséquent, autant de chancrelles : les sangsues nuiraient donc et ne servent à rien.

S'il coexiste une chancrelle génitale, et si, au bout de cinq ou six jours, malgré ces remèdes, l'inflammation du ganglion progresse rapidement de manière à indiquer qu'il s'y opère un processus chancrelleux, alors la résolution ne pouvant plus être espérée, exemptez le malade de prohibitions et de médications devenues sans but. Cessez de le condamner au lit, de le tourmenter par des vésicatoires. Ne vous proposez, pour le moment, que de calmer la douleur. On n'y parvient point complètement, car cela n'est pas possible, — et il faut le dire au client, — mais on soulage cependant par des bains, des applications de chloroforme, ou d'une solution aqueuse très concentrée d'extrait de belladone, ou des injections narcotiques hypodermiques, ou la glace, ou des cataplasmes de feuilles de jusquiame et de belladone plongées deux minutes dans l'eau bouillante, puis mises à nu sur la peau. On dirige également ces applications contre les irradiations nerveuses qui, parfois, ont lieu à la hanche, au pli génito-crural, au membre inférieur. Quant à la chancrelle, on sait que l'empêcher de saigner est, après sa destruction abortive, la meilleure prophylaxie du bubon ; mais, celui-ci une fois formé, c'est une illusion de croire, comme jadis on s'y laissait aller, qu'on l'arrêtera dans sa marche par l'espèce de dérivation due à des pansements excitants appliqués sur l'ulcère.

Toute chancrelle ganglionnaire constitue un foyer qu'il importe d'ouvrir, et d'ouvrir d'aussi bonne heure que possible ; car, abandonné à lui-même, ce foyer, tant qu'il n'aura pas son libre écoulement au dehors, ne peut que s'étendre en tous sens, et, par conséquent, demandera ensuite beaucoup plus de temps pour se cicatriser. La ponction hâtive, précoce, est donc ici tout à fait indiquée. — N'exagérons rien, cependant. Ponctionner dès qu'on perçoit la présence de quelques gouttes de pus paraît, *a priori*, une excellente pratique. Mais, si l'on agit ainsi, si l'on n'a pas attendu que la tumeur, en devenant plus proéminente en un point, montre l'endroit où le pus tend à se vider, on s'expose à inciser dans un lieu autre que celui que la nature indiquait ; et comme, en fait d'abcès, elle ne perd jamais ses droits, il arrivera souvent que, après et malgré votre ponction, une autre ouverture s'établira spontanément à côté.

Donc, hâtez-vous, mais dans la mesure que je viens d'exprimer. Le malade étant assis [1], la cuisse fortement tendue, percevez la fluctuation naissante ; faites saillir entre le

1. Quand je crains la résistance instinctive ou l'incoercibilité de l'opéré, je lui fais préalablement mettre ses deux mains sous les fesses.

pouce et deux doigts de la main gauche la partie à ponctionner : alors le bistouri étant saisi par sa lame, comme une plume à écrire, entre le pouce et l'index droits, à un centimètre de sa pointe, enfoncez-le, *à la Blandin*, dans le foyer, puis retirez-le par un brusque mouvement de demi-supination qui agrandit l'ouverture; ces deux mouvements, *enlevés* en une seconde, doivent se suivre d'assez près pour que le patient n'ai senti qu'un seul coup.

On a conseillé de détruire immédiatement la chancrelle ganglionnaire en introduisant dans le foyer, aussitôt qu'il a été ouvert, un morceau de pâte de Canquoin. J'ai employé ce procédé, mais je n'y reviendrai pas, à moins qu'il ne se perfectionne (ce qui, d'ailleurs, est fort possible). En agissant ainsi, on détruit dans une grande étendue la peau, qui aurait pu être conservée ; et de plus, on s'expose à léser l'artère crurale. En outre, il est alors indispensable de détruire en même temps la chancrelle génitale (laquelle, à ce moment, se trouve quelquefois être très large); sans quoi le pus qu'elle continue à fournir pourrait réinoculer le foyer ganglionnaire qui, ayant été agrandi par la cautérisation, prendrait alors des proportions très considérables. A plus forte raison réprouvé-je un autre traitement, qui consiste à cautériser la tumeur tout entière par des applications de pâte de Vienne, faites successivement de la peau aux parties profondes. Ce sont là des *procédés d'hôpital*, dont le résultat crée aux malades une difformité, et au médecin une responsabilité également pénibles à supporter.

Quant à moi, l'expérience m'a appris que la meilleure thérapeutique de la *chancrelle ganglionnaire* consiste à la traiter comme les autres. Aussitôt le foyer ouvert, j'y fais pratiquer, deux ou trois fois par jour, une injection avec la solution de nitrate d'argent au 30me. Cette médication suffit toujours : n'en cherchez point d'autres.

Mais, pendant les premiers jours, le bec de la seringue

portant, frottant sur une plaie vive, l'injection est extrêmement douloureuse. Le malade atténuera cette souffrance en choisissant une seringue à bec court; en ne la remplissant qu'à moitié (le jeu du piston étant ainsi plus facile, on n'est plus exposé à imprimer à la seringue des mouvements involontaires par lesquels son bec va heurter le fond du foyer); en maintenant solidement fixé entre deux doigts de la main gauche le bas du corps de la seringue, pendant que de la main droite il pousse le piston; enfin en huilant le bec de la seringue après l'avoir chargée, avant de l'introduire.

Obtenez du malade qu'il injecte son foyer dès le jour même où celui-ci a été ouvert, puis qu'il persévère sans interruption dans ce traitement; et, dès le troisième jour — vous pouvez le lui promettre — l'injection sera beaucoup moins douloureuse. Bientôt elle ne le sera plus qu'à peine; et au prix d'un peu de courage les premiers jours, non seulement l'étendue et la durée de son bubon seront considérablement réduites, mais encore il n'en ressentira pas ou presque pas de souffrance dans l'intervalle entre les injections.

Après l'injection, on applique un pansement antiseptique, tenu par un caleçon de bain, en coton, *neuf* et *étroit*. Entre le pansement et le caleçon interposez comme remplissage une serviette pliée en 8 ou 16 doubles : rien ne vaut ce simple mode de contention, pour empêcher les frottements (sans cela si douloureux durant la marche) des pièces de pansement ou de la chemise contre la plaie.

Mais le foyer n'est pas toujours unique, direct, ni par conséquent aisément accessible dans toute son étendue aux injections. La suppuration, puis la chancrellisation, disais-je plus haut, a atteint le tissu conjonctif sous-cutané ainsi que le tissu conjonctif interganglionnaire. De là, après l'ouverture du foyer, deux sortes de sinus, dans lesquels il importe que le liquide caustique pénètre.

Les sinus sous-cutanés sont assez faciles à diagnostiquer :

leur situation a même quelque chose de réglé, en quelque sorte. Ordinairement, l'un d'eux s'étend en bas et en dedans vers le pli génito-crural, et l'autre dans le sens diamétralement opposé. Après les avoir *reconnus* à l'aide du stylet, on les injecte l'un après l'autre, en inclinant successivement dans la direction de chacun d'eux le bec de la seringue.

Mais s'agit-il de sinus ganglionnaire, ou sous-ganglionnaire? S'ouvrent-ils dans le foyer principal à une profondeur telle que le stylet ne puisse donner d'indication précise sur leur siège? Alors l'injection directe n'étant pas possible, on tourne la difficulté en faisant coucher le malade de telle sorte que l'ouverture de son bubon soit parfaitement horizontale. Dans cette attitude, on remplit de solution caustique toute la cavité; puis on fait mouvoir et incliner le bassin en divers sens, de telle sorte que le liquide, par l'effet de son poids, enfile toutes les arrière-cavités.

Les sinus sous-cutanés finissent assez fréquemment par se faire jour à l'extérieur ; alors le bubon est percé comme en arrosoir, et, en général, toutes les ouvertures communiquent entre elles par l'intermédiaire du foyer. Dans ce cas, on utilise ces ouvertures pour faire une injection par chacune d'elles. Mais si le foyer distinct que dessert chaque ouverture a une certaine capacité, il faut que l'injection non seulement le traverse, mais le distende afin de pouvoir en toucher toute la surface interne. Dans ce but, après avoir placé le bec de la seringue dans l'une des ouvertures, on ferme toutes les autres en y appliquant un doigt, comme le joueur de flûte le fait sur les trous de son instrument. Si, alors, on pousse le liquide, on voit le foyer se gonfler sous son impulsion, preuve que l'injection a été bien faite, et présage certain de son efficacité curative.

Comme à mesure que les injections deviennent moins douloureuses, le malade acquiert, par l'habitude, plus de dextérité à les pratiquer, le foyer diminue assez rapidement d'étendue. Cependant, vu ses dimensions ordinaires, et vu la difficulté de l'atteindre d'emblée dans tous ses embranchements; vu aussi les mouvements, inévitables dans cette région, qui ont lieu entre les parties que le travail de cicatrisation a à souder, il est rare qu'un bubon, même traité dès le commencement et bien traité, guérisse en moins d'un mois (à compter du jour où il a été ouvert). Dès que la cavité a diminué de capacité, la *réparation* commençant à se dessiner franchement, on en hâte notablement le cours en portant deux ou trois fois, à quatre jours d'intervalle, jusqu'au fond des foyers, un crayon de nitrate d'argent fondu, taillé en pointe, et qu'on a eu soin d'huiler préalablement.

Si l'on a cessé les injections caustiques avant que la réparation ne fût complète, la surface peut redevenir chancrelleuse; bien entendu, il n'y a alors qu'à les recommencer, et au bout de huit ou dix jours de leur emploi, la surface a de nouveau, et définitivement cette fois, perdu l'aspect de chancrelle.

Mais, par cela seul que tout élément chancrelleux a disparu, la guérison est-elle assurée?... Non, pas toujours. Parmi les trajets, les sinus, il en est qui persistent néanmoins et presque indéfiniment. Cela a lieu soit parce que la peau, trop amincie, ne peut plus se recoller, soit parce que ces trajets ont une direction telle que le pus y stagne invinciblement.

On neutralise le premier de ces deux obstacles en pratiquant une ou deux contre-ouvertures aux limites du décollement: ou, si ce moyen ne suffit pas, en incisant la peau décollée, excisant ensuite d'un coup de ciseaux la partie la plus amincie de ses bords, puis pansant *à plat*, avec de la charpie enduite de digestif, ou saupoudrant d'iodoforme la plaie longitudinale devenue, dès lors, accessible.

Quant aux trajets où le pus séjourne, assurément on doit commencer par exprimer ce liquide toutes les deux ou trois heures, et avoir soin d'enlever la croûte qui, par l'effet de la présence des poils, se forme si aisément sur ces petites ouvertures et les ferme. On doit aussi conseiller au malade de garder une position propice à l'écoulement du pus. Mais il est rare que ces précautions suffisent, et l'on est ordinairement forcé d'en venir à la cautérisation, laquelle, vu l'étroitesse et parfois la longueur du foyer, ne laisse pas que d'offrir quelques difficultés.

Pour un sinus de petites dimensions, j'emploie l'aiguille de bas, chauffée à la flamme d'une bougie. Je l'enfonce vivement, la retire de même, et l'opération est terminée presque sans que le malade, qui la redoutait à l'excès, s'en soit aperçu. La douleur ne dure réellement pas une seconde de plus que l'action.

Le trajet est-il plus large, plus étendu ? alors, j'enroule, autour d'une mince tige de bois [1], une lame mince de pâte de Canquoin, et je l'y fixe solidement à l'aide d'un fil roulé en spirale. Je trempe le tout dans de l'huile, je le porte jusqu'au fond du sinus. Au bout d'une heure, je le retire en tournant. Une petite flèche de Canquoin, si on peut se la procurer assez rigide, remplirait cet office.

Par l'un ou l'autre de ces moyens, la surface interne du trajet, convenablement avivée, ne tarde pas à se cicatriser. Ces procédés m'ont donné de meilleurs résultats que les injections caustiques, usuellement conseillées ; et cela se comprend. Pour obtenir de ces injections ce qu'elles peuvent donner, il faut savoir en varier le degré de concentration, et augmenter peu à peu ce degré selon l'effet produit ; il faut aussi savoir apprécier le moment où leur action substitutive est devenue suffisante, et les suspendre alors, sauf, en cas d'insuccès, à les recommencer ensuite suivant d'autres règles. Or, cette direction ne saurait être abandonnée à

1. Une allumette refendue en quatre.

un client inexpérimenté; et, pour agir convenablement, il serait nécessaire de le revoir, pendant une quinzaine, au moins tous les deux ou trois jours, régularité à laquelle, pour divers motifs, ils ne s'astreignent guère. Aussi, n'ai-je recours à ces injections que lorsque la pusillanimité des malades m'interdit les moyens à la fois plus expéditifs et plus sûrs que je viens de décrire.

Soit par les injections, soit par la cautérisation directe, aidée de l'immobilité, on réussit toujours à obtenir le recollement des foyers. Il est donc inutile d'exciser, ainsi que quelques auteurs le conseillent, les *ponts* cutanés qui existent entre leurs ouvertures. Les petites saillies difformes, constituées par deux feuillets adossés de peau hypertrophiée, indiquent seules l'ablation, et encore ne doit-on s'y décider que longtemps après l'extinction de tout travail phlegmasique, quand on a, par conséquent, perdu l'espoir de voir ces tubercules s'affaisser et disparaître spontanément.

Le *bubon d'emblée non chancrelleux* est caractérisé par la nature de sa cause et par les particularités de son évolution, que j'ai signalées. Mais en dehors de ces différences, il n'a rien qui le distingue des adénites simples. Son traitement est donc le leur : révulsifs et astringents au début, avec cette seule remarque qu'il faut alors donner du vin de quinquina et un léger purgatif, afin de dissiper ou, tout au moins, de diminuer la réaction fébrile et gastrique peu intense, mais réelle, qui s'observe dès le commencement de cette sorte d'adénite.

Si, plus tard, il se forme de la suppuration, on peut encore espérer d'obtenir la résorption de son produit en faisant sur la tumeur plusieurs applications successives de vésicatoires volants, secondés par l'emploi de purgatifs salins réitérés.

Trois motifs, dans ces cas, commandent de différer l'ouverture du foyer. D'abord, on en a vu s'affaisser et disparaître dans les circonstances en apparence les moins favorables, au moment même où l'on désespérait de leur résorption. Secondement, ce pus-là n'étant pas contagieux, il n'y a aucune crainte de le voir, en séjournant, creuser et agrandir le foyer. Enfin, on a remarqué que la présence du pus autour du ganglion engorgé favorise ultérieurement la fonte de celui-ci. En somme, il n'y a aucun inconvénient et il y a quelque avantage à n'ouvrir le foyer que lorsqu'il a assez aminci la peau.

Faut-il, alors, l'ouvrir avec le bistouri ou par les caustiques? Le premier convient mieux, s'il y a de l'inflammation. Préférez, au contraire, les caustiques si le mal a suivi la marche et offre les caractères des abcès froids.

Dans ce cas, on couvre la tumeur d'un morceau de diachylon, troué d'une ouverture de 2 millimètres de large sur 12 ou 15 de long, en l'appliquant de manière à ce que cette fente réponde à l'endroit par où l'on veut évacuer le foyer. On place par-dessus une couche de pâte de Vienne, et comme cette pâte ne brûle que là où le diachylon est troué, elle se trouve n'avoir agi, lorsqu'on l'enlève au bout d'une demi-heure, en quelque sorte, que linéairement. Il ne reste alors, pour faire sortir le pus, qu'à inciser l'eschare.

Appendice. Bubon strumeux. — L'élément scrofuleux qui existe chez quelques sujets imprime à leurs adénites son caractère propre. Ceci sort, il est vrai, du cadre des maladies vénériennes; mais comme de tout temps l'on a apporté, qu'on apportera toujours toutes les espèces d'engorgements inguinaux chez les spécialistes, — et que ceux-ci ne s'en plaignent pas, — il faut bien qu'ils apprennent à les soigner.

L'engorgement strumeux est volumineux, peu sensible au toucher; il progresse lentement, décroît plus lentement encore, s'étend aux ganglions profonds, le tout sans provoquer de réaction fébrile marquée. S'il suppure, le foyer est très circonscrit, et ne résulte guère que de la fonte du tissu conjonctif qui sépare le ganglion de la peau. C'est donc en vain que l'on compterait sur la fonte purulente du ganglion lui-même.

Contre cet état, il faut user des amers, des antiscrofuleux, du soleil, du régime réconfortant. Localement, après avoir employé les émollients tant qu'il y a de l'inflammation, on tire un bon parti d'une application de glace, continuée vingt-quatre heures, puis des douches froides quotidiennes auxquelles on fait succéder la compression [1]. Dès le premier jour, une diminution notable s'accuse : soyez avertis et avertissez qu'il faut, pour que cette diminution persiste, continuer la compression au moins huit jours. On la suspend durant la nuit; on la suspenderait aussi, on la cesserait même, si, appliquée trop tôt, elle avait réveillé l'inflammation.

Je n'ai foi ni aux frictions, ni aux emplâtres; mais je conseille souvent les cautérisations ponctuées, faites en huit ou dix endroits de la tumeur, qu'on touche, avec la pointe d'une aiguille de bas chauffée à la flamme d'une bougie, ou s'il en est besoin, d'un cautère plus actif : on réitère ceci tous les quatre jours environ. Il ne faut qu'effleurer la peau.

Il est une forme particulièrement *tedious* (comme disent nos voisins) du bubon strumeux; c'est celle où le pus s'étant fait jour au dehors, le ganglion hyperplasié reste sans rien

1. Elle se fait avec une plaquette mince, en bois de chêne, ovale, qu'on fixe au moyen d'un ruban de fil, lequel, *cloué* en haut et en dehors de la plaque, contourne successivement la hanche du côté malade, les reins, la hanche saine, l'hypogastre, se replie en glissant dans une agrafe sans ardillon, adaptée en bas et en dedans de la plaque, contourne de nouveau les faces interne, puis postérieure, puis externe de la cuisse malade, pour venir s'attacher enfin à une agrafe avec ardillon, adaptée en haut et en dehors de la plaque, à une petite distance au-dessous du point où l'extrémité du ruban a été clouée. Il faut interposer un coussinet entre la plaque e la peau.

perdre de son volume, apparaissant comme une masse d'aspect fongueux, qui se présente derrière les bords de l'ouverture de la peau, les distendant comme un polype intra-utérin distend les lèvres du museau de tanche.

Comment attaquer cette masse?... Dure mais friable, elle n'offre pas de prise aux érignes, aux pinces qui cherchent à la soulever. D'ailleurs, pour pouvoir la disséquer selon les règles, il faudrait agrandir, et de beaucoup, la plaie extérieure; d'où augmentation de la difformité consécutive. La cautériser couches par couches est bien long, et expose aussi, malgré toutes les précautions, à détruire une partie de la peau... J'ai fait construire, pour ces cas, une petite cuiller à bords tranchants, en acier [1]. Placé à gauche du malade, j'insinue, par la plaie, la cuiller entre la peau et le ganglion à extirper, et j'en contourne d'abord la moitié inférieure par un mouvement de pronation. Après avoir ainsi détaché la moitié inférieure du ganglion, je retire la cuiller, je la reporte, en haut (toujours entre le ganglion et la peau), et par un mouvement de supination (du même genre que celui qui sert à recueillir, dans une assiette, le reste du potage), j'achève la séparation de la masse, que j'amène toute chargée au dehors. — Ce tissu n'étant pas rétractile, la partie du ganglion laissée en place donne parfois lieu à un saignement que j'ai toujours arrêté en tenant avec le doigt, pendant cinq minutes, une boulette de charpie imbibée de perchlorure de fer. — Dès le surlendemain de l'opération, souvent des masses ganglionnaires profondes, devenues libres, viennent, à leur tour, faire saillie, nécessitant une nouvelle extirpation, qui se fait alors sans plus de difficulté que la première.

1. Elle a, avec le manche, 12 centimètres de longueur; la cuiller, proprement dite, a 2 centimètres et demi de longueur sur 2 centimètres de largeur dans son plus grand diamètre.

Leucite.

La leucite ou lymphite chancrelleuse résulte du contact du pus chancrelleux sur la surface interne d'un vaisseau lymphatique, quand ce pus s'y est introduit par le mécanisme qui donne lieu à la formation du bubon, c'est-à-dire par la déchirure d'un point de la surface d'une chancrelle.

Mais de même que toutes les chancrelles ne s'accompagnent pas de bubon, de même aussi le pus chancrelleux qui est transporté au ganglion pour le bubonifier ne donne pas toujours naissance, — il s'en faut, et de beaucoup, — à une chancrelle du vaisseau lymphatique qu'il traverse. En d'autres termes, la leucite chancrelleuse est infiniment plus rare que le bubon chancrelleux; c'est un accident tout à fait exceptionnel.

Et l'on s'explique aisément qu'il en soit ainsi. Les substances qui parcourent un vaisseau lymphatique y passent, mais ne s'y arrêtent point; elles touchent sa surface interne, mais n'y subissent aucune de ces élaborations organiques intimes qui constituent la nutrition ou les sécrétions. Aussi, pour comprendre que l'imbibition du pus s'y soit faite, faut-il supposer quelque circonstance fortuite qui a déterminé un contact plus direct ou plus prolongé. Et justement l'étude clinique de la leucite nous apprend que les abcès chancrelleux, qui en sont parfois la conséquence, apparaissent surtout *au niveau des valvules;* c'est-à-dire des obstacles qui, en suspendant le cours de la lymphe, ont facilité plus spécialement dans ce point du vaisseau la stagnation, partant la pénétration des principes contagieux que ce liquide renferme.

Des cordons noueux très douloureux au toucher se dessinant sur les côtés, et notamment sur le dos de la verge, cordons suppurant promptement, s'abcédant de bonne heure, puis devenant des chancrelles dans toute leur longueur, telles sont, cliniquement, les leucites chancrelleuses. — Ouvrir largement ces petits foyers, dès qu'il y a fluctuation, et les panser avec de la charpie enfoncée aussi profondément qu'il est nécessaire, après qu'on l'a imbibée d'une solution de nitrate d'argent, tel est leur traitement.

PHIMOSIS CONGÉNITAL.

Quand l'orifice du prépuce a naturellement une étroitesse telle qu'il est impossible de découvrir le gland, il y a *phimosis*. En général, on observe en même temps une brièveté anormale du frein. En pareil cas, la peau du fourreau vient parfois dépasser l'orifice préputial, et, pendant au devant de lui, elle fait dévier les dernières gouttes d'urine. Lors du coït, le sperme sort en bavant au lieu d'être lancé dans l'utérus; d'où obstacle possible à la fécondation. — Si, au contraire, le prépuce est très court, les bords de son orifice se tendent durant l'érection; et s'il y a du côté des organes génitaux de la femme un certain degré d'étroitesse, des déchirures en sont l'effet presque inévitable. Enfin, si, dans ces conditions, le gland a franchi l'orifice préputial, il s'étrangle : le phimosis est ainsi une cause de paraphimosis.

L'étroitesse congénitale du prépuce peut même, dans quelques cas, rendre absolument impossible le coït complet. C'est qu'alors les frottements, au lieu d'être communiqués à la muqueuse du gland, point de départ de la cause réflexe de l'éjaculation, ne s'exercent que sur la peau de la verge, qui ne jouit que d'un degré et d'une espèce de sensibilité impropres à susciter l'acte fécondant.

Mais ce qui rend surtout pénible aux malades cette fâcheuse disposition, c'est l'extrême difficulté des soins de propreté. La matière sébacée s'accumule entre le prépuce et le gland, surtout vers la rainure de celui-ci, et l'urine qui vient s'y mêler en provoque la décomposition. De là une irritation permanente, un prurit incessant; de là aussi de petites érosions plus ou moins superficielles, bouches toujours ouvertes pour l'absorption des principes contagieux.

Dans cet état, si les bords du méat urinaire ne sont pas parfaitement parallèles à ceux du prépuce, l'urine, qui traverse à chaque instant la cavité préputiale, peut y déposer des concrétions calculeuses qu'on a vues quelquefois acquérir un volume énorme.

Comme, d'ailleurs, il est constant que, en pratiquant la circoncision, on a guéri des spermatorrhées, des incontinences nocturnes d'urine jusque là rebelles, il faut bien admettre que le phimosis joue un certain rôle dans l'étiologie de ces lésions. Rappellerai-je aussi que le cancer de la verge (l'épithelioma surtout) est plus fréquent chez les phimosiques? Enfin ajoutons que, comme toutes les lésions et anomalies des organes génitaux, le phimosis conduit souvent à l'hypocondrie, à une impuissance partielle, en tout cas à une sorte de timidité presque morbide dans les rapports, même simplement sociaux, avec les personnes du sexe.

Pour remédier à ces accidents ou pour les prévenir, c'est-à-dire pour rétablir la conformation normale [1], on a proposé plusieurs méthodes qui sont : le débridement, l'excision, la circoncision et la dilatation.

Le débridement consiste à inciser le prépuce de façon à mettre à nu le gland. Il peut se pratiquer soit vers la région

1. L'âge amenant toujours une dilatation de l'orifice préputial, il est indiqué de ne pas trop se hâter de prendre le bistouri. Quant à moi, je dissuade toujours un client de subir l'opération avant sa vingtième année accomplie. Et que de prépuces cette juste temporisation n'a-t-elle pas sauvés, surtout chez les jeunes étudiants en médecine qui ont l'instrument tout prêt sous la main et ne se croient point hommes tant que quelque chose leur manque des formes viriles!

dorsale, soit près du frein. On a fait aussi le débridement multiple. Deux incisions latérales donnent d'excellents résultats au point de vue de la conservation des formes. La section a quelquefois été exécutée par la ligature ou par cautérisation. Rien ne justifie l'emploi de ces moyens longs et douloureux.

L'excision consiste à retrancher une partie du limbe préputial sans en enlever toute la circonférence. En général, on excise sur la région dorsale un lambeau triangulaire dont la pointe correspond à la rainure du gland. Le moyen le plus expéditif est d'inciser d'abord à la partie supérieure, ce qui donne deux lambeaux latéraux qu'on enlève ensuite avec de forts ciseaux, obliquement et de manière à former un ovale dont la base répond au frein. On finit en réunissant la muqueuse et la peau par suture. Quand on pratique l'excision, le frein est donc toujours respecté.

Il n'en est pas de même dans la *circoncision*, opération qui consiste à exciser le prépuce tout entier ou au moins la portion rétrécie, mais dans toute sa circonférence, de telle façon que la portion enlevée a la forme d'un anneau. C'est sans contredit à cette méthode que l'on doit les résultats les plus satisfaisants : aussi nombre de procédés s'y rattachent, et nombre d'instruments.

Le but que l'on se propose est, d'ailleurs, toujours le même : c'est, tenant compte de la difficulté principale, celle que crée la structure de cette partie, c'est, dis-je, de sectionner au même niveau la muqueuse préputiale et la peau qu'elle double.

De tous les procédés, celui qui permet d'arriver le plus sûrement à ce résultat est, sans contredit, celui de Ricord, dont voici le manuel opératoire : 1° La verge étant saisie entre le pouce et l'index, sans exercer la moindre traction sur la peau de son fourreau, soit en avant, soit en arrière, on trace avec une plume et de l'encre une ligne qui suit la direction oblique de la base du gland, à 4 ou 5 millimètres en avant de cette base et dans toute sa circonférence : cette ligne limite toute l'étendue du prépuce qui doit être excisée. C'est ce que l'auteur appelle « le tracé du chemin de fer » ; 2° On prend une longue aiguille dont l'extrémité, munie d'une petite boule de cire, est introduite entre le gland et le prépuce ; 3° Un mouvement brusque fait traverser par l'aiguille la muqueuse et la peau au niveau de la ligne tracée à l'encre. La fixité des rapports de la peau et de la muqueuse est par là assurée pendant toute la durée de l'opération ; 4° On tire le prépuce en avant et on le saisit entre les mors *fenêtrés* d'une longue pince à pansement, placée immédiatement au devant du gland, en arrière, et dans la direction de la ligne tracée à l'encre. Cette pince doit être tenue par un aide, verticalement et non transversalement ; 5° A travers les branches fenêtrées de la pince on passe quatre ou cinq fils, à l'aide d'une aiguille à suture : chacun de ces fils traverse donc deux fois la peau et deux fois la muqueuse ; 6° Un bistouri, courant entre la longue aiguille et la pince, fait d'un seul coup tomber la portion excédante du prépuce ; 7° La pince ayant été enlevée en divisant les fils à leur partie moyenne, c'est-à-dire entre les muqueuses adossées, on obtient huit ou dix points de suture qui suffisent, en général, pour assurer une réunion régulière ; 8° Si la muqueuse est restée en excès, il faut la fendre d'un coup de ciseaux sur la ligne médiane, en haut, jusqu'à la rainure, puis exciser les lambeaux. On a, quelquefois, à ce moment, à disséquer des adhérences formées entre le gland et le prépuce. On termine en nouant les fils.

Ne pas oublier qu'en agissant de la sorte on divise des vaisseaux qu'il importe de lier avec soin. Autrement, si, malgré ce qu'on doit faire pour les prévenir, des érections avaient lieu pendant les premières vingt-quatre heures, il pourrait se produire des hémorrhagies secondaires très sérieuses, lesquelles sont surtout à redouter lorsque la section passe trop près du frein. Ce serait cependant une faute que de ménager absolument ce petit repli muqueux; car alors, l'œdème, qui a toujours lieu après l'opération, fait naître sur ce point une tuméfaction qui ne se résout qu'avec une extrême lenteur, se termine quelquefois par induration et entrave longtemps les fonctions génitales.

Les soins consécutifs sont assez simples : un linge cératé, perforé au centre pour laisser écouler l'urine, est appliqué immédiatement sur le gland, et si la réunion est bien faite, on peut ne l'enlever qu'au bout de cinq ou six jours. Voilà pourquoi nous préférons la suture simple aux serres fines, qui se détachent avec trop de facilité et rendent le pansement beaucoup plus difficile à maintenir. Songez bien à extraire tous les bouts de fil de suture : un de ces bouts, laissé par mégarde, provoque, dans les tissus qui se sont cicatrisés par-dessus lui, un engorgement fort incommode et durant indéfiniment jusqu'à ce qu'on en ait découvert et supprimé la cause.

L'opération n'a pas de gravité. Mais c'est une opération de luxe, mieux que cela, de coquetterie. A ce compte, le moindre détail a son importance. C'est surtout à l'hémostase qu'il faut apporter un soin minutieux. Je le répète : les hémorrhagies secondaires peuvent être graves, et en se produisant sous les sutures, elles exposent à des infiltrations sanguines qui compromettent la vitalité des téguments de la verge. On doit aussi faire la réunion aussi exactement que possible, la moindre négligence sur ce point pouvant doubler le temps nécessaire à la cicatrisation.

Faut-il anesthésier le patient?... Je ne l'y pousse point; car alors son agitation, impossible à réfréner complètement, est une cause d'irrégularités dans l'exécution, qui compromettent la correction esthétique, vivement appréciée par les opérés, du résultat définitif. L'anesthésie locale (irrigation d'éther) n'ayant pas cet inconvénient, peut être employée.

La dilatation, méthode imaginée par Nélaton, consiste à dilater le prépuce au moyen d'une pince à trois branches, ressemblant de tout point à celle qu'on a proposée pour faciliter l'introduction de la canule après la trachéotomie. Cette dilatation, qui se fait en une seule séance, est, en réalité, une dilacération ayant les avantages des incisions multiples, mais en ayant aussi l'insuffisance lorsque la coarctation est très considérable et formée par des tissus très résistants.

PARAPHIMOSIS.

Un homme se présente, le gland découvert, avec des chancres, des chancrelles ou une balanite. Son gland, tuméfié, est encerclé en arrière par le prépuce enflammé ou œdémateux, formant une sorte de collet ; le tout gonflé, rouge et douloureux.

Il y a là étranglement à coup sûr ; mais il n'y a pas toujours paraphimosis, c'est-à-dire constriction exercée par le prépuce, et comme conséquence indication de réduire. N'omettez jamais, en pareil cas, de demander d'abord au client : « Avant d'avoir pris du mal, *portiez-vous couvert ou découvert ?* » Rendez votre question bien claire ; faites qu'il comprenne, et écoutez surtout sa réponse. Faute de cette explication, on s'expose à violenter inutilement, pour le faire rentrer, un gland qui doit être laissé dehors, puisque, à l'état normal, il était à découvert, un gland dont le gonflement accidentel, loin d'être l'effet de la tension du cercle préputial, en est la cause.

Au contraire, antérieurement, en état de santé, le client portait-il le gland couvert?... Dans ce cas, soit qu'alors il décalotât avec peine ou pas du tout, l'indication est plus ou moins facile à remplir, mais elle est la même, et elle est impérative : il faut réduire.

Ce n'est pas qu'on ait à craindre, comme conséquence ordinaire de l'étranglement prolongé, une grangrène de quelque importance. Non : on cite bien peu de cas authentiques de gangrène du gland causée par le paraphimosis. Tout se borne, sous ce rapport, à quelques érosions profondes, mais linéaires, portant sur la partie du prépuce qui étrangle aussi bien que sur la partie du gland qui est étranglée. C'est bien plutôt sur le prépuce que s'observent les lésions de ce genre ; et encore tout se borne le plus souvent à quelques entamures portant sur la partie qui est étranglée, entamures qui, causées par la constriction, se font de plus en plus profondes, tant que la constriction subsiste. En somme, il n'y a donc pas à redouter de danger sérieux. Mais le gland enflammé, restant ainsi à découvert, on souffre horriblement des frottements qui accompagnent la marche ; mais il y a fièvre, insommie, anxiété extrême ; mais enfin les lésions, ulcéreuses ou phlegmasiques, qui préexistaient, persistent et s'aggravent tant que la circulation est ainsi entravée.

Dans ce cas donc, rejetant comme tout à fait illusoires les sangsues, les réfrigérants, la compression, la belladone, etc., je profite d'abord de l'occasion pour bien me rendre compte, pendant qu'elles sont visibles, de la nature et du siège des lésions (ulcères, érosions, inflammations) qui, après la réduction, vont devenir latentes ; puis je me mets à l'œuvre.

Le malade, debout devant moi, — on verra tout à l'heure pourquoi, — je m'assieds et commence par serrer pendant une demi-minute le gland entre l'extrémité de mes cinq doigts, pour le flétrir et diminuer son volume. Ceci obtenu, sans perdre de temps, j'embrasse le corps de la verge, derrière le bourrelet préputial, dans un losange formé par l'index et le médius, se touchant bout contre bout, de mes deux mains tenues en demi-supination. Puis, tandis que j'attire ainsi vers moi le cercle étranglant, je repousse dans la direction contraire le corps étranglé (le gland) en appuyant sur lui avec mes deux pouces [1]; mais cette manœuvre exige autre chose que de la force.

Vous souvient-il, lecteur, de la façon dont on s'y prend pour boutonner ou déboutonner un vêtement neuf?... Observez-le bien : c'est toujours en pressant sur un des bords de la boutonnière pendant qu'on présente obliquement le bord correspondant du bouton. Eh bien! pour notre cas, c'est absolument la même chose... à part que c'est tout à fait en sens inverse. Ici, en effet, c'est le gland qui est dépressible. Appuyez donc sur lui pour lui faire franchir la boutonnière qui est rigide. En pressant du pouce sur l'un des points de la circonférence du gland, si vous êtes parvenu à engager ce point sous le contour du cercle préputial, la partie est gagnée, *le bouton est mis;* et ma description du même coup se trouve terminée, car ce qu'il reste à faire se devine, est inspiré par la situation : accompagner du bout du doigt le gland jusqu'à ce que vous soyez sûr qu'il est arrivé complètement en arrière du cercle étranglant. Ceci afin de bien constater, non seulement que tout reste bien réduit, mais que tout a été bien réduit. Car il est pour le gland étranglé, comme pour la hernie étranglée de fausses réductions, des réductions *en masse.* De même que le chirurgien inattentif croit avoir tout mené à bien quand il n'a fait que repousser dans l'abdomen l'intestin qui, dans cette situation, demeure étranglé par le collet du sac, de même il arrive ici que lorsque après beaucoup d'efforts on a évidemment vaincu une résistance, on est tout étonné de voir que sitôt qu'on cesse de maintenir le gland réduit, il ressort instantanément (instantanéité qui prouve bien que ceci ne tient pas à une augmentation de volume du gland, causée par sa

1. Cédant à la douleur, l'opéré, à ce moment, me seconde malgré lui en se portant instinctivement en arrière, pendant que je le retiens contre moi par la verge.

congestion sanguine). C'est que vous n'aviez forcé que l'un des deux anneaux constricteurs (le cutané et le muqueux). Insistez avec une nouvelle force et une nouvelle patience. Soudain, vous sentez comme un ressort, le dernier obstacle a cédé, la réduction, dès lors, est complète.

Un excellent conseil a été donné par Bardinet. Il recommande d'agrandir préalablement le cercle constricteur, en introduisant entre le gland et lui un corps inflexible, un cathéter, dont on se servira pour soulever, de dedans en dehors, le collet préputial, et l'éloigner dans ce point du gland. L'idée est juste et pratique, et voici comment j'en ai fait un bon auxiliaire de la manœuvre précédente :

Je prends un objet qui se trouve partout sous la main, un de ces porte-plumes rigides en bois ou en corne de buffle, à extrémité pointue, mais mousse. Je le saisis solidement avec les quatre doigts fléchis de la main droite en supination, comme à poing fermé, mais le pouce restant libre et en laissant la pointe de l'instrument déborder de 3 ou 4 centimètres, du côté de l'indicateur. Je forme alors le losange précité, ou plutôt le demi-losange, puisque, les doigts de la main droite étant fléchis, ce n'est que le bord radial de son indicateur fléchi qui fournit un point d'appui aux deux premiers doigts, écartés à angle, de la main gauche. J'embrasse donc la verge entre ces doigts ; mais avant d'aller plus loin, j'engage le bout du porte-plume, et aussi profondément que possible, entre le gland et le bourrelet préputial.

Les choses ainsi préparées, on voit que j'ai à ma disposition trois moyens pour réduire : 1° l'attraction en avant du collet qui étrangle ; 2° le soulèvement par le porte-plume de l'un des points du contour de ce collet ; 3° la pression méthodique des deux pouces sur le gland. Et l'on voit, surtout, que je puis exécuter ces trois mouvements simultanément ; d'où, ainsi que je m'en suis assuré cliniquement, une bien plus grande facilité de réduction.

Tout étant terminé, faites plonger la verge dans un verre d'eau fraîche. Le jour même, envoyez le malade au bain. Il est instantanément et soulagé et guéri. Traitez ensuite par injections ses lésions sous-préputiales, et surtout recommandez-lui bien de ne décaloter que lorsque l'inflammation aura cessé; recommandez-lui surtout, lorsqu'il y sera parvenu de ne pas s'attarder, — ce à quoi une curiosité bien naturelle le porte, — à dresser l'état des lieux. En termes plus clairs, qu'il recalote aussitôt qu'il aura décaloté : c'est assez pour une première fois.

J'ai *toujours*, sauf trois fois, réussi à réduire sans avoir besoin de recourir au débridement [1]. La réduction, sans doute, est parfois laborieuse; mais elle ne donne lieu qu'à des éraillures superficielles, et dispense d'incisions qui effrayent le malade et sont quelquefois refusées par lui; qui exposent aux phlébites, aux érysipèles, à une cicatrisation très lente et même suivie quelquefois de difformité. — Par la réduction forcée, on est sûr de ne faire éclater les tissus étranglants que dans la mesure strictement nécessaire, et l'on rétablit l'organe dans sa conformation primitive. Si le sujet avait un phimosis congénital, il s'en trouvera guéri.

L'anesthésie préalable peut être indiquée par une vive susceptibilité nerveuse du sujet. Je m'en passe, néanmoins, ordinairement; j'opère, séance tenante, sans même avoir demandé au malade son assentiment. Une fois entre mes mains, je fais agir la persuasion en même temps que les pouces, et il faut bien qu'il me laisse aller jusqu'au bout.

1. Mais dans ces cas exceptionnels, mon taxis forcé, insuffisant, s'il devait être jugé d'après le résultat extemporané, avait eu néanmoins un excellent effet. Mes manœuvres n'avaient pas distendu le cercle constricteur assez pour vaincre entièrement sa résistance : mais elles l'avaient cependant assez assoupli pour que les phénomènes d'étranglement cessassent. Trois jours après, ce qui avait été impossible à la première séance devint praticable : ce fut une réduction en deux temps.

HERPÈS RÉCIDIVANT DES ORGANES GÉNITAUX.

Cette maladie est contemporaine de l'époque même où commencèrent les maladies vénériennes, notamment la chancrelle. Depuis des siècles, par conséquent, elle a dû frapper les observateurs, et cependant sa notion étiologique et pathogénique exacte ne remonte pas au delà de trente-cinq ans. En effet, pour la première fois, j'appelai sur elle l'attention des praticiens, en 1846, dans un mémoire sur les fluxions intermittentes qui se développent au voisinage des orifices muqueux à la suite des accidents vénériens primitifs (*Gaz. méd. de Paris*).

Plus tard [1], en 1865, je la définissais ainsi : « *Herpès preputialis :* État fluxionnaire intermittent, qui reparaît tous les deux ou trois mois, sous forme d'un groupe de vésicules, de cinq ou six jours de durée ; il succède souvent aux chancrelles, plus rarement à la blennorrhagie. »

Depuis lors, ces idées ont été développées avec un talent magistral par M. le Dr Doyon, dans une monographie qui a fixé la science et à laquelle je suis autorisé à faire de larges emprunts.

Chez quelques sujets, trois ou quatre semaines après la fin d'un chancre, d'une blennorrhagie, plus fréquemment d'une chancrelle, on voit apparaître, près du siège de la lésion primitive, une rougeur qui a été précédée de prurit (prurit caractéristique par sa nature et par son peu d'intensité, et par cette circonstance qu'elle cesse aussitôt que l'éruption s'établit). L'éruption apparaît de la manière suivante. Sur une plaque rouge de 1 centimètre environ de diamètre, un peu élevée, un peu villeuse, se dessinent 3, 4 ou 5 petites

1. *Résumé de pathologie et thérapeutique des maladies vénériennes et syphilitiques*, Asselin, page 7.

saillies très rapprochées, qui bientôt deviennent des vésicules, pleines d'un liquide transparent. Elles se rompent, ou bien, en grattant, le malade les rompt ; le liquide épanché forme alors une croûte, sous laquelle la légère érosion que surmontait la vésicule parcourt ses périodes et se cicatrise, la maladie n'ayant duré, en moyenne, que cinq ou six jours.

C'est tout ; et cela paraît bien peu, n'est-ce pas ? Oui ! mais, comme le disait madame de Sévigné à propos de quelque chose d'analogue, cela reviendra encore dans deux mois ; puis dans deux encore ; et ainsi de suite pendant plusieurs années, et toujours, soyez-en sûrs, au moment le plus inopportun, apportant à l'improviste des entraves à l'accomplissement de celle de nos fonctions qui se résigne le moins à attendre ; inspirant toujours par sa ressemblance avec une chancrelle nouvellement contractée, de vives alarmes au malheureux herpétique ; enfin, et malgré tout ce qu'on peut leur dire, donnant à d'autres et très nombreux malades, par ses incessantes récidives, la conviction qu'ils sont frappés de syphilis et de syphilis incurable. Ajoutons que, quoique la durée ordinaire de chaque attaque d'herpès soit de cinq à six jours, il n'est pas très rare de la voir se prolonger du double. J'ai même souvenir de deux cas où un homme, parfaitement et certainement continent, avait, tous les deux ou trois mois, des plaques d'herpès qui se transformaient en un ulcère offrant (moins la profondeur de la plaie et l'inoculabilité de la sécrétion) tous les caractères de la chancrelle, ulcère qui mettait au moins quinze jours à se cicatriser.

J'ai décrit la forme la plus commune, la forme type. Mais la fluxion herpétique n'apparaît quelquefois que comme simple plaque érythémateuse, comme légère excoriation, ou (si la partie a subi des frottements) comme fissure ou *coupure*.

La fluxion d'herpès a lieu sans fièvre, sans réaction gastrique. Elle réapparaît presque toujours au siège qu'elle a primitivement choisi. S'il lui arrive, cependant, de s'en écarter un peu, de frapper d'autres endroits, jamais, du moins, elle ne dépasse la sphère génitale. Quand une attaque a été très intense, les suivantes sont ou retardées ou plus faibles. On la voit quelquefois suivre immédiatement un excès de table, un voyage fatigant, surtout le coït et spécialement le coït avec une femme nouvelle; mais alors même qu'il éviterait le plus soigneusement possible ces diverses influences, le sujet qui est en possession d'herpès verra, je le lui garantis, ses attaques reparaître, et reparaître par ce seul motif qu'il n'en avait pas eu depuis un temps plus ou moins long.

« Le sujet qui est *en possession* d'herpès », ai-je dit; et ces mots suggèrent une autre question. « Quel est donc ce mal à la fois si redouté et si bénin, écrit M. Doyon, qui, chaque fois, s'éteint spontanément, comme la fluxion la plus simple, et montre, dans ses récidives, l'opiniâtreté des diathèses les plus invétérées; ce mal qui, parmi les porteurs de chancrelle, de blennorrhagie, en choisit quelques-uns et laisse les autres indemnes? »

Ce mal qui, pour la plupart des médecins, n'est qu'une dermatose simple, qui, aux yeux de presque tous les malades, passe pour une affection vénérienne, est en réalité *une dermatose survenue* A L'OCCASION *d'une maladie vénérienne.* Il serait oiseux d'exposer ici en détail les différences qui le séparent de la syphilis, avec laquelle il n'a de commun qu'un seul trait, la ténacité de ses récidives.

Mais si cette dermatose peut venir à l'occasion d'une maladie vénérienne, d'une chancrelle, par exemple, pourquoi ne l'observe-t-on pas chez tous les sujets qui ont une chancrelle?

La raison est fort simple : Parce que la maladie vénérienne

n'est qu'une occasion, et que, outre l'occasion, il faut, pour qu'un effet se produise, quelque chose de plus, il faut une cause. Or, la cause, c'est la diathèse herpétique, autrement dit le vice dartreux. En termes plus clairs, l'herpès récidivant des organes génitaux ne survient que chez les sujets qui, étant dartreux, ont une maladie vénérienne locale (une blennorrhagie, une chancrelle). Cette maladie vénérienne agit donc uniquement en poussant la fluxion herpétique, en excitant la jetée diathésique à se faire à cette place.

Donc, tous les blennorrhagiens ou chancrelleux qui ont l'herpès récidivant étaient arthro-herpétiques [1] ; c'est exact. Mais, la réciproque est-elle également vraie? Peut-on renverser les termes? Peut-on dire : « Tout individu arthro-herpétique, qui viendra à avoir une chancrelle, par exemple, sera fatalement voué à l'herpès récidivant?... » La science ne comporte pas encore une réponse positive à cette question. Mais elle possède, toutefois, un de ses éléments. Parmi les sujets ainsi diathésés qui contractent une chancrelle, ceux qui sont le plus exposés à voir ensuite survenir l'herpès récidivant sont ceux qui ont abrégé la durée de leur chancrelle en la cautérisant dès son apparition. L'observation prouve ce fait, non seulement par des exemples directs très nombreux, mais quelquefois par voie d'épreuve et de contre-épreuve. On a vu des malades chez lesquels une première chancrelle avait été abandonnée à elle-même, et n'a pas été suivie d'herpès, tandis qu'une seconde, prise un ou deux ans après, et qu'on a *tuée* sur place en quel-

1. L'existence de la dartre chez les sujets atteints d'herpès récidivant ou chez leurs ascendants, évidente dans la plupart des cas, paraît dans quelques autres assez difficile à démontrer. Il faut peu compter, pour en avoir la preuve, sur l'aveu des malades qui, à toutes vos questions, répondent invariablement que « eux et leur famille ont toujours eu le sang pur! » M. Doyon a cité d'incroyables exemples de cet aveuglement, et montré en même temps comment le médecin réussit à le dissiper.

ques jours par la cautérisation, donne lieu à l'herpès récidivant. D'autre part, la chancrelle phagédénique, dont la durée est très longue, ne s'accompagne pas en général d'herpès[1].

1. Voici, en résumé, comment j'explique la production de l'herpès préputialis, ou en termes plus généraux, de l'herpès génital vénérien récidivant.

Le principe générateur de cet herpès, comme de toutes les maladies similaires, qui se transmettent, c'est-à-dire, dans l'espèce des maladies dites *vénériennes*, est un micro-organisme végétal.

Ce principe peut, dans certaines conditions générales et locales, se réinoculer au sujet qui le porte.

En ce qui concerne la genèse de l'herpès, la condition *générale* est, pour le sujet qui en sera atteint, l'existence de l'arthro-herpétisme.

Quant aux conditions *locales*, elles sont de deux ordres. Afin de les exposer plus clairement et de les mieux comprendre, prenons pour exemple ce qui se passe, lorsque, — fait le plus ordinaire, — l'antécédent vénérien de l'herpès a été une chancrelle.

Vers la fin de son évolution, au moment où elle entre en réparation, la chancrelle ne donne plus naissance qu'à des micro-organismes abâtardis, incapables de reproduire la maladie en nature, sous forme de chancrelle : ils ne peuvent plus la reproduire que sous une forme fruste, ébauchée, sous forme d'herpès ; et c'est, en réalité ce qu'ils font en se ressemant spontanément, dans le voisinage de l'ulcère primitif. L'épuisement graduel du terrain, aux dépens duquel les micro-organismes chancrelleux vivent, est la cause principale de la dégénérescence de leurs produits de prolifération. Mais ce même épuisement contribue à faire que ces produits dégénérés, qui ont à naître et à vivre là, soient et restent des êtres rudimentaires, tel que l'est l'herpès comparé à la chancrelle.

Mais à la période opposée de la chancrelle, à sa période initiale, il est un autre ordre de conditions génératrices de l'herpès, que l'art crée quelquefois.

Rappelons-nous les lois de l'éclosion des végétaux. Si plusieurs graines sont semées les unes à côté des autres, celle qu'on laisse se développer épuise à son profit et au préjudice des autres la propriété nutritive d terrain. Au contraire, l'a-t-on arrêtée dans son cours, alors, en périssant, elle permet un certain développement aux autres graines, qui sans cela auraient avorté.

Eh bien ! pour moi les poussées d'herpès ne sont autre chose que l'éclosion imparfaite, ébauchée des graines de chancrelle, qui, déposées lors du coït, auraient été complètement étouffées par la végétation de l'une d'elles, si l'on avait laissé cette végétation suivre son cours sans entraves.

Un fait clinique, admis par tous les observateurs, trouve son explication dans cette manière de voir. On sait que, lorsque plusieurs chancrelles apparaissent chez le même sujet, les dernières venues s'étendent moins et durent moins longtemps : cela est surtout évident lorsque les éclosions successives de chancrelles ont lieu dans la même région. Pourquoi?... tout simplement parce que les premières ont *épuisé le terrain*. La syphi-

Maladie presque insignifiante à ne la considérer que comme lésion locale, l'herpès récidivant n'en a pas moins, outre les frayeurs injustifiées qu'il suscite, ses inconvénients et même ses dangers réels.

D'abord les fréquentes quoique passagères congestions qu'il provoque entretiennent dans la région où il a fixé son siège une tendance à l'inflammation. De là résulte une impressionnabilité particulière de la muqueuse, qui désormais subira plus aisément qu'auparavant l'action des causes vulnérantes, et par suite l'inoculation des agents contagieux. Sa vitalité même, son mode de nutrition sont pervertis. Elle peut, entre autres, devenir proliférante : j'ai vu, dans deux cas, des végétations naître sur un point du reflet balano-préputial qui était depuis quelques années le siège d'élection des poussées d'un herpès.

M. Mauriac a judicieusement et ingénieusement signalé, sous le nom de *herpès névralgique des organes génitaux*, la physionomie que peut prendre, ou, si l'on aime mieux, les complications nerveuses dont peut s'accompagner l'herpès récidivant chez les individus doués d'une vive impressionnabilité. Sa description s'appuie sur des faits très réels; mais nous ne pouvons admettre que ce soit là une maladie du même genre que l'herpès récidivant ordinaire. Cet herpès ordinaire, nous l'avons vu, est toujours avant chacune de ses éruptions précédé d'un prurit surtout caractéristique par sa bénignité et sa fugacité. Qu'ont de commun avec cette incommodité essentiellement passagère, les anesthésies, hyperesthésies, douleurs fulgurantes, paroxystiques s'étendant aux membres, aux fesses, à la vessie, qui

lisation a fourni d'innombrables exemples de cette décroissance de chancrelles, dont elle avait fait à la fois un de ses moyens d'action et un de ses moyens de démonstration.

On trouvera ces idées développées et appuyées de leurs preuves de divers ordres, dans notre *Traité des herpès génitaux*, publié en collaboration avec M. le Dr Doyon.

tourmentent les malades cités par M. Mauriac, parfois au point de les priver de sommeil, et pouvant persister pendant vingt jours? Évidemment un tel appareil névropathique, de toutes façons si disproportionné à ce que nous offre une attaque de notre herpès récidivant vulgaire, doit être rapporté à une cause toute différente ; et nous n'hésitons pas, ainsi que M. Mauriac en a pris l'initiative, à l'attribuer à un zona.

Contre l'herpès récidivant, contre cette toute petite et toute simple incommodité, il n'y a pas moins de quatre traitements à mettre en œuvre : traitement préventif, traitement palliatif, traitement spécifique et traitement moral.

Le *traitement préventif* consiste à imprimer au traitement de l'accident primitif susceptible d'occasionner l'herpès, c'est-à-dire de la blennorrhagie et surtout de la chancrelle, une direction telle qu'il contribue le moins possible à produire le développement de cette dermatose. — Ce point a été discuté au sujet du traitement de la chancrelle.

J'appelle *traitement palliatif* l'ensemble de moyens par lesquels, à défaut de l'agent spécifique, on s'efforce de diminuer la fréquence et la durée des retours de l'herpès. En effet, le traitement spécifique, dont il sera parlé ci-après, n'est pas à la portée de tous ; il ne peut s'exécuter en toute saison ; enfin, il ne réussit pas toujours du premier coup, et, dans l'intervalle entre ses applications, il faut bien *faire quelque chose*.

Ce traitement palliatif comprend quatre indications : éviter les causes occasionnelles des poussées ; la poussée s'étant produite, l'abréger autant que possible ; après la poussée, travailler à rendre le tégument moins accessible à la fluxion ; enfin opérer une dérivation sur la peau ou le canal intestinal. L'ordonnance suivante est rédigée dans ce sens :

N° 30. — « Lors de chaque nouvelle invasion de boutons

d'herpès, y appliquer, matin et soir, un peu de charpie mouillée de

Eau distillée	18 grammes.
Nitrate d'argent	5 décigrammes.

« Si les boutons sont sur la peau, remplacer cette application par une onction faite, matin et soir, avec

Axonge	12 grammes.
Nitrate d'argent	5 décigrammes.

« Les applications ou onctions ne seront continuées que pendant les trois premiers jours.

« Dans l'intervalle entre les attaques, baigner, matin et soir, la partie dans un verre plein d'eau végéto-minérale.

« En sortânt de ce bain, étendre un peu de

Glycérine	20 grammes.
Tannin	1 »

« Éviter les écarts de régime, surtout les excès de bière et de vin blanc. En fait d'hygiène spéciale, constance, sinon continence.

« Quelques doux purgatifs, surtout aux changements de saison. Au printemps, boire des sucs d'herbes. L'été, bains de rivière ou de mer, ou douches froides. L'hiver, porter de la flanelle.

Ce plan thérapeutique paraît assez rationnellement combiné, n'est-ce pas? Eh bien! il faut le dire, il ne réussit pas à beaucoup près autant que, à priori, on devrait le croire. J'ai essayé, en fait de topiques préventifs, tous les astringents connus, minéraux et végétaux, en poudres, solutions. pommades, cataplasmes, bains locaux; en fait d'agents de la médication dérivative, les purgatifs, les altérants, les bains sulfureux, résineux, l'hydrothérapie, l'arsenic, les délayants, le régime sévère; car, aidé par l'extrême docilité, par la persévérance exemplaire de cette sorte de malades, on peut aller très loin dans une telle voie... Eh bien! je n'ai jamais obtenu qu'un résultat des plus médiocres, et mes confrères, je le sais, ne sont pas plus heureux que moi.

On peut bien, il est vrai, dire aux porteurs d'herpès que leur affection n'a aucune gravité, qu'elle n'est qu'incommode, qu'il n'y a à en redouter ni infection pour soi ni contagion par le coït. Oui! répétez-le leur aussi souvent qu'ils reviendront vous conter leurs doléances, leurs appréhensions; affirmez-le avec toute l'autorité que vous donne leur confiance; appelez leur attention sur ce fait patent que jusqu'alors, — c'est-à-dire depuis plusieurs mois, parfois depuis plusieurs années, — nul accident grave ne s'étant déclaré chez eux, l'événement donne clairement raison à votre pronostic... Ils ne vous rediront pas moins, à chaque nouvelle récidive : « Docteur, je n'y plus tenir; docteur, guérissez-moi, je vous en supplie! »

Donc, le *traitement moral* échouant aussi bien que les autres, c'est au *traitement spécifique* qu'il faut recourir.

Mais ce traitement spécifique quel est-il? Naturellement celui qui s'adresse à la cause.

Or, ici, la cause est la dartre, l'herpétisme. Ne cherchons donc pas le remède ailleurs que dans l'emploi méthodique et suffisamment continué des eaux minérales appropriées à cette indication, des eaux sulfureuses.

Toutes les eaux minérales, on ne le sait que trop, ne guérissent pas toutes les dartres. Mais heureusement, il y a des exceptions, et, pour l'affection dont nous parlons, pour l'herpès récidivant, il est une source qui a réellement la vertu d'un antidote, c'est l'eau chlorurée sodique sulfureuse d'Uriage.

Je suis loin, remarquons-le, de m'inscrire contre les prétentions fort plausibles des sources congénères : j'admets volontiers que Cauterets, Luchon, Saint-Gervais, *puissent* aussi guérir. Mais j'affirme, pour l'avoir vu cinquante fois au moins, et bien vu, j'affirme qu'Uriage *guérit*. D'ailleurs, ceux qui ordonnent commencent à le savoir aussi bien que ceux qui souffrent ; et je puis, en toute sûreté, sans apporter ici de preuves détaillées, m'en tenir à cette simple assertion, corroborée comme elle l'est aujourd'hui par l'autorité la plus décisive, l'unanimité des médecins et la reconnaissance des malades.

J'ai dit comment on peut le mieux traiter l'herpès. Mais *faut-il le traiter?...* Question qu'il eût peut-être été préférable d'agiter plus tôt, mais question que, opportune ou non, il ne m'est pas permis d'omettre. Trois faits, trois souvenirs cliniques, pris entre beaucoup d'autres, vont m'aider à l'exposer, et s'il se peut à la résoudre.

Un monsieur de quarante-huit ans, sujet depuis cinq années aux récidives d'herpès, m'a signalé deux points curieux dans son histoire pathologique. Affecté d'une diarrhée chronique qui date d'avant l'invasion de l'herpès, il la voit immanquablement cesser, toutes les fois que l'herpès revient, quoiqu'il ne s'impose, dans cette circonstance, aucune modification à son régime usuel. Cette suspension de la diarrhée dure environ trois semaines. Mais ce n'est pas tout. Outre sa diarrhée, notre malade a une blennorrhagie qui, passée elle aussi à l'état de flux habituel, lui fait, à l'instar de la vérole antique, *magis inducias quam pacem*. Or, à chaque reprise de l'herpès, l'écoulement uréthral disparaît durant quinze ou vingt jours; et même le malade affirme que c'est la meilleure médication, quelque temporaire qu'en soit l'effet, qu'il ait trouvée contre son écoulement. « Jamais, dit-il, mon canal n'a le même degré de sécheresse par l'effet des remèdes que par la dérivation résultant de l'herpès. »

Ce premier exemple montre bien que l'herpès récidivant agit sur la constitution.

Un second client, non moins bon observateur, me racontait, le 15 juillet dernier, que, souffrant depuis longtemps d'un herpès particulier, il n'en a jamais eu d'accès pendant les vacances, époque où il fait des courses, chasse, se distrait, en un mot sort de ses habitudes [1], mais que les poussées d'herpès recommencent, dès qu'il rentre en ville, reprendre ses occupations de bureau et sa vie sédentaire.

Ce second exemple prouve non moins bien que, à son tour, la constitution agit sur l'herpès récidivant.

Veut-on enfin avoir en même temps la preuve et la description de l'influence morbigène exercée par une suppression d'herpès récidivant? C'est l'auteur qui va donner l'une et l'autre d'après sa propre expérience.

Affecté d'un léger arthro-herpétisme héréditaire, j'avais vu, après ma chancrelle d'inoculation expérimentale en 1851, s'établir chez moi un herpès préputialis dont les poussées périodiques se manifestaient sous forme tantôt de balanite circonscrite, et tantôt de l'éruption typique de vésicules en groupes. Supportant avec quelque impatience, — pour quel motif? je ne sais... à moins que ce ne fût pour le bon! — supportant, dis-je, avec quelque impatience cette petite incommodité, je fis si bien que, vers 1868, je parvins à m'en débarrasser. Depuis lors, en effet, il n'en a point reparu, et ce résultat certes est et demeure encaissé à mon actif. Mais *depuis lors* aussi, j'ai vu se développer chez moi une telle série de cystites, d'arthropathies déformantes, de dyspepsies, d'épididymalgies, maladies se succédant et se suppléant sans cause appréciable, que je ne sais vraiment pas, ou pour mieux dire que je n'ai pas besoin, pour savoir où j'en suis de mes comptes, de faire la balance entre l'actif et le passif.

1. Cette observation, outre la précieuse indication thérapeutique qu'elle suggère, donne peut-être l'explication de quelques cures et surtout de certaines améliorations obtenues après le séjour à des eaux dites reconstituantes et qui n'agissent réellement qu'en *détendant l'arc*.

Je conclus que cet insignifiant bobo tient par de profondes racines à la constitution, et que la nature sait bien ce qu'elle fait quand elle en refuse la guérison à tout moyen médicamenteux qui n'opère pas, ainsi que le font les eaux minérales sulfureuses, en imprimant à l'organisme un changement intime et durable.

La leçon que contiennent ces exemples doit-elle empêcher le malheureux herpétique de se soumettre à un traitement curatif?... Non : du moins, en général. Mais je les ai rapportés et j'y insiste, — je ne m'en cache point, — afin de donner à réfléchir aux sujets qui, sous le coup d'un herpès récidivant déjà ancien, ont aussi dans leurs antécédents soit quelques maladies ayant tendance à se reproduire, soit même seulement quelques prédispositions ou imminences, qu'une occasion peut transformer en réalités pathologiques. Qu'ils tiennent notamment compte de l'avertissement, les herpétiques d'un certain âge, ceux surtout qui, depuis l'invasion de l'herpès, jouiraient d'une meilleure santé, auraient vu peu à peu cesser quelques indispositions ou fluxions habituelles jusque-là réfractaires à tout traitement.

Enfin c'est au praticien que je soumets plus directement ces réflexions. Il peut leur donner deux applications également intéressantes, sinon également utiles : l'une de sage médecine, en discernant à la lumière de ces données, les cas où il est licite et les cas où il pourrait devenir préjudiciable au client de lui conseiller un traitement curatif; l'autre de diplomatie médicale, en trouvant dans mes révélations de quoi consoler maint herpétique incurable qui va désormais se féliciter de garder son mal en apprenant que, si on le dissuade de toute entreprise thérapeutique, c'est parce qu'il y aurait pour lui plus de danger que de profit à la voir réussir; à supprimer ce passager, intermittent, superficiel, en somme cet innocent et salutaire exutoire.

SYPHILIS.

Maladie constitutionnelle, qui se transmet soit par génération, — soit par le sang (après conception) de la mère au fœtus et réciproquement, — soit par contact d'une de ses lésions; qui, dans ce dernier cas, le plus commun, débute, après incubation, par un ulcère au point touché (chancre); maladie qui, dans les trois cas, et toujours après incubation, produit : 1° comme effet de la déglobulinisation du sang, qui en est la conséquence, des troubles chloro-anémiques et nerveux, passagers; 2° comme effet de l'intoxication spéciale qui la constitue, une série de lésions déterminées sur la peau et les muqueuses, lésions qui se répètent, à intervalles variables, pendant douze ou quinze mois, en décroissant graduellement d'intensité jusqu'à guérison; — maladie qui cependant, et tout au contraire, dans certaines conditions relativement rares, attaque les os, les muscles, le tissu conjonctif, le système nerveux, les viscères, et affecte alors, indépendamment de la gravité qui résulte de son siège, une tendance parfois incurable à se perpétuer dans l'organisme.

Reprenons en détail les traits de cet exposé sommaire.

Étiologie. — Selon son origine, la syphilis peut être *ovulaire, sanguine* ou *lymphatique*. Ainsi :

1° C'est l'ovule qui est vicié; et il peut l'avoir été soit par la mère qui l'a fourni, soit par le père qui l'a fécondé, si l'un ou l'autre et à plus forte raison si l'un et l'autre étaient, à ce moment, syphilitiques. — *Vérole ovulaire, héréditaire.*

2° Si, une fois la conception effectuée, la mère devient syphilitique, elle transmet le mal au fœtus par les communications vasculaires qui unissent les deux êtres. De même le fœtus procréé syphilitique par son père, seul malade, peut[1], par les mêmes communications, infecter sa mère. — *Vérole sanguine.*

3° Enfin la sécrétion d'une lésion syphilitique, ou du sang de syphilitique étant accidentellement mis en rapport (par contact, friction, inoculation) avec les organes de l'absorption tégumentaire, le virus peut pénétrer par cette voie chez un sujet sain, ainsi que le dénote l'engorgement existant constamment, en cas d'infection, du premier ganglion. — *Vérole lymphatique.*

De ces trois modes d'introduction du virus, par l'ovule, par les vaiseaux sanguins, par les vaisseaux lymphatiques, les deux premiers répondent à la syphilis héréditaire ou congénitale, le troisième à la syphilis improprement dite *acquise*, celle qui, le plus ordinairement, se prend par les rapports sexuels, mais qui peut également résulter d'autres circonstances, telles que celles dont la pratique des accouchements, dont la vaccination, dont l'allaitement, dont l'industrie verrière, dont les inoculations expérimentales, dont le simple usage de linges souillés du liquide contagieux offrent si souvent l'exemple.

C'est de cette troisième variété, de la syphilis *acquise* que je vais, pour le moment, m'occuper exclusivement en décrivant maintenant l'évolution de la maladie.

SYPHILIS DITE ACQUISE.

On a compté trois ou même quatre périodes dans cette syphilis, selon qu'elle donne lieu à des lésions que d'après leur ordre successif d'apparition (ordre corrélatif à leur degré croissant de gravité), on a dénommé accidents primitifs, secondaires, tertiaires et quaternaires.

1. J'emploie toujours, dans ce cas, le mot *peut*, car même dans les conditions en apparence les plus propices à sa réalisation, la transmission du mal, soit par génération, soit par contact, n'est rien moins que constante.

Remarquons d'abord que tout cas de syphilis a nécessairement sa phase primitive et sa phase secondaire; mais que, tout au contraire, les accidents dits d'ordre tertiaire c'est-à-dire les néoplasies spécifiques (syphilomes) et ceux dits d'ordre quaternaire (dégenérescence amyloïde des viscères) n'apparaissent que chez un petit nombre de sujets, chez lesquels la cause de cette allure insolite et de gravité exceptionnelle peut être rapportée à quelque vice originel ou accidentel de constitution, à quelques défectuosités ou omissions d'hygiène ou de thérapeutique.

Ajoutons que les accidents secondaires frappent le tissu conjonctif, tant l'interstitiel que celui qui est sous-cutané ou sous-muqueux, et nous aurons résumé tout ce qui ressort de pratique de ces divisions en trois ou quatre catégories qui ont suscité tant de recherches et tant de controverses chez les écrivains didactiques ainsi que chez les histologistes.

Il est assez difficile de trouver un ordre pour la description d'une maladie qui, à part ses premières phases, ne reconnaît aucun ordre. Il en est un cependant qui s'est imposé à tous les auteurs, celui que dicte l'observation du cours de la maladie.

En conséquence, vont être successivement exposés :

1° L'étude des lésions qu'une syphilis complète engendre, durant ses trois principales périodes, depuis le contact infectant jusqu'aux accidents ultimes ;

2° Un tableau de la manière dont ces lésions se groupent, dont telles d'entre elles prédominent suivant le degré d'intensité de l'intoxication, suivant, en d'autres termes, qu'il s'agit d'une syphilis *faible* ou d'une syphilis *forte;*

3° Les principes généraux du traitement hygiénique et pharmaceutique ;

4° Les indications et les règles particulières de ce traitement, appliquées selon les périodes et selon le degré d'intensité de la maladie;

5° Les indications et règles particulières de traitement propres à chacune des lésions considérées selon leur localisation, soit dans un système organique, soit dans une région.

CHAPITRE PREMIER

DESCRIPTION DES LÉSIONS DE LA SYPHILIS.

§ 1. — Période primitive.

Première incubation. — Le premier effet visible de l'introduction du contagium s'observe au point du tégument par où ce contagium a pénétré : c'est le *chancre*. Mais ce chancre n'apparaît que quinze ou vingt jours environ après le moment où la pénétration a eu lieu, quelquefois beaucoup plus tard, trente, quarante et jusqu'à cinquante-quatre jours[1].

Première lésion. — Elle n'a pas d'autre nom que celui de *chancre*. Mais sachons bien que cette lésion est loin d'offrir un type invariable. Commençant ordinairement sous forme d'une papule brune, si peu incommode, si indolente que les malades ne s'en aperçoivent presque jamais au début, elle conserve quelquefois ces caractères jusqu'à la fin, n'offrant, en plus, qu'un peu d'induration sous-épidermique et une légère desquamation à sa surface; puis, au bout de vingt à vingt-cinq jours, elle pâlit, s'efface et tout est terminé, sauf

1. Dans un certain monde, tout coït étant suspect, on a l'habitude de rapporter au dernier la date de la transmission. C'est une erreur, mais une erreur assez peu facile à rectifier. Aussi, dans les statistiques destinées à éclairer ce point, doit-on ne faire entrer en ligne de compte que les cas où il n'y a eu qu'un seul coït pratiqué *en temps utile*, ou bien les faits d'inoculation accidentelle ou expérimentale, dans lesquels l'époque précise de l'insertion virulente ayant été unique ne peut être douteuse.

une certaine consistance de la base, qui n'est perceptible que pour un doigt expérimenté et ne se dissipe qu'à la longue. — Dans d'autres cas, au contraire, il se forme une ulcération véritable, dont les bords ne sont jamais taillés à pic, mais au contraire comme à l'évidoir; ulcération d'un centimètre, souvent symétrique, à fond couleur chair de jambon, parfois irisé, à secrétion séreuse et non purulente, mais surtout à fond induré. L'*induration*, signe de la plus haute importance, est nettement et brusquement limitée à son contour; elle donne aux doigts qui la saisissent entre deux points opposés de sa circonférence la sensation que produirait un demi-pois sec qu'on aurait placé sous l'ulcère; et, si on ne la traite pas, elle persiste très longtemps après la guérison du chancre, parfois de manière à être encore reconnaissable au bout de un ou deux ans. La cicatrice elle-même reste indélébile, d'aspect un peu variable, selon les régions, mais en général blanche au centre et brune à la circonférence. — Entre ces deux types extrêmes, il y a, — on le comprend et, qui mieux est, on l'observe tous les jours, — une foule de cas intermédiaires.

On le voit, les divers attributs du chancre varient, font défaut ou s'accentuent; l'ulcération et l'induration même, ces deux signes longtemps réputés pathognomoniques, peuvent manquer. Mais, en l'absence des caractères objectifs, les caractères extrinsèques existent toujours : je veux parler des caractères qui tiennent à l'évolution. Ainsi, cette lésion sera plus ou moins ulcérée, plus ou moins indurée. Mais toujours elle est venue après uue longue incubation; mais toujours elle est la première en date; mais toujours elle va rester seule, sans autres lésions concomitantes, pendant trente ou trente-cinq jours pour le moins. Aussi, la baptisant moins d'après sa forme si variable que d'après la place constante qu'elle tient dans le cours de la vérole, nos prédécesseurs avaient-ils accolé à son nom vulgaire de chancre ce synonyme expressif et parfaitement justifié : *accident primitif, lésion primitive.*

Le diagnostic du chancre ressort de la comparaison des caractères énoncés ci-dessus avec ceux de la chancrelle. Les éléments de ce diagnostic, dans les régions où les signes objectifs sont d'une constatation difficile, se tirent de ces deux faits : 1° que le chancre syphilitique est indolent; 2° qu'il sécrète très peu. C'est d'après ces données que, sous un phimosis, dans le fond de l'anus, à une certaine profondeur dans l'urèthre, au col utérin, sur l'amygdale, on distinguera, selon le cas, le chancre de l'herpès, de la chancrelle, de la blennorrhagie, toutes lésions qui, d'ailleurs, peuvent coexister avec lui.

Autrefois, on tenait beaucoup à porter ce diagnostic, à le porter dès le début de l'ulcération, et cela afin de savoir : 1° si l'ulcère devait être cautérisé; 2° s'il fallait le traiter par le mercure; 3° enfin, si le malade aurait des accidents secondaires. Mais l'utilité de posséder de bonne heure ces diverses notions n'a plus aujourd'hui la même importance; car :

1° Si un ulcère, au moment où le médecin le voit pour la première fois, a un aspect tel qu'on hésite entre un chancre et une chancrelle, il n'y a aucun inconvénient, et il y a, par conséquent, indication [1] à en tenter l'abortion, en prévenant le malade que cette opération ne peut, en aucun cas, lui faire de mal, mais ne lui fera de bien que s'il s'agit d'une chancrelle.

2° Pour beaucoup de médecins, il n'y a aucun motif, et pour la plupart, il n'y a aucune urgence de commencer un traitement mercuriel, dès l'apparition du chancre.

3° Tous les malades s'informent, en effet, des suites possibles d'un ulcère commençant, demandant s'ils auront des

1. Sauf les réserves formulées ci-dessus, à l'article *Chancrelle*, et basées sur la possibilité de donner par là naissance à l'herpès récidivant.

accidents secondaires... et il y a, sinon grand profit réel pour eux, du moins avantage pour le médecin à pouvoir les éclairer sur ce point. Or, le diagnostic entre le chancre et la chancrelle étant, en règle générale, facile, il est ordinairement possible au médecin de répondre à la question qu'on lui pose. Mais, notons-le, il est alors bien plus autorisé à effrayer qu'à rassurer; car, si en présence d'un ulcère qui offre les caractères évidents du chancre, il est fondé à présager et à prédire la vérole, tout au contraire, en présence des caractères évidents de la chancrelle, il doit rester dans le doute, ou tout au moins demander du temps avant de se prononcer. Il se peut, en effet, que le germe d'un chancre ayant été déposé, lors du même coït, au point ou s'est développée la chancrelle, le chancre apparaisse à son tour, après les quinze ou vingt jours de son incubation réglementaire; et, transformant en chancre l'ulcère où vous n'aviez, d'abord, vu qu'une chancrelle (c'est le chancre mixte), donne au pronostic que vous auriez émis d'après cette notion favorable, alors forcément incomplète, un démenti cruel pour le malade, pour vous on ne peu plus compromettant. Que j'ai vu d'exemples de gens indûment tranquillisés par un médecin trop pressé de porter son jugement, et qui, sur la foi de cette sentence encourageante, ayant laissé aller les préparatifs d'un mariage, se trouvaient à la veille de signer le contrat en pleine éclosion vérolique!...

En général le chancre est solitaire, parce que dès qu'il apparaît, la constitution a déjà, dit-on, subi l'imprégnation syphilitique, d'où l'irréinoculabilité du chancre; principe juste, mais dont certaines exceptions cependant marquent les limites, puisqu'on possède quelques exemples : 1° de réinoculation expérimentale positive d'un chancre avant son troisième jour; 2° d'apparition d'un chancre sur la région habituellement en contact habituel avec celle où un chancre existait (lèvres, vulve, anus, pli génito-crural); 3° d'éclosion d'un deuxième chancre, chez un sujet déjà porteur d'un chancre, sujet qui s'était exposé à la contagion durant la période d'incubation du premier.

L'absence de processus phlegmasique, laquelle caractérise et différencie le chancre, donne aussi l'explication de son évolution et de sa terminaison. Bien rarement cet ulcère devient phagédénique, ou, s'il l'est, cette complication qui, dans la chancrelle, est parfois indéfiniment envahissante, reste ordinairement ici limitée ; et cela se comprend, puisque la destruction ne consiste que dans la nécrobiose du néoplasme spécifique. Aussi n'y a-t-il pas de perte de substance notable à appréhender à la suite de ces chancres. Les douleurs, le gonflement qui accompagnent certains chancres (trompe d'Eustache, paupières) dépendent surtout de la compression exercée par l'induration sur les vaisseaux et nerfs sous-jacents. — Enfin, une fois l'induration fondue, les déformations presque monstrueuses qu'elles constituent parfois s'affaissent et s'effacent; les rétrécissements (de l'urèthre, du prépuce) qu'elles causaient cèdent d'eux-mêmes; et sauf une cicatrice, qui, avec le temps, devient de moins en moins perceptible, les organes en apparence le plus compromis reprennent leur configuration et par suite leurs fonctions normales.

Adénopathie. — Si l'on a pu douter quelques jours de la nature de l'ulcère, voici un signe, et un signe précoce, qui va dissiper toute obscurité. Quand le chancre est vraiment *infectant*, — et par cette expression, improprement consacrée, j'entends non pas seulement l'ulcère qui résulte du contact d'une lésion syphilitique, mais l'ulcère qui marque la première étape de la pénétration du virus dans un organisme jusque-là vierge de son atteinte [1], — quand le chancre,

1. De même que le chancre, la syphilis ne se double pas. Un homme ne l'a qu'une fois dans sa vie (*unicisme*). Cette immunité, analogue à ce

dis-je, est vraiment infectant, l'on voit survenir, et l'on voit *toujours* survenir un engorgement dans les ganglions correspondants à la région qu'il occupe. Il y a ordinairement plusieurs ganglions engorgés; lorsque le chancre est génital, il y en a ordinairement dans les deux aines, sans que les plus nombreux et les plus gros correspondent nécessairement au côté où est le chancre. Ces ganglions acquièrent alors, en général, deux ou trois, rarement quatre fois leur volume primitif, en conservant leur forme normale. Le plus souvent ils sont absolument indolents et ne deviennent un peu sensibles que passagèrement, à la suite de pansements irritants faits sur le chancre, d'un violent exercice de la partie où il siège, ou bien de pressions que le malade alarmé leur fait subir vingt fois par jour pour s'assurer s'ils grossissent. Ils ne s'enflamment que très exceptionnellement, et je ne me rappelle pas en avoir vu suppurer. Isolés, détachés,

qui s'observe dans les autres maladies virulentes, résulte de ce que le virus (soit les microbes) ont épuisé, dans l'organisme, les matériaux propres à leur nutrition. Mais cet épuisement peut n'être que partiel, que temporaire. Aussi compte-t-on des exemples avérés, quoique rares, de réinfection.

Dans ces conditions, — soit que le sujet ait eu déjà la vérole, soit qu'il tienne l'immunité de l'un de ses géniteurs vérolés, — son organisme se trouvant momentanément ou définitivement indemnifié, s'il a des rapports avec un sujet atteint de lésions syphilitiques, il se peut qu'il ne contracte rien au point touché. Mais s'il contracte quelque chose, que sera-ce?... L'expérience l'a appris : une lésion qui a tous les caractères du chancre, l'incubation, l'unicité, la configuration symétrique, l'inclinaison des bords, la couleur et la sécrétion spéciales du fond, l'induration de la base, en un mot tous les attributs du chancre, hors un seul, l'adénopathie. Ce qui confirme la proposition ci-dessus, savoir : que l'adénopathie n'accompagne que les chancres destinés à être suivis, au bout de six semaines, des signes de l'infection constitutionnelle.

Cet ulcère singulier, à la fois infectant quant à son origine et ses caractères, et non infectant en ce qu'il n'est pas suivi d'infection; ce chancre qui a la physionomie mais à qui manque l'essence propre du chancre; cet effet local sans intoxication constitutionelle, — impression non transformée en sensation, dirait un métaphysicien, — cet ulcère ne pouvait, en stricte étymologie, — et selon la terminologie acceptée pour les autres maladies semblables (variole, diphthérie), — ne pouvait recevoir qu'un nom, celui que je lui ai donné, celui de *chancroïde*.

mobiles sous la peau, mobiles sur les parties profondes, le plus souvent mobiles entre eux, on voit que le tissu conjonctif qui les entoure n'a participé en rien à leur engorgement. Tout se passe dans le système lymphatique, exclusivement dans le système lymphatique. C'est un prolongement de la lésion primitive. De même que le bubon commun était une chancrelle ganglionnaire, de même ici nous sommes en face d'une induration ganglionnaire; et, par le fait, la *dureté* remarquable de ces petites masses glanduleuses agglomérées, de cette *pléiade*[1], pour employer le mot si justement expressif de Ricord, leur dureté, dis-je, est leur caractère le plus tranché et le plus constant.

Ce qui prouve bien que chancre et adénopathie se tiennent par le lien physiologique le plus étroit, c'est que assez souvent ce lien devient visible. Assez souvent, — une fois sur cinq, selon M. Rollet, — il existe un engorgement des vaisseaux lymphatiques qui vont du chancre au ganglion, et quelquefois on peut les suivre par la vue et par le toucher, sous forme de cordons durs, indolents, depuis la base indurée du chancre, leur point de départ, jusqu'au voisinage des ganglions, où la profondeur de leur siège les dérobe à l'exploration; car il n'y a pas d'engorgés que les ganglions superficiels, que ceux qui, tangibles, ne sont en quelque sorte là que pour la montre. Tant inguinaux qu'iliaques, Fournier en a constaté, à l'autopsie, quinze, et seize de spécifiquement altérés. Ces cordons unissent parfois les uns aux autres les divers ganglions de la pléiade. Enfin, un dernier trait commun au chancre et à l'adénopathie ainsi qu'à la leucopathie, c'est la longue durée de ces deux dernières lésions, ainsi que, pour le dire par anticipation, l'action résolutive marquée qu'exerce sur elles le traitement mercuriel.

1. Dans le nombre des ganglions engorgés qui forment la pléiade, il y en a toujours un plus volumineux que les autres; il y a toujours une étoile *de premier ordre*.

Telle est l'adénopathie ou *bubon du chancre infectant;* bubon qui augmente pendant deux ou trois semaines, puis, s'il n'est pas traité, reste stationnaire deux ou trois mois, et décroît ensuite très lentement. D'ailleurs, un ganglion qui a subi cette induration demeure accessible aux autres causes qui déterminent dans le système ganglionnaire des engorgements de nature différente. Il peut suppurer si l'élément pathogénique du bubon d'emblée vient à être absorbé par la partie de peau ou de muqueuse que dessert ce ganglion. Il peut devenir chancrelleux, si son chancre est mixte, ou si une chancrelle naît simultanément dans son département tégumentaire. Il peut devenir un abcès froid, si le sujet est scrofuleux. De là des coïncidences, fort rares il est vrai, mais dont j'ai vu des exemples (bubon mixte et bubon strumeux sont des réalités cliniques); coïncidences contre lesquelles le pronostic doit être en garde et dont les symptômes, d'ailleurs, se devinent aisément *a priori.*

La présence du chancre est un élément pour le diagnostic du bubon, et réciproquement. Et même plus que réciproquement; car c'est le chancre surtout, avec son aspect ambigu des premiers jours, avec ses variétés multiples de degré et de forme, c'est le chancre qui, pour être reconnu, a besoin du supplément de lumières que l'adénopathie vient fournir. Lorsqu'on la constate avec les caractères précités, cela prouve indubitablement, je tiens à le répéter, non seulement que l'ulcère suspect provient du contact d'une lésion syphilitique, mais que le virus a passé outre, que la syphilis, par conséquent, existe déjà.

Mais, un instant!... Lorsque, pour voir clair à la verge, vous avez porté votre regard à l'aine et y avez trouvé l'adénopathie, soyez prévenu que, au moment où vous allez conclure, le client vous arrêtera net, en vous disant : « Docteur, oh! pour ces glandes-là, n'y faites pas attention, je les avais auparavant. » Voilà ce que, invariablement, vous entendrez. Passez outre ; ce n'est là qu'un effet de cet optimisme général, compensation providentielle à l'effroi non moins irrationnel qui, à tant d'autres égards, est l'attribut des malheureux syphilitiques.

Accidents successifs. — Le chancre une fois fermé, il y a un temps d'arrêt dans l'évolution morbide, une nouvelle incubation jusqu'à l'éclosion des syptômes dits *secondaires*. Mais assez souvent, néanmoins, en observant de près, on découvre que cette période d'incubation n'est pas absolument exempte de lésions visibles. Ces lésions, cependant, sont et restent locales. Ainsi, au voisinage du chancre à peine guéri, apparaissent des érythèmes circonscrits, avec desquamation ou érosion superficielle. Ainsi, la surface cicatrisée du chancre se rouvre superficiellement en quelques points, peut végéter, et dans les régions humides, prendre la forme de plaques muqueuses (transformation *in situ*). Ces accidents successifs sont contagieux. Il importe de le dire, et même de le dire d'avance, aux clients, car la longue continence imposée par le chancre leur pesant fort, ils ne sont que trop portés à traiter ces lésions de bagatelles insignifiantes, et s'exposent fortement, s'ils agissent en conséquence, à transmettre le mal.

§ 2. — Période secondaire.

Deuxième incubation. — Depuis le moment où le malade s'est aperçu de son chancre jusqu'au moment où il s'aperçoit des premiers accidents secondaires, il s'écoule un certain temps. Ce temps, que j'ai calculé d'après un total de cinquante-deux observations soigneusement recueillies (dans lesquelles, la date du seul coït capable d'avoir contagionné, puis la date d'invasion des premiers symptômes secondaires avaient pu être fixées d'une façon positive), est, en moyenne, de quarante-six jours.

Et cette moyenne, remarquons-le, ne résulte pas du rapprochement de chiffres énormes balancés par quelques chiffres minimes. Ainsi, chez trente et un de ces cinquante-deux malades, soit dans les 3/5 des cas, le premier accident secondaire s'est manifesté du quarantième au cinquante-deuxième jour. Il y a eu une incubation, une seule, de vingt-huit jours, et aucune au-dessous; il y en a eu une de soixante-dix jours, et aucune au-dessus.

Invasion, prodromes. — Chez beaucoup de malades, plus fréquemment chez les femmes que chez les hommes, la fin de cette période est marquée par des symptômes de chloro-anémie; symptômes qui, quelquefois au contraire, ne se déclarent qu'à partir de l'apparition des premiers accidents secondaires. Ces symptômes (dus à une diminution réelle, et constatée par l'analyse, de la proportion des globules rouges du sang et à l'augmentation des leucocytes), consistent surtout en lassitude des jarrets et céphalée. Mais il s'y joint ordinairement aussi des troubles variables : prostration générale, pâleur de la face, agacement nerveux ou morosité, cardialgie, essoufflement. Porté à un haut degré, ce trouble produit des périostites siégeant parfois aux tibias, au sternum, plus souvent au crâne, sous forme d'intumescences aplaties, molles, douloureuses spontanément, très douloureuses à la pression, surtout au choc du doigt. Les femmes, ai-je dit, offrent plus souvent cet état, et chez elles il est plus prononcé. Elles ont de véritables crises de céphalée, qui les condamnent à l'inaction, au repos, et s'accompagnent de *fièvre* (phénomène excessivement rare chez l'homme). J'ai nommé ce temps de l'évolution de la syphilis, *période prodromique.*

Cet état chloro-anémique, aboutissant parfois à l'asthénie, a une tendance naturelle à cesser, même spontanément. Mais s'il a atteint un haut degré, et surtout s'il a persisté longtemps, la nutrition s'en ressent, l'amaigrissement se prononce (un de mes clients perdit 6 kilos en quarante jours), les cheveux deviennent secs, ternes, cassants, plus minces; ils *s'éclaircissent*, ainsi que parfois les sourcils, les cils, la barbe et les poils du pubis.

Sur soixante de mes syphilitiques, qui avaient jusque-là été *traités sans mercure*, j'ai compté cinquante-trois fois l'alopécie; savoir : quarante-quatre fois au cuir chevelu seulement, et neuf fois à toutes les régions pileuses. Il faut distinguer cet *éclaircissement* de la chevelure, dû à une atrophie du bulbe pilaire (résultant elle-même de l'état chloro-anémique) d'avec la dépilation locale, déterminée par une lésion circonscrite de la peau. L'altération du bulbe pilaire, cause de l'espèce d'alopécie dont je parle à présent, est contemporaine de la période prodromique; mais, vu la lenteur qui préside aux phénomènes de nutrition des poils, l'effet apparent de cette cause, c'est-à-dire le changement d'aspect des cheveux et la chute de quelques-uns, ne devient perceptible qu'au bout de deux ou trois mois. Pour la même raison l'alopécie dure pendant quatre ou cinq mois, persistant longtemps encore après qu'il ne reste plus trace de la chloro-anémie qui lui a donné naissance.

Accidents secondaires. — Avant de décrire plus complètement chacune des lésions secondaires, il importe de dire comment elles éclosent, de tracer une esquisse sommaire mais fidèle de ce qu'on appelle la *première poussée*.

Six semaines environ après le début du chancre, il apparaît sur divers points du corps des lésions que leur origine, que leur simultanéité, que leur aspect tout spécial, que l'habitude de les voir survenir sous la même forme à la suite du chancre, que leur impressionnabilité à l'action curative de certains remèdes font à juste titre considérer comme effet de l'intoxication syphilitique. Ce sont :

a. Huit ou dix plaques apparaissant de chaque côté du bas-ventre, vers l'hypochondre et le flanc, de la largeur de l'ongle, roséoliques le plus souvent, quelquefois papuleuses, plus rarement squameuses ou vésiculeuses. Elles ont une coloration rouge sombre, cuivrée, ne causent pas de prurit, s'étendent peu à peu à tout le ventre, puis à la face interne des avant-bras; plus tard, — et seulement dans quelques cas, — au front, au dos, aux plis naso-labial et labio-mentonnier, à la paume des mains, à la plante des pieds, et disparaissent après un temps plus ou moins long selon qu'il s'agit de roséole, de papules, de squames ou de pustules; temps qui varie de quinze jours à deux ou trois mois, et que, d'ailleurs, le traitement peut abréger. — Ce sont les *syphilides.*

b. Cinq ou six petites vésicules ou pustules acnéiformes disséminées dans le tégument du crâne. Comme le malade les ouvre immédiatement en les grattant, on ne les voit ordinairement que sous forme de croûtes qui ont la grosseur d'une graine de chanvre, représentant une masse plus ou moins volumineuse suivant qu'elles proviennent d'une vésicule ou d'une pustule. — Cette éruption, à la période que je décris, s'accompagne constamment d'adénopathie multiple indolente derrière le cou ou à la région mastoïdienne. — C'est *l'éruption croûteuse du cuir chevelu.*

c. A la face interne des amygdales, sur les bords, la pointe et le dos de la langue, en dedans des lèvres, au palais, à l'anus, aux bourses, à la vulve, etc., des plaques arrondies, de 2 à 12 ou 15 millimètres de diamètre, isolées, discrètes ou confluentes, qui, selon la région, sont exulcérées, saillantes, végétantes, fissuraires, stratifiées, mais ne constituent jamais qu'une lésion superficielle, ne creusant pas. — Ce sont les *plaques muqueuses*, dont le siège de prédilection est aux orifices des cavités naturelles, là où le tégument, fin et délicat, subit l'effet irritant de trois causes, savoir : de l'adossement constant des deux faces de quelques-uns de ses plis, — des contractions et frottements nécessités par les fonctions de l'orifice, — enfin du contact des sécrétions ou excrétions auxquelles il sert de passage.

Dans cette éclosion tout n'éclate pas en même temps, de tous côtés et sous toutes formes. Il y a un ordre pour l'apparition des diverses lésions qui la constituent ; et il y en a un aussi pour l'apparition de chacune de ces lésions, selon chaque région. Ainsi les syphilides sont les premières en date. L'éruption croûteuse du cuir chevelu est presque sa contemporaine ; mais les plaques muqueuses ne paraissent guère qu'au bout de huit à douze ou quinze jours[1]. Ainsi, d'autre part, quant aux syphilides, on les voit tout d'abord aux hypochondres. — C'est là que l'œil inquiet du malade dûment averti cherche et lit trop clairement son sort. — Les plaques muqueuses précoces se remarquent à la vulve, aux amygdales ; celles de l'ombilic, de l'anus, ne viennent qu'ensuite. Enfin, c'est comme dernier chaînon de la première poussée qu'on voit survenir l'éruption squameuse palmaire et plantaire, ainsi que les plaques du dos de la langue ; deux lésions auxquelles la structure commune du derme qui leur sert de support donne une similitude de forme, une identité de siège (dans les plis normaux de la région) et un synchronisme d'évolution aisés à comprendre pour l'anatomiste.

Telle est, telle, dans l'immense majorité des cas, se comporte la première poussée.

1. Dans beaucoup de cas, cependant, si l'on ne découvre que plus tard les plaques muqueuses, c'est parce qu'elles représentent l'état un peu avancé d'une lésion des muqueuses ; lésion qui, érythémateuse à son origine, a alors passé inaperçue, et cela d'abord en raison de sa coloration rouge qui est analogue à la couleur normale de la muqueuse voisine, puis à cause de son indolence.

Mais, passée cette jetée si caractéristique par l'ordre et la nature des lésions qui la constituent, passée cette *première partie* de la période secondaire, *novus rerum pascitur ordo*; et ce nouvel ordre est comparativement du désordre. Ce n'est plus, comme jusqu'alors, cette maladie à allures réglées, suivant chez tous les sujets les mêmes phases qui se succèdent aux mêmes intervalles, constituée par les mêmes lésions, sans autres différences que celles relatives au degré d'intensité. Ce n'est pas, toutefois, que les symptômes prennent alors un aspect absolument différent chez chaque individu. Non certes, les altérations essentiellement constitutives de la syphilis sont toujours identiques de forme et de nature chez tous les malades; et pendant toute la durée de l'affection on retrouvera des syphilides, des plaques muqueuses, l'albuginite, l'iritis, l'onyxis, des contractures, des périostoses, des nodus, etc., avec leurs caractères tranchés, pathognomoniques. Mais ce qui est variable selon les cas, c'est d'abord le fait de l'absence ou de la présence de telle de ces altérations; c'est leur nombre, leur durée, leur coexistence simultanée, leur groupement, l'intervalle plus ou moins long qui sépare leurs apparitions, ou s'il y a lieu, leurs réapparitions successives, enfin et surtout la décroissance graduelle de la maladie, ou, au contraire, sa tendance à progresser. Ces différences, si négligées autrefois, si essentielles à connaître, — essentielles surtout à prévoir, parce qu'elles dictent le pronostic et le traitement, — je les étudierai avec le soin qu'elles méritent. Mais pour me conformer au plan énoncé ci-dessus, je dois d'abord décrire l'une après l'autre les lésions que la syphilis peut engendrer; et je vais le faire en suivant, dans cet exposé, l'ordre selon lesquel ces lésions se succèdent ordinairement, dans les cas, — qui, fort heureusement, ne sont pas la règle, — où le mal, à partir de la première poussée, va en s'aggravant graduellement.

Lésions du tégument. — Les lésions syphilitiques de la peau ont été dénommées *syphilides;* celles du système muqueux, plaques *muqueuses.*

Syphilides. — Les syphilides sont la manifestation la plus fréquente de la syphilis secondaire. Elles en marquent l'éclosion ; elles manquent rarement à l'une de ses récidives.

Mais de ce que la syphilide figure fort souvent parmi les symptômes secondaires, il ne faudrait pas conclure qu'elle n'est jamais qu'un accident secondaire. Le plus ordinairement, il est vrai, la syphilide est de nature résolutive ; et cela soit spontanément sous ses formes sèches (érythémateuse, maculeuse, papuleuse), soit par le seul effet des spécifiques, sous ses formes desquamantes ou humides (squameuse, vésiculeuse, pustuleuse). Mais dans quelques cas relativement rares, — trop fréquents néanmoins, — la peau devient le siège d'un processus appartenant à une période plus avancée, à la période tertiaire de la syphilis. Ce processus, tout différent des premiers, avec lesquels il n'a rien autre de commun que d'occuper le tégument, ne tend plus à la résolution ; il est, de sa nature, destructif, quant à la lésion présente, opiniâtrément récidivant, si on le considère comme signe du degré de gravité de l'affection même (éruption de rupia, ou tuberculeuse ulcérée).

Quelque obscures qu'elles risquent de paraître à cette place, je ne pouvais ajourner ces explications, car elles sont nécessaires pour faire comprendre pourquoi on ne trouvera ici qu'une partie de l'histoire des syphilides, l'autre partie appartenant à l'étude de la syphilis tertiaire.

Considérées dans son aspect extérieur, dans la forme sous laquelle elles se présentent, les *syphilides secondaires* ont été l'objet de divisions et subdivisions multipliées. Mais ces classes, espèces, variétés presque innombrables, dues au pinceau subtil de Biett et Cazenave, peuvent se résumer en quatre genres principaux ; *familles* d'autant plus *natu-*

relles (pour employer une expression acceptée en dermatologie comme en botanique) que, en passant de l'une à l'autre, on les voit graduellement être constituées par des lésions qui deviennent de plus en plus profondes, appartenir à une phase de plus en plus avancée du mal, et accuser un degré d'intensité de plus en plus fort de l'imprégnation syphilitique; d'autant plus naturelles encore que chacune de ces quatre familles (pour continuer la figure) compte deux sortes parfaitement distinctes de membres doués de caractères, et surtout promis à une destinée aussi différente qu'est leur physionomie. Voici, résumée dans une description sommaire, cette division simplifiée des syphilides :

1° *Érythémateuse*, savoir : *A*. Espèce *bénigne :* Roséole (éruption très souvent générale, surtout aux flancs et aux membres dans le sens de la flexion, de taches d'un rose vif, arrondies, de 1 à 2 centimètres, sans desquamation, s'effaçant sous la pression, disparaissant spontanément en quinze, trente ou quarante jours). — *B*. Espèce *grave :* Macules (éruption de mêmes caractères, mais plus circonscrite, siégeant aux poignets, au cou, avec coloration d'un rouge vineux, persistant plus longtemps).

2° *Squameuse*, savoir : *A*. Espèce *bénigne :* Syphilide lenticulaire (même distribution que la roséole, mais les plaques (papules) sont moins larges, à contour plus arrêté, un peu saillantes, brunes *cuivrées*, se desquamant vers la fin de leur évolution, qui est assez lente. Elles occupent souvent les régions palmaires et plantaires où elles siègent de préférence sur les plis naturels qu'y ont déterminé les mouvements. Tantôt ce sont des lamelles d'épiderme stratifiées occupant le fond de ces plis ; tantôt de petits disques d'un rose pâle formés par une papule dont l'épiderme épais qui la recouvre ne permet pas de voir la véritable coloration : — *B*. Espèce *grave :* Psoriasis syphilitique (plaques de la largeur d'une pièce de 1 franc, brunes, entourées d'un liséré blanc et toujours recouvertes d'écailles blanches. Quelquefois le centre de la plaque reste longtemps sain. L'éruption peut être générale, mais ordinairement disséminée et discrète. Sa durée est longue. Bien qu'il n'y ait eu ni suppuration, ni ulcération, il persiste comme vestige une place gaufrée.)

3° *Vésiculo-pustuleuse.* La lésion initiale étant soit une *vésicule* soit une *pustule*, cette famille comprend deux branches :

a. *Vésiculeuse*, savoir : *A*. Espèce *bénigne :* Varicelle (éruption très souvent générale, qu'on ne peut mieux décrire qu'en la comparant pour la forme à celle de la varicelle ordinaire : seulement il n'y a eu avant l'éruption, et on n'observe durant son cours ni chaleur à la peau, ni fièvre, ni réaction générale, et les vésicules sont entourées d'une aréole cuivrée. D'assez longue durée, elle se termine par desquamation). — *B*. Espèce *grave :* Rupia (forme appartenant à la syphilis tertiaire).

b. *Pustuleuse*, savoir : *A*. Espèce *bénigne :* Acné ou impétigo (la première affecte plutôt le cuir chevelu sous forme de petites pustules devenant rapidement croûteuses et guérissant en quinze ou vingt jours ; le second, un peu plus durable, existe aussi quelquefois entre les cheveux, mais on le voit également dans la barbe, vers les ailes du nez sous forme de pustules bien formées, dont le contenu devient une croûte molle, flavescente ; le tout disparaît sans laisser de cicatrice bien apparente). — *B*. Espèce *intermédiaire :* Ecthyma (grosses pustules, uniques ou agglomérées, à aréole livide, siégeant au cuir chevelu et surtout aux membres inférieurs. Le pus se dessèche et constitue une croûte épaisse et dure, laquelle recouvre un ulcère en général limité à la peau, dont la cicatrice garde très longtemps une teinte brune caractéristique). — *C*. Espèce *grave* : Syphilide pustulo-crustacée (forme appartenant à la syphilis tertiaire.)

4° *Tuberculeuse*, savoir : *A*. Espèce *bénigne* (éruption à la face ou aux membres supérieurs de petits tubercules durs, dont l'ensemble, affectant la forme d'une courbe, laisse le centre intact. Ils prennent peu à peu une coloration brunâtre, bistre, se desquament à leur sommet, se résolvent très lentement, mais sans suppurer). — *B*. Espèce *grave* (forme tuberculo-ulcéreuse appartenant à la syphilis tertiaire).

Caractères généraux des syphilides.

Trois caractères principaux sont communs à toutes ces syphilides dont je viens d'indiquer les variétés.

A. *Couleur* : La teinte jaune ou plutôt cuivrée (cuivre rouge) marque de son empreinte plus ou moins foncée, toutes les éruptions qui dépendent de la syphilis. La roséole elle-même, qui à son début est d'un rouge franc, devient vers son déclin légèrement flavescente ou bistrée.

C'est sur une éruption *papuleuse* de première poussée généralisée qu'on peut surtout se faire une idée de cette teinte, de cette intensité de ton, de sa persistance. Il suffit d'y avoir jeté les yeux pour que ce souvenir reste dans votre esprit, à l'état d'indice diagnostique, et vous empêche à jamais de confondre avec n'importe quelle autre dermatose l'éruption qui porte ostensible un tel signalement.

Ajoutons que la pression du doigt ne fait que très partiellement et très temporairement disparaître cette couleur, qui provient d'un dépôt morbide de pigment.

B. *Absence de prurit* : Signe tout aussi général, tout aussi valable comme élément de diagnostic, et qu'il n'est besoin que d'énoncer. Même au moment où elle vient d'éclater, même lorsqu'elle couvre la totalité du corps, on est frappé d'apprendre du malade que cette éruption à plaques à boutons rouges, animés, qui offre toute l'apparence d'un produit d'inflammation, ne donne lieu ni à chaleur, ni à cuisson, ni au moindre prurit. — Sachons distinguer, bien entendu, ce qui résulterait d'une gale coexistante. — Les sujets dartreux présentent eux aussi une exception, mais dont la cause est trop évidente, trop naturelle pour porter la moindre atteinte à la règle.

Alors surtout que l'éruption a été fugace, cette indolence empêche souvent qu'il n'en reste trace dans les souvenirs du malade. Quand il déclare n'avoir jamais eu la vérole, que le médecin qui l'interroge n'accepte donc qu'avec réserve ces dénégations, même celles qui paraissent le plus sincères : on se souvient peu de ce qui ne cuit pas.

C. *Forme arrondie*. Ce caractère doit se comprendre de deux manières. D'abord une plaque quelconque de syphilide généralisée représente un cercle, un ovale plus ou moins régulier, à contour arrondi. D'autre part, lorsqu'un certain nombre de papules, de vésicules, de tubercules, occupent une région du corps, on voit ces éléments affecter une telle situation les uns par rapport aux autres que ce mode de groupement donne à l'ensemble de l'éruption la figure d'une courbe (arc de cercle, segment d'ellipse, fer à cheval). — Cette particularité, d'ailleurs constante, a été expliquée par la disposition normale du système vasculaire sanguin de la peau, qui naturellement verse là où il se distribue, et comme il se distribue, les produits (cellules embryonnaires) qui, infiltrant les couches sous-épidermiques du tégument, engendrent la syphilide.

Plaques muqueuses. — Si, malgré les efforts tentés pour substituer un terme plus scientifique à cette dénomination, elle continue à être employée ; si la langue courante refuse, en quelque sorte, de dire, à côté de *syphilides cutanées*, *syphilides muqueuses*, c'est que la clinique, en même temps que l'anatomie, montre entre ces deux ordres de lésions des différences qui ne consistent point en une simple question de topographie.

Une observation superficielle pourra bien établir certaine concordance entre l'éruption cutanée et l'éruption muqueuse. L'une et l'autre, en effet, apparaissent à la même période. Quelques régions permettent même de constater cette similititude entre les deux classes d'altérations. Ainsi l'érythème muqueux s'observe très bien sur le gland, à la vulve, coïncidant avec la syphilide lenticulaire; des papules visibles du fond du pharynx coïncident avec la syphilide papuleuse; de véritables ulcères perforants au pharynx, à la trachée, coïncident avec les ravages serpigineux de la peau des membres.

Mais un coup d'œil plus approfondi, portant sur l'ensemble de l'évolution, réduit cette prétendue identité aux termes d'une simple analogie. Ainsi :

Entre ces deux genres de lésions, il n'y a pas coïncidence chronologique. Dans la première poussée, prise pour type, l'éruption muqueuse est toujours en retard sur l'éruption cutanée.

Il n'y a pas non plus identité de distribution. Au début des accidents secondaires, l'invasion sur le tégument externe est totale et simultanée. La plaque muqueuse, au contraire, n'envahit que certaines régions; si elle apparaît sur plusieurs, c'est successivement. Enfin dans une région elle n'occupera que certains points d'élection.

Autre différence. Supposez une syphilis d'intensité croissante : au fur et à mesure du progrès du mal, chaque poussée successive de la syphilide cutanée affecte une forme de plus en plus accentuée, quant à la coloration, à la saillie, à la confluence, à la persistance, en somme une forme qui n'est pas semblable à celle de la poussée précédente. Tout au contraire, la syphilide muqueuse reste, d'un bout à l'autre, fidèle à la forme qu'elle a d'adord adoptée.

Il y a plus. Lorsque, chez un sujet, la syphilis va en s'aggravant, la première syphilide ne se transforme pas sur place. Non : à une roséole diffuse, par exemple, qui avait couvert le tronc et les membres dans le sens de la flexion, si c'est le lichen ou le psoriaris qui succèdent, on les voit se dessiner en groupes *circonscrits*, et dans *d'autres régions*, aux coudes, au dos, à la paume des mains. La plaque muqueuse, elle, s'attache au lieu où elle est née. Si elle doit changer, ce qui est rare et ne s'observe guère qu'au début, ce sera sur place. C'est au palais, aux amygdales que, éclose comme simple érythème, elle passera, s'il y a lieu, à l'état de papule érosive.

De ce parallèle, sur lequel j'ai dû appuyer pour mettre ses traits en relief, conclurai-je, avec une certaine école proche voisine de la France, que la plaque muqueuse n'est pas un effet, un symptôme de la vérole? Non assurément. Mais en remarquant :

Qu'elle ne s'observe que dans les régions à épithélium très fin, chaudes, humides, à plis constamment juxtaposés [1];

Que lorsque ces conditions existent dans une région du tégument externe, elles y déterminent l'apparition de véritables plaques muqueuses (scrotum, pli génito-crural, aisselles, faces contiguës des orteils);

Que la malpropreté, les frottements, les agents de fatigue, d'irritation [2], favorisent le développement des plaques muqueuses;

Que là où et tant que ces deux ordres de causes locales subsistent, on peut s'attendre à de fréquentes apparitions de plaques muqueuses, dont le retour, très obstiné, est bien

1. Cette dernière condition joue un rôle si actif dans la genèse de la plaque muqueuse qu'on en observe dans le pli, très peu profond cependant, qui sépare l'aile du nez de la lèvre (sillon naso-labial.)

2. Mastication, déglutition, parole et chant, défécation, copulation, moucher ; ajoutez-y ce que produisent les écarts de la civilisation, fumer, priser, chiquer, alcooliques, piments, l'abus du cure-dent, des poudres dentifrices, les dépravations de l'acte génésique, les exercices de vocalisation, l'usage de la machine à coudre, etc.

souvent indépendant du cours général de la syphilis ;

Que cette indépendance se manifeste par ce fait très fréquemment observé, savoir : que, fort longtemps après que tout autre symptôme de syphilis a cessé, on voit, et parfois indéfiniment, persister ou récidiver dans les points où les plaques muqueuses avaient existé (pointe et bords de la langue, frein, petites lèvres), de légères desquamations épithéliales, blanchâtres, circonscrites, indolentes ou à peu près indolentes, faisant partie de l'état que j'ai appelé *syphilis morte*, et contre lequel ni le traitement spécifique, ni même la cessation de l'habitude de fumer, ni le repos génésique complet n'ont de prise ;

Que, pour les plaques qui résultent de causes irritantes, les simples soins de propreté suffisent le plus souvent à les faire disparaître ;

Que le traitement spécifique général n'influence ces plaques que très exceptionnellement (ainsi que je l'ai énoncé, publié dès 1848 et qu'on s'est enfin, aujourd'hui, décidé à l'admettre).

Que leur constitution histologique (hyperplasie des papilles) marque une différence de fond entre elles et les syphilides cutanées ;

Je me crois, d'après ces considérations, en droit de conclure :

a. Doctrinalement, que la plaque muqueuse est bien un signe de syphilis, mais qu'il y a peu à compter sur son apparition, son aspect, ses retours, pour mesurer, chez un sujet et à un moment donné, le degré de force de la syphilis.

b. Pratiquement, que, dans leur traitement, il faut bien moins s'attacher à *combattre le virus* qu'à isoler les régions prédisposées, ainsi qu'à les préserver contre toute cause irritante.

D'une manière générale, ici l'influence topographique éclipse, ou du moins domine l'influence exercée soit par la période, soit même par le degré d'intensité de la maladie.

Ainsi la même lésion, la plaque muqueuse (papule dont l'épithélium, enlevé, laisse suinter à la surface un exsudat lymphatique formant, quand elle est à découvert, une croûte, quand elle est à couvert, une mince pellicule blanche), la plaque muqueuse ou condylome plat, qui tantôt est érodée, tantôt végétante, peut chez un même sujet, au même moment (c'est-à-dire engendrée ou commandée par le même degré d'intoxication constitutionnelle), être aphtheuse en dedans des lèvres buccales, à forme de fausse membrane opaline sur les amygdales, d'épithélium simplement macéré aux bords de la langue, saillante et suintante à l'anus, lichénoïde et cuivrée au gland, sèche et moriforme dans le sillon mento-labial, croûteuse et fissuraire à la commissure labiale, stratifiée sur le dos de la langue, etc.

Au milieu de ces multiples variétés, s'il faut, pour donner une idée de la lésion, prendre un type, je choisis la plaque muqueuse qui existe très souvent sur la lèvre inférieure; mais précisons bien, je parle de celle située à égale distance du bord libre (laquelle est presque toujours croûteuse) et du pli gingivo-labial (où la lésion tend à s'exulcérer). — En ce point-là, vous verrez, le plus ordinairement aux endroits qui correspondent à la saillie formée par les canines, deux disques arrondis, de 5 à 6 millimètres de diamètre. Au début, ils sont à peine saillants et d'une coloration dont le violet très peu foncé tranche parfois si faiblement sur la teinte de la surface ambiante que, si on ne la regarde que de face, elle risque de passer inaperçue même pour un observateur prévenu qu'il y a là quelque chose à découvrir. A partir de ce moment, elle tend soit à devenir plus saillante, — ce qui est rare dans cette région (plaque hypertrophique); — soit à s'exulcérer (plaque papulo-érosive); soit, ce qui est le plus fréquent, à demeurer stationaire, la légère proéminence qu'elle forme en ce cas, ne dépendant que du volume que prend son épithélium macéré par les liquides avec lesquels il est en contact ; macération qui donne à la lésion une teinte blanche caractéristique que j'ai comparée à celle de la vessie natatoire des poissons (plaque opaline).

Dans la région, bien spécifiée, que j'ai choisie pour type, la plaque muqueuse évolue à peu près à l'abri des causes d'irritation mécanique, à l'abri de l'action de sécrétions âcres ou fétides (comme à la vulve, au scrotum, à l'anus). D'autre part, elle est constamment baignée, lavée par un liquide inoffensif. Aussi n'ai-je eu à mentionner ni sa sécrétion ténue, séreuse, louche, ni son odeur *sui generis*, caractères qui appartiennent aux plaques d'autres régions.

Cette plaque muqueuse labiale n'a pas plus de tendance à diminuer qu'à augmenter. Comme elle n'est entretenue par aucune cause irritante, aucun soin local non plus n'a d'action (ainsi que cela a lieu dans d'autres endroits) pour y mettre fin. Une seule cautérisation superficielle suffit à la faire disparaître.

Il serait fastidieux de tracer dès à présent une description des diverses variétés de plaques muqueuses; variétés qui diffèrent selon les régions dans lesquelles on les observe. Aussi je renvoie au chapitre V (*traitement local*), où j'exposerai l'étude pathologique complémentaire de chacune de ces variétés, en même temps que la thérapeutique particulière qu'elles réclament.

§ 3. — Période de transition.

Cette classe devait avoir et a quelque chose d'indéterminé. D'abord elle manque assez souvent, toute la syphilis chez beaucoup de sujets se bornant à des lésions du tégument (cutané et muqueux).

Quant aux lésions qu'on a rangées dans cette catégorie, les unes, tégumentaires, n'y ont été placées que parce que, simplement papuleuses ou squameuses au début, et restant souvent telles jusqu'à la fin, elles peuvent prendre, dans certaines régions, la forme ulcéreuse (onyxis); — d'autres parce que, quoique occupant d'autres systèmes que la peau, elles sont susceptibles de guérir par la seule influence de celui des deux spécifiques (le mercure) qui passe pour l'antidote des altérations appartenant à la période secondaire (iritis, albuginite); — d'autres enfin (laryngopathies) pour un motif moins valable encore, uniquement parce que les symptômes de l'affection à l'état secondaire ont, sous certains rapports, une grande analogie avec les symptômes d'une autre affection plus profonde (néoplasique) occupant les mêmes organes.

Malgré les défauts manifestes et avoués de cette nomenclature, je la conserve : d'abord parce que, ne la prenant que pour ce qu'elle vaut, on n'est point exposé à se laisser égarer par le vague réel que cache sa précision apparente; en second lieu, parce qu'elle a, pour une description des diverses lésions de la syphilis, l'avantage de les présenter dans leur ordre le plus naturel, celui de leur degré progressif de gravité.

Onyxis[1]. — La lésion peut commencer par l'ongle. Dans ce cas, on le voit devenir friable, cassant, s'ébrécher, s'exfolier; ou bien il se détache partiellement de ses adhérences normales, le décollement commençant par celle de ses extrémités qui tient à la matrice; ou bien, enfin, le travail de séparation se complétant, et cela sans douleur et parfois (pour les pieds) à l'insu du malade, l'ongle tombe (onychoptose).

1. J'emprunte, en grande partie, cet article à l'ouvrage si remarquable, si éminemment clinique de M. A. Fournier, *Leçons sur la syphilis chez la femme*.

La lésion peut aussi, — et c'est le plus ordinaire, — commencer par les bords de l'ongle. — A un faible degré, ce n'est que la syphilis squameuse, quelquefois cornée, de ces bords cutanés. — A un degré plus avancé, il y a tuméfaction du tissu, avec inflammation légère ; un intervalle s'établit et persiste entre l'ongle et son bord, et les pressions, les frottements exercés sur le doigt sont douloureux. — Enfin, si le mal s'aggrave, le fer à cheval que représente la partie adhérente de la circonférence de l'ongle se convertit en une ulcération très douloureuse, dont l'incessant progrès finit, après avoir atrophié, divisé l'ongle, par le faire tomber. Alors l'ulcère, occupant toute l'extrémité du doigt dont l'inflammation a doublé ou triplé le volume, a des dimensions qui paraissent extraordinaires.

Iritis, choroïdite, rétinite. — On a compris, à tort, sous le nom d'*iritis* toutes les affections de l'œil que la syphilis peut engendrer. Il est vrai que quoique assez rare, en somme, l'iritis est la plus fréquente de ces lésions, et aussi la plus précoce. D'autre part, l'iritis de nature syphilitique est la plus commune (sur 978 iritis, Jullien en compte 472 de syphilitiques).

L'iritis syphilitique se distingue, dit-on, de l'iritis commune par son allure subaiguë, par son indolence relative [1], et par la production à la surface de l'iris, de petites papules brunes. A part ces différences (dont la réalité est encore contestée), l'iritis syphilitique offre la marche, les symptômes et les terminaisons de l'iritis vulgaire.

Lésion *de transition*, l'iritis, assez souvent bilatérale, coïncide surtout avec la forme papuleuse de l'éruption générale, chez le sujet atteint. A un degré faible, on voit sur la face

1. Ce caractère n'est, malheureusement, pas constant. J'ai soigné, récemment, une jeune dame chez laquelle les douleurs oculaires, rebelles aux agents spécifiques, énergiquement employés par deux spécialistes, ont été portées au point de déterminer un état général spasmodique des plus graves.

antérieure de l'iris, des taches d'un brun plus ou moins foncé, qui peuvent se transformer en granulations distinctes. De là, si elles continuent à se développer, refoulement de l'iris, diminution ou obstruction du champ pupillaire, en somme, altération de la pupille en divers sens et à divers degrés.

Ces néoplasmes (condylomes, gommes), peuvent parfois susciter, soit par leur présence, soit par les altérations de tissu que leur évolution détermine, des lésions ultérieures variées (hypopion, hydropisie de la chambre antérieure, exsudats, opacités cristallinienne et cornéenne).

Leur marche rapide, leur résistance au traitement, leurs fréquentes récidives, les altérations partielles de la vision qui, même dans les cas les plus heureux, résultent des synéchies, des ecchymoses, des décollements, des atrophies papillaires consécutives, commandent, sans parler des ophthalmies sympathiques possibles, le pronostic le plus réservé, et justifient le déploiement des mesures thérapeutiques les plus actives.

Il peut coexister avec l'iritis : 1° une kératite donnant lieu à des opacités diffuses ou ponctuées ; 2° une choroïdite, constituée par l'éruption, sur cette membrane de petites taches groupées, déterminant un aspect fongueux de la pupille, un trouble du corps vitré, qui pour le malade, semble couvrir d'une poussière ou d'une gaze fine les objets qu'il regarde ; 3° la rétine, constituée par des exsudations ou des apoplexies disséminées de la membrane, donnant lieu d'abord à l'affaiblissement de la vision, puis à l'hémiopsie, à la photopsie, au daltonisme.

La coexistence de ces lésions entre elles et la marche rapide des désordres qui s'accomplissent dans le fond de l'œil, sont deux motifs pour présumer leur nature syphilitique ; nature qu'on ne saurait, d'ailleurs, affirmer d'après ces seuls caractères, mais qui ressort en général de l'existence d'autres lésions plus manifestement spécifiques (syphilides, plaques muqueuses).

Albuginite ou sarcocède syphilitique. — Favorisée dans son développement par les excès vénériens, surtout par les engorgements si fréquents dus à la blennorrhagie, cette lésion qui appartient à la même période que la précédente, est celle qui donne le plus souvent le premier et le plus direct avertissement, pour le sujet qui va entrer dans la période *diathésique* de la syphilis.

Lésion appartenant à la même période que la précédente, l'albuginite proprement dite, qui doit être distinguée de la gomme du testicule, (plus rare, et qui, en général se ramollit, mais ne suppure pas) est constituée par l'épanchement d'une substance plastique jaune dans le tissu connectif interposé entre les tubes séminifères, qui les comprime d'abord et finit par les atrophier et se les approprier en quelque sorte.

Jamais les deux testicules ne sont envahis en même temps ou, en tout cas, au même degré l'un que l'autre. La tumeur est dure, peu bosselée, mais remarquablement *lourde*, ne dépassant guère deux ou trois fois le volume normal de l'organe, sans douleurs autres que celle que cause le tiraillement exercé sur le cordon, lequel reste sain. Cette tumeur, comme toutes celles du testicule, peut déterminer une hydrocèle symptomatique.

La sécrétion du sperme et, par conséquent, la puissance virile diminue. Jamais cette tumeur ne suppure, elle peut subir l'atrophie ou la transformation fibreuse. Quelquefois, lorsque la lésion originaire était une gomme, il se forme une ulcération profonde (qui occupe toujours la face antérieure de la tumeur) ; si au contraire la membrane albuginée a cédé, le parenchyme testiculaire fait alors hernie sous forme d'un champignon (fongus).

Épididymite syphilitique. — M. Dron a le premier signalé en même temps que parfaitement décrit cette lésion.

Comme elle paraît à une phase assez peu avancée de la syphilis (au milieu de la période secondaire) ; comme elle suit dans sa demi-résolution et dans ses exacerbations, les oscillations d'effacements et de retours des syphilides contemporaines ; qu'elle est, en général, indolente, a une grande tendance à la résolution et cède rapidement au mercure, on ne lui attribue pas la gravité d'un accident tertiaire, quoique néanmoins elle puisse, si elle a persisté, devenir ultérieurement le siège d'une gomme ou favoriser la propagation du mal au testicule.

Elle débute par la tête de l'épididyme; peut envahir les deux côtés ; se présente sous forme d'un noyau dur, de volume moyen, sans donner lieu à un épanchement dans la tunique vaginale.

Il est assez aisé de la diagnostiquer d'après ces caractères. Pourtant s'il existait en même temps une blennorrhagie, la méprise serait possible ; et pour mon compte, je crois que telle est la nature réelle de beaucoup de *prétendues épididymites blennorhagiques* qu'on s'étonne de voir parcourir leur cours presque sans inflammation, et céder, du moins en grande partie, à l'influence des médications ainsi que des prescriptions hygiéniques les plus insignifiantes. Dans le cas où le doute persisterait (et ce doute est de droit, car il existe aussi des épididymites blennorrhagiques à faible douleur locale et à réaction générale modérée), il serait bon d'administrer un traitement mercuriel. Mais encore faudrait-il, pour tirer une conséquence légitime, observer de très près ; car si le mercure peut résoudre en quelques semaines l'épididymite syphilitique, il est loin d'être sans influence sur les engorgements simples. Heureusement, en pareil cas, le malade ne peut rien perdre, ne peut même que bénéficier de l'incertitude parfois presque forcée du diagnostic.

Cette épididymite ne détermine ordinairement pas l'impuissance.

Coryza. — Ozène. — Soustraite par la profondeur et les obscures anfractuosités de son siège à une exploration facile et complète, cette maladie est peu connue, quant à l'altération anatomique qui en est cause. Existe-t-il chez l'adulte, comme chez le nouveau-né, un catarrhe spécifique simple de la pituitaire? S'agit-il là, pour lésion élémentaire, de plaques muqueuses? de syphilides pustulo-crustacées?

De l'étude de l'évolution et des symptômes, il ressort:

Que ce coryza s'observe en général à la période de *transition*, en d'autres termes chez les sujets dont la syphilis va s'accentuant, menace de *mal tourner;*

Que la sécrétion à laquelle il donne lieu est *mixte;* en rapport, à cet égard, avec les causes multiples qui l'engendrent et l'entretiennent. En effet, le fluide qui provient de la lésion syphilitique originaire, ce fluide qui stagne dans les replis des fosses nasales, s'y concrète ; cette croûte devient, au voisinage, un agent d'irritation, de rhinite simple. Il y a donc, dans ce qui sort par les narines : 1° du pus de la syphilide pustulo-crustacée; 2° du mucus ou muco-pus de la rhinite ambiante ; 3° des détritus de la croûte putréfiée.

Donc, puisqu'il faut s'en tenir aux conjectures, comme le coryza ne commence qu'après l'époque où les plaques muqueuses apparaissent, comme souvent on le voit chez des sujets qui pour le moment n'ont pas de plaques muqueuses; comme, par la date de son apparition, il appartient à la période des lésions tégumentaires profondes, je crois que sa lésion élémentaire est de la nature des ulcéreuses. Ce qui serait confirmé par ces trois faits: que sa durée est très longue ; qu'il est modifié par l'iode bien plus que par le mercure; enfin que fréquemment des portions d'os sont éliminées à la suite du coryza, quoique la syphilis n'en soit pas encore alors à la phase où elle provoque directement la mortification de parties du squelette ; ce qui dénote que les os qui se nécrosent pendant le coryza ne l'ont été que parce qu'une ulcération de la pituitaire les avait dénudés.

Outre l'ennui d'une sécrétion abondante et malpropre, outre la gêne de la respiration due à la présence des croûtes, l'incommidité principale de cette lésion peut s'exprimer en deux termes qui paraissent contradictoires et peignent cependant une réalité : le malade *sent mauvais*, et il *ne sent rien*. Ce jeu de mots, que permettent les deux acceptions usuelles du verbe *sentir*, servira au moins à graver d'un seul trait dans l'esprit du lecteur ce qu'il doit savoir à cet égard.

La mauvaise odeur (punaisie, ozène) qui se dégage des fosses nasales est surtout perceptible pour ceux qui approchent le malade; mais comme il ne tarde pas à connaître la fétidité qu'il répand, on comprend quel trouble en résulte dans ses rapports sociaux, dans ses projets d'avenir.

Quant au second point, pour peu que ce coryza atteigne un certain degré d'intensité et de durée, il est rare qu'il n'en résulte pas une anosmie partielle ou complète.

Dysphonie syphilitique. — Relativement fréquent, l'érythème cause de cet état morbide siège de préférence sur les cordes inférieures. Il est indolent, ne donnant lieu qu'à un peu d'expectoration et à la sensation très légère d'un corps étranger. Mais il y a toujours raucité de la voix, très perceptible chez les chanteurs, qui perdent surtout quant à la souplesse (dépréciation très sensible dans l'exécution des *fioritures*) et quant à l'émission des notes élevées du registre.

Les clients attribuent souvent cet état à un refroidissement; et leur erreur tient surtout à ce que la dysphonie syphilitique s'établit à une époque où les accidents cutanés de première poussée ont déjà disparu. Mais si l'enrouement n'avait pas existé chez le malade lors de *rhumes* antérieurs; s'il n'y a ni toux ni fièvre; ou si, ces phénomènes morbides ayant eu lieu, l'enrouement persiste après qu'ils ont cessé, le diagnostic de dysphonie de cause syphilitique s'impose. Il est d'ailleurs confirmé par l'effet avantageux de l'emploi du proto-iodure hydrargyrique, qui triomphe promptement de l'altération de la voix. Quand le diagnostic de dysphonie syphilitique a été bien établi, on peut, à l'aide de cette médication, promettre la guérison au bout de trois ou quatre semaines. Parfois même une amélioration notable est obtenue dès les premiers huit jours.

Lorsque des néoplasmes (végétations) succèdent à des syphilides d'un degré plus avancé, lésions qu'on observe surtout à la commissure antérieure des cordes vocales, la voix peut être abolie; l'inspiration donner lieu à une sorte de reniflement caractérictique. Outre le traitement interne, ce cas relève alors de la médecine opératoire spéciale.

Avec un degré plus prononcé, on peut observer une tuméfaction résultant d'un commencement d'altération de texture. Lorsqu'elle envahit à un certain degré les lèvres, ou même seulement l'une des lèvres de la glotte, elle peut soit par elle-même, soit par l'œdème qu'elle cause, amener l'asphyxie.

Arthropathies. — Elles affectent les tissus extra-articulaires (bourses séreuses) ou les tissus articulaires. Dans ce dernier cas, c'est tantôt la synoviale et les pelotons graisseux juxtaposés qui sont atteints (infiltration gommeuse périsynoviale, l'une des formes les plus fréquentes), tantôt les extrémités osseuses elles-mêmes, sous les diverses formes ordinaires de l'hyperostose de l'ostéo-myélite, de la périostite. Mais la synoviale se prend le plus souvent consécutivement à l'altération osseuse, et peut donner lieu à un épanchement articulaire. La même extension du processus conduit à la lésion, finalement parfois à la destruction des cellules cartilagineuses.

Trois traits, cliniquement, distinguent l'hydarthrose tertiaire [1] : la mollesse plutôt que la fluidité du contenu articulaire, à cause de l'épaississement et des plaques de sclérose de la membrane; la marche moins aiguë du mal; enfin ses fréquentes cessations et récidives, caractère commun aux divers accidents syphilitiques.

Quand l'os est atteint, la douleur a rarement une grande intensité. En général, il n'y a pas là l'acuité des douleurs ostéocopes; et la sensibilité, soit par le fait des mouvements, soit par la pression sur les extrémités osseuses, n'existe pas au même degré que dans les arthrites inflammatoires, rhumatismales, strumeuses.

La thérapeutique est le reflet de cette symptomatologie. Il y a peu à attendre des exutoires, des fondants, de la compression, de l'immobilisation; mais beaucoup, mais tout des iodurés. Néanmoins, il faut savoir que leur effet favorable, extrêmement tranché d'abord, ne se continue pas ensuite avec la même rapidité, et que la réparation toujours lente, reste trop souvent incomplète.

Si la syphilis coexiste avec une autre cause d'arthrite ou n'a fait que la précéder, dans ce cas le malade étant persuadé que l'iodure le guérira, pourra se laisser entraîner à répondre au médecin dans le sens de cet espoir et égarer ainsi le diagnostic.

Dactylite. — Dans ces arthropaties, le siphiliome étant de sa nature envahissant, les tissus périarticulaires et périsynoviaux sont souvent transformés en une masse épaisse, homogène en apparence, s'étendant à une certaine distance de la jointure. Ainsi dans un membre où (comme au doigt) les articulations ne sont distantes les unes des autres que de 2 à 3 centimètres, on comprend qu'il résulte de la présence simultanée ou successive de plusieurs arthrites (originairement osseuses ou du tissu conjonctif) une déforma-

1. Que je désigne dès à présent pour éviter d'avoir à y revenir.

tion totale, à laquelle ceux qui l'ont observée toute réalisée ont pu donner le nom singulier de *dactylite*. La justesse de mon explication serait prouvée par ce fait que la lésion dénommée ainsi s'observe rarement à la phalangette, là justement où il n'existe pas deux articulations.

Contracture musculaire. — A côté de ces accidents, dont plusieurs sont de gravité relativement faible, il faut placer la contracture musculaire. Le muscle qui en est frappé) tous y sont sujets, mais c'est ordinairement le biceps brachial, et c'est par conséquent lui qu'on prend pour type) durcit, grossit, ressent des crampes, est sensible à la pression. Son tendon est rigide, saillant. Les fonctions sont plus ou moins fortement entravées; tantôt, ni par l'effort du malade ni par l'effort du médecin, l'avant-bras ne peut être complètement étendu sur le bras; tantôt même le coude reste fixé à angle droit. Ici encore, même lorsque la contracture s'est déclarée à une période avancée de la syphilis, elle cède totalement à un traitement approprié; le muscle n'a pas subi d'altération dans sa structure.

§ 4. — Période tertiaire.

Ce terme de *période* non seulement ne rend pas la pensée, mais est contraire à la pensée de tout syphiligraphe. L'état pathologique que l'on qualifie ainsi est, de par sa nature, tout à fait différent de celui qui engendre les premières lésions de la syphilis. Nous reviendrons sur ce sujet; mais comme il ne s'agit, pour le moment, que de décrire, maintenons ici, sous toutes et expresses réserves, la dénomination de tertiaire; car elle est du moins justifiable au point de vue chronologique, puisque, lorsqu'elles apparaissent chez un sujet, les lésions dont il va être question ne se déclarent jamais, dans la syphilis *acquise*, qu'après celles de la première et de la seconde période.

La lésion élémentaire des accidents tertiaires, celle qui constitue, qui engendre toutes les altérations de tissu qu'on observe à cette période, est la *gomme*. Ainsi nommée à cause de sa consistance, elle se présente là où il est aisé d'étudier son évolution, c'est-à-dire dans le tissu sous-cutané, sous forme d'une petite tumeur qui, dès qu'on peut la percevoir, a le volume de l'amande d'un noyau de cerise, globuleuse, dure (nodus) d'abord indolente et tout à fait mobile sur la peau. Mais bientôt, elle y adhère.

On voit alors, en ce point, le tégument brunir, se déprimer, s'amincir, enfin se perforer. Ce travail, qu'il soit prompt ou lent, douloureux ou comparativement indolent (cas le plus ordinaire), aboutit toujours aux mêmes phases, à la même fin, *ramollissement*, qu'il faut se garder de prendre pour de la fluctuation, et surtout de traiter en conséquence de cette erreur[1]; *ouverture spontanée*, laissant voir une matière blanche, ayant son aspect propre; enfin *ulcération* circulaire, ayant ses bords à pic, élevés, décollés.

Comme la gomme a eu le temps de se ramollir avant que la peau n'ait cédé, la perforation cutanée, dès qu'elle a lieu, donne accès dans un foyer tout formé, déjà profond, anfractueux, contenant et sécrétant une matière visqueuse, mélangée aux détritus résultant de la destruction des tissus aux dépens desquels le travail ulcératif s'étend.

Eh bien! c'est ce même processus qui produit, dans toutes les régions du corps, les ulcérations tenaces, serpigineuses ou térébrantes qui envahissent les ailes du nez, le voile du palais, les joues, la langue, etc. Parmi les gommes sous-tégumentaires, on n'en observe en aucun lieu plus souvent qu'à la jambe; et, à la jambe, plus fréquentes,

1. Ce ramollissement n'aboutit pas partout à une terminaison identique. Il est variable selon les tissus. Dans le tissu conjonctif sous-cutané, la fluidification du néoplasme syphilitique donne lieu à la formation d'une substance visqueuse (analogue à de la gomme); dans les autres organes, il y a production d'un foyer à contenu plus sec, caséeux, pâteux.

plus tenaces, ravageantes et récidivantes qu'au tiers supérieur de sa face antérieure.

Telle était la première syphilitique que j'ai vue, en 1832, comme externe dans le service de Dupuytren ; et je me rappelle, à ce propos, l'infiniment lente marche vers la cicatrisation, qu'affectaient ces sordides ulcères soumis, comme on était alors forcé de s'en contenter, à la seule influence des classiques pilules de sublimé. — Parfois ces ulcères creusent jusqu'à dénuder, comme disséquer les muscles. Plus rarement, on voit leur bourgeonnement exubérant constituer une sorte de tumeur fongueuse.

Quand elle parcourt son évolution dans les parenchymes, la gomme y opère ces désordres, latents au début, vu la profondeur de leur siège, dont les vomissemeuts, la diarrhée, l'ictère, la dyspepsie, l'albuminurie, l'urémie, l'expectoration purulente, les paralysies, le coma, l'hydropisie, sont la conséquence selon le viscère où les gommes ont élu domicile (foie, rein, poumon, cerveau, cœur), désordres qui, à moins d'un traitement actif, conduisent à l'anémie, au marasme, à la mort. Dans d'autres sièges, à la face, au gosier, à la langue, une gêne des fonctions et une difformité consécutive plus ou moins grave en sont la seule conséquence.

Si l'on étudie, comparativement, dans les produits secondaires et dans les tertiaires, le phénomène intime de l'évolution du syphilome, tant en lui-même que dans ses rapports avec les tissus ambiants, voici, d'après Neisser, la différence qui se présente. Au siège des exanthèmes précoces, par exemple, en quelques jours il s'est formé une petite tumeur de granulation, à riche développement vasculaire ; si bien que l'existence du néoplasme est assurée là pour un certain temps. Ce n'est qu'au bout de plusieurs semaines qu'il s'opère une transformation graduelle des cellules et des vaisseaux qui aboutit finalement à une complète *restitutio ad integrum*. L'analogie de ces modalités avec l'affection primaire est visible : dans les deux cas, développement ultérieur proportionnellement élevé des divers éléments cellulaires, formation suffisante de vaisseaux; enfin guérison par résorption du néoplasme sans perte de substance.

Tout autrement en est-il de l'évolution de la forme gommeuse. Sur très peu de points, accumulation lente, furtive, de corpuscules d'exsudat à développement vasculaire peu abondant. Pendant des mois, ces masses restent sans changement, jusqu'à disparition finale des cellules, dont le développement ultérieur avait été de prime abord très peu actif. Mais le tissu dans lequel la tumeur était implantée se trouve entraîné dans cette désagrégation, et il en résulte une perte de substance qui ne guérit que par une cicatrice, une induration, etc.

C'est une question de savoir si ces pertes de tissu ne sont que des processus de fonte, consécutifs à des tumeurs en voie de nécrobiose, ou s'il s'agit d'une nécrobiose primaire simultanée des éléments de tissu, nécrobiose effectuée par le virus même. L'hypothèse d'une nécrose directe des tissus est la moins vraisemblable, puisqu'on peut obtenir la régression de néoplasmes « gommeux », même volumineux, par un traitement approprié, institué de bonne heure, sans altérer en rien le tissu fondamental. Cette gomme n'était donc formée que de cellules nouvelles, et, celles-ci une fois disparues, l'état primitif est restitué. Ce n'est que quand la masse cellulaire (de nouvelle formation) périt, que commencent avec elle et par elle les destructions dans le tissu fondamental.

La preuve directe que fournit ainsi Neisser n'est-elle pas fortifiée par cette considération qu'il serait surprenant, sans exemple, que, au même moment, l'action du même agent morbide s'exerçât de façon à produire au même point une néoplasie et une nécrobiose?

Sans insister davantage pour le moment sur ces intéressantes données, examinons par quels symptômes se traduit, à quels désordres donne lieu l'invasion des gommes dans les diverses régions et dans les divers organes où on les observe le plus ordinairement ; c'est-à-dire passons succinctement en revue les principaux *accidents tertiaires.*

Pseudo-chancre primitif. — Au pénis, à la vulve, l'évolution d'une gomme ulcérée peut donner lieu à deux méprises, dont la première, la plus importante, a été justement signalée par Fournier. A l'état d'ulcération récente, elle affecte souvent une forme arrondie ; et comme le fond en est doublé d'un tissu dur, comme d'ailleurs les malades regardent tout ulcère venu à la verge comme étant causé par une contamination récente, le médecin, tombant lui aussi dans cette erreur, diagnostiquera *chancre induré ;* et, si le client lui dit alors qu'il en a déjà eu un quelques années auparavant, il diagnostiquera *chancre induré de réinfection.* Il est cependant des moyens d'y voir clair, de distinguer entre la gomme ulcérée et le chancre de réinfection. Si, au moment où la lésion dont il s'agit est soumise à notre examen, il n'y avait pas eu depuis longtemps, et qu'il n'y ait pas actuellement d'autre symptôme de l'infection ancienne ; si l'ulcère s'est développé vingt ou vingt-cinq jours après un coït suspect ; s'il s'accompagne de l'adénopathie classique ; si quarante ou cinquante jours après le début de cet ulcère paraissent des accidents ayant le caractère de ceux de première poussée, toutes circonstances qu'il m'a été donné d'observer réunies : alors, quelque rares qu'en soient les exemples, on doit bien admettre qu'il y a eu là réinfection.

A une période plus avancée, l'ulcération gommeuse peut en imposer pour une chancrelle phagédénique. Celle-ci étant réinoculable au porteur, on pourrait bien, en cas de doute, recourir à ce moyen pour établir le diagnostic. Mais il est plus simple de donner pendant quelques jours de l'iodure à la dose quotidienne de 2 ou 3 grammes. Ainsi en peu de temps, et sans appel, sera jugée la question, l'iodure améliorant rapidement ce qui est syphilis, et laissant au contraire l'ulcère qui ne serait que chancrelle suivre son cours régulier.

Lésions tégumentaires. — C'est à la peau qu'elles apparaissent, mais c'est dans le tissu conjonctif sous-cutané qu'elles se sont développées avant d'éclater au dehors.

Elles débutent soit par une collection liquide (pustule, bulle), soit par un tubercule ; constituant ainsi respectivement l'une et l'autre l'*espèce grave* de la troisième et de la quatrième classe de syphilides (voir la division ci-dessus, page 318).

La première de ces deux lésions se caractérise ainsi : éruption tardive, discrète, siégeant au dos et aux membres, surtout aux inférieurs. Une bulle se forme et, lors de sa rupture, laisse voir sous elle une ulcération plus ou moins profonde, qui se recouvre incessamment de croûtes sèches, dures, épaisses, ayant l'aspect d'écailles d'huîtres. Durée très longue, cicatrisation livide indélébile.

La deuxième lésion a le signalement suivant : les tubercules, qui siègent surtout au dos, aux épaules, vers le coude, à la face, se ramollissent, suppurent et donnent lieu à des ulcères qui tantôt s'étendent en surface, labourent largement et sinueusement les parties (syphilide *tuberculeuse, serpigineuse*), tantôt gagnent en profondeur, traversent la joue, détruisent une aile du nez (syphilide *tuberculeuse perforante*).

Lésions du système locomoteur. — Aux notions déjà énoncées ci-dessus (voy. Arthropathies, contractures musculaires), ajoutons celles-ci plus directement applicables à l'état tertiaire :

Muscles. — A part la contracture, à part l'affaiblissement du système musculaire, à part une forme de tremblement spécial aux membres supérieurs, survenant par accès, il n'y a pas d'autre forme de syphilis tertiaire exclusivement propre au tissu musculaire. Les *tumeurs des muscles*, décrites sous ce nom par quelques auteurs, tumeurs d'abord dures, se terminant par suppuration ou par cartilaginification et ossification, donnant lieu consécutivement à la rétraction du faisceau qu'elles ont envahi, ou à l'atrophie de ses fibres, ces tumeurs ne sont que des *gommes* développées dans le tissu conjonctif intermusculaire, entravant la fonction de ces organes d'une manière corrélative à leur fonction, mais n'ayant, en pathologie syphiligraphique, que la place chronologique et l'importance pronostique des gommes.

Les tendons se prennent aussi parfois. L'épanchement plastique interstitiel gonfle l'organe et peut ainsi donner lieu à une hydropisie de sa gaine. Au jarret, aux chevilles, au pli du bras, certaines douleurs vagues qu'on ne sait à quelle cause rapporter, ne sont autre chose qu'une de ces téno-synovites. La suppuration, l'induration, l'ossification, sont des terminaisons rares, mais possibles.

Système osseux. — Il peut être atteint dans son enveloppe fibro-vasculaire ou dans sa trame même. De là, d'une part, des périostites, des synovites, des périostoses; de là, d'autre part, des ostéites, des ostéo-myélites, des caries, des nécroses, des exostoses.

La périostite, la plus précoce des lésions osseuses s'observe surtout au crâne, à la crête et à la face interne du tibia, au sternum, au cubitus près de l'olécrâne, à la clavicule, à la diaphyse de l'humérus, aux côtes. Elle ne se manifeste guère que par la douleur qu'elle détermine.

La périostose, degré plus avancé de la même lésion, affecte les mêmes régions et y donne lieu, par le dépôt plastique interstitiel qu'elle produit, à une intumescence circonscrite, plus ou moins dure, plus proéminente à son centre qu'à ses bords, lesquels, néanmoins, se distinguent nettement des parties saines ambiantes.

Ces deux formes, ainsi que l'exostose, causent des douleurs, que l'on observe aussi quelquefois sans qu'il y ait, ni actuellement ni plus tard, une lésion apparente de l'os. Ces douleurs, connues sous le nom d'*ostéocopes*, ont pour caractère distinctif d'occuper plutôt la diaphyse que les extrémités articulaires, de diminuer par le mouvement, de s'exaspérer par la pression et — signe pathognomonique — surtout régulièrement pendant la nuit, par la chaleur du lit.

Quand elles sont à leur début, et par conséquent à peine perceptibles, ces lésions rendent compte de certains accidents qu'on a trop de tendance à considérer comme purement nerveux (syphilis cérébrale indirecte).

L'ostéite existe habituellement, du moins dans les couches superficielles de l'os, en même temps que la périostose. L'ostéite est le point de départ des caries et nécroses qui, chez les syphilitiques, affectent et détruisent avec une prédilection marquée, le vomer, les cornets, les os propres du nez, la voûte palatine, le crâne. — Les os plats et minces des fosses nasales ne sont atteints directement par la syphilis que dans des cas exceptionnels. En général, ils ne se mortifient que consécutivement à une rhinite syphilitique ulcéreuse qui, altérant ou détruisant leur membrane d'enveloppe, les a privés de leurs moyens de nutrition, de même qu'on voit les dents se désagréger, puis tomber, à la suite d'une maladie des gencives. Ce qui prouve la justesse de cette étiologie, applicable à d'autres parties du squelette, par exemple à la surface d'une vertèbre cervicale dénudée par une ulcération du pharynx, c'est d'abord qu'on voit le plus souvent la rhinite précéder, et de longue date, la chute des os ; c'est, en second lieu, que, avant d'être éliminée, cette partie du squelette n'est jamais le siège de douleurs ostéocopes.

Du reste, à part les régions que je viens de rappeler, on n'observe que peu de caries, de nécroses qui puissent légitimement être rapportées d'une manière exclusive à la syphilis.

L'épanchement plastique qui accompagne toute affection osseuse syphilitique peut se terminer par ossification, par ostéite productive condensante. C'est alors une exostose *périostique surajoutée*, si l'épanchement existait sous le périoste ; ce sera une exostose *parenchymateuse*, si l'épanchement, succédant à une véritable ostéite, s'était fait dans la trame de l'os. Les premières se forment plus rapidement, sont plus superficielles, plus saillantes, quelquefois pédiculées. Ces tumeurs sont plus dures que l'os normal ; à la longue, elles deviennent éburnées. A part la douleur et la difformité qui en résultent, ces gonflement de certains segments du squelette ont pour effet de comprimer les organes qui les traversent ou qui leur sont sous-jacents; d'où résultent tantôt de simples inconvénients (compression du plexus brachial par la clavicule hyperostosée, obstruction du canal nasal par la tuméfaction de ses parois), tantôt un véritable danger (compression de la moelle, de l'encéphale par des exostoses des lames vertébrales ou du diploé). — On prévoit, sans qu'il y ait lieu de les décrire pour chaque région, les conséquences (ulcères, clapiers, septicémie, dépression ou perforations consécutives) auxquelles peut donner lieu la présence et la lente élimination des séquestres, ainsi que les indications médicales, hygiéniques, opératoires, auxquelles, en cas de complications, il y a lieu de pourvoir. Au crâne, par exemple, il sera parfois urgent de trépaner pour enlever un segment osseux qui comprime l'encéphale ; au voisinage du parynx, de faire la trachéotomie pour rendre sa perméabilité au tube aérien menacé d'obturation par la présence d'une esquille ou par la tuméfaction d'un os voisin.

Fractures spontanées. — Relativement fréquentes, à la période tertiaire, les fractures qu'on appelle *spontanées* parce qu'elles se font sous l'effort du moindre choc, d'une simple pression, de la seule contraction musculaire, veulent être étudiées dans leur mécanisme intime. Ce qui y prédispose, ce qui les prépare, ce n'est pas, ainsi qu'on l'a cru longtemps, une modification *sui generis*, une fragilité comme spécifique du tissu osseux. Non, c'est une lésion tangible, ordinairement une gomme soit circonscrite, soit disséminée, qui existait au lieu où la fracture s'est produite. Une autre altération préparante qu'on trouve chez les diabétiques est l'ostéite raréfiante d'où résulte l'atrophie interstitielle de l'os (prédominance de l'élément graisseux et diminution des phosphates), en somme, amoindrissement de la résistance. L'autopsie, chaque fois qu'elle a pu avoir lieu, a révélé la réalité de ce fait, de l'une ou de l'autre de ces causes matérielles.

Les os qui se rompent ainsi le plus fréquemment sont la clavicule, le fémur, les côtes, l'humérus, les os de l'avant-bras.

Pour obtenir la consolidation, sans doute il faut maintenir une coaptation exacte des fragments; mais, avant tout, un traitement interne énergique et prolongé est nécessaire pour que les extrémités osseuses tenues bout à bout recouvrent l'état de vitalité normale qui seule peut opérer la formation du cal.

Faut-il, toutefois, rejeter absolument une influence directe de la syphilis pour diminuer la cohésion, la résistance du tissu osseux?... La remarquable observation de M. Dron, où l'on voit un cal déjà ancien se ramollir dans le cours d'une syphilis secondaire, puis se consolider par l'effet du traitement spécifique, nous autorise tout au moins à poser cette question. En tout cas, elle suffit à ruiner le vieux préjugé qui attribuait au mercure le pouvoir d'empêcher la consolidation.

Nommons seulement, pour les retrouver plus tard (à l'article *traitement*) les gommes si fréquentes et si souvent ulcérées, du palais, du voile palatin, du pharynx).

Langue. — Un sujet à l'état tertiaire offre sur la langue soit une lésion gommeuse, soit une lésion scléreuse.

La gomme, unique ou multiple, occupe surtout le dos et les bords. Son évolution est la même là qu'ailleurs, sauf la gêne extrême causée par le gonflement quelquefois considérable, dans une cavité à capacité limitée, d'un organe dont le libre jeu est si nécessaire pour l'accomplissement des fonctions de la vie nutritive et des devoirs de la vie sociale. Une gomme volumineuse siégeant vers la base de la langue peut menacer d'asphyxie et a parfois rendu obligatoire la trachéotomie.

Les plaques de sclérose peuvent envahir le derme muqueux; dans ce cas, la surface dorsale de la langue offre un ensemble irrégulier d'élevures, séparées par des sillons longitudinaux ou transversaux multipliés, dirigés en tout sens. Leur fond est parfois exulcéré. Les mamelons interposés entre eux offrent un aspect lisse, à teinte rouge (dépapillation).

Mais cet état est surtout réalisé à son maximum quand la sclérose a attaqué l'intérieur, le parenchyme même de la langue. Alors, à moins de coïncidence de sclérose tégumentaire, les mamelons n'offrent plus d'altération de surface ; mais on reconnaît, en écartant leurs bords (ce qu'il n'est pas toujours aisé de faire complètement), à quel point ils sont proéminents, détachés, constituant de véritables lobes. Agissant sur cette surface dure, rigide, les causes mécaniques d'irritation y produisent aisément des excorations, des ulcérations persistantes, mais n'ayant ni la profondeur ni les autres caractères des ulcérations gommeuses.

Si le traitement spécifique n'est pas intervenu en temps utile, l'organe, par rétraction du tissu morbide, est définitivement frappé d'atrophie dans les points qui correspondent à ceux que la sclérose avait envahis.

Les deux formes gommeuse et scléreuse, appartenant à la même période, peuvent coexister.

Laryngopathies tertiaires. — Lésion plus fréquente qu'on ne le croyait jadis, elle envahit sous forme de gomme, les diverses parties du larynx, surtout l'épiglotte et les cordes vocales. On la reconnaît par le laryngoscope à l'état de crudité, ou plus tard à l'état d'ulcération. Les cartilages mis à nu sont assez souvent nécrosés.

Le signe le plus important est l'enrouement ; phénomène caractéristique en ce sens qu'il s'établit d'emblée sans avoir été précédé par des symptômes de bronchite. La dyspnée elle aussi ne survient qu'après la dysphonie. Une expectoration purulente, fétide, marque la période d'ulcération.

Lorsque, par l'effet du traitement, la cicatrisation s'est faite, le danger peut continuer et même s'aggraver par suite du rétrécissement de la glotte, résultant de la rétraction du tissu de cicatrice.

Il se comprend aussi que le tube respiratoire étant devenu plus étroit sera, par une congestion catarrhale accidentelle ou par toute autre cause analogue, réduit encore dans son calibre au point d'occasionner des suffocations toujours pénibles et qui peuvent même créer un danger sérieux. La trachéotomie en pareil cas devient parfois nécessaire ainsi que, consécutivement, le maintien de la canule assez prolongé pour lutter contre le rétrécissement par rétraction cicatricielle dont je viens de parler.

Trachée. — Quand la syphilis attaque la trachée, cas fort rare, c'est ordinairement à la partie inférieure de ce canal, point d'où la lésion s'étend parfois à l'une des grosses bronches. Ici nous retrouvons l'oppression, l'expectoration, mais il n'y a pas nécessairement altération de la voix. Comme dans la localisation laryngienne, on a, outre les accidents asphyxiques, à craindre l'affaiblissement progressif qui résulte de la dyspnée et de la suppuration.

Œsophage. — Les rétrécissements à la suite d'ulcérations syphilitiques, lésion également rare, ne présentent que des indications de thérapeutique spéciale et de médecine opératoire (soit par le cathétérisme, tant qu'il n'y a que dysphagie, soit, en cas d'inanition imminente, par l'œsophagotomie ou la gastrostomie), indications sur l'exécution desquelles il n'y a pas lieu d'insister ici.

Rétrécissements. — Qu'ils appartiennent au rectum, à la trachée ou à tout autre conduit, ils sont causés par la présence d'un syphilome qui, développé dans l'épaisseur de la paroi du conduit (surtout dans la couche musculaire), ne se termine point par suppuration, mais par une sorte de cicatrice analogue à celle de certaines syphilides sèches. De là deux sortes de rétrécissements : l'un d'abord dû à la présence même du syphilome, l'autre qui, plus tard, résulte du froncement opéré par le travail de cicatrisation.

Les symptômes sont ceux des rétrécissements ordinaires, avec les antécédents et les concomitants qui seuls peuvent mettre le médecin sur la voie du diagnostic utile à la thérapeutique.

Le rétrécissement du rectum est toujours la plus pénible, parfois la plus dangereuse des incommodités. Soit qu'elle dépende d'un épaississement scléreux de la parointestinale, soit qu'elle résulte du travail même de la cicatrisation d'un ulcère, l'angustie rectale va fatalement en augmentant; et par la gêne de la défécation, le trouble de la nutrition, la suppuration, peut-être l'empoisonnement fécaloïde, doit toujours faire craindre une issue funeste.

L'iodure, même associé au mercure, n'exerce que peu d'influence contre cet état, plus fréquent dans l'âge adulte, chez la femme, et dont le traitement soit palliatif, soit curatif, est par conséquent celui de tous les rétrécissements du rectum et appartient à la chirurgie.

Syphilis du système nerveux. — Comme l'état pathologique des vaisseaux de l'encéphale est la cause de troubles très semblables à ceux qui résultent d'une altération syphilitique de la substance encéphalique même, il faut faire précéder la description des altérations du tissu nerveux par quelques mots sur la dégénérescence des vaisseaux qui lui portent ses éléments de nutrition.

Syphiliose des parois vasculaires. — La découverte de cette maladie est d'origine assez récente. Son importance, sa gravité ne doivent pas se mesurer à l'étendue de la lésion locale, aux désordres qu'elle produit sur place. Tout consiste dans les conséquences qu'exerce sur la vitalité des divers viscères une réduction de calibre, ou l'obstruction des conduits dont l'intégrité, dont la complète perméabilité, sont une condition du fonctionnement régulier des organes.

En effet, à part quelques cas de lésion portant sur les veines saphène et fémorale, c'est la sclérose des tuniques artérielles dont on a surtout recueilli des exemples et étudié le mode de formation. On avait autrefois considéré, et quelques auteurs considèrent encore ces altérations anatomiques comme de nature athéromateuse. Mais d'abord la sclérose artérielle syphilitique existe à n'importe quel âge, et surtout à celui où se contracte le plus souvent la syphilis, c'est-à-dire chez les sujets encore jeunes, tandis que la dégénérescence athéromateuse des artères s'observe en général à un âge plus avancé. De plus la lésion syphilitique a une évolution très rapide, comparée à celle de l'athéromateuse.

Enfin le siège surtout est différent. Quand c'est la syphilis qui a agi, l'adventice (la première envahie) est infiltrée de cellules de petit volume; la tunique moyenne, contrairement à ce qui se passe dans l'athérome, est la moins affectée. Les productions protoplasmatiques repoussent en dedans la tunique interne, laquelle, à son tour, devient le siège principal de la prolifération.

Quoique la dégénérescence syphilitique puisse envahir toutes les parties du système artériel, on l'a surtout observée, et elle mérite surtout d'être étudiée à la tête, et notamment aux artères temporales, basilaire, cérébrales. Le rétrécissement ou l'obstruction des vaisseaux de l encéphale deviennent, on doit s'y attendre, la cause de phénomènes toujours graves, le plus souvent subits, de perte de connaissance, d'hémiplégie, convulsions, contractures, lésions dont les symptômes ont la plus grande analogie avec ceux auxquels donnent lieu les gommes de l'encéphale. — Rappelons, à ce propos, que la gomme cérébrale est toujours entourée d'une zone de tissu frappée de congestion sanguine, et que là encore un état morbide des parois vasculaires influe sur la circulation des parties compromises et explique les exsudations qui s'y opèrent et qui sont le point de départ de symptômes soit immédiats, soit consécutifs, aussi complexes que graves.

Lésions du système nerveux. — On a vu ci-dessus les lésions, pour la plupart purement fonctionnelles, qui appartiennent à la période prodromique. Plus tard, elles prennent un caractère différent. A la céphalée, aux diverses névralgies de la première phase succèdent les paralysies, et, entre autres la plus commune, l'hémiplégie faciale. Ordinairement incomplète, elle s'établit (ce qui est son signe distinctif) sans perte de connaissance. Viennent ensuite les paralysies oculaires (troisième et sixième paires), celles de la cinquième, etc. Mentionnons aussi les poussées sudorales, les troubles de caloricité, le refroidissement perçu par le malade, accusé par le thermomètre (qui descend de 5 ou 6 degrés) avec petitesse du pouls.

A une période plus avancée, on observe des altérations portant soit sur les organes centraux, soit sur le système nerveux périphérique.

A. *Organes centraux.* — Les organes centraux peuvent être atteints dans leur enveloppe fibro-séreuse ou dans leur substance même. La dure-mère rachidienne ou crânienne est le plus souvent le siège de lésions circonscrites (gommes, qui déterminent toujours à leur voisinage un travail inflammatoire) ou diffuses (sclérose pouvant s'étendre par plaques soit à une grande partie, soit à plusieurs régions du crâne), nées sur sa face externe ou interne, ou dans son voisinage (voûte du crâne), et l'atteignant alors secondairement : les deux autres membranes, l'arachnoïde plus rarement, sont sujettes aux mêmes lésions, qui les envahissent parfois toutes les trois et, à un certain degré de développement, font participer le cerveau à l'altération. Céphalée, vertiges, étourdissements, accès épileptiformes, plus rarement hémiplégies, polyurie, glycosurie, albuminurie, vomissements : tels sont les phénomènes qui caractérisent cette affection, essentiellement lente, intermittente et récidivante.

Quant aux lésions de l'encéphale proprement dites, ce sont des gommes, souvent multiples, et sur différents points ; dont le volume le plus ordinaire est celui d'une noisette, et le siège préféré la couche superficielle de l'encéphale, surtout vers les lobes frontaux, à la protubérance, en somme plutôt à la convexité des hémisphères.

Les symptômes dus à ces lésions se produisent suivant trois types différents : épileptique, paralytique, mental.

Toujours précédés de céphalée (persistante, localisée, parfois atroce, qui est l'un des premiers signes et des plus précieux pour le diagnostic), et d'insomnie (coexistant avec la céphalée) deux symptômes liés suivant ses diverses phases) à la plupart des lésions méritent l'attention : l'épilepsie et la paralysie.

Les attaques épileptiformes, l'un des accidents les plus fréquents dans le cours des encéphalopathies spécifiques, se montrent à intervalles très variables, mais à intervalles diminuant progressivement de durée. Si l'affection reste sans traitement, l'intégrité fonctionnelle de l'organe lésé ne tarde pas à être compromise, même entre les crises ; ainsi l'on observe l'affaiblissement de l'intelligence, l'aphasie, etc. C'est par l'absence du cri initial, par la conservation partielle de la connaissance, la localisation des convulsions à un seul membre ou à une moitié du corps, la durée plus longue des attaques, la progression très sensible soit vers l'amélioration, soit vers l'agravation (selon qu'elle est, ou non, traitée spécifiquement) que cette épilepsie, spécifique se distingue de l'épilepsie commune.

La forme paralytique, qui parfois affecte les organes des sens (anosmie, troubles de la vision, bourdonnements, cophose) peut donner lieu d'emblée à des troubles fonctionnels graves : paraplégie, akinésie des muscles de l'orbite, aphasie (avec toutes ses variétés, à début soit subit, soit graduel, coexistant ou non avec l'hémiplégie, à cours continu ou intermittent), mais surtout l'hémiplégie (siégeant indifféremment à droite ou à gauche, toujours annoncée par la céphalée, plus souvent à début brusque). L'âge du sujet qui, dans la majorité des cas, ne dépasse pas quarante ans ; la conservation de la conscience, la concomitance des lésions spécifiques profondes, soit à la peau, soit aux muqueuses, soit aux viscères; enfin l'existence antérieure d'un chancre syphilitique suivi d'accidents secondaires qui auront présenté un certain degré de gravité, mettront aisément le praticien sur la voie du diagnostic.

Un troisième type clinique, mais comme ceux précédemment décrits, bien souvent, le plus souvent figurant parmi ceux qui sont associés les uns aux autres, est celui où les phénomènes psychiques prédominent. Tantôt c'est l'état de prostration : anamnésie, anaphrodisie, inaptitude à l'effort intellectuel. Le malade évite la contention d'esprit, ou la borne à l'exercice des travaux qui lui sont familiers; il sait dans la conversation fuir les sujets abstraits, les questions dont la solution exige une précision mathématique; puis l'hébétude augmente et la démence s'établit. Tantôt, au contraire, c'est l'exaltation qui ouvre la scène et y tiendra le premier rang. Les hallucinations, les conceptions délirantes, les actes inconscients, s'observent là comme dans le cours de la manie. Soit dans un accès furieux, soit par suite de déductions illogiques, celui dont la raison est ainsi pervertie peut tourner une main meurtrière contre lui, ou contre autrui, parfois contre le médecin, s'il y a syphiliphobie ou hydrargyrophobie. Que la spécificité de cette lésion soit méconnue, et l'on enfermera dans des hospices d'aliénés les malades, trop heureux si ces hospices ont, comme jadis à l'Antiquaille, à côté du service de psychiatrie, une clinique de syphiligraphie.

La paralysie générale avec ces alternatives de dépression et d'excitation, ses ambitions ou ses puérilités bizarres et l'affaissement universel des fonctions de tout ordre, qui improvise à la victime une véritable décrépitude physique et morale, a souvent été observée comme conséquence de la syphilis.

Quand la lésion siège sur la moelle épinière (pie-mérite ou plus rarement gomme intramédullaire), on peut observer tous les phénomènes classiques, soit de la compression médullaire, soit de la désorganisation progressive d'une ou de plusieurs de ses parties constituantes (paraplégie) ; se distinguant cliniquement de la paraplégie commune par la rapidité de sa progression ainsi que par la constance des troubles de l'excrétion urinaire et génitale, contracture, spasmes. Enfin ataxie locomotrice, affection dont la lésion anatomique principale est une sclérose des cordons postérieurs, qu'on a non sans raison rattachée à la syphilis, vu le grand nombre de sujets syphilitiques qu'on relève parmi les ataxiques; dont les symptômes, cependant, sont sur les sujets syphilitiques, absolument les mêmes que chez les non syphilitiques (et n'ont par conséquent point à être décrits ici) ; contre laquelle, une fois qu'elle est à l'état confirmé, le traitement spécifique n'exerce aucune influence ; dont il n'est même pas encore bien prouvé que ce traitement, quand il est employé à temps, ait pu enrayer le développement.

B. *Système nerveux périphérique.* — Citons en première ligne les douleurs qui peuvent être déterminées par une compression ou une altération propre au cordon nerveux ou de ses gaines, mais plus souvent des tissus périphériques. Comme dans les troubles parallèles de la période secondaire, les névralgies cervicale, trifaciale, sciatique, brachiale, intercostale, sont de beaucoup les plus fréquentes. Les paralysies, qui ne sont produites que par un état plus avancé de ces lésions, frappent de préférence, à cause de leur passage à travers des trous ou canaux osseux (où ils sont exposés à la compression provenant de l'épaississement soit de leur névrilème, soit du périoste), les nerfs animant les muscles de la face, de l'orbite, facial, moteur oculaire commun, oculaire externe, pathétique ; d'où une gêne plus ou moins complète dans les mouvements du globe oculaire, du diaphragme irien, du muscle accommodateur, etc. : diagnostic facile quand un seul nerf est frappé, fort épineux quand plusieurs le sont en même temps, circonstance qui est loin d'être rare. Mais une fois ce diagnostic local bien posé, il éclaire le diagnostic étiologique : savoir quelle paire est lésée, à quelle hauteur elle est atteinte (ce qui est possible en se rendant bien compte des fonctions frappées d'inertie), c'est reconnaître en quel point de l'encéphale siège l'altération spécifique cause des désordres.

On a aussi constaté la participation du grand sympathique à la dégénérescence syphilomateuse.

Pronostic de la syphilis nerveuse. — Toute lésion des centres est essentiellement grave, et cela pour plusieurs motifs : 1° en raison de l'importance physiologique de l'organe qui en est le siège ; 2° parce que si, à titre de lésion syphilitique, elle est sujette à récidiver, d'autre part à titre de lésion tertiaire, elle se caractérise par une tendance à la persistance, qui équivaut presque à l'incurabilité ; 3° parce que le travail pathologique qu'elle provoque constamment autour d'elle par sa présence, suffit pour causer de sérieux et durables désordres ; 4° parce que, en tant que lésion cérébrale d'ordre commun, les fonctions auxquelles l'organe altéré préside ne sont pas de celles dont on puisse à volonté suspendre l'exercice pour laisser l'interruption de la fonction concourir à la guérison. Par le fait, rien n'est commun dans cette classe d'affections comme les guérisons incomplètes, les améliorations restant stationnaires, les retours pires que les premiers coups. D'ailleurs on voit trop vite s'établir par suite de l'accoutumance, l'impuissance des spécifiques qui avaient d'abord semblé faire merveille. Que le praticien se mette donc en garde contre la confiance qu'un premier avantage remporté contre l'ennemi semble si bien justifier. De ce que le mercure et l'iode possèdent manifestement une action sur le processus, il ne s'ensuit point que cette action doive certainement aboutir à une victoire complète et surtout définitive. Pas de découragement, mais une grande ténacité dans la médication, et beaucoup de réserve dans le pronostic, telle est donc la règle en ce cas.

Syphilis du cœur. — Lésion existant à la période tertiaire, consistant en gommes souvent accompagnées de sclérose, occupant plutôt les cavités gauches et plutôt les ventricules que les oreillettes; infiltrant les parois, pouvant se ramollir ; s'étendant par voie de contact à l'endocarde et au péricarde; ne déterminant que les symptômes communs aux lésions organiques du cœur (dyspnée, palpitations, angoisse, cyanose), pouvant par conséquent être méconnue, si le souvenir des antécédents n'en vient pas révéler la cause ; devenant presque toujours mortelle, et souvent d'une manière subite : tel est le tableau sommaire de cette affection, relativement rare, mais sur la possibilité de laquelle la vigilance de tout médecin qui soigne un tertiaire doit être éveillée.

Lésions du foie. — Elles se distinguent par la lenteur de leur marche, et par le mode successif de leur envahissement dans les diverses parties du viscère. D'autre part, quand c'est le processus de sclérose qui est en jeu, le tissu morbide auquel elles donnent naissance se rétracte, forme par places des brides, des étranglements. De là résulte une apparence lobulée, inégale, de la surface de l'organe, en même temps qu'une dureté circonscrite à quelques points de cette même surface. Si, en outre, l'on tient compte des saillies résultant de la présence de gommes; si l'on se rappelle que, à mesure qu'un segment du foie entre dans une période plus avancée de la maladie, il peut s'atrophier, à côté d'autres segments qui gardent leur consistance et leur volume normal, on voit quel parti le clinicien peut tirer du palper méthodique et de la percussion de l'organe, pour porter un diagnostic en quelque sorte *a priori*.

L'ictère, la diarrhée, les vomissements, l'ascite, l'imperfection des actes digestifs, joints aux péritonites partielles de voisinage sont les conséquences habituelles de cette lésion, à propos de laquelle, il est superflu de répéter qu'elle se décèle surtout par les symptômes de syphilis concomitants et ne guérit que par les iodurés.

Mêmes remarques sur l'altération syphilitique, beaucoup plus rare, de la rate.

Lésions pulmonaires. — Sous forme de sclérose ou de gommes, par conséquent à l'état tertiaire, par conséquent aussi à un âge ordinairement plus avancé que celui où sévit la phthisie bacillaire, le tissu conjonctif autour des bronches et des parois des vésicules pulmonaires est soit infiltré d'un néoplasme dont le développement diminue le calibre des conduits aériens (sclérose), soit envahi, surtout à la partie moyenne du poumon, par une ou plusieurs gommes qui y suivront les diverses phases de leur évolution.

Les symptômes sont ceux de la phthisie, mais approximativement ; c'est-à-dire que la marche de la maladie est lente, apyrétique, que l'état général reste comparativement bon, même longtemps après le début des symptômes dyspnéiques. Si à ces signes différentiels on ajoute l'existence antérieure ou concomitante d'accidents syphilitiques caractérisés, le diagnostic sera bien près d'être fait, ou du moins il l'est assez pour justifier, imposer même l'emploi des iodurés, dont le résultat avantageux, en général très prompt, achèvera de lever les doutes.

Alors même d'ailleurs que, chez un syphilitique pneumopathe, on aurait trouvé dans les crachats le bacille de Koch, l'iodure ne serait point contre-indiqué, car les deux maladies peuvent coïncider. Comme elle le serait par l'effet de toute cause déprimante, la phthisie bacillaire peut avoir eu son invasion favorisée par la débilitation constitutionnelle que la syphilis engendre ; et l'état qui a préparé la maladie pouvant évidemment l'entretenir, on doit d'autant moins hésiter à l'attaquer qu'on possède pour le vaincre, pour supprimer ce facteur (ce qui fait défaut dans la phthisie bacillaire), une médication spécifique.

Lésions du rein. — On a trouvé, dans quelques cas, sur le rein, des lésions anatomiques analogues à celles que la sclérose syphilitique produit dans le parenchyme du foie et du testicule. Dans d'autres cas, chez des sujets syphilitiques, il existait une dégénérescence soit amyloïde, soit graisseuse de l'organe. Quelle part la syphilis avait-elle prise à la formation de ces dégénérescences? Si elle avait agi, était-ce à titre de cause spécifique ou de cause simplement débilitante? En tout cas, il faut savoir que le traitement *mercuriel* possède un pouvoir très notable sur la syphilose rénale.

CHAPITRE II

NATURE ET ENCHAINEMENT DES MANIFESTATIONS SELON L'INTENSITÉ DE LA SYPHILIS.

La syphilis est semblable chez tous les individus qui l'ont contractée : semblable, oui, mais non identique, tant s'en faut. Envisagée dans son ensemble, elle a chez tous des caractères et des allures de race, qui suffisent à la faire reconnaître. Mais chez chacun, elle se comporte, sévit, croît ou décroît, dure, se termine, à sa manière.

Son pronostic et son traitement étant nécessairement subordonnés à ces variations, il importait de les connaître et, pour en bien discerner les causes, de se faire d'abord une idée du type naturel, c'est-à-dire d'étudier d'abord quelles sont les différences d'évolution de la maladie lorsqu'elle est abandonnée à elle-même. C'est ce que l'on fit — un peu tard, il est vrai — pour la pneumonie; et la notion désormais acquise de sa marche et de sa terminaison spontanées modifia sensiblement sa thérapeutique. C'est ce que — plus tard encore — j'ai fait moi-même pour la syphilis, en traçant son *Histoire naturelle*.

Le premier résultat de mon étude fut de m'apprendre que, indépendamment de toute influence médicatrice, il existe des cas où la syphilis est faible et des cas où elle est forte; et cela dans la proportion — établie par une enquête, faite d'abord de 1855 à 1863, puis de 1871 à 1874, et portant en tout sur 93 malades, — dans la proportion, dis-je, de 59 syphilis faibles, contre 34 fortes.

Mais cette dichotomie sommaire ne peut suffire au praticien. Il a droit, parce qu'il a intérêt, à ce que l'auteur qui veut lui peindre la nature la représente aussi ressemblante que possible, et ici, pour saisir la ressemblance il faut apprécier les nuances ; il faut donc multiplier les divisions.

Or, en groupant, conformément à mes notes, les cas si diversifiés que m'a offert la clinique, je les ai classés en cinq catégories représentant chacune un degré de plus en plus fort d'intensité du mal, savoir : 1° syphilis ébauchée; 2° syphilis faible (ou secondaire proprement dite, ou tégumentaire); 3° syphilis forte (ou de transition); 4° syphilis galopante; 5° enfin — non comme espèce qui, au début, soit distincte, mais comme couronnement de l'édifice dans quelques cas — la syphilis tertiaire ou syphilis diathèse. Voici, en abrégé, le signalement de chacune de ces catégories :

1° *Syphilis ébauchée* (7 cas sur 93). — Ce sont des cas où la vérole est *plus que faible;* où, après le chancre, il n'y a eu qu'une seule poussée consistant en roséole, deux ou trois acnés croûteuses du cuir chevelu, quelques dépolissures de la muqueuse buccale; symptômes qui, précédés ou non de céphalée, ont disparu en deux ou trois mois, bien entendu ans traitement général, et souvent ne laissant pas plus de traces dans la mémoire que sur la peau de ceux qui en ont été atteints. — Ces cas existent, et comme j'en connais entre autres trois dont je revois encore aujourd'hui fort souvent les sujets, restés parfaitement indemnes depuis 19, 20 et 27 ans, il m'est impossible de douter de leur réalité.

Les caractères essentiels des syphilis de cette catégorie sont de n'avoir qu'une, tout au plus deux poussées; de ne paraître que sous forme érythémateuse; de guérir spontanément.

2° *Syphilis faible* (53 cas sur 93). — La première éruption est roséolique ou papuleuse, vésiculeuse même quelquefois. Les plaques muqueuses, à leur tour, envahissent divers orifices, et peuvent s'exulcérer. Des squames paraissent aux régions palmaires et plantaires. — Ces premiers symptômes s'effacent. Puis, après quelques semaines, une nouvelle poussée a lieu, consistant ordinairement en syphilides plus circonscrites et de moindre intensité, parfois cependant, au contraire, en lésions plus sérieuses (de l'onyxis, une éruption papuleuse au coude, de la dysphonie, des fissures à la langue, des plaques érosives au scrotum, etc.). Après la disparition de ces nouveaux accidents, il y a encore parfois une troisième poussée analogue, puis tout cesse, sauf certaines lésions locales dans des régions prédisposées par leurs fonctions (gosier, paume des mains, d'une seule main le plus souvent, — la main *professionnelle*, — cuir chevelu, face externe des petites lèvres); ces dernières lésions ne dénotant point une persistance de l'intoxication qui la rende capable d'éclater en de nouveaux désordres constitutionnels, lésions qui, par le fait, finissent par s'éteindre.

Les caractères essentiels des syphilis de cette catégorie sont : de ne produire de lésions visibles qu'au tégument; de durer, en moyenne (d'après mon calcul portant sur 29 cas complètement observés), dix mois et demi; enfin de pouvoir guérir en ce laps de temps sans l'intervention des remèdes dits spécifiques (lesquels, sans être toujours nécessaires, peuvent quelquefois être occasionnellement fort utiles).

3° *Syphilis forte* (29 cas sur 93). — La première éruption est à larges papules, ou pustuleuse, ou squameuse, accompagnée assez rapidement de débilitation générale. L'éruption du cuir chevelu est impétigineuse plutôt qu'acnéique; les plaques muqueuses s'ulcèrent; l'onyxis est cornée, parfois ulcéreuse; les squames palmaires et plantaires laissent sentir au-dessous d'elles de petites indurations à forme de tubercules, s'accompagnant de fissures; partout où la peau est fine ou adossée à elle-même (aux bourses, au pli mento-labial, sous le sein), l'éruption qui, ailleurs, est papuleuse ou squameuse, devient humide, tend à s'exulcérer. — Comme dans la catégorie précédente, il y a des poussées successives, mais elles sont en plus grand nombre; elles laissent entre elles un moindre intervalle de temps, et surtout elles consistent en lésions de plus en plus graves. Dès la première année, en effet, et parfois avant, la rhinite ulcéreuse, les contractures musculaires, l'iritis, l'albuginite, un peu d'amnésie, quelques douleurs tibiales, sternales, costales (plus persistantes, plus rebelles à l'iode que celles de la période prodromique), des ecthymas au bas des jambes se succèdent, coïncident, récidivent ou se perpétuent. Cet ensemble d'accidents finit ordinairement par guérir; mais plus d'une fois on le voit déjouer, et dans quelques cas définitivement, les efforts combinés de la médecine et de l'hygiène.

Les caractères essentiels des syphilis de cette catégorie sont : que les lésions qu'elle produit n'affectent pas un seul et même système organique, le tégument; que, d'après mon calcul précité, elles durent en moyenne près de vingt mois (dix-neuf mois et huit dixièmes); enfin que, pour triompher de la plupart de ces lésions, il est nécessaire d'adjoindre aux autres médications le traitement spécifique, parfois mixte.

4° *Syphilis galopante, maligne* (4 cas sur 93). — C'est

comme une syphilis forte, à l'état aigu. Après une incubation plus courte que d'habitude (34 jours, en moyenne, au lieu de 45) apparaît, accompagnée de céphalée violente, une éruption générale de larges plaques ou de pustules, qui rapidement s'ulcèrent et se couvrent de croûtes [1]. Insomnie, prostration, inappétence, douleurs ostéocopes précoces. Les poussées successives se précipitent; des rupias, des tubercules, des périostoses se déclarent prématurément, et bien que la guérison ne soit pas impossible, la syphilis tertiaire ne peut que rarement être évitée.

Les caractères essentiels des syphilis de cette catégorie sont : la brièveté de l'incubation ; l'apparition de certaines espèces de lésions sur des régions et à une période où on ne les observe pas ordinairement ; la coexistence d'accidents secondaires et d'accidents tertiaires ; trop souvent l'impuissance relative ou absolue, même à fortes doses, des spécifiques ; enfin péril imminent pour la vie.

5° Syphilis tertiaire. — Appelé *tertiaire* parce qu'il ne s'établit qu'après les deux premières périodes ; appelé syphilis *du tissu conjonctif*, par opposition à la syphilis secondaire qui n'a que des manifestations épithéliales ; appelé syphilis *confirmée* par les auteurs qui avaient entrevu son incurabilité, cet état me paraît bien plutôt mériter le nom de *syphilis-diathèse* ou mieux *devenue diathèse*.

En effet, la syphilis, considérée dans ses deux premières périodes, a les caractères d'une maladie virulente (microbienne) et non ceux des diathèses. Pour le démontrer, opposons, dans un tableau comparatif, les attributs de la syphilis

1. J'ai vu mourir, littéralement couvert d'ulcères qui occupaient au moins les deux cinquièmes de sa surface cutanée, un malheureux de cette catégorie, âgé de cinquante ans, affaibli par les veilles et l'alcoolisme, dont les plus fortes doses, de mercure et d'iode, bien tolérées cependant au début, ne purent ni diminuer les souffrances ni conjurer la triste fin. — Exemple tristement confirmatif de ce mot de Neisser : « Le mercure est impuissant contre une telle quantité de bactéries. »

secondaire à ceux des affections *diathésiques* (l'arthro-herpétisme étant pris pour type).

LA SYPHILIS SECONDAIRE	LA DIATHÈSE
1° frappe à coup sûr tous ceux qui se trouvent en rapport suffisant avec l'agent morbigène [1]. — Nul n'échappe à son inoculation bien pratiquée ;	1° ne naît que chez les sujets prédisposés. — Il serait impossible de rendre à volonté un individu quelconque rhumatisant ou dartreux ;
2° est due à l'introduction accidentelle, instantanée d'un principe, jusqu'ici incomplètement connu dans sa nature, mais ayant pour caractère essentiel de tendre à être éliminé de l'organisme. Règle générale, on guérit de la syphilis ;	2° est due au développement spontané et lent d'un état ayant pour caractère essentiel de tendre à affecter de plus en plus profondément l'organisme. On ne guérit pas du cancer. Guérit-on du rhumatisme, de la dartre ?
3° donne lieu à des manifestations successives, plus ou moins nombreuses, éclatant à intervalles variables, mais dont les premières ont une marche très régulière, apparaissant sans avoir eu besoin d'être aidées par l'action de causes extrinsèques ;	2° donne lieu à des manifestations successives, plus ou moins nombreuses, éclatant à intervalles variables, mais sans aucune régularité et qui n'apparaissent guère que sous l'influence d'une cause accessoire (froid,fatigues, hygiène défectueuse, causes morales déprimantes, changement de saison) ;
4° la sécrétion des lésions produites par les lésions qui constituent ces manifestations est contagieuse ;	4° la sécrétion des lésions produites par les lésions qui constituent ces manifestations n'est pas contagieuse ;
5° transmet, héréditairement, une affection toute semblable ; la transmet à coup sûr; la transmet au fœtus même, et peut aussi la transmettre par le fœtus à sa mère.	6° ne transmet, héréditairement, qu'une prédisposition, qui, selon le cas, aboutira ou n'aboutira pas; ne produit jamais ses effets qu'à très longue échéance ; ne se transmet pas du fœtus à la mère.

Conclusion : La syphilis est une maladie virulente (microbienne) ; comme telle, elle tend à la guérison. Mais, lorsque, par le fait de certaines conditions que j'indiquerai plus tard,

1. Hors le cas d'*immunité* conférée à l'individu par une syphilis antérieure de lui ou de ses ascendants.

l'élimination du virus n'a pu se faire comme d'habitude, l'affection peu à peu se transforme, prend les caractères propres aux diathèses [1], en d'autres termes, et selon le langage adopté, devient *tertiaire*. En effet, et conformément à ce que nous montre le tableau ci-dessus :

1° Sur un nombre donné de syphilitiques quelques-uns seulement (1 sur 6 environ dans nos climats) deviennent tertiaires.

2° De même que pour les diathèses, chez le tertiaire, les lésions vont en augmentant de gravité; le mal tend à se perpétuer et, par le fait, est souvent incurable.

3° Les lésions tertiaires apparaissent sans aucun ordre ni régularité.

4° Elles ne sont pas contagieuses.

5° Elles ne se transmettent pas, héréditairement, en nature.

Ajoutons que les lésions tertiaires (gommes, exostoses, caries, altérations viscérales, nerveuses) se montrent, par leurs caractères, soit histologiques, soit apparents, tellement dissemblables des altérations de syphilis secondaire

1. La syphilis n'est pas la seule maladie virulente qui puisse se convertir en diathèse. Les désordres constitutionnels persistants, très souvent graves, parfois mortels, qui succèdent, dans certains cas, à la rougeole, à la scarlatine, à la diphthérie, sont là pour prouver la réalité de ces transformations, dont les causes, le mécanisme, l'évolution, les conséquences sont, pour le pathologiste comme pour le clinicien, un sujet curieux, élevé et presque neuf d'études. D'ailleurs, on comprend que, en raison de sa durée, la syphilis se prête mieux que toute intoxication virulente à cette métamorphose.

Ajoutons, comme exemples touchant plus directement à notre sujet, de maladies permanentes, suite de maladies microbiennes temporaires : les *suites de gale*, sous forme d'eczémas et prurigos revenant à chaque changement de saison; l'herpès progénital indéfiniment récidivant, qui s'établit notamment à la suite de chancrelle; l'état morbide, bien plus général que local, décrit par moi sous le nom de *blennorrhagie prolongée*, qui, dans certaines conditions, est une conséquence de la blennorrhagie uréthrale : toutes lésions dont les produits de sécrétion n'ont rien de contagieux. — Rappellerai-je que, pendant bien longtemps la contagiosité de la morve *chronique* était douteuse au point que, à l'école d'Alfort, on professait qu'elle n'est pas inoculable?

que, s'il n'était éclairé tant par les antécédents que par l'influence du spécifique, le clinicien aurait beaucoup plus de tendance à en faire deux maladies distinctes qu'à y voir seulement — ainsi qu'on l'enseignait jadis — deux périodes d'une même maladie. Et par le fait, les clients s'y trompent les premiers eux-mêmes; car tandis que les accidents secondaires encombrent les hospices spéciaux, c'est dans les hôpitaux ouverts à toute espèce d'affections qu'on rencontre surtout les tertiaires.

CHAPITRE III

PRINCIPES GÉNÉRAUX DU TRAITEMENT HYGIÉNIQUE ET PHARMACEUTIQUE.

Quelle qu'en soit la capacité, un flacon de pilules ne contient pas tout le traitement de la syphilis. Celui qui veut la soigner en médecin, c'est-à-dire en faisant concourir à ce but l'ensemble des diverses ressources dont l'art dispose, doit mettre simultanément en œuvre deux ordres de moyens. D'une part, il s'attaque directement à la *cause* (virus ou microbes) pour la détruire s'il se peut, tout au moins pour neutraliser ses effets, chaque fois qu'ils éclatent. D'autre part, il s'adresse au *milieu vivant*, pour le rendre aussi impropre, aussi réfractaire que possible au développement, à la perpétuation, aux résurrections du principe ou de l'être morbigène.

A ces deux indications correspondent deux ordres de moyens, de médications : celles destinées à modifier l'agent infectieux ; celles destinées à modifier l'organisme infecté.

Je commence par les considérations de ce deuxième ordre, et ce pour deux motifs :

Parce que les règles de traitement qui en découlent sont

applicables, et indispensables à appliquer non seulement à tous les syphilitiques, sans aucune exception, mais à toute période, à tout moment, à toute forme, à tout degré de la syphilis ; parce que, bien méditées, elles sont un guide nécessaire pour formuler avec autant d'efficacité et avec aussi peu de danger qu'il est en notre pouvoir, l'autre partie du traitement, celle qui s'adresse directement à la cause du mal.

PREMIÈRE SECTION

TRAITEMENT MODIFICATEUR DE L'ORGANISME.

La syphilis est une maladie constitionnelle. Ceci est admis : le mot de *syphilis constitutionnelle*, peu à peu, est devenu un pléonasme. Personne, aujourd'hui, ne nie donc l'action de la syphilis sur la constitution.

Mais l'effet en sens inverse est moins connu, moins étudié surtout.

Et pourtant, d'après la double et longue incubation que ce contagium subit en pénétrant dans l'organisme, on devait bien présumer la réalité de cette autre action. Car s'il met du temps — et par cela même qu'il met du temps — à influencer la constitution, certes la constitution a bien le temps de l'influencer lui-même. C'est de là surtout, c'est de cette élaboration de la graine par le terrain que naissent les profondes différences qui séparent la syphilis d'un homme de la syphilis d'un autre homme. Pourrait-on, par exemple, expliquer autrement, pourquoi une femme qui tient la maladie de son mari sera malade plus ou moins que son mari? Pourquoi de trois jeunes gens infectés à la même source, dans la même séance, chacun aura sa syphilis à lui, sa syphilis *personnelle ?* Toutes trois cependant avaient commencé identiques ; elles ne se sont diversifiées qu'ensuite, à mesure que le contenant a eu la faculté d'agir sur le contenu ; que le ferment a pu subir l'action du milieu où il va évoluer, c'est-à-dire l'action de la constitution.

Mais le mot constitution ne doit pas s'entendre ici selon les commodes errements de la vieille physiologie de Richerand. Son sens est tout autrement compréhensif, compréhensif à remplir un volume. Si le même virus effleure un malade, mutile celui-ci, tue un dernier, c'est bien en partie peut-être parce qu'il était ou vigoureux et sanguin, ou grêle et nerveux, ou obèse et lymphatique. Mais cela explique si peu, que le plus souvent cela n'explique absolument rien. Il faut aller au delà ; il faut fouiller plus profond et plus loin.

La vie entière de nos clients est le sujet de cette étude, dont l'étendue pourrait décourager le praticien si chaque découverte qu'on y fait n'avait, en matière de syphilis, son application immédiate, préventive ou curative.

Rendre l'organisme apte, aussi apte que possible, à résister au virus qui l'a pénétré, tel est notre but. On l'atteint en remplissant trois indications essentielles que je vais exposer successivement : imprimer à l'acte nutritif une impulsion dans le sens qui favorise l'élimination du virus ; guérir ou atténuer les états morbides qui, coexistant avec la syphilis, sont de nature à l'aggraver ; proscrire les infractions d'hygiène qui sont spécialement nuisibles au syphilitique

§ 1. — AGIR DIRECTEMENT ET SPÉCIALEMENT SUR LA NUTRITION.

Comment réaliser une action ainsi définie ?

Tout simplement, pour l'infinie majorité des cas, par la banale mais salutaire médication *reconstituante*. La saignée, les purgations spoliatives, la diète, inséparables précurseurs et compagnons des anciennes cures spécifiques, durent, il y a cinquante ans, un regain de faveur aux doctrines broussaisiennes. Mais que les temps sont changés!... les temps et les hommes, mais aussi les doctrines, et surtout la base des doctrines.

Contre une maladie que le microscope a démontrée être déglobulinisatrice, c'est déjà bien assez que l'emploi d'un remède doué de cette même propriété soit souvent nécessaire, sans qu'on fasse encore intervenir dans le même sens le régime. Aussi, cette vérité étant bien établie, les reconstituants de tout ordre ont-ils pris un empire que nul ne leur dispute plus aujourd'hui. C'est au point que, non sans quelque raison, dans certains cas, le traitement *par les seuls toniques* se pose hardiment en rival du traitement par les spécifiques. Et s'il faut avouer que sa prétention à les supplanter est injustifiable, il n'en est point de même de son droit à les seconder, droit prouvé par tant de services dans l'universalité et pendant l'entière durée des cures qui ont été couronnées du succès le plus prompt et le plus solide.

Auxiliaire toujours utile des remèdes spécifiques proprement dits, la médication reconstituante sera décrite plus loin, dans ses formules et ses régles, à côté des formules et des règles mêmes de la médication spécifique. Je me borne donc, pour le moment, à quelques considérations sommaires.

Quelque grande que soit l'importance du traitement reconstituant, ne l'exagérons point. Ce ne serait pas sans danger. Il faut bien savoir, quoique peu de médecins le disent aux malades, que le temps et une bonne hygiène physique et morale sont les agents principaux de la cure de la syphilis. Aidez-y par le fer, le quina et autres amers (quassia, petite centaurée, gentiane). Ajoutez à propos l'huile de foie de morue : c'est sagement agir, car l'agent morbide a débilité l'organisme en même temps qu'il l'a infecté, et n'oubliez pas que la chloro-anémie a accompagné de près l'intoxication, puisque la coexistence de ces deux états se révèle, à l'époque de la première poussée, par la simultanéité de leurs symptômes respectifs. C'est donc de toniques, de reconstituants que le malade a besoin avant tout. Mais formulez discrètement. Ne bourrez pas votre client de drogues; ménagez son estomac : c'est encore quand il digère bien que ce viscère travaille le mieux à la guérison de la vérole.

L'hygiène doit se prescrire avec la même réserve. N'intervenez point en réformateur. Quel doux sourire n'ai-je pas vu, cent et cent fois, s'épanouir sur des lèvres inquiètes qui venaient de me dire : « Et le régime ?... » à ma constante réponse : « Ne changez rien à votre manière ordinaire de vivre. » A la vérité, j'élimine toujours de mes ordonnances le *régime doux* (que je vois stéréotypé sur celles de quelques confrères) : mais je n'omets pas moins soigneusement les fameuses *viandes saignantes*, *grillées et rôties*, qui, en moins de quinze jours, inspirent une satiété aussi pernicieuse qu'insurmontable. Je permets le café et jusqu'au petit verre, me contentant de veiller à ce qu'on mange à sa faim et à heures réglées.

« *Rien d'exceptionnel* » étant, en ce cas, ma devise, vous devinez que je n'accepte point le sacrifice des clients qui, pleins d'une confiance trop flatteuse, veulent quitter leur pays, leurs affaires pour se mettre, disent-ils, entre mes mains pendant toute la durée du traitement... Ceux-là vous consacreront volontiers un, deux, trois mois ; mais à ce prix, il entendent être guéris sans retour. Or vous savez que la chose n'est pas possible; que, du moins, on ne peut jamais garantir que la maladie sera terminée à ce bref délai. Aussi, quand après avoir *végété* trois mois dans une grande ville dont ils fuient les distractions et n'ont connu que l'isolement et l'influence anémiante, ils voient survenir une récidive, jugez de leur désespoir, et jugez de l'effet de ce désespoir sur l'état de l'organisme, partant sur la durée du mal.

Il est bon de rassurer certains clients contre la crainte des frais qu'entraînera la maladie. Notre cher Munaret, le philanthropique créateur du *Dispensaire spécial* de Lyon, avait calculé que, pour *deux francs* de médicaments, on peut traiter une syphilis. A la vérité, c'est là le prix de revient, auquel il convient d'ajouter l'honnête bénéfice du pharmacien.

§ 2. — TRAITER LES ÉTATS MORBIDES COEXISTANT AVEC LA SYPHILIS ET SUSCEPTIBLES DE L'AGGRAVER.

Un strumeux, un tuberculeux, un alcoolique, un ex-typhoïque ou paludéen, un diabétique, une anémique, un tube digestif *en variations*, suivant l'expression vulgaire, ont gagné la syphilis. Ce sont là autant de causes d'affaiblissement de la constitution en même temps que d'obstacles directs à la tolérance des médicaments spécifiques. De plus, les effets de ces maladies s'ajoutent à ceux de la syphilis.

Tant qu'ils ne font que s'ajouter, il n'y a de difficulté plus sensible, ni pour le diagnostic, ni pour la thérapeutique. Nous n'avons donc à tenir compte ici que d'un cas plus ardu, celui où les effets de la syphilis et ceux des autres maladies se combinent au lieu de simplement coexister. Ainsi, par exemple :

La diathèse herpétique imprime aux manifestations cutanées de la syphilis deux caractères particuliers :

1° Elle rend la syphilide *pruragineuse* (tandis que l'absence de prurit est, au contraire, le cachet, le signe pathognomomique des syphilides simples) ;

2° Elle leur donne une durée, une ténacité exceptionnelle. Si je vois, comme cela m'est arrivé plusieurs fois, une éruption papuleuse générale, cuivrée, consécutive au chancre, résister, presque sans changement, pendant deux mois, à 10, à 15 centigrammes de proto-iodure de mercure par jour, je suis mis par là sur la voie de l'existence d'une complication herpétique, et en conséquence je prescris, selon le cas, l'arsenic aux syphilitiques précédemment sujets à des dartres sèches; les eaux sulfureuses aux lymphatiques; les eaux alcalines aux arthritiques.

Il arrive souvent, en pareille circonstance, que la syphilis joue le rôle d'agent provocateur. Cet homme est dartreux : mais il n'avait pas de dermatose et rien, pour le moment, n'annonçait une fluxion cutanée. Survient un chancre... Comptez six semaimes. A ce terme réglementaire apparaît l'éruption de première poussée ; mais, chez lui, l'éruption sera mixte, c'est-à-dire syphilitique par sa date, sa coloration, son siège, son mode de distribution et de groupement; herpétique, par sa pruriginosité, sa durée, sa résistance aux remèdes anti-syphilitiques. C'est une diathèse, qui à la fois, si je puis ainsi dire, a réveillé et habillé l'autre, indiquant ainsi au médecin quels voiles il doit écarter s'il veut connaître quelles médications il doit allier, s'il veut guérir.

Dans d'autres cas, c'est durant le cours déjà établi de la syphilis qu'une jetée dartreuse a lieu. Il est alors plus difficile de déterminer la nature de l'éruption, parce que ses signes objectifs participent de l'une et de l'autre origine. On y arrive plutôt en tenant compte du siège et des coïncidences. Bien rarement, en effet, une syphilide, qui n'est que syphilide, envahira le jarret, l'aisselle, l'anus, sièges favoris de l'eczéma. Rarement aussi on observera une syphilide franche sans qu'il existe ou qu'il ait existé, peu de temps auparavant, quelques plaques muqueuses aux orifices, quelques acnés au cuir chevelu.

Cherchons un second exemple dans l'analyse des troubles de l'innervation sensitive, psychique, nutritive, qui précèdent et accompagnent la première poussée syphilitique. Pour moi l'étude de ces troubles a ici sa place, parce que je les attribue eux aussi à la coexistence, chez celui qui en est atteint, d'une dyscrasie particulière, de la disposition à la chloro-anémie. Éclairons ceci par un parallèle.

Nul ne doute que les accidents chloro-anémiques qui éclatent chez *quelques* jeunes filles, au moment où elles se règlent, ne proviennent d'une cause qui leur est particulière. S'il en était autrement, toutes éprouveraient ces mêmes accidents. — De même l'état dit prodromique ne frappe que *quelques* syphilitiques. Tous, au début, tous sans exception ont une éruption générale, des plaques muqueuses. Mais un tiers environ, d'après les calculs de Bassereau, un plus grand nombre selon moi, sont complètement exempts des troubles nerveux initiaux.

D'autre part, on observe plus souvent cet état et il est plus accentué dans le sexe féminin, lequel est, on le sait, plus prédisposé que l'autre à la chloro-anémie.

A mesure que la menstruation s'établit régulièrement chez une jeune personne, les symptômes de chlorose s'affaiblissent et s'effacent d'eux-mêmes. — De même, un client, — ce qui est assez fréquent, — ne vous consulte-t-il que quelque temps, un mois après la première syphilide bien sortie? Interrogez-le : s'il a eu, à l'origine, de la céphalée, des douleurs rhumatoïdes, de la prostration physique et morale, immanquablement il vous dira que cet état alla peu à peu en diminuant, puis disparut au bout de deux ou trois semaines, et disparut sans qu'il eût employé aucun remède spécifique.

Est-ce à dire, cependant, que cet état ne possède pas de remèdes efficaces ? Loin de là : on en compte même de deux sortes bien différentes. Et, chose singulière ! comme pour démontrer, dans ce syndrome, la coexistence de deux éléments étiologiques, parmi ses remèdes, les uns guérissent en combattant la syphilis, les autres guérissent en combattant la chloro-anémie.

En pleine névrose prodromique, donnez du mercure : il

guérira, mais il y mettra le temps. Donnez de l'iodure : avec ce remède le soulagement s'obtient en trente-six heures, la guérison en six ou huit jours. — Administrez, chez d'autres sujets, le spécifique de la chloro-anémie, le fer : l'effet sera moins prompt, mais néanmoins incontestable. Voulez-vous triompher non seulement des accidents nerveux proprement dits, mais de la dénutrition, de l'amaigrissement, de la pâleur qui presque toujours les accompagnent et sont parfois portés à un degré inquiétant ? Unissez les deux spécifiques.

Un dernier trait prouve bien que cette atteinte portée à l'innervation résulte d'une prédisposition propre à l'individu, qu'elle dépend moins de la syphilis que du syphilitique ; c'est que non seulement son intensité n'est pas en rapport avec l'intensité de chaque vérole ; non seulement on la voit manquer dans des véroles graves, mais encore (s'il faut en croire des statistiques portant sur 249 cas) l'état prodromique ferait plus souvent défaut dans les véroles graves que dans les véroles bénignes. — D'autre part lorsqu'un sujet l'a eu au commencement de sa syphilis, il peut s'attendre à ce que chaque récidive un peu intense s'accompagnera d'une reprise plus ou moins sensible de troubles de ce genre. Je l'ai surtout vérifié à l'occasion des récidives de roséole, qui assez souvent paraissent, chez le même sujet, à chaque retour du printemps. Quelque atténuée que se montre alors l'éruption, pourvu qu'elle soit généralisée, ou tout au moins qu'elle s'étale sur la face antérieure du tronc et des bras, elle s'accompagne invariablement de céphalée et de brisement des membres. Nouvelle et péremptoire confirmation de ce que j'écrivais il y a vingt-trois ans : « La gravité, la durée des prodromes tient à l'impressionnabilité de l'individu plus qu'au degré de force de l'intoxication. »

J'ai insisté sur le rôle de l'herpétisme et de la chloro-anémie dans ce cas, parce qu'il nous offre deux exemples palpables de ce qu'engendre l'alliance d'un état morbide bien déterminé avec l'infection syphilitique. Mais si c'est le filon le plus apparent, ce n'est que la moindre partie d'une mine qui reste presque entière à exploiter. Sous ce rapport, nous sommes quelque peu en retard, nous syphiligraphes, sur nos collègues d'autres spécialités. Disposant d'un remède jusqu'ici réputé suffisant pour tous les cas, nous ne nous préoccupions guère que d'un point : rendre tolérables les *bonnes doses* qui répondent aux symptômes graves.

A nos côtés, cependant, on creusait, on analysait; on poussait, et parfois jusqu'à la minutie, la recherche de l'élément étiologique fondamental ou concomitant. Si, depuis Fontan, Pidoux, Bazin, N. Guéneau de Mussy, Gigot-Suard, les herpétiques ne sont plus expédiés indistinctement à Uriage, Loëches ou la Bourboule ; les tuberculeux à Pau ou à Alger, aux Eaux-Bonnes ou au Mont-Dore ; les névropathiques à Néris ou à Salins, c'est que ces maîtres cliniciens, en décomposant le vieux type, l'*entité morbide*, y avaient su découvrir plusieurs sous-types réels, dépendant chacun d'une influence génératrice distincte et par suite commandant une indication thérapeutique essentiellement différente.

La syphilis ne comporte pas un semblable travail de dissociation. Intoxication et non diathèse, elle n'a et on ne peut lui assigner qu'une cause unique. Mais si les sujets qu'elle frappe lui opposent une résistance inégale, lui fournissent un théâtre d'action varié à l'infini, n'est-ce pas à une infinie variété d'effets qu'il faut s'attendre? Et pour qui connaît les profondes transformations qu'un terrain prédisposé dans tel ou tel sens imprime à l'évolution, à la gravité, aux conséquences finales de l'arthritisme, de la tuberculose, est-il douteux que, durant ses douze ou quinze mois d'existence, la syphilis reçoive de ces mêmes prédispositions de l'organisme des modifications d'une pareille importance?

Ce n'est pas dans un *abrégé* que peut être entreprise cette étude à peine ébauchée. J'ai seulement voulu montrer à l'œuvre ces influences trop méconnues, trop peu prises en considération. Et je tiens surtout à en bien préciser le mécanisme.

Ainsi, si un sujet herpétique, devenant syphilitique, voit alors apparaître une jetée de dermatose, c'est parce que la peau est le siège habituel, classique des décharges de la syphilis. C'est ainsi également que la chloro-anémie préexistante, en action ou en puissance, incitera les lésions à s'opérer de préférence sur le système organique qui est le siège de ses localisations habituelles. Même remarque pour les tissus fibreux quant à l'arthritisme [1]; pour l'encéphale quant aux affections organiques commençantes ou confirmées des centres nerveux; toutes affections qui existaient en puissance, en prédisposition avant la syphilis, mais qui reçoivent de son entrée en scène une impulsion nouvelle, parfois une caractéristique, indices assez ambigus à démêler, mais qu'il appartient au clinicien d'apprendre à reconnaître, et surtout au thérapeutiste de savoir utiliser.

1. J'ai soigné (juillet 1882) un homme de 36 ans, atteint de syphilis quatre ans auparavant, pour des douleurs qu'il attribuait exclusivement à la syphilis.

Or, ces douleurs, aggravées par la pression:

1° Occupaient aussi bien les articulations des os du membre supérieur, que leur diaphyse, y compris la clavicule légèrement tuméfiée;

2° Non seulement n'augmentaient pas, mais cessaient durant la nuit;

3° Étaient améliorées mais jamais entièrement supprimées (même seulement pour un temps) par des doses considérables d'iodure;

4° Ne s'accompagnaient d'aucun symptôme caractérisé de syphilis.

Ce malade, après avoir nié l'existence de la diathèse arthritique, soit chez lui, soit dans sa famille, se ravisa et me dit que sa mère avait eu la goutte.

Il y avait évidemment là pathogénie mixte et aussi nécessité d'une thérapeutique mixte.

Il en est de même des causes d'évolutiou simplement locales. Rien de plus commun et souvent de plus désespérément tenace que l'érythème guttural syphilitique s'implantant sur des amygdales hypertrophiées ; que la sclérose envahissant un appareil testiculaire qui lui est, pour ainsi dire, *désigné* par de précédentes orchi-épididymites blennorrhagiques ; que l'onyxis syphilitique venant compliquer un *ongle rentré* du gros orteil ; que le psoriasis syphilitique localisé à la paume de la main *droite* chez les sujets qui manient le fer à repasser ; que la croûte de la *fosse naviculaire* de la narine dont, en l'arrachant quotidiennement, le malade provoque à coup sûr la réapparition quotidienne ; que la dysphonie interminable des ténors qui, dès la moindre amélioration, veulent recommencer à toucher leur cachet.

§ 3. — HYGIÈNE SPÉCIALE DU SYPHILITIQUE.

Antérieurs à la syphilis ou postérieurs à son invasion, permanents ou temporaires, les divers états morbides que je viens d'énumérer ne s'observent que dans certains cas : exception importante sans doute, exception de laquelle une analyse de plus en plus pénétrante saura multiplier de plus en plus les exemples et mettre en relief l'influence ; mais pure exception cependant.

Il en est tout autrement de la pratique de l'hygiène, telle surtout que la font ou la défont les progrès de notre civilisation.

Ce n'est pas chez tels et tels, c'est dans l'universalité des cas qu'il y a lieu de les étudier et d'en tenir compte. Ces habitudes et conditions représentent le fond même de la maladie ; elles sont, si je puis ainsi dire, la trame sur laquelle la syphilis exécute ses broderies. Chacun a sa vérole, parce que chacun a son genre de vie.

Donc, examiner de près les lésions par lesquelles se révèle le degré de maladie, les lésions de chaque nouveau client syphilitique, est notre premier devoir. Mais il faut plus ; il faut entrer dans la vie de cet homme, dans sa vie sociale, familiale, professionnelle, financière ; savoir l'orientation de sa chambre, le menu de ses repas, le choix de ses lectures, l'emploi de ses soirées, surtout de ses nuits ; être initié à ses préoccupations, à ses tendances, au but qu'il poursuit, connaître comment il répare ses forces, où et jusqu'à quel point il risque de les épuiser ; découvrir, en le faisant causer, s'il a des chagrins de famille, des procès, s'il est sous le coup de déceptions, si les arts, si la littérature sont pour lui une simple distraction ou une passion absorbante : enquête indispensable, chez tous, à toute période, puisque seule elle permet au médecin de remplir ici l'indication maîtresse : remonter, maintenir les forces de l'organisme au niveau nécessaire pour opérer l'élimination du poison ; rendre ou donner à la constitution assez de ton, à la nutrition assez d'active régularité, pour empêcher toute nouvelle pullulation de microbes de s'accomplir.

Parmi les données que fournit cet interrogatoire, il en est de banales, d'aisées à prévoir. Ainsi : qu'un vieux viveur ruiné, pilier de café et de Bourse, saturé de lectures terrifiantes, soit plus rudement touché qu'un jeune et insouciant campagnard, faisant sa tâche quotidienne en libre et vivifiante atmosphère, ceci ne vaut même pas la peine d'être dit. Aussi ne signalerai-je dans ce chapitre que les notions moins connues ou plus méconnues.

L'*exercice musculaire* nuit par abstention comme par excès. Fatigue et sédentarisme sont diversement, mais également préjudiciables. J'ai vu de pauvres manœuvres surmenés trouver dans le repos de la vie d'hôpital ce qui jusque-là avait manqué à leur traitement, tant qu'ils le suivaient en continuant à travailler. Et, d'autre part, tout le monde a vu, comme moi, de jeunes bureaucrates, à nutrition languissante et à syphilis stationnaire, renaître et guérir après leur année de volontariat, grâce aux durs exercices, à l'entraînement inaccoutumé que leur imposait le service obligé. Gardons-nous cependant, ici surtout, de généraliser sans restriction. Ce même excès d'action musculaire exerce sur d'autres natures une influence défavorable. Pour se trouver bien de la vie militaire, il faut un certain fond de résistance physique et morale ; il faut un caractère qui en prenne gaiement son parti et un corps qui puisse la supporter sans trop d'efforts. Dans des conditions inverses, et quelques intempéries atmosphériques s'y ajoutant, tel syphylitique puise souvent un élément d'aggravation là même où l'un de ses camarades avait reçu le salutaire coup de fouet qui imprime à l'élimination de l'agent morbide le mouvement décisif.

La *chaleur* compte parmi les meilleurs agents curatifs. L'expérimentation l'a fait pressentir, puisqu'on atténue le pouvoir délétère des bactéries en surchauffant le sang qui en est le véhicule ; puisqu'on rend inoculables, en les refroidissant, des animaux qui étaient réfractaires à l'inoculation. La clinique confirme ces prévisions ; puisque j'ai vu la deuxième incubation, celle des symptômes secondaires, avoir une durée double et triple de la normale chez les sujets qui, durant le chancre, avaient eu une maladie engendrant l'hyperthermie (pneumonie, rhumatisme aigu, fièvre typhoïde) ; — puisque Jullien a vu, dans des circonstances semblables, les manifestations syphilitiques consécutives faire absolument défaut ; — puisque les ouvriers glaciers, puisatiers, creuseurs de tunnels, ont, sous nos latitudes, des syphilis notablement graves ; — puisque les années à été froid sont marquées par l'exaspération des accidents syphilitiques ; — puisque, enfin, le séjour en Provence, en Algérie, est un moyen populaire, parfois le seul de vaincre une vérole rebelle ; selon moi, là sera un jour le secret d'une cure expéditive, instantanée en quelque sorte, de l'intoxication syphilitique. Mais, en attendant, utilisons dans les limites de l'hygiène les secours dont cet aperçu indiscutable nous prouve l'efficacité et nous indique l'emploi.

L'air. — Préférer la vie des champs à la vie de café. Pour les gens à profession sédentaire, employer son dimanche à une *course,* au lieu de se promener de brasserie en brasserie. Pour tout dire d'un mot : une *partie de campagne*, au lieu d'une *partie.*

Veillez, praticiens : la vérole d'ateliers est une des pires véroles, et celle d'hôpitaux n'est souvent pas meilleure, là où l'encombrement neutralise l'effet des médications reconstituantes les plus actives, ainsi que du traitement spécifique le plus méthodiquement ordonné et exécuté.

Sommeil. — Le moins cher et le plus rare des biens terrestres. L'écolier, l'apprenti commencent la vie réveillés en sursaut tous les matins, l'un sans nécessité, l'autre sans merci. « Il s'y fait peu à peu », dites-vous. — Fort bien. Mais que rêve-t-il donc, s'il vous plaît, à quoi donc aspire-t-il pour ses rares jours de vacances, sous le toit paternel? *Dormir sa grasse matinée!* — Aux postes, aux télégraphes, aux usines, sur les voies ferrées, l'administration prélève à ses tributaires une nuit au moins sur trois. — Votre journal du matin, lu à côté de la tasse de café au lait, flanquée de petit pain, avec beurre et radis, avez-vous jamais supputé, rentier mon ami, à quelles escouades de typographes, à quelles cohortes de boulangers, à quelle armée de maraîchers cet innocent petit plaisir coûte le repos nocturne? — Ce train de nuit, dont le cri strident réveille tout sur son passage, qui l'a pris, qui le compose? Une légion de voyageurs de commerce en tout genre, se disant tout bas : « Je me prive de sommeil : mais, au moins, je devancerai mon concurrent »... qui, au même instant, caresse le même calcul dans le compartiment d'à côté. — *Times is money,* dites-vous, pauvres gens, en réitérant vos insouciants emprunts à cet impitoyable capitaliste, sans songer à l'intérêt usuraire qu'il saura bien lui faire rendre, tôt ou tard!

Encore n'ai-je point compté ce qui mérite de compter double; à côté de l'insomnie professionnelle, subie, l'insomnie volontaire, cherchée, celle qu'entretiennent les préoccupations diverses, celle du jeu surtout; du *jeu* qui, de propos délibéré, sacrifie le meilleur élément de réparation organique à la passion à laquelle une innervation épuisée, blasée, demande son dernier, son seul stimulant possible. Ici nous sommes en plein dans notre sujet. J'ai prouvé ailleurs (*Hist. nat. de la syph.*, p. 206) que tout joueur d'habitude, tout homme qui passe une partie de ses nuits à jouer, est *assuré*, s'il prend la syphilis, d'avoir une syphilis grave, souvent une syphilis tertiaire. Je me borne à le répéter ici [1], et j'ajoute que vainement on espérerait y échapper en renonçant à sa funeste habitude, dès qu'on est infecté. Corrigez-vous alors, si vous le pouvez, cher client, ce sera pour l'avenir une excellente *carte dans votre jeu!* Mais ne vous étonnez pas, néanmoins, si les perturbations imprimées depuis des années à votre mode nutritif survivent à cette conversion *in extremis!* Vous serez défendu peut-être contre les dévastations serpigineuses, contre les dyscrasies qui en quelques semaines ruinent un organisme par la base; mais ne vous croyez pas, pour cela, à l'abri des lentes transformations de tissu qui menacent les plus précieux des viscères, notamment les centres nerveux surmenés de longue date et spécialement excités, ainsi que nous allons achever de le montrer.

1. « Je subirai sans sourciller un accroc de deux à trois mille francs, dans une affaire ou à la Bourse, me disait un client à périostoses. Mais au jeu, j'enrage pour une perte de cinq francs! » Et comment en serait-il autrement? Et comment concevrait-on l'invincible ténacité de cette passion, s'il en était autrement, si elle ne réveillait pas, si elle n'était pas la seule qui réveille en nous de brûlantes émotions?

En effet, soucis, chagrins, inquiétudes surtout, anxiété sur un événement futur qu'il ne dépend qu'en partie de nous d'éviter, toutes *passions déprimantes*, en un mot, font la nutrition languissante et partant font les diathèses progressives. Mais des diverses angoisses, c'est l'*angoisse syphilitique* qui pèse du plus lourd poids sur l'avenir du syphilitique. Atteint, en pleine santé, d'un mal dont le renom de féroce égale le renom de déshonorant, quel homme peut se dire supérieur à une telle épreuve? Chacun, en effet, en est touché à sa manière. Le dévot en ressent une atteinte que certain naïf de cette catégorie me définissait ainsi : « Cela me contrarie d'autant plus, docteur, que *rien n'est plus opposé à mes principes!* » — Le libertin y voit une longue suspension de son culte favori ; — le jeune homme, une durée de célibat qui, pour la première fois, est à ses yeux un épouvantail ; — l'époux, un horizon de discordes, de procès, d'*infériorité* conjugale ; — le futur père, sa race éteinte ou flétrie ; — l'épouse, séparation et déshonneur public ; — la coquette, son gagne-pain pour longtemps compromis ; — l'ignorant, autant à appréhender du remède que de la maladie ; — l'homme instruit, une série de conséquences probables que la science la plus autorisée ne saurait pas plus s'engager à prévenir qu'à terminer; — l'hypochondriaque !... oh ! celui-là (et dans ce cas, il en naît sur l'heure), de même que dans certaines ventes de terrains, après l'adjudication de chaque parcelle, il y a une mise générale, l'hypochondriaque enchérit sur l'ensemble et cueille la totalité des lots, se voyant à tout jamais et à coup sûr frappé, lui et les siens, de tous les désastres que, à tort ou à raison, il aura plu à toute doctrine médicale, ou à tout simple peureux de son acabit, d'imputer à la vérole et au mercure !

Ceci vous semble-t-il exagéré? Ne m'en croyez pas, mais, croyez au moins cette contre-preuve que l'expérience générale étale sous nos yeux. Les *femmes*, sur l'article vérole, sont éminemment insouciantes. Elles s'en soignent fort mal ; mais, par contre, elles s'en inquiètent fort peu. Jamais elles ne prirent part à une dissertation sur la cachexie ou les diathèses. Le livre entr'ouvert sur leur table à ouvrage est plus souvent l'*Oracle des Dames*, *la Clé des rêves*, que la *Préservation personnelle* ou le *Péril vénérien;* et si par aventure elles fréquentent un vieil interne ou un jeune docteur, gageons que la question médicale n'est pas la première posée sur le tapis. Aussi l'absence de préoccupation chez elles est-elle un plus que suffisant contrepoids à l'absence de médications.

Dépense génitale. — Surveillons cet article dans la balance à tenir entre le *doit* et l'*avoir* pour la régulière comptabilité de la nutrition chez nos clients. En effet, qui dit *syphilitiques* ne dit pas précisément parcimonieux dans cet ordre de déboursés. Presque toujours, une fois passés le premier découragement et les accidents primitifs, notre homme revient à ce qui lui faisait horreur ! N'en croyons donc point ses protestations de repentir, de ferme propos, d'invincible dégoût; et posons-lui des questions précises; car j'ai vu, à cet égard, des choses extraordinaires. Tel à qui j'interdis la dame de pique se rabat du figuré sur le réel, alléguant qu'il lui faut bien quelque dédommagement. — Un autre, rassuré par la loi d'*unicité*, trop largement interprétée, s'épuise en assauts d'autant plus ardemment recherchés et renouvelés qu'il les sait désormais sans péril. — Certains scrupuleux se font comme un devoir, dès qu'ils le peuvent sans danger, de compenser, vis-à-vis de leur conjointe, l'abstention qu'ils crurent obligatoire durant la première période ; et l'on peut, à leur ferveur de la pénitence, juger s'ils se figurent avoir jamais assez expié !

Je n'affecte jamais, sur ce point, un rigorisme d'apparat. Ma morale ne s'inspire que de l'hygiène, mais elle n'en est que plus persuasive. « Il faut, leur dis-je, céder uniquement au besoin, à un besoin réel, fortement ressenti, et non à l'attrait, moins encore à l'amour-propre. Attendez une *occasion* plutôt que d'entretenir une *habitude*. Fuyez surtout le lit commun, écueil où sombrent les meilleures résolutions. En somme, la continence est toujours un excellent auxiliaire de la cure anti-syphilitique. Il est même des cas où je l'impose avec toute l'énergie dont je suis capable. C'est lorsque, vers le sixième mois d'une syphilis originairement faible ou moyenne, je vois persister les signes (alopécie, adénie, sueurs, amaigrissement, langueur morale) dénotant que la déglobulinisation a primé l'intoxication, qu'elle lui survit et pourrait bien la ressusciter à son tour.

— « Tout ceci est vraisemblable, plausible même, me dira-t-on. Mais la preuve ? »

— « Et quelle preuve, s'il vous plaît, cher lecteur. »

— « Oui, la preuve que les trois ou quatre causes que vous venez de spécifier plus expressément exercent bien sur la marche de la syphilis une influence spéciale, une influence supérieure à celle de tout autre agent de débilitation de l'organisme? »

Ma preuve?... Elle est, pour moi, dans certaines réminiscences de clientèle qui me dispenseront d'une argumentation en règle si je parviens à vous en faire partager l'impression restée vivace. J'en citerai seulement ici cinq exemples sommaires :

1° B... avait eu la syphilis en 1856. Indemne de symptômes depuis 1858, il a eu, en 1860, un enfant demeuré sain jusqu'à présent. En 1865, il apprend subitement une faillite de vingt mille francs. Très affecté de cette perte, il vient, au bout d'un mois, me consulter pour une plaque pustulo-crustacée du cuir chevelu et deux ecthymas aux jambes, existant et progressant depuis quinze jours.

2° Je voyais se succéder et s'éterniser des lésions de poussées secondaires, chez un monsieur de trente-cinq ans, dont l'hygiène ne semblait irréprochable. J'avais en vain scruté toutes les fonctions, tous les organes, sondé tous les côtés suspects d'être des côtés faibles (*viri mobiles aditus*), lorsqu'une idée me vient. « Et les femmes ? » — « Oh! Monsieur, je n'en use que très modérément. » — « Précisons un peu, s'il vous plaît. » — « Mon Dieu! comme tout le monde. » — « Mais encore! » — « Eh bien, une *seule fois par jour*. » Je le ramenai non sans peine à une moyenne plus conforme aux réalités usuelles ; et du même coup la syphilis et lui, lui et la syphilis, prirent une plus paisible allure.

3° Un contre-maître dont la vérole allait de mal en pis, malgré l'emploi assidu de spécifiques à dose élevée, me semblait cependant suivre une hygiène de tout point régulière; nul excès, excellent travailleur. Un jour, causant familièrement avec lui, j'appris que, chargé d'une surveillance assez étendue, il avait, depuis cinq à six mois, pris l'habitude, après sa besogne faite, de mettre en ordre ses écritures, travail quotidien qui le conduisait au moins jusqu'à minuit. Et il devait être à six heures du matin à l'ouvrage!... Aussi se sentait-il souvent, durant la journée, accablé, souvent près de succomber au sommeil.

Je découvris là la vraie cause de nos mécomptes. « Prenez, lui dis-je, tout le temps qu'il vous faut pour dormir la nuit, et remettez au dimanche l'apurement de votre comptabilité. » Il suivit ce conseil; et, depuis lors, quoique la guérison ne soit pas encore achevée, j'ai remarqué une amélioration sensible dans le cours des accidents ; et surtout le malade se sent déjà plus de force.

4° Porteur de périostoses tour à tour endormies par l'iodure et réveillées par le baccarat, « Vous allez rire, docteur, me disait un jeune notaire ; mais mes douleurs me reprennent invariablement chaque nuit que je passe au cercle. Il m'est même arrivé, vous ne le croirez pas, de sentir à mon tibia gauche un élancement juste au moment où le banquier, sur un gros coup, me retournait une mauvaise carte ! »

Je ne songeai point à rire, — la physiologie moderne explique des phénomènes autrement embarrassants que ce *réflexe* par piqûre de la dame de pique. — J'en crois donc sur parole l'officier ministériel et je conclus : Prise ainsi sur le fait dans quelques cas tranchés, la nature laisse clairement voir comment elle opère en toute circonstance. Ainsi que parfois dans la vie morale, se révèlent, se trahissent, lors d'une occasion décisive, une aptitude, une passion, un caractère jusque-là ignorés ; de même à travers la lenteur d'action et la complexité des causes vulgaires coexistantes, on pouvait bien méconnaître la part prépondérante que j'attribue aux soucis, à l'insomnie, au coït, au jeu, pour entretenir et aggraver le cours d'une syphilis. Mais comment la nier cette influence lorsqu'on la voit comme ci-dessus, capable à elle seule de tenir en échec la nature médicatrice ; de créer, à bref délai, au bout de dix ans de calme, une récidive ; de faire instantanément, si je puis ainsi dire, jaillir d'une diaphyse l'étincelle révélatrice ?

Ce que ces causes peuvent faire quand elles coexistent se pressent assez. Les exemples n'en sont point rares dans la *haute société*, où l'association des vices ruineux et anémiants est si bien portée ! Mais je préfère emprunter ma dernière preuve à une autre milieu, où des habitudes toutes différentes permettent de calculer à quelques semaines près ce qu'il faut de temps à cet ordre de causes pour produire l'aggravation de la diathèse spécifique.

3° Un artisan âgé de trente-sept ans a reçu de sa femme, au commencement de septembre 1880, une syphilis dont les symptômes traités par le mercure, furent très modérés. Depuis la fin de décembre, il n'avait plus eu d'accidents, lorsque, en février 1881, sa femme le quitte. Désespéré, il joue pour s'étourdir, joue aux cartes et à la Bourse. La chance lui est contraire. Il perd à la fois le goût du travail, l'appétit et le sommeil, pâlit, maigrit, se désole et s'étiole. — En mai 1881, de nouveaux accidents apparaissent; je constate le 4 juin 1881, aux coudes et aux bas des jambes, de larges plaques, primitivement bulleuses, aujourd'hui offrant des écailles croûteuses qui recouvrent une ulcération; large intumescence périostique douloureuse du sternum. Le sirop de Boutigny, très rationnellement prescrit, n'avait pu être toléré par les voies digestives.

Après avoir écouté l'histoire et les griefs du pauvre délaissé, sondant, en style moderne, ce qu'il avait *d'estomac*, en réalité ce que son cœur pouvait impunément porter de rancune, je lui conseille, je lui enjoins, avant même d'ingérer une pilule, de pardonner à sa femme qu'il n'avait cesser d'aimer. Il me comprend; à ce mot son facies s'est transfiguré ; il me serre la main et part en me laissant, avec la joie d'un service rendu, l'espérance, — qui fut bientôt réalisée, — d'une guérison désormais sans obstacle, du moment que nous fûmes trois à y travailler.

Dans ces exemples on a vu la syphilis qui avait été rebelle aux spécifiques, en subir l'effet curatif lors du retour à l'hygiène normale. Mais il est une preuve plus forte du pouvoir supérieur de l'hygiène : ce sont les cas où la syphilis n'a cessé de progresser tant que, l'hygiène étant négligée, on s'en tenait à une vigoureuse administration des spécifiques, et n'a commencé à guérir, et n'a guéri que lorsque, *en cessant les spécifiques*, on a réformé l'hygiène.

Ces cas abondent dans l'histoire de la syphilis héréditaire. En voici un dont la signification me paraît irrécusable.

Les époux B... avaient eu un premier enfant syphilitique, et guéri non sans peine par la substitution d'une chèvre, *non hydrargyrisée*, à une nourrice défectueuse. — Leur deuxième enfant eut, à trois semaines, un érythème cuivré de la région ano-génitale, des cuisses et de l'ombilic (bains avec 2 grammes de sublimé pris très régulièrement). — Vingt-cinq jours après, l'éruption reparut plus étendue et un peu desquamante (reprise des bains mercuriels), nouvel effacement de l'érythème, mais pâleur, amaigrissement, facies vieillot, caractéristique, insomnie. L'enfant tétait cependant, on le voyait même garder le sein assez longtemps. — A trois mois et demi, l'état lentement mais manifestement progressif de dépérissement persistant, il se fit une troisième éruption plus étendue de plaques à contours serpigineux, à bords croûteux (on ajouta aux bains deux cuillerées à café par jour de sirop de Cuisinier de 2e cuite). Mais l'état local ne cédant point et le marasme s'accentuant de plus en plus, le traitement pharmaceutique d'ailleurs n'agissant pas, nous dirigeâmes de plus soigneuses recherches du côté de la nourrice; et nous apprîmes que, adonnée à la boisson, elle vendait tout pour satisfaire à cette passion, tout, même la viande que, par prudence, je lui faisais délivrer en nature par les parents; que souvent on l'avait vue ivre; que l'aigreur, la discorde, les privations régnaient dans son ménage. La cause étant connue, je fis retirer de là l'enfant et je le confiai à une brave Savoyarde à lait de six mois, et que, pour plus de sûreté, les parents prirent chez eux. Ceci eut lieu au mois d'août, et en même temps je fis cesser tout traitement.

Dès le troisième jour, un changement était visible, l'enfant tétait avec plus de ténacité, son sommeil était moins bref. Bientôt les membres devinrent moins flasques, la contenance plus reposée; en même temps ses traits perdirent peu à peu l'air attristé, si pénible à voir à cet âge; un sourire même commença à se dessiner, ce sourire de bon augure, duquel le médecin peut moins élégamment, mais non moins justement que le poète, dire :

Incipe, parve puer, risu monstrare salutem.

En même temps, et quoique sans médication locale ni

générale, l'éruption diminuait graduellement. Au bout de quinze jours il n'en restait plus traces. L'enfant que j'ai pu observer de près, n'offrit plus de signes de syphilis. Il a aujourd'hui vingt et un ans.

DEUXIÈME SECTION

TRAITEMENT PAR ACTION DIRECTE CONTRE LE PRINCIPE SYPHILITIQUE OU TRAITEMENT PHARMACEUTIQUE DE LA SYPHILIS.

Ce n'est point, selon le mot banal, par excès de richesse que pèche cette thérapeutique ; ce serait bien plutôt par excès de puissance. Cette force, jusqu'ici, a fait sa faiblesse; il est aisé de le démontrer.

Spécialistes, nous possédons des *spécifiques*, pour nous motif de confiance et d'orgueil, mais orgueil déplacé s'il en fut; car ce mot de spécifique porte en lui une inconnue inéliminable. Lisez sa définition classique : « remède qui guérit constamment par un mécanisme inconnu, certaines maladies (Littré) ; » si bien que, dans le principal cas où elle se flatte de servir, où incontestablement elle serve, la médecine doit confesser qu'elle ignore comment elle sert. L'histoire du passé, d'un passé tout récent, nous en donne la démonstration.

En ce qui concerne le spécifique de la syphilis, en effet, cette ignorance était si bien reconnue, que sur le mode d'action du mercure, on ne discutait plus que pour la forme. Comment il n'*agissait pas*, oh ! on le savait à merveille. Ni antiphlogistique, ni dérivatif, ni, selon la vieille croyance, éliminateur du virus par la salive, c'était un *altérant*, — avait-on fini par professer, — un altérant, c'est-à-dire un de ces remèdes qui « opèrent en déterminant dans l'organisme une *modification* qui rend celui-ci capable de neutraliser le principe morbide ». Fort bien, si par malheur, en fait, il n'avait pas été visible que le mercure ne réussit jamais mieux que lorsqu'il laisse la constitution intacte, par conséquent sans cette modification en laquelle on fait résider tout le secret de sa vertu curative !

De défalcations en défalcations, on fut conduit à admettre que le mercure s'attaque au *virus* lui-même. Mais aux anciens auteurs dépourvus de notion positive sur la nature des virus, cette conception, d'ailleurs toute hypothétique, ne pouvait ouvrir et n'ouvrit qu'une impasse ; mot dont la suite de cette étude, en nous les montrant s'agitant sans trouver d'issue, va prouver la parfaite appropriation au sujet.

La médecine, avec les spécifiques dont elle dipose, peut, en vue de la guérison, viser deux buts distincts, selon qu'elle emploie ces spécifiques :

Ou à détruire l'agent réputé cause de la syphilis ; et cela soit par un coup unique, bien porté, soit par une série d'assauts régulièrement échelonnés ;

Ou seulement à réprimer, durant l'évolution de cet agent, celles de ses manifestations (de ses proliférations) qui, par leur gravité, paraissent nécessiter cette intervention.

Le premier plan serait radical. Mais sommes-nous en mesure de l'exécuter? — Le second paraît plus réalisable. Mais est-il suffisant ?

Questions d'autant plus embarrassantes, que l'une et l'autre solution, que l'une et l'autre des méthodes thérapeutiques qui en découlent, ont leurs arguments plausibles et leurs avocats autorisés ; que malgré leur différence, ces méthodes se réclament toutes deux de la tradition, de la physiologie pathologique, de l'observation.

Sur ce pied, peut-être m'accordera-t-on quelque compétence au débat, mon opinion en la matière résultant non seulement d'un assidu travail de lecture ainsi que de mon immixtion de longue date dans toute polémique afférente au sujet, mais d'une expérience qu'on ne saurait imaginer ni plus complète ni plus instructive, puisqu'elle a porté sur *mes malades*, durant trois périodes successives, pendant lesquelles ils étaient placés dans des conditions absolument différentes.

En effet, de 1838 à 1855, je traitais mes syphilitiques selon les anciens errements.

De 1855 à 1860, je les dispensai systématiquement du mercure pendant le chancre et pendant la première poussée secondaire; n'en donnant que dans des cas exceptionnels et que lorsque la nature des accidents l'exigeait indispensablement.

Enfin depuis 1860, sous la dictée de ces deux pratiques, je me suis formé une règle de conduite (qui sera exposée plus loin), dont le principe est de donner temporairement le mercure, non pas seulement alors qu'il a été démontré indispensable, mais toutes les fois et aussitôt qu'il est jugé utile.

Entre temps et plus d'une fois, à titre d'essai, j'ai saisi l'occasion propice pour administrer le spécifique selon les indications, sous les formules et avec la persévérance propres à ceux de mes collègues qui croient à son pouvoir *destructeur du virus*.

Ainsi armé, — et n'eussé-je à exciper que de mon expérience personnelle, — je me crois en mesure d'apprécier comparativement la valeur des deux méthodes qui se disputent le monopole du traitement : je veux dire la méthode *réglementée* et la méthode *opportuniste*.

Méthode réglementée.

Elle se targue du pouvoir de détruire la cause de la syphilis.

Contrairement à cette prétention, je me propose d'établir :

Que son impuissance, largement manifestée par l'incessante variation de ses procédés, est surabondamment attestée par l'explicite aveu de ses échecs, échappé de la bouche de ses partisans.

En principe, qu'elle ne peut pas détruire cette cause.

En fait, qu'elle n'y parvient pas.

Subsidiairement, que telle qu'elle est aujourd'hui constituée, elle exige deux ou trois fois plus de temps pour opérer la guérison, que sa rivale, la *méthode opportuniste*, n'en demande pour, à beaucoup moins de frais, laisser cette guérison s'accomplir presque spontanément.

§ 1.

La cure radicale de la syphilis par l'emploi des spécifiques étant supposée possible, quelle est, selon ceux qui y croient, la durée du traitement nécessaire pour l'obtenir?

Variant selon l'opinion des auteurs, ou plutôt, on peut le dire, au fur et à mesure de leurs mécomptes, cette durée, de nos jours, a singulièrement progressé. En 1838, lorsque j'entrai à l'Antiquaille, les classiques étaient unanimes à déclarer qu'avec un traitement mercuriel régulier de trois ou quatre mois, on en a fini avec la vérole. Aussi les récidives survenant, ainsi qu'elles ne manquaient pas plus qu'aujourd'hui de le faire, c'est au malade qu'on s'en prenait, l'accusant sans détours de n'avoir pas bien exécuté les prescriptions ou *de s'être infecté à nouveau !*

Je vécus plusieurs années dans cette illusion, me reprochant de ne pas savoir diriger un traitement, puisque les récidives se multipliaient chez mes malades; demandant incessamment conseil à mes collègues et recevant d'eux pour toute réponse : « Moi, je n'ai jamais de récidives. Voilà ma méthode : appliquez-la, et vous m'en direz des nouvelles. » Et là-dessus chacun de me préconiser, comme procédé personnel infaillible, qui un amalgame de liqueurs, de sirops, de pilules; qui une tisane perfectionnée; qui une alternation de proto et de deuto-chlorures et de cyanures hydrargyriques; qui l'or, l'argent, le platine; qui une reprise de médication à tout changement de saison... et toujours l'inévitable conclusion : « avec cela, jamais de récidive! »

Quand d'obscurs praticiens vous débitent d'un ton convaincu ces tranchantes assurances, l'excès même de leur optimisme vous éclaire sur la créance qu'il mérite. Trop poli pour leur donner un oiseux démenti, cela vous fait parfois passer, en consultation, un quart d'heure gênant; mais vous êtes seul à en souffrir : une fusée n'allume guère d'incendie.

Mais il en va tout différemment lorsque celui qui croit et dit avoir trouvé le moyen de *neutraliser le virus* est un professeur, le professeur officiel, aussi digne d'inspirer confiance par son caractère personnel que par son caractère scientifique; lorsqu'il donne d'ailleurs lui-même un gage supplémentaire de sa loyauté par sa patience à chercher et sa réserve à affirmer. Alors, si celui-là se trompe, son erreur est dangereuse, parce qu'elle aura fait école. Alors aussi, au nom de la sécurité des malades comme de la vérité scientifique, cet estimable clinicien sera sans doute le premier à prier ses collègues de lui dire si, selon eux, il fait fausse route et, en ce cas, de quel côté il a dérivé?

Or, en examinant la méthode à laquelle M. A. Fournier a attaché son nom, nous tirons notre premier argument contre elle des variations successives de sa formule et des variations corrélatives de l'appréciation des résultats; appréciation faite non par des émules dont l'impartialité serait suspecte, mais par l'auteur lui-même. En voici le tableau sommaire :

— 1858. *Formule:* Six mois d'un traitement mercuriel, puis trois mois d'un traitement ioduré. — *Appréciation:* « Telle est la médication qui ... réussit, dans l'énorme majorité des cas, à neutraliser véritablement le virus toxique. »

— 1873. *Méthode des traitements successifs et intermittents. Considérants :* « Il est certain qu'une mercurialisation de cinq à six mois n'est pas toujours suffisante, tant s'en faut, à éteindre la diathèse et à conjurer tout péril d'avenir... Je l'ai appris à mes dépens par des insuccès personnels, par une série d'échecs éprouvés par moi. — *Formule :* 1° deux mois de mercure ; — 2° alors, « quoi qu'il arrive, » un mois sans mercure ; — 3° puis, « *quoi qu'il soit advenu*, que le malade ait eu ou n'ait pas eu de nouveaux accidents, » deux mois de mercure ; — 4° trois mois sans mercure ; — 5° deux mois de mercure, — à continuer ainsi pendant deux ans. — *Appréciation :* « J'ai traité de la sorte, depuis une douzaine d'années, des milliers de malades ; et, à quelques exceptions près, tout ceux, en grand nombre, que j'ai pu revoir, dont j'ai pu suivre l'état de santé ultérieur, n'ont plus éprouvé aucun accident diathésique. »

— 1879. Entre temps, à propos d'une indication spéciale, avait été préconisé un autre mode d'administration des spécifiques, sous le nom de *Méthode continue alternante : Formule :* Six à huit semaines à peu près de traitement mixte (frictions mercurielles et iodure), puis interruption de quelques jours pour obtenir la désaccoutumance ; — cette trêve écoulée, on revient aux frictions mercurielles seules pendant une vingtaine de jours ; — au delà, iodure seul pendant un temps égal, — puis nouvelles frictions mercurielles, — puis reprise de l'iodure, et ainsi de suite[1].

— 1880. *Considérants :* « Il est faux, absolument faux, qu'on en ait fini avec la vérole après un traitement de quelques mois, d'une année, de deux années même... Les traitements de ce genre sont condamnés aujourd'hui par leurs

1. *La Syphilis du cerveau*, 1879, p. 622.

nombreux et déplorables résultats. — *Formule :* Trois à quatre ans méthodiquement consacrés à une médication énergique, tel est le minimum nécessaire, d'après moi. » *Appréciation :* « Ce traitement est digne d'être qualifié en l'espèce[1] de suffisant[2]. »

De ces incessants perfectionnements, de ces continuelles mutations où se succèdent titres, règles et méthodes, de cette constante progression, tant dans les doses que dans la durée de la médication, que conclure?

D'abord que, de l'encourageant et divin précepte, dont les *tilleuls* de l'hôpital du Midi doivent avoir gardé l'écho, « cherchez et vous trouverez » si notre inventeur mérite par sa persévérance de réaliser la seconde partie, il n'en est évidemment, encore aujourd'hui, qu'à la première.

Que si ce maître, à qui n'ont fait défaut de son côté, ni le nombre des occasions d'observer, ni avec la loyauté de reconnaître une erreur le courage de travailler à la réparer; du côté de ses clients, ni la docilité qui garantit l'exécution des prescriptions, ni la confiance qui permet de constater les résultats, si celui-là, dis-je, depuis vingt-quatre ans n'a pas encore trouvé, personne certes ne peut se promettre de mieux réussir.

1. Il s'agit, dans l'espèce, de l'aptitude, pour un sujet qui a eu la syphilis, à procréer des enfants sains.

2. Au milieu des vicissitudes de la formule thérapeutique, les faits subsistent, du moins ils devraient subsister ce semble, avec leurs mêmes caractères, surtout lorsque c'est le même observateur qui les a recueillis puis jugés. Aussi ne peut-on s'empêcher de se poser cette question : Comment les mêmes faits, c'est-à-dire les résultats de 1861 à 1873, qu'on a, en 1873, déclarés satisfaisants, sont-ils, en 1880, qualifiés *déplorables?* Quant au mot de suffisant, le terme de *quatre ans* n'est point lui-même pour ces doctrinaires irrévocable. Il n'engage, il ne limite en rien les adeptes de l'école. Selon M. Martineau, « la durée à assigner au traitement de la syphilis est un peu plus longue que celle fixée par M. Fournier; » d'après ce que j'ai appris, cet *un peu plus* ne serait rien moins qu'une cinquième année. — Tout récemment, M. Denis Dumont, comme conséquence de sa manière d'envisager la syphilis, pose en principe la *continuité indéfinie* du traitement, avec interruptions graduées.

Que, par conséquent, un tel échec dans de telles conditions, antorise à présumer que, si le problème n'a pas reçu sa solution, c'est que dans les termes où on l'avait posé (destruction radicale du virus par les spécifiques) il est insoluble.

§ 2.

Encore si, au prix de cette longue médication, on pouvait espérer d'en avoir fini avec la vérole!.. Mais non, les catégoriques aveux de ceux qui imposent cette épreuve à leurs clients, ne laissent subsister à cet égard aucune illusion : « Je ne connais aucun moyen, écrit mon estimable et si véridique collègue Rodet, auteur d'un système analogue de mercurialisation prolongée, d'éviter sûrement le retour des accidents, c'est-à-dire d'obtenir, dans tous les cas, la guérison réelle, absolument définitive. » — « Cette méthode, dit à son tour M. Fournier, n'est pas infaillible, elle a ses cas rebelles, je ne le sais que trop. En dépit de tous ces efforts, en dépit de ce long et actif traitement, il n'est pas impossible que le malade soit exposé, quelque jour, dans un avenir plus ou moins éloigné, à un accident nouveau, à une manifestation ultérieure de la diathèse. — M. Güntz, qui, à la vérité, n'est point un partisan de la méthode — dite *méthode française*, mais contre laquelle je viens d eprotester, et ce me semble en assez bon francais — M. Güntz vient de signaler une proportion de 62 pour 100 de récidives après guérison apparente par la cure mercurielle. « Chez 40 malades sur 100, ajoute-t-il, la syphilis guérit spontanément ou sous l'influence d'un traitement non mercuriel. »

§ 3.

Quelque explicite qu'il paraisse, ce dernier aveu est encore trop favorable à la méthode. Ne la laissons point bénéficier de la garantie même temporaire que, d'après ce texte, elle semblerait conférer à ses fidèles. Ce n'est point « dans un avenir plus ou moins éloigné » qu'ils pourront en éprouver l'impuissance. C'est tout de suite, c'est pendant qu'ils sont sous le coup de la médication soi-disant préservatrice que, entre les mains mêmes de M. Fournier, — comme entre les miennes, du reste, — on voit les malades être frappés à nouveau. Ils abondent au point qu'il y aurait puérilité à prendre la peine de les rapporter ici, les exemples de syphilitiques qui, soit au cours, soit immédiatement à la fin d'un traitement spécifique, sont atteints d'une poussée d'accidents, et d'accidents parfois plus graves que ceux pour lesquels le traitement avait été institué [1]. J'insiste sur ce fait, parce que, à lui seul, aux yeux de tout homme de sens, il ruine le crédit d'agent *curatif*, qu'on prétend faire à nos spécifiques. Un malade ayant, je suppose, une syphilide papuleuse générale de première poussée, a suivi docilement, sous la surveillance de son médecin, son traitement mercuriel ou mixte.

L'éruption s'est peu à peu effacée. On continue néanmoins les médicaments encore deux ou trois mois ; aucun autre symptôme n'ayant paru, le médecin, — avec ou sans intention de les recommencer plus tard, — va ordonner de cesser les remèdes. Eh bien, juste à ce moment apparaît une nouvelle syphilide par groupes, aux flancs, aux coudes, une iritis, un psoriasis palmaire. « Drôle de spécifique! » en-

1. Voici cependant un fait dont l'impression, fût-il seul, resterait pour moi aussi décisive que terrifiante.

En 1878, un beau jeune homme vient, tout ému, me confier et me conjurer de sauver une situation désespérante. En deux mots : le 1er juillet, adieux, — adieux *complets*, — à la vie de garçon ; le 12 mariage. Le 16, chancre induré au reflet.

Dès le 18, le jeune époux était chez moi, ayant fort heureusement supprimé tout rapport avec Madame, dès qu'il s'était aperçu de quelque chose, mais ne sachant que faire ; j'entends que faire pour s'excuser de ne plus faire.

Aussi consciencieux que pressé, il ne voulait pas moins une complète

tend-on souvent alors murmurer le malade désappointé..... Je sais bien, moi, que lui répondre, moi qui ne lui avais rien promis. Puissent mes confrères *prolongateurs*, avec ce même repos de conscience, jouir en pareil cas de la même liberté d'allure vis à vis de leur clientèle! « Chacun pour soi », dira-t-on. D'accord, mais, quant à moi, j'avoue envier fort peu la situation d'un praticien qui, après avoir dit : « Prenez ce remède, je vous le donne expressément pour vous faire échapper aux récidives », voit la récidive éclater sans pouvoir reprocher à son malade la moindre omission thérapeutique, la moindre infraction à l'hygiène.

Quant aux preuves de par les faits, n'attachant de valeur décisive qu'aux statistiques[1], j'ai pris l'initiative, — qui du reste n'a pas été suivie dans le camp opposé, —d'ouvrir une enquête par cette voie. En conséquence :

J'ai pris des notes complètes sur tous les syphilitiques en état de me bien renseigner, qui se sont présentés chez moi

qu'une prompte guérison : aussi faisait-il appel à tous les remèdes connus et avant tout au mercure. Je ne lui refusai ni ne le lui marchandai, ma responsabilité n'y étant pas moins engagée que sa santé. Je donnai 10 et bientôt 15 centigr. de proto-iodure de mercure par jour; j'allai même, sur sa demande, jusqu'à 20 centig. Il supportait bien le médicament, sauf quelque gingivite. Ricord et Fournier, que d'après mon — et sans doute aussi son — désir, il consulta ensuite, confirmèrent mon diagnostic et approuvèrent le traitement.

Continué exactement pendant trois mois, ce traitement intensif n'empêcha point que vers le commencement de septembre il ne se déclarât, avec céphalée et vives douleurs rhumatoïdes, de larges croûtes flavescentes du cuir chevelu; disques squameux aux paumes des mains et aux poignets, plaques muqueuses aux orifices. Continuation du traitement. En novembre, éruption de papules cuivrées par zones étendues, aux bras, au dos. — En janvier (ayant toujours pris et prenant encore des spécifiques) onyxis, anémie, alopécie, sueurs. — En mai 1879, sclérose testiculaire; plus tard, périostose d'un cubitus. Enfin, au bout de trois ans, sans cesse mercurialisé, toujours blanchi, jamais guéri, je le perdis de vue.

Le client était d'excellente constitution; son hygiène, passée et présente, irréprochable.

1. Des deux côtés, si personne, comme c'est l'usage, n'apporte que des faits triés, tout le monde aura raison... c'est-à-dire pourra se donner raison.

durant une période de près de cinq mois (du 10 février au 1er juillet 1872).

Ces malades sont au nombre de soixante-quatorze.

Sur ce nombre, *quarante-neuf* n'avaient pas pris de mercure durant le cours de leur chancre; et *vingt-cinq* en avaient pris, pendant cette période, sous la direction de leur médecin, de divers médecins.

Or, la statistique avait ici à éclairer deux questions connexes mais distinctes :

1° Le traitement mercuriel fait pendant la durée du chancre retarde-t-il l'apparition des accidents secondaires ?

Réponse : Les accidents secondaires se sont déclarés en moyenne, quarante-trois jours vingt-trois centièmes après le début du chancre, chez les sujets qui n'avaient pas été mercurialisés pendant le chancre, — et quarante-neuf jours huit centièmes, chez ceux qui avaient été mercurialisés pendant le chancre.

« Si peu que ce soit, diront les hydrargyrophiles, c'est bien quelque chose : cela prouve... » Halte là ! chers adversaires : dans votre propre intérêt ne concluez pas avant d'avoir fini de lire, car dès que, pour si peu, vous proclameriez que le mercure *retarde* les accidents secondaires, à l'instant, d'après la même mesure, il faudra admettre qu'il les *aggrave*. En effet :

2° Le traitement mercuriel fait pendant la durée du chancre atténue-t-il les accidents ultérieurs ?

Réponse : Sur quarante-neuf sujets n'ayant pas pris de mercure pendant le chancre, la syphilis a été dix-sept fois faible, vingt-sept fois moyenne et cinq fois forte ; — et sur vingt-cinq sujets ayant pris du mercure pendant le chancre, la syphilis ultérieure a été six fois faible, quatorze fois moyenne et cinq fois forte.

De cette statistique, conclurai-je que, en donnant du mercure à un chancreux, on lui aggrave sa vérole ?... Je le pourrais sans forcer en rien l'expression des faits qui précèdent. Mais peut-être, — je dis *peut-être*, — serait-ce abuser de coïncidences purement accidentelles.

Conclurai-je que chancreux mercurialisés et chancreux non mercuralisés sont égaux devant la maladie consécutive, ont mêmes chances d'avoir une vérole forte ou faible?... C'est là ma pensée ; et même, en la formulant dans ces termes, je céderais déjà aux hydrargyrophiles plus que ce dont les chiffres ci-dessus ne me permettent de disposer.

Mais je leur veux faire reste de droit, et j'accorde que, après un chancre traité au mercure, la vérole qui va suivre, — en même temps, qu'elle est un peu plus tardive, ainsi qu'on vient de le voir, — sera aussi un peu faible, ainsi qu'ils le prétendent. Eh bien ! est-ce la peine, pour obtenir ce résultat, d'infliger, pendant six semaines au moins, une médication éminemment toxique, irritante au premier chef pour les gencives ainsi que pour tout le tube disgestif; dont, depuis les recherches de M. Jullien, l'influence fatale sur le système nerveux, déjà signalée par la clameur et la défiance publiques, ne saurait plus être niée; que tout récemment M. Güntz, sur la foi de nombreuses observations, accuse formellement de produire l'albuminurie, la néphrite, la dégénérescence graisseuse des organes, en particulier des reins?

Et j'ajoute : Est-ce la peine d'infliger une telle médication à tous les chancreux, sans pouvoir distinguer ceux qui en auront besoin de ceux qui pourront s'en passer? Car, quelque précieux qu'il soit dans des cas bien déterminés, un remède sans lequel il est prouvé qu'on peut assez souvent guérir, ne saurait logiquement être réputé obligatoire, ni par conséquent être légitimement prescrit d'emblée à tous les sujets [1].

1. J'écrivais ceci en 1876. En novembre 1882, c'est-à-dire *dix ans* après l'époque de la première visite de mes malades, j'ai publié (*Annales de*

Il m'a été adressé à ce sujet, une objection qui vaut la peine qu'on s'y arrête. « Vous niez, me dit-on, le pouvoir préventif du mercure. Et pourtant vous-même, vous adversaire de ce dogme, n'y faites-vous pas acte de foi lorsque. à un homme qui a eu autrefois la syphilis mais depuis des années n'en offre plus de traces, vous prescrivez du mercure avant son mariage ? Si, dans ce cas vous lui en faites prendre, évidemment ce ne peut être qu'en vue de s'opposer à une explosion future, en vue de *neutraliser sa diathèse*, puisque, à ce moment, il n'en avait aucun symptôme ? »

Aucun symptôme *apparent*, répondrai-je. Certes l'objection serait valable, s'il fallait refuser le nom de *symptôme* à tout ce qui n'est pas appréciable au sens de la vue. Mais la *faculté de transmettre la syphilis par génération*, est bien un des effets, mérite bien à elle seule, de compter parmi les symptômes les plus réels de la syphilis.

Oui, comme les autres ce symptôme-là est susceptible de céder au mercure. Mais en obtenant, par le traitement *antè gestationem*, un enfant sain, est-ce la diathèse que vous croyez avoir vaincue ? Non, là comme ailleurs, vous n'avez remporté sur l'ennemi qu'un avantage temporaire, vous n'avez fait qu'effacer momentanément un symptôme. Je le dis, et je le prouve par un seul fait.

« Deux époux qui avaient eu la syphilis, et en avaient été traités par le mercure, n'en offrirent depuis lors, ni l'un ni

dermat. et de syphilig., novembre 1882) le complément de ces observations. A cette date, j'avais pu revoir, en temps et à intervalles utiles, cinquante-six de mes malades, savoir : trente-trois de la catégorie des non mercurialisés au début, et vingt et un de celle des mercurialisés au début. J'ai rapporté toutes leurs observations et me suis cru autorisé à conclure de cet ensemble de recherches ainsi complétées :

Que la statistique nous montre, quant à l'intensité ultérieure de la maladie, c'est-à-dire quant à la gravité des accidents que les sujets ont subis, une égalité presque absolue entre les récidives apparues après une hydrargyrisation plus ou moins prolongée, et les récidives apparues sans avoir été précédées par cette médication soi-disant atténuatrice.

l'autre, le moindre symptôme, un premier enfant naquit sain, mais fut couvert, au bout de quatorze jours, d'une éruption de vésicules miliaires, qui s'agrandirent, crevèrent et laissèrent à leur place ici des taches brunes, là des ulcères. Traité sans succès par l'éthiops minéral, il succomba. La mère eut six autres enfants qui présentèrent les mêmes lésions et moururent. Enceinte une huitième fois, on lui fit suivre un traitement par le mercure doux. L'enfant qui naquit alors est un garçon qui se porte encore très bien aujourd'hui. A sa neuvième grossesse, on répéta le traitement mercuriel, et le résultat en fut aussi heureux. Pendant la dixième grossesse, on négligea de recourir au même moyen. L'enfant, d'abord bien portante, fut aussi couverte d'éruptions syphilitiques, et succomba dans le marasme au bout de six mois. La mère, enceinte pour la onzième et dernière fois, prit de nouveau des pilules mercurielles, et mit au monde une fille qui se porte bien encore aujourd'hui [1]. »

Et, comme en 1854, je dis encore aujourd'hui (quoique présentement mes paroles se rapportent plutôt au point de vue doctrinal qu'au précepte thérapeutique), je dis encore : « Peut-on désirer l'épreuve et la contre-épreuve plus claires, plus réitérées, plus dégagées de complications, que cette observation ne les montre ? »

§ 4.

Après avoir prouvé que le mercure ne *détruit* pas le *virus*, faut-il prouver qu'il ne *peut pas* le détruire ?

Quelque superflue que cette considération puisse paraître comme élément de démonstration, je ne la crois cependant point inutile,

1. *Traité de la syphilis des nouveau-nés*, p. 348.

Ni pour les malades, auxquels elle pourra épargner et de pénibles désillusions, et des médications onéreuses sous plus d'un rapport;

Ni pour les médecins, que, en les éclairant sur l'inanité des efforts tentés jusqu'à présent, elle peut mettre sur une voie plus rationnelle et plus fructueuse.

Or, étant donnée (telle que l'observation nous montre la syphilis) une maladie à long cours — qui comprend des intervalles de temps où aucun symptôme n'existe — avec des reprises aussi tranchées que le sont ces intermittences, comment peut s'expliquer une telle évolution dans l'hypothèse[1], que cette maladie résulte de la présence de microbes ?

« D'une seule manière, repondra le physiologiste. Ces micro-organismes vivent pour la reproduction de leur espèce autant au moins que pour leur nutrition propre. Par conséquent :

« Durant les périodes où les symptômes ont reparu, existent, ils sont actifs, ils sont à l'état de *vie manifestée.*

« Entre les réapparitions des symptômes, au contraire, ils sont à l'état de *vie latente*, de graine (spores, corpuscules brillants, mycélium).

« Or, c'est pour la nature une loi, parce que c'est le moyen d'assurer son but primordial (la perpétuation de l'espèce), c'est une loi que, dans l'un et l'autre règne, l'être à l'état de germe, soit doué de la faculté de résister aux causes nocives qui, si elles agissent sur lui pendant qu'il est à l'état de vie active, ont une force suffisante pour le détruire. »

Appliquant ces données à la syphilis, je demande à quel moment on a le plus de chances de tuer ses bactéries ? si c'est en administrant l'agent parasiticide, le mercure, durant leur état de non-éclosion (caractérisé par l'absence de

1. Hypothèse aujourd'hui rendue assez vraisemblable pour qu'on puisse la prendre pour base de discussion.

symptômes), ou si c'est durant leur état d'éclosion, d'activité (caractérisé par l'apparition ou la réapparition des symptômes). Et je demande surtout si, durant l'espace de temps où cette colonie bactéridiennne trouve à vivre, c'est-à-dire à proliférer, dans l'organisme humain, on peut raisonnablement se flatter de détruire une espèce contre les seuls membres *actifs* de laquelle le parasiticide est efficace, et dont les membres *à l'état de germe* échappent à son pouvoir ? Dans les termes où ces questions sont posées, il suffit de les avoir posées.

Utilisées au point du vue pratique, ces données, tout en complétant la démonstration par le spectacle de ce que nous offre la clinique, enseignent au médecin :

Que, au lieu d'un virus toujours identique, toujours présent sous la même forme, agissant au même degré de puissance pendant toute la durée de la maladie, virus toujours prêt à éclater s'il n'est pas tenu en bride, dompté par un spécifique, et virus d'un bout à l'autre également accessible à l'action neutralisante de celui-ci ;

Il ne faut voir dans la syphilis qu'un exemple des processus parasitaires à agent (ou à colonie d'agents) susceptible de s'éteindre spontanément ; processus dont le cours nous offre alternativement : 1° une série d'éclosions, indiquant chacune (selon le degré de nocuité de ses produits sur le corps humain) soit l'emploi de spécifiques appropriés, (parasiticides), soit seulement celui de topiques répressifs ; 2° une série de *sommeils*, intermédiaires aux éclosions successives, état durant lequel il n'est physiologiquement possible d'attaquer la *graine* parasitaire, de travailler à la mettre hors d'état de germer désormais, que par la médication et l'hygiène reconstituantes.

Après avoir montré ce que fait pour la cure de la syphilis l'une des deux méthodes de traitement pharmaceutique, voyons ce qu'on doit attendre de l'autre.

Méthode opportuniste.

Celle-ci confesse, déclare qu'elle ne fait qu'aider les efforts de la nature et les effets de l'hygiène. Pour que j'ose placer sa réserve en parallèle avec les promesses de sa rivale, il était donc nécessaire de faire voir d'abord comment cette dernière justifie ses prétentions ; de montrer que pour guérir (sans garantie) une vérole, la méthode réglementée demande deux fois plus de temps et six fois plus de mercure qu'il n'en faudrait à la méthode opportuniste pour faire paisiblement terminer ses *deux* véroles à un individu qu'on supposerait avoir été réinfecté.

Quels sont les moyens de cette seconde méthode ? Elle en a certainement, et de nombreux, et de diversifiés ; mais c'est justement son caractère et sa force qu'on ne puisse les comprendre dans un énoncé bref, unique et précis. Là où le spécialiste régulateur se borne à copier son invariable formule, croyant tout sauvé si le malade s'y est conformé docilement ; à l'*opportuniste*, au contraire, chaque nouveau client en quelque sorte, offre une nouvelle syphilis à étudier et à combattre. Il aura lu tout d'abord, dans la physionomie des premiers accidents, ce que seront les accidents ultérieurs. Puis, toujours prêt à revenir sur ce pronostic à bases essentiellement mutables, il scrute, à chaque récidive du mal, à chaque visite du malade, la réciproque influence qu'exercent le degré de force de celui-là, la constitution et l'hygiène de celui-ci.

Mis en face d'une récidive, d'une *poussée* itérative, pour en connaître la valeur pronostique, pour poser l'indication qu'elle commande, il s'en rapporte moins à son coup d'œil qui lui a vite appris l'apparente gravité, qu'à la patiente analyse des diverses circonstances connexes, qui lui en révélera la gravité réelle (c'est-à-dire la tendance du mal à progresser ou à décroître). A toute phase de la longue évolution morbide qui a ses grandes lignes tracées, mais où les écarts sont presque de règle, c'est en interrogeant à fond le passé qu'il applique son sens médical à combiner, pour la meilleure sauvegarde de l'avenir, les ressources de la nature sagement dirigée avec les secours de l'art soigneusement appropriés.

D'une conduite aussi délicate à tenir, de cet art nouveau, si les préceptes peuvent être exposés, assurément ce n'est pas ici, dans un chapitre de généralités. Ils seront mieux compris tout à l'heure lorsque je suivrai pas à pas la marche de la maladie, pour apporter chemin faisant à chaque lésion, à chaque groupe de lésions qui signalent sa marche générale, la médication que ces lésions réclament.

Il est toutefois un sujet que je ne puis ajourner. « A maladie chronique, il faut traitement prolongé », dit justement M. Fournier. Mais quatre ans consécutifs de mercure, comme à ce compte il le faudrait, ce serait plus que beaucoup de malades ne pouraient supporter, plus que le médecin même n'oserait prescrire. Aussi s'est-on fort à propos souvenu d'un autre principe, propre à mettre ici d'accord la théorie et la pratique, la rigueur du dogme et les forces de l'orthodoxe.

« Pour maintenir pendant un si long temps aux spécifiques leur effet curatif, ajoute non moins justement M. Fournier, il faut neutraliser l'*accoutumance*. »

La *désaccoutumance* fait donc partie essentielle des méthodes à médication prolongée.

Or, afin de réaliser cette indication, il y a trois manières de s'y prendre :

1° Usant du même spécifique, en alterner les préparations. Exemple : passer du bi-chlorure au proto-iodure de mercure (Rodet);

2° Alterner le mercure avec l'iode;

3° Usant d'un seul des spécifiques, en couper l'administration par des intervalles durant lesquels on cesse toute médication spécifique.

Quant aux deux premières manières de procéder, remarquons que l'une et l'autre méthode, la réglementée et l'opportuniste, les emploient, mais avec une différence. L'*opportuniste* change de remèdes parce que et lorsque il estime que, avec le cours de la maladie, l'indication thérapeutique *a varié.* — Pour le *régulateur*, peu importe l'appropriation de tel ou tel médicament à la situation morbide actuelle. Tout remède sera bon pourvu que ce ne soit pas le même. En deux mots, une école change lorsqu'elle le croit utile. L'autre *change pour changer*.

Mais du moins avec ces deux procédés-là, si par la voie réglementée, leur emploi dénote flagrante absence ou éclipse voulue du sens médical, aucun danger n'existe. Une médication quelconque étant administrée continuement, il n'y a pas à craindre qu'une poussée qui éclate reste privée de remède. Elle pourrait en avoir un meilleur, peut-être, et mieux en rapport avec sa nature, son degré d'intensité; mais elle en aura un, puisqu'il y en a toujours un en cours d'exécution.

Tout autrement en est-il du troisième procédé : celui-ci motive un jugement plus sévère. Avec les *traitements intermittents* on a fort bien réglé le traitement, mais on n'a pas aussi commodément réglé la maladie. Les récidives, ni dans l'un ni dans l'autre camp, — personne ne l'ignore et personne ne le conteste, — les récidives peuvent survenir, elles surviennent à toute heure, pendant le cours de la syphilis, pendant le cours même du traitement.

Or, si elles choisissent pour apparaître un des moments de *répit*, de suspension de médication, moments que M. Fournier a prescrits, et marqués d'avance, comme nécessaires pour désaccoutumer l'organisme de l'action du spécifique,

que fera notre confrère ? Que fera-t-il surtout si la poussée éclate, — elle a parfois cette malice, — juste à la date où vient de se terminer un cours mercuriel de deux ou trois mois? Évidemment, de son propre aveu, il se trouvera alors dans des conditions désavantageuses pour lutter contre les lésions renaissantes, puisque c'est précisément le moment où l'accoutumance s'était établie, et où, vu l'accoutumance, « on n'obtient plus du mercure, c'est M. Fournier qui le dit, que des effets très peu sensibles, lents, incomplets, parfois même on n'en obtient plus rien. » Et cependant, il vaut la peine d'y réfléchir : ce n'est pas là une simple question de polémique. La lésion qui surgit peut exiger un prompt secours ; ce peut être une iritis, une éruption papuleuse du front, l'hémiplégie faciale ou une hémiplégie de toute autre importance, un ulcère palatin perforant ; un syphilitique qui se croyant guéri allait se marier et se voit en puissance actuelle de récidive, acculé à une date inflexible !.. Le médecin ne se repentira-t-il pas cruellement alors de s'être d'avance désarmé contre un assaut inattendu mais pressant, afin de se conformer aux règles d'une stratégie fort bien combinée, mais dont l'ennemi se plaît si souvent à déjouer les calculs[1] ?

1. Je retrouve, sous deux plumes aussi indépendantes qu'autorisées ces réflexions que j'énonçai le premier (*Lyon médical*, 28 mars 1880). — M. Drysdale écrit à ce sujet : « Relativement aux deux médicaments spécifiques de la syphilis, nous avons à considérer pour chacun d'eux, en outre de l'action curative qui est indéniable, l'action prophylactique qui l'est beaucoup moins. Quelques-uns ont envisagé cette question d'une façon différente, et chez eux l'action préventive de certains médicaments excite tellement de confiance qu'ils sont disposés à mettre au compte d'un traitement défectueux tous les accidents tertiaires dus à la maladie. J'ai souvent vu toutefois les accidents les plus graves survenir pendant le traitement même, tandis que souvent la syphilis reste bénigne alors qu'il n'a pas été pris un seul grain de mercure. Nous pouvons conclure sûrement de ce qui précède que, s'il y a une action préventive, elle est incomplète, et que dans la majorité des cas elle n'empêche pas les accidents de survenir même au bout de peu de temps.

« Nous ne devons donc pas diriger le traitement spécifique contre la diathèse indépendamment de ses manifestations, car sans cela nous se-

Manœuvrer de façon à réaliser la *désaccoutumance* est, en pratique opportuniste comme en pratique réglementée, une indication capitale. Mais je prétends que seuls, nous opportunistes, nous sommes en état de la réaliser répondant à la fois à ce que la nature dicte et à ce qu'exige la maladie.

C'est d'après ce double désideratum, en effet, que doivent être et placés et mesurés, en vue de désaccoutumer, les *stades intercalaires de repos*, dans l'administration des spécifiques. M. Fournier a parfaitement compris cette nécessité.

rions condamnés à traiter les syphilitiques pendant toute leur vie. Nous devons combattre les accidents par l'un ou par l'autre des spécifiques, d'après leur durée, leur intensité, leur degré de généralisation, leur nature et leurs localisations.

Dans l'intervalle des manifestations, lorsque l'organisme a repris son état normal et lorsqu'il n'existe plus trace des accidents qui viennent d'avoir lieu ni aucun signe précurseur d'une manifestation nouvelle, il est préférable de suspendre jusqu'à nouvel ordre toute médication spécifique. (*France médicale*, 5 octobre 1885.) »

M. Mauriac n'est pas moins explicite dans son adhésion à mes vieilles doctrines (*Histoire natur. de la syphilis*, 1863, p. 192 et suiv.). Il pense « que le mercure n'empêche jamais l'apparition d'aucun symptôme de la syphilis. Il continue le traitement tant qu'il existe une éruption et il élève la dose de mercure jusqu'à effet curatif. Il continue le médicament jusqu'à ce que les papules disparaissent, puis il l'arrête. Il pense que, si on continue longtemps le mercure, l'économie finit par s'y habituer. Il ajoute qu'il faut le donner lorsqu'il y a une nouvelle manifestation, mais pas avant. »

« Savez-vous, dit-il, où nous arrivons lorque nous posons les règles d'un traitement applicable pour tous les cas, lorsque nous en fixons systématiquement le temps et la durée, les reprises et les interruptions? Nous arrivons à une étrange absence de concordance, choquante et antimédicale, entre l'apparition des accidents et l'application du traitement destiné à les combattre. Que penser d'une méthode où nous devons, malgré la présence d'accidents, suspendre le traitement pendant un mois pour agir suivant les règles, puis le reprendre quoi qu'il arrive pendant six ou huit semaines et donner alors trois mois de répit?

« Quelques praticiens sont si imperturbables dans leurs prévisions, qu'ils vous diront à l'avance ce que vous aurez à faire, non pas seulement pendant la première, mais pendant la seconde, la troisième et la quatrième année de la maladie. Le troisième mois de la seconde année (pour donner une idée de cette rigidité qui est tout à fait fantasque), l'iodure de potassium devra entrer en ligne, après qu'on aura donné le mercure pendant les trois premiers mois, le sixième et le septième, le onzième et le douzième et les deux premiers mois de la seconde année. (*Ibid.*) »

Mais comment y a-t-il pourvu? Pour le savoir prenons la question telle qu'il la pose lui-même.

« Qu'une syphilide papuleuse, dit cet auteur, surgisse chez un sujet depuis longtemps en cours de traitement mercuriel. En vain à ce moment accumulerez-vous à nouveau les doses : l'accoutumance existait, vous n'obtiendrez rien. — Mais suspendez toute médication pendant trois, quatre, cinq semaines; puis recommencez. Par l'effet du même remède, aux mêmes doses, vous verrez ses propriétés curatives se dessiner de la manière la plus évidente. »

Cet exposé d'un fait clinique usuel, dont j'emprunte les termes à M. Fournier, est entre mes mains un argument aussi probant que je le puisse souhaiter. Non seulement il met hors de conteste la réalité de l'accoutumance, mais il nous édifie sur les conditions qui l'engendrent aussi bien que sur celles qui y mettent fin. Et pourquoi? D'où vient cette lumière ? De ce que, dans l'exemple cité, il y a un critérium perceptible; de ce qu'on y suit, qu'on y voit la syphilide : syphilide qui, dans la première de ces deux phases, persistait parce que le traitement (excellent d'ailleurs) n'était qu'un traitement *continué;* — syphilide qui, dans la deuxième phase, a été en s'effaçant, par la seule raison que, alors, ce même traitement était un traitement *recommencé.*

Mais revenons au point en litige : au lieu d'une lésion matérielle à influencer, supposez (comme nos adversaires le disent possible et l'enseignent obligatoire), supposez que nous avons en perspective... quoi?... un *virus à neutraliser*, une *diathèse à détruire.* Alors, on le comprend, n'ayant plus le même guide, les mêmes éléments d'information, nous ne pourrons plus prétendre au même degré de certitude. Aussi chacun conclura-t-il, formulera-t-il à sa guise, et verrons-nous le même conclure et formuler tantôt d'une façon, tantôt d'une autre ; l'auteur de la méthode lui-même, plaçant ses stades intercalaires, ici après deux mois, là après six semaines de mercurialisation, et quant à leur durée, après la leur avoir d'abord assignée d'un mois au minimum, professer ultérieurement que « *quelques jours* suffisent pour obtenir la désaccoutumance ». (Voyez ci-dessus, p. 393.)

Même sous ce seul rapport, combien notre situation, à nous opportunistes, n'est-elle pas plus avantageuse! Non seulement le but que nous nous proposons est réalisable, mais il est visible. C'est la nature, c'est la maladie, ce sont ses réveils décelés par ses manifestations, qui nous avertissent du moment d'agir, puis du moment de s'arrêter.

L'action du remède, ainsi manié, ne saurait être plus efficace puisque, lorsque nous avons à le recommencer, le mot *recommencer* implique que la désaccoutumance avait eu le temps de s'établir. Et même, et surtout aux yeux de nos adversaires, le fait de la pleine désaccoutumance est prouvé par la survenance d'une récidive: c'en serait même, en strict raisonnement, la seule bonne preuve; ainsi que Ricord disait jadis des exemples de réinfection chez un syphilitique : « oh ! je ne demande pas mieux que d'admettre chez lui l'existence d'une seconde vérole ; ce serait la meilleure preuve qu'il était bien guéri da la première. »

On devine ce que je pense des *traitements de précaution;* quelle réponse je réserve aux clients qui me demandent s'ils ne feraient pas bien de prendre quelque dépuratif pendant deux ou trois ans, à tous les changements de saison? En face d'une maladie à récidives aussi inopinées, c'est une responsabilité parfois assez lourde que d'interdire d'autorité, l'usage d'ailleurs inoffensif, de tisanes et sirops en qui le malade a mis sa confiance. Je me borne donc à leur expliquer, en langage clair et précis, les bases de la doctrine bactéridienne, et les conséquences de cette doctrine relativement à l'objet de leur question. Et les laissant sur cet énoncé, je termine en disant : « A votre place, tant que rien ne paraîtra, j'économiserais sur le pharmacien pour soigner mon régime et ne reprendrais des remèdes que lorsque je verrais à quoi ils peuvent servir. » J'ai fait plus d'une conversion avec cette simple formule.

CHAPITRE IV

RÈGLES DU TRAITEMENT SELON LES PÉRIODES ET LA GRAVITÉ.

En appliquant les principes généraux de traitement aux cas particuliers, je vais examiner et je m'efforcerai de préciser comment le médecin doit varier ses prescriptions durant le cours de la syphilis pour qu'elles répondent constamment au degré de gravité que la maladie offre, ainsi qu'à celui qu'elle présage, au moment où le client consulte.

Pour rendre cet exposé, cette série de conseils, aussi utiles que possible, il n'y avait qu'un plan à adopter : supposant une vérole qui se déroule complètement, suivre le malade, *ab initio ad finem*, durant toutes les phases de cette longue évolution ; et pourvoir, chemin faisant, à toutes les indications que, dans chaque période, chaque lésion ou chaque groupe de lésions suggère.

§ 1. — AVANT LE CHANCRE.

Inutile d'insister longuement sur des soins qu'on n'est presque jamais à même de donner. La période *préchancreuse* comprend cependant quinze ou vingt jours en moyenne, quelquefois trente ou quarante, et plus. Mais, durant ce temps, rien n'indique au médecin si la contagion s'est effectuée, et, par conséquent, il n'a pas à instituer de traitement général. Rien non plus, en la supposant réalisée, ne lui indique le point par où la contagion se serait opérée; et, par conséquent, il n'a pas à instituer de traitement local.

Supposons, cependant, un concours exceptionnel de circonstances favorables. Le seul coït capable d'infecter a eu lieu il y a deux jours; il a eu lieu avec une personne portant, *au point de contact*, des lésions syphilitiques transmissibles; enfin une trace morbide non douteuse, une rougeur, une croûte existant chez le sujet contagionnable, indique au médecin l'endroit qui, excorié au moment du coït, a dû, si le virus a été absorbé, lui servir de porte d'entrée.

Dans ce cas, faut-il cautériser cet endroit? faut-il administrer du mercure?

Oui, à tout hasard, il faut cautériser profondément tous les endroits qu'on peut reconnaître suspects.

Sans doute on voit d'autres virus produire leur effet sur la constitution lors même qu'on a détruit, au bout d'une heure, et même moins, la partie de tissu par laquelle une piqûre les avait introduits. Mais l'analogie qui permet de douter de l'efficacité préventive de cette destruction ne saurait autoriser à conclure qu'elle est absolument sans valeur dans notre cas spécial. Et d'ailleurs, n'oublions pas les quelques faits prouvant que le chancre, que la vaccine peuvent, à leur toute première période, être réinoculés au porteur. Réinoculables à ce moment, ne sont-ils pas par cela même abortibles à ce moment, et *a fortiori*, quelques jours plus tôt?

A la seconde question: « Faut-il donner du mercure avant l'apparition du chancre? » je n'ai, pour le moment, aucun élément propre à me fournir une réponse. Mais je garde le souvenir fort précis d'un étudiant qui venait d'être mercurialisé largement, à Montpellier, pour une chancrelle: revenu à Lyon, il y contracta un chancre, et la vérole parcourut chez lui toutes ses phases avec la même régularité et la même intensité que s'il n'avait pas pris précédemment de mercure.

§ 2. — LE CHANCRE EXISTE.

En 1850 (*Gaz. méd. de Paris*, p. 817) j'écrivais: « Le chancre induré est déjà de la vérole constitutionnelle. » En 1855, M. Clerc prouva expérimentalement ce principe, en montrant que « lorsqu'un malade porte un chancre infectant depuis peu de jours, si on l'inocule à la lancette avec le pus de ce chancre, dans la très grande majorité des cas, l'inoculation est négative ».

Peut-on espérer, en détruisant le chancre naissant, d'empêcher la vérole ?

Comme il y a des exemples de chancre tout à fait au début réinoculé à son porteur avec résultat positif (Diday, Sperino, Bumm, Pontoppidan), il n'est pas interdit de penser que l'imprégnation constitutionnelle n'est pas toujours pleinement réalisée au moment où le chancre apparaît.

Sur cet indice, d'après cette présomption théorique, on a excisé beaucoup de chancres. On les a excisés largement, profondément, vingt-quatre et même six ou huit heures seulement après leur apparition. Mais les succès de cette pratique, garantis d'abord par J.-L. Petit autrefois, puis récemment par plusieurs médecins allemands, ne se sont pas reproduits entre les mains des spécialites français.

Je ne regarde pas cependant la méthode comme définitivement condamnée. A qui voudrait tenter de nouveau cet essai, d'ailleurs inoffensif, je conseillerais :

De se le laisser demander par le malade plutôt que de le lui proposer;

De lui dire qu'il y a quelques chances de réussir et en tout cas rien à craindre, mais de ne faire aucune promesse ;

De ne jamais opérer pour peu qu'on sente à l'aine quelque adénopathie ;

D'exciser largement sans se laisser limiter par la crainte de l'hémorrhagie ou d'une déformation consécutive.

Pour être certain d'avoir enlevé tout ce qui est malade, de ne point s'en fier à la cautérisation de la plaie ; mais de soumettre, séance tenante, à l'examen microscopique, les divers points suspects de la circonférence et de la base du segment excisé, et hardiment, à plusieurs reprises successives, s'il y a lieu, — et toujours guidé par un nouvel examen, — d'exciser dans le sens indiqué par cet examen, jusqu'à ce que l'instrument ne porte plus qu'en pleins tissus reconnus, démontrés sains (Neisser).

Le chancre, en général, est peu douloureux, peu incommode. D'autre part, il ne subit qu'une faible influence du traitement local. Enfin il guérit toujours au bout de quatre ou cinq semaines, et même spontanément. Aussi est-il à peu près indifférent d'y appliquer tels ou tels topiques. Par l'effet d'un préjugé fondé sur des motifs assez spécieux, l'usage a prévalu de préférer pour ce pansement les composés mercuriels (de la charpie imbibée de liqueur de Van-Swieten, ou enduite d'une pommade au calomel, au dixième). On peut faire ainsi afin que les gens ne vous reprochent pas par la suite d'avoir rien négligé ; mais le pansement ordinaire de la chancrelle (nitrate d'argent, vin aromatique) a les mêmes effets. Chose singulière ! tandis que les lésions secondaires, nous le verrons, ne sont influencées par aucun remède local aussi heureusement et aussi rapidement que par les préparations mercurielles, ces mêmes préparations appliquées au chancre, — qui est bien cependant, lui aussi, une lésion syphilitique, — n'abrègent pa d'un jour sa durée.

La déviation phagédénique, rare dans le chancre qui n'est pas compliqué de chancrelle, suscite les mêmes indications, exige la même médication que le phagédénisme de la chancrelle.

A la langue, aux lèvres, aux paupières, au mamelon, à la fourchette, le chancre est compromettant par son aspect, gênant pour les mouvements de ces parties, surtout en raison des frottements auxquels elles sont exposées. Quelques attouchements avec la pierre infernale, réitérés de trois en trois jours, hâteront la terminaison du mal.

Mais ordinairement, dans le chancre, ce n'est pas l'ulcère qui incommode, c'est l'induration dont il se complique. Outre que ces reliefs de consistance cartilagineuse, parfois énormes, constituent une difformité, s'ils sont situés entre les deux feuillets du prépuce, ils en empêchent le glissement; par la pression qu'ils exercent, ils interceptent la circulation, d'où un œdème spécial (très fréquent aux grandes lèvres); ils diminuent le calibre de certains canaux (urèthre); enfin ôtant à la partie du tégument qu'ils ont envahie sa souplesse normale, ils la prédisposent longtemps ensuite, durant le coït, à des excoriations désagréables à qui les subit et dangereuses pour qui les a causées.

Donc lorsqu'une induration a ces inconvénients et lorsque'elle ne tend que lentement à disparaître à mesure que le chancre guérit, il est indiqué de provoquer sa fonte. Pour obtenir ce résultat, comptez peu sur les cataplasmes, pommades, applications de sparadrap de Vigo, bains tièdes, compression, etc.

Le traitement mercuriel interne a seul cette puissance: c'est une de ses spécialités, et à coup sûr, l'une des plus certaines.

Mais le mercure n'a-t-il pas ici une indication plus générale et plus importante? Beaucoup de médecins le croient, et ils administrent ce remède à tous leurs malades, dès cette période de la syphilis, afin d'atténuer la gravité des accidents ultérieurs.

Ma statistique (voy. ci-dessus, p. 397) nous a appris quel fond il y a à faire sur cette propriété préventive attribuée au spécifique. En fait démontré, on l'a vu, le mercure, donné dès le début du chancre, n'*affaiblit* point les accidents à venir ; et s'il en *retarde* l'apparition, il ne la retarde que de *six* jours.

Mais il s'offre cependant, pour peu que les opposants y mettent de bonne volonté, il s'offre un terrain de transaction entre les deux camps. Chacune des manifestations de la vérole indique par son degré relatif d'intensité, si le malade qui l'offre sera faiblement ou fortement touché, si par conséquent l'on devra, oui ou non, lui donner dès lors du mercure. Or, le chancre, je l'ai dit, est déjà l'une de ces manifestations, et je viens de dire aussi que le traitement hydrargyrique est souvent nécessité par les inconvénients résultant d'une forte induration périchancreuse. Or une forte induration étant un présage de vérole grave, le mercure se trouve donc, dans ce cas, remplir un double office, puisque, indiqué, selon moi, par les exigences de la médication locale, il répondra en même temps aux vues de ceux qui comptent sur lui pour atténuer le cours d'une vérole qui commence sous ces fâcheux auspices.

A ces motifs une autre considération s'ajoute, qui a bien son poids. Si vous ne donnez pas de mercure au chancreux, et que la syphilis ait ensuite une certaine intensité, le malade, le même malade qui aujourd'hui est prêt à vous traiter d'empoisonneur quand vous lui en prescrivez, vous accusera alors, soyez-en sûr, de n'avoir pas *connu son mal;* et le plus souvent, hélas! vos confrères lui donneront raison.

Donc, en cas d'induration accentuée, faites la prescription suivante :

N° 32. « Prendre, le matin à jeun et le soir après la digestion du dernier repas, une des pilules suivantes :

Proto-iodure hydrargyrique...... Thridace........................	ãã 1 gramme.
Extrait thébaïque...............	15 centigrammes.
» de gaïac..............	2 grammes.

Pour 20 pilules.

« Après chaque pilule, avaler un demi-verre d'eau ou d'une tisane quelconque.

« Cesser les pilules pendant trois ou quatre jours si les gencives deviennent irritées ou s'il y a pesanteur d'estomac, perte d'appétit, dévoiement trop fort. Les recommencer, à une d'abord par jour, lorsque ces accidents seront passés, et se tenir prêt à les cesser encore momentanément ou à en réduire le nombre quotidien dès que l'intolérance de la muqueuse gingivale ou gastro-intestinale se manifesterait de nouveau [1]. »

Administré durant le chancre, le mercure doit être continué, à dose plus ou moins forte, pendant un mois ou six semaines.

Dans ma pratique, les cas où j'ordonne le mercure durant le chancre sont une exception. Mais faut-il cependant laisser le client sans secours? Après lui avoir dit, avec tous les ménagements possibles, mais explicitement : « Vous avez un mal qui infecte le sang, et qui durera au moins huit ou dix mois, » faut-il, quand il demande — puisque le mal existe dès à présent — à être traité tout de suite, faut-il lui avouer que l'art est impuissant, que le prétendu spécifique n'est que curatif du mal réalisé et non préventif du mal à venir?

Ce serait là à la fois une mauvaise action et une erreur : car la médecine, si elle n'a pas de moyens pour détruire le

1. C'est un singulier remède, ai-je écrit ailleurs, que celui à propos duquel, en le prescrivant, on est obligé de dire à tous ceux qui vont le prendre : « S'il vous fait du mal, ne manquez pas d'en interrompre l'emploi. » — Aussi les recommandations que je détaille ci-dessus doivent-elles plutôt être faites de vive voix au client que consignées sur l'ordonnance. Livré aux méditations incessantes du malade, un pareil texte le découragerait, à coup sûr, de suivre la prescription.

virus, peut du moins et doit, dès le premier moment, travailler à augmenter la force de résistance du sujet. Ce but, je l'ai montré, elle le réalise par l'hygiène en scrutant l'existence du client et le prémunissant contre toutes les causes délibitantes auxquelles il est exposé. Elle le réalise d'autre part, grâce à un agent médicamenteux aussi inoffensif qu'efficace. L'iode et le fer — nous allons le spécifier — combattent très avantageusement la déglobulinisation sanguine qui marque l'invasion de la phase secondaire. Or, cet état du sang s'établit-il seulement au moment même où, dans six semaines éclateront ses symptômes, les accidents dits *prodromiques?...* Non, sans doute ; il était préparé de longue main, il existait par conséquent, pendant toute la période où le chancre existe seul.

Les recherches de Grassi le prouvent péremptoirement. Il a constaté que, *pendant le chancre*, la proportion des globules diminue d'un quart environ ; que l'iodure de potassium rétablit leur chiffre normal en quinze ou vingt jours ; que le proto-iodure de mercure « est loin de produire les mêmes effets bienfaisants ». C'est donc avec l'espoir fondé de pouvoir, tandis qu'elle n'est encore qu'à l'état naissant, agir sur cette modification du sang, que je fais aux chancreux la prescription suivante :

N° 33. « Boire, matin et soir, un verre d'eau avec une cuillerée à bouche de :

Eau distillée	500	grammes.
Iodure de potassium	15	»
Citrate de fer	1	»

Mêlez.

« Régime fortifiant; commencer à se déshabituer de veiller et de fumer — A part cela, continuer ses occupations et son genre de vie ordinaires. »

Dès qu'on lui a dit que son chancre est la vérole, le client justement terrifié vous accable de questions sur la nature de ce mal, ses suites, sa durée, sa curabilité surtout. N'éludez aucune de ces questions. Provoquez-les, au contraire, pour y répondre, et, sans altérer la vérité, ayez soin de présenter les choses sous l'aspect le plus rassurant; car, ne l'oubliez pas, un état de dépression morale aggraverait le mal, et c'est dès le début qu'il importe d'y veiller. Expliquez donc clairement que la syphilis est, à la vérité, une viciation du sang, mais que, comme dans tous les empoisonnements accidentels, la nature travaille incessamment, et en général avec succès, à l'expulsion du principe délétère. Avertissez bien que ce n'est pas l'œuvre d'un jour, mais de quelques mois; — qu'il y aura plusieurs poussées successives, mais que c'est là le cours régulier de la maladie, et non un accident imprévu; — que la syphilis ne dérange en rien les actes ordinaires de la vie, n'empêche pas de continuer à *paraître en société*, à exercer sa profession; — que ses lésions envahissent rarement des régions à découvert et que, dans ce cas, elles peuvent être promptement réprimées; — enfin que les cas de syphilis grave dégénérée, exemples qu'on raconte dans le monde, en les grossissant, ne se voient que chez les malades qui ont négligé leur traitement ou méconnu les règles de l'hygiène; — que, bien au contraire, la syphilis est essentiellement guérissable; — que, après l'avoir eue on est aussi bien portant qu'avant; — qu'on peut se marier et avoir des enfants sains... Dites, répétez ceci; citez des exemples, insistez sur les points qui semblent intéresser plus vivement le client, et ne le laissez partir que tranquillisé sur son avenir. Recommandez-lui, enfin, s'il conserve quelque inquiétude ou désire de nouveaux éclaircissements, de ne s'adresser qu'à un médecin et non à des *amis*, qui toujours, voyant ses transes, se font un jeu de les augmenter; ou à des livres *à la portée des gens du monde*, livres dont le vrai but est d'assombrir la peinture du mal pour pousser à la consultation!

§ 3. — IL Y A DES ACCIDENTS SUCCESSIFS.

Avertir le client que, malgré leur bénignité apparente, ces lésions sont contagieuses; que, en fait, le malade en méconnaissant le danger parce qu'elles sont très superficielles et à peu près indolentes, elles sont souvent des agents de transmission; les traiter par l'application de charpie imbibée de solution de nitrate d'argent au vingtième : voilà toute l'indication.

§ 4. — LA PREMIÈRE POUSSÉE A LIEU.

Six semaines environ après le début du chancre, éclatent des accidents divers que j'ai décrits sous le nom de *première poussée.*

A ces accidents correspondent trois — et pour quelques médecins, quatre — indications bien distinctes, mais simultanément exécutoires. Ainsi :

Il faut combattre l'état chloro-anémique et les troubles variés qu'il engendre;

Il faut, d'après le mode selon lequel a lieu l'invasion, se faire une idée de l'intensité du mal, en d'autres termes connaître la vérole par ses premiers fruits afin de juger du pronostic et du traitement que le cas comporte;

Il faut opposer aux différentes lésions syphilitiques le traitement soit général, soit local qu'elles réclament;

Enfin, pour quelques-uns, il faut traiter la vérole elle-même de manière à neutraliser le principe qui la constitue et à prévenir toute récidive. Ceci a déjà été examiné. (Voy. ci-dessus p. 388).

Étudions successivement la manière de remplir ces diverses indications.

1° Contre les accidents dits *prodromiques* (lassitudes, céphalées, douleurs rhumatoïdes, cardialgie, fièvre, dépression morale, etc.), l'iodure a la vertu d'un spécifique. Donnez-le à un, deux ou trois grammes par jour. Si l'élément *anémie* prédomine, donnez, en outre, deux pilules de Vallet avant, et deux cuillerées de vin de quina après chaque repas.

Parfois des accidents nerveux, à forme de migraines, affectent le type intermittent. Je prescris alors :

N° 34. Iodure matin et soir.

« En outre (si l'accès a lieu, par exemple, à midi), prendre deux en se couchant et deux à 7 heures du matin, des pilules suivantes :

Sulfate de quinine	15 décigrammes.
Extrait thébaïque..............	10 centigrammes.

Pour 16 pilules.

Après que la phase des lésions de l'innervation est passée, la chloro-anémie entretient quelquefois, par suite de lésions temporaires des organes hématopoiétiques (ganglions lymphatiques, rate, amygdales, corps thyroïde, système osseux, (Jullien), foie, reins), une débilitation plus ou moins persistante, tristesse, pâleur, inquiétude, amaigrissement, défaut d'entrain,... état pénible par lui-même, grave en ce qu'il tient la porte ouverte à toutes les causes, à toutes les imminences morbides. L'un des meilleurs moyens que j'aie trouvés pour y remédier est le suivant :

N° 35. « Boire, aux repas, avec le vin, une eau gazeuse de table (Saint-Galmier, César, Condillac, mais de préférence Saint-Alban), dans chaque bouteille de laquelle on a ajouté 1 gramme de citrate de fer et 5 décigrammes d'iodure de potassium. »

Ce tonique est d'autant meilleur qu'il se concilie avec n'importe quelle autre médication. On le continue des mois entiers, aux yeux des convives, le déguisant sous le nom de *eau ferrugineuse*, sans qu'il provoque jamais le moindre accident, le plus léger effet d'intolérance gastro-intestinale.

L'*alopécie* générale ou partielle ne réclame pas d'autre médication. Seulement l'hygiène rend ici plus de services que la pharmacie. J'ai toujours vu les cheveux tomber tant que le malade est sous l'empire de causes déprimantes, et pousser de nouveau dès qu'on parvient à le soustraire à leur influence. Donc l'espérance étant le meilleur des toniques, ne vous lassez pas de répéter aux malades — ce qui, d'ailleurs, n'est que la vérité — que, s'ils n'ont pas quarante ans, et si la calvitie n'est pas héréditaire dans leur famille, leurs poils, tous leurs poils reviendront certainement, et tels qu'ils étaient auparavant. On devine par là ce que je pense des frictions ou lotions stimulantes, des régénérateurs, tous plus infaillibles les uns que les autres. Infaillibles, en effet!... oui, donnez-leur seulement le temps d'agir, *rien que trois mois*, et ils feront merveille.

Je n'étends point, bien entendu, cette prescription aux cas d'alopécie circonscrite déterminée par une lésion locale, une acné, un impétigo, un ecthyma, etc. Ici, au contraire, il faut surtout agir par les topiques, de la manière que j'indiquerai plus loin, au chapitre de la *Médication locale*.

L'alopécie suscite une indication particulière, au point de vue social. Un jeune homme qui tout à coup, en pleine santé apparente, se présente chauve et parfois glabre de partout est par cela seul convaincu de syphilis. Autour de lui, on le remarque; et s'il veut, un jour, se marier, il s'apercevra qu'on en a gardé bonne note. Dès qu'il voit les cheveux et surtout les sourcils s'éclaircir, il fera donc bien de s'expatrier pour un temps; et s'il revient avant que le dommage soit réparé, d'invoquer, pour expliquer son infirmité, quelque cause étrangère, de dire par exemple, qu'il sort d'avoir une fièvre muqueuse grave.

2° Pour mesurer d'après ses premiers signes l'intensité

d'une vérole qui commence, pour porter ce que j'appelle son *diagnostic prévisionnel*, comptez peu sur les considérations qui ont rapport au genre d'accidents que je viens de décrire. En effet, l'état chloro-anémique qui les engendre manque chez beaucoup de sujets. Très commun dans le sexe féminin, il fait défaut, absolument défaut, chez un tiers environ des hommes. Il y a plus : sur 199 malades de M. Bassereau, où la première syphilide fut un érythème (forme bénigne), 56, plus du quart, avaient été exempts des lésions prodromiques. Et au contraire sur 50 malades où la première syphilide fut papuleuse (forme plus grave), 16, le tiers, n'avaient eu aucune de ces lésions. Donc la gravité, la durée des prodromes, leur existence même, tient à l'impressionnabilité, à la constitution spéciale de l'individu plus qu'au degré de force de l'intoxication spéciale qu'il subit.

Mais si cet indice-là est sujet à tromper, il n'en est pas de même, surtout considérés dans leur ensemble, des symptômes objectifs qui éclatent lors de l'invasion, c'est-à-dire de la syphilide, du glandage secondaire, des plaques muqueuses. C'est là une étiquette largement étalée, lisible pour tous et de loin, authentique et sincère surtout, étiquette qui ment peu. Comment en serait-il autrement ? Quelles que soient les causes qui donnent à une vérole son degré variable d'intensité, elles ont eu, à ce moment, le temps d'agir, et elles s'expriment ouvertement dans cette première manifestation extérieure. Que d'autres causes qui n'agissent qu'à longue portée, ou ne surviennent qu'ensuite, puissent ne dévoiler leur influence qu'ultérieurement, rien de plus naturel; et l'on comprend de cette manière que l'événement démente parfois des pronostics basés sur l'unique considération de l'intensité de la première poussée. Néanmoins, *a priori*, il ne semblera à aucun esprit logique et désintéressé qu'une vérole forte doive s'annoncer de la même façon qu'une vérole faible. Et, par le fait, on voit le plus souvent se confirmer les pronostics de ce genre portés par un praticien expérimenté qui sait rechercher et prendre en juste considération tous les éléments de ce problème plus complexe que quelques-uns ne le pensent. Bassereau, Clerc et Langlebert pensent ainsi, professent comme moi cette croyance dans la possibilité de prévoir ainsi la force d'une vérole, de découvrir en jetant un coup d'œil sur les premières pages, ce que vaudra le livre.

Ainsi, en thèse générale, doit inspirer, dès la première éclosion, des inquiétudes sur sa gravité, une syphilis :

a. Dont le chancre primitif a été fortement et est resté longtemps induré;

b. Dont la deuxième incubation, celle comptée à partir du début du chancre, a été au-dessous de quarante jours;

c. Dont les prodromes, malgré la bonne constitution du sujet, ont été marqués par une débilitation profonde et surtout prolongée;

d. Dont la première poussée tégumentaire a été papuleuse, squameuse ou pustuleuse, au lieu d'être simplement érythémateuse; — a été d'emblée confluente; — a envahi simultanément la face antérieure et postérieure du tronc, le cuir chevelu, les régions palmaires et plantaires;

e. Où les plaques muqueuses se manifestent en même temps ou presque en même temps que l'éruption cutanée; apparaissent dans un endroit sans y avoir été sollicitées par aucune cause habituelle ou accidentelle d'irritation; affectent une forme plus profonde que ne le comporte la région ou la texture (sont, par exemple, ulcéreuses au bord de la langue, au scrotum, à la vulve, à l'anus); se manifestent sur des régions où la membrane muqueuse par sa structure se rapproche de la peau;

f. Où le chapelet des engorgements ganglionnaires cervicaux, mastoïdiens, est plus nombreux, plus volumineux, plus dur, persiste plus longtemps que d'habitude;

g. Qui frappe un sujet âgé, affaibli, mal constitué, lymphatique, relevant d'une affection dyscrasique, pauvre, imparfaitement nourri, dyspeptique, exposé au froid humide, sujet aux pollutions, à profession sédentaire ou nocturne, intempérant, alcoolisé, *joueur*, névropathique, bourrelé de soucis d'affaires, timoré et méticuleux, ou tout au contraire insouciant et indocile.

Pour résumer les conditions inverses, disons seulement qu'on peut bien augurer d'une syphilis apparaissant cinquante jours après un chancre parcheminé, sous forme de roséole, chez un jeune homme sanguin, en position de se soigner tout en continuant ses occupations, bien prévenu de la durée de sa maladie, ayant accepté son sort et ne lisant pas de livres de médecine.

3° Le *syphilimètre*, dont je viens d'indiquer les éléments et d'expliquer le mécanisme, a d'abord l'avantage d'éclairer le pronostic, mais il sert surtout en tant que guide du thérapeutiste. En effet, si la vérole s'annonce comme faible, elle guérira sans mercure, par le seul effet du temps et d'une hygiène reconstituante. Si, au contraire, la vérole s'annonce comme forte, ses lésions ne guériraient pas ou guériraient très lentement sans le secours du mercure : il est donc opportun, dans ce dernier cas, de l'administrer tout en s'aidant aussi des agents reconstituants.

Une éruption érythémateuse ou érythémato-papuleuse discrète, accompagnée de prodromes légers, et de plaques muqueuses non ulcérées, constitue un état qui passe[1] en quatre ou cinq semaines, sous l'influence de la solution iodoferrée (précitée) à l'intérieur, de deux bains par semaine additionnés chacun de 100 grammes de sulfure de potassium et par le traitement local, que j'indiquerai plus loin, des plaques muqueuses.

1. J'entends seulement par là la disparition de la poussée actuelle.

Au contraire, la première syphilide est-elle confluente, à larges papules, squameuse, vésiculeuse ou pustuleuse, avec plaques muqueuses ulcérées ou stratifiées occupant tous les orifices; alors il est indiqué d'instituer un traitement mercuriel : les pilules à 5 centigrammes de proto-iodure hydrargyrique, de Ricord (v. n° 32) à la dose quotidienne de une d'abord, deux au bout de 5 jours, rarement trois, continuées de 5 à 8 semaines selon le temps que l'éruption met à passer, sont la meilleure médication qu'on puisse opposer aux accidents de cette espèce[1]. Comme, à ce moment, il est

1. La stomatite menace à tout instant tous ceux qui font usage du mercure. Elle est un signe que la saturation hydrargyrique existe. Mais quoique, pour certains cas (iritis, albuginite), l'action médicatrice du remède ne s'exerce pleinement qu'à partir du moment où la stomatite s'est manifestée, il n'est point exact, comme on l'a cru jadis, que son apparition est une preuve de l'action suffisante du remède, de la guérison complète de la syphilis.

La stomatite reste donc une complication fâcheuse, très douloureuse, qu'on recherche quelquefois (à un léger degré, bien entendu) comme critérium servant à indiquer le fait de l'absorption du mercure et le moment où son effet médicateur est suffisant, mais que, dans la très grande majorité des cas, il faut éviter et, quand elle s'est déclarée, guérir le plus tôt possible.

On reconnaît la stomatite mercurielle d'abord à la sensibilité spéciale des gencives des dents incisives supérieures, surtout près de leur bord libre. Tout client à qui vous ordonnez du mercure doit être averti de la possibilité de cette inflammation et de la nécessité d'interrompre le remède dès qu'il s'en aperçoit. Mon expérience n'a point confirmé l'influence préservatrice qu'on avait attribuée au chlorate de potasse. Tenir les dents et leurs intervalles en bon état de propreté est un excellent et indispensable moyen prophylactique.

Une fois l'accident déclaré, il peut se borner aux gencives, dont le bord se décolle, s'ulcère, mais parfois il envahit d'autres parties de la bouche, et sous forme d'ulcérations dont voici les caractères distinctifs :

Ulcères larges, très superficiels, de couleur gris cendré, à contour net mais découpé irrégulièrement, bordés d'une aréole rouge, très douloureux au contact, siégeant de préférence sur les bords de la langue et en dedans des joues dont ils gênent beaucoup les mouvements, n'affectant ordinairement qu'un seul côté de la bouche, s'étendant avec rapidité, s'accompagnant *toujours* de la gingivite spéciale et de salivation visqueuse, et pour dernier trait qui suffirait seul, donnant lieu à une odeur *sui generis*, insupportable, qu'on sent à trois pas. — Ces caractères ne permettront pas de confondre les ulcères mercuriels avec les plaques muqueuses buccales qui souvent coexistent.

Dès que les gencives deviennent douloureuses, cessez l'emploi du mer-

souvent encore nécessaire de continuer le traitement des accidents *prodromiques*, c'est au praticien de juger, selon la nature, l'intensité soit des accidents de cet ordre, soit des secondaires proprement dits, s'il doit insister plutôt sur l'iode que sur le mercure, ou *vice versa;* ou, surtout dans le cas où les syphilides ne s'effacent pas sous l'influence du mercure seul, s'il faut lui associer l'iodure (traitement mixte).

Les agents toniques dont on doit user concurremment

cure; nettoyez avec de l'huile toutes les parties où il resterait des détritus de pommades ou d'emplâtres hydrargyriques. Administrez (pour vous conformer à l'usage) de 6 à 10 grammes de chlorate de potasse par jour, dans 200 grammes d'eau en lotion; faites avaler un quart de ce mélange par jour. Mais comptez plutôt sur les moyens suivants :

N° 35. « Éviter le froid. Porter deux fois par jour, sous le bord décollé des gencives, un petit pinceau chargé de

Miel rosat	15 grammes.
Acide chlorhydrique	1 »

« Tenir souvent dans la bouche une gorgée de

Eau distillée	200 grammes.
Sulfate d'alumine	8 »

« Prendre un bain sulfureux tous les deux jours. »

Ce traitement suffit pour les cas où il n'y a que gingivite mercurielle. Mais s'il se déclare un flux salivaire avec des ulcérations — ce qui d'ailleurs, de nos jours, est assez rare — il y a un moyen plus héroïque, et qui devient alors indispensable : la cautérisation.

Prévenez le client que vous allez le faire souffrir vivement, mais que la douleur ne durera pas *plus de deux minutes* et que le soulagement sera immédiat. Alors saisissez avec la pince à pansement une boulette de charpie, et, après l'avoir trempée dans l'acide chlorhydrique, portez-la et tenez-la six à huit secondes sur toutes les ulcérations, en appuyant non seulement sur leur partie centrale, mais sur l'aréole rouge qui les entoure. Le malade crie et se débat; mais, dès la troisième minute, sa douleur étant calmée, et comme il se trouve déjà mieux qu'avant la cautérisation, il vous permet volontiers de recommencer. Et vous recommencez en effet une deuxième fois sur le même ulcère, et, s'il le faut, une troisième, jusqu'à ce que le bourdonnet caustique, fortement appuyé sur tous les points ulcérés, les uns après les autres, n'y détermine plus la moindre souffrance. — L'opération ainsi conduite est radicale, et jamais un client qui vient de la subir ne sort sans m'exprimer sa vive satisfaction et me remercier de n'avoir pas reculé devant sa résistance.

sont l'huile de foie de morue, deux pilules de Vallet avant le repas, deux cuillerées de vin de quina après; dans la belle saison les douches froides, les bains froids, l'hydrothérapie. Quant aux règles hygiéniques, rappelons ce qui a été développé plus haut, chaleur, calme moral, régime alimentaire et genre de vie habituels; ne pas se priver de sommeil, éviter les travaux, écarter les soucis excessifs, peu ou point fumer, exercice au grand air, modération ou abstention en fait de rapports sexuels.

§ 5. — Les poussées secondaires ultérieures ont lieu.

Cette période est diverse et parfois très longue. C'est pendant sa durée que chaque vérole achève de se faire juger en prenant l'allure qui lui est propre, c'est-à-dire, tantôt se terminant par une décroissance graduelle, soit en quelques semaines, soit en huit ou dix mois; tantôt persistant avec des alternatives tant en bien qu'en mal pendant dix-huit ou vingt mois; tantôt affectant une tendance plus ou moins manifeste à progresser, à prendre la nature et revêtir les caractères du tertiarisme.

J'ai décrit plus haut les attributs de chacune de ces formes. Le clinicien doit en examiner l'évolution avec la plus grande attention; car lui seul est à même de tirer de cette étude sa conséquence pratique, c'est-à-dire de résoudre pour chaque malade cette grande, cette capitale question : « Le cas tend-il à guérir spontanément? ou faut-il, quand faut-il et à quel degré faut-il intervenir par les spécifiques? »

Je puis cependant, pour l'aider dans ce travail, lui tracer quelques règles à titre de données générales. Les poussées se font-elles à intervalles rapprochés (de moins de deux mois)? — Éclatent-elles non par une seule lésion, mais par un ensemble de lésions? — Ces lésions siègent-elles sur des points distants les uns des autres (squames plantaires, plaques muqueuses scrotales et linguales)? — S'est-il, par exemple, manifesté, comme troisième poussée, non pas une éruption circonscrite, mais une éruption généralisée? — L'éruption de la troisième poussée est-elle quant à sa nature, plus accentuée que celle de la 2e (papuleuse, par exemple, alors que celle-ci n'avait été qu'érythémateuse)? — La poussée dont on étudie la signification a-t-elle eu lieu sur des régions, à une époque de l'année, au milieu de conditions hygiéniques ou morales qui ne suffisent pas à en expliquer la survenance (par exemple, en plein été, sur des régions insolites comme le dos, la face des membres dans l'extension?) — La voit-on survenir, sans qu'aucun excès, même de travail, l'ait précédée? — A-t-elle, quoique étant la troisième ou la quatrième, été annoncée par de la céphalée, des douleurs rhumatoïdes? — Les plaques muqueuses qui en font partie provoquent-elles un engorgement ganglionnaire? — Enfin ses lésions sont-elles de celles qui *sentent* le tertiarisme (sternalgies, tibialgies, un léger degré d'amnésie, d'impuissance, d'insomnie[1], un peu de rhinite, une sensibilité spéciale de la pulpe des doigts (à la pression)... Alors le médecin doit intervenir activement. Il devra aussi intervenir, n'y eût-il qu'une seule lésion, lorsque à elle seule elle indique un haut degré d'intensité du mal; telles sont les syphilides profondes, l'iritis, l'albuginite, les onyxis ulcéreuses, l'hémiplégie faciale, la paralysie des moteurs oculaires.

Comment intervenir alors? Par deux moyens employés simultanément : 1° en discernant et appliquant la forme de traitement spécifique qui influencera les lésions; 2° en modifiant, soit par des remèdes non spécifiques, soit par l'hy-

1. Ces symptômes s'observent aussi, nous l'avons vu, dans la période prodromique. Mais quand ils réapparaissent plus tard, par exemple après dix ou douze mois de syphilis secondaire progressive, ils ont une signification tout autrement sérieuse.

giène, la constitution du malade dans un sens favorable à la guérison. — Cette dernière indication ayant été traitée complètement dans la première section de ce chapitre, je n'ai plus à exposer ici que ce qui concerne le *traitement spécifique*.

Contre des accidents franchement secondaires, j'ai toujours vu réussir, et par conséquent j'emploie avec prédilection les pilules de proto-iodure de mercure, formule Ricord (à 0,05 chacune), quand on n'en fait pas préparer une trop grande quantité à la fois [1], et qu'elles proviennent d'une pharmacie qui n'a pas la fâcheuse et trop commune habitude de les tenir faites d'avance. Assurez-vous par expérience qu'elles ne provoquent chez votre malade ni inappétence ni diarrhée excessive. Donnez-en d'abord une par jour, pour tâter la susceptibilité des voies digestives. Si elles passent bien, portez, au bout de cinq ou six jours, la dose quotidienne à deux, une le matin à jeun, et une le soir, l'estomac étant vide d'aliments; faites boire, après chaque pilule ingérée, une forte gorgée d'eau aromatisée par l'alcool de menthe. N'en donnez trois et surtout quatre par jour que si, à la dose de deux, elles n'ont pas, au bout de vingt à vingt-cinq jours, exercé une influence réelle sur la lésion contre laquelle on les administre. Si vous avez constaté cette impuissance du remède, revenez de temps en temps, pendant une semaine, à la dose moindre, pour passer ensuite à la dose élevée, obtenant ainsi le bénéfice d'une *secousse médicatrice*, sans risquer d'aller jusqu'à la saturation. — Le traitement que je fais ainsi a plus ou moins de durée selon le plus ou moins de gravité de la lésion contre laquelle on l'institue, et selon le plus ou moins de résistance qu'elle oppose à la médication; mais, dans tous les cas, entre mes mains, il dépasse rarement deux ou

1. Partant pour la Chine, un de mes clients, plus prévoyant que docile, en emporta mille dans un bocal.

trois mois. Quelquefois, assez souvent même, je le recommence durant le cours de la maladie. Mais — je tiens à bien préciser ce point, — je ne le recommence que lorsque la nécessité de recourir derechef aux spécifiques m'est démontrée par la survenance de nouveaux accidents et d'accidents dénotant que le mal qui se réveille ainsi subsiste au même degré d'intensité ou même progresse.

Dans ce cas, et comme à tous les praticiens, il m'arrive parfois de varier la préparation ou le mode d'absorption du remède. Mais ce n'est pas uniquement, ainsi que le font quelques-uns, *pour changer*. Éclairé par la manière dont le premier traitement a agi tant sur l'organisme que sur la maladie, je tâche de faire mieux cette fois. Éclairé, d'un autre côté, par l'étude attentive soit de la nature des lésions actuelles, soit du temps qui a séparé leur éclosion de la poussée précédente, soit des causes accessoires qui ont pu aider à leur formation, soit de l'influence qu'elles exercent sur la constitution, je tâche de faire concorder le nouveau traitement avec toutes ces indications et toutes ces exigences.

Ainsi, quand la poussée actuelle consiste en plaques squameuses, en onyxis sèches, en végétations épithéliales du dos de la langue, j'ai souvent constaté l'appropriation spéciale du bichlorure de mercure à la guérison de cette forme morbide. On le prescrit de préférence en pilules (dites de Dupuytren), dont voici la formule exacte, telles qu'elles étaient administrées en 1832, 1833 et 1834, dans le service de mon maître :

« N° 36. « Prendre, trois fois par jour, une des pilules suivantes :

Bichlorure de mercure..........	25 centigrammes
Extrait aqueux d'opium.........	75 »
Extrait de gaïac...............	3 grammes.

Pour 25 pilules.

« Boire, après chaque pilule, une tasse de décoction de salsepareille [1]. »

Dupuytren faisait prendre la dose invariable de trois pilules par jour pendant toute la durée du traitement. On devra, je crois, se départir de cette inflexibilité ; il n'est pas moins utile, en effet, pour le bichlorure que pour le proto-iodure, d'avoir égard à la susceptibilité gastro-intestinale ; car s'il expose moins à la gingivite, le bichlorure (même à une dose cinq fois moindre) est sensiblement plus irritant pour le tube digestif. Il faut donc commencer par deux pilules, une le matin et une le soir, et observer, pour la variation et l'alternance des doses, les règles que j'ai tracées ci-dessus.

Le bichlorure se donne aussi dissous dans l'eau et l'alcool. C'est la liqueur de Van Swieten, dont on prend deux ou trois cuillerées à café et plus, matin et soir, dans un verre de véhicule. Ce médicament ne tarde pas à répugner aux malades à cause du goût métallique qu'il laisse dans la bouche. On peut, il est vrai, le masquer, en préparant la liqueur avec du rhum (Bassereau) ou en la faisant prendre dans une infusion aromatique (thé, menthe, verveine, mélisse). Mais je n'ai pas constaté par l'emploi de ce médicament de résultats capables de justifier la valeur réglementaire dont il jouit dans les hôpitaux militaires. Le seul avantage que je trouve à administrer le spécifique sous forme liquide, c'est qu'il sert en même temps de topique pour les lésions profondes de la gorge, lesquelles ne seraient

1. Je crois *peu* — lisez, si vous voulez, un autre mot — à la vertu des tisanes sudorifiques. Elles ont, d'ailleurs, deux inconvénients : l'un, de surcharger l'estomac, de diminuer l'appétit, d'altérer par conséquent les fonctions digestives, dont la régularité est indispensable pour maintenir en bon état la nutrition générale ; l'autre, de parfois détourner indirectement les malades de faire leur traitement. En effet, croyant qu'il n'est complet qu'autant qu'on boit la tisane prescrite, quand ils n'ont pas le temps de la boire, ils s'abstiennent de tout traitement plutôt que d'en suivre un, selon eux, insuffisant.

pas ou ne seraient qu'imparfaitement touchées par les gargarismes. De là l'indication, dans ces cas, d'avaler le remède lentement et par petites gorgées.

Les sirops masquent mieux le goût du sublimé en même temps qu'ils en dissimulent le nom. On prescrit les sirops de Cuisinier, de première, deuxième ou troisième *cuite* (c'est-à-dire avec 5, 10 et 15 centigrammes de sublimé pour 500 grammes de sirop), à la dose de une ou deux cuillerées à bouche, matin et soir, dans une boisson émolliente. Mêmes doses pour le sirop de Larrey, *additionné.*

Chez certains sujets robustes, pléthoriques, habitués à prévenir des fluxions ou congestions périodiques au moyen de purgatifs, on se trouve bien de préférer les pilules de Belloste (à la dose de deux ou trois par jour) qui, outre le mercure, contiennent de l'aloès, de la rhubarbe et de la scammonée. Dans ces cas, j'ai eu quelques succès en donnant une pilule de Belloste le matin, et le soir une pilule au proto-iodure.

Voici une excellente formule de Lepetit, où se trouvent réunies les propriétés, si souvent utiles à combiner, de la médication reconstituante et de la médication spécifique :

Hydrargyre cru.............	ãã 15 décigrammes.
Fer réduit.................	
Miel.......................	3 grammes.
Gomme adragante...........	Q. S.

Pour 60 pilules,

dont on prend deux ou trois par jour.

Les procédés destinés à introduire le mercure par les voies de l'absorption générale sont au nombre de quatre. Je les range par ordre d'efficacité.

Les *bains* ont à peine une action spécifique sur l'organisme. On possède l'observation authentique d'un médecin qui prit des bains de trois heures, additionnés de 100 grammes de sublimé, sans en ressentir d'effet physiologique ni pathologique appréciable, et sans que l'analyse pût déceler la présence du métal dans son urine, sa salive, sa sueur. Ils appartiennent donc exclusivement au traitement local dont les règles seront exposées plus loin.

Les *fumigations* se font dans des appareils spéciaux, dans des caisses, d'où la tête sort. On les répète tous les deux ou trois jours, en employant de 8 à 15 grammes de cinabre pour chaque fumigation. Elles sont plutôt un auxiliaire que l'élément réellement constituant d'un traitement général actif. M. Langlebert a imaginé et décrit un ingénieux et très commode appareil pour administrer ces fumigations à domicile.

Les *frictions* se prescrivaient autrefois ainsi :

N° 37. — « Tous les soirs, en se couchant, faire doucement en dedans de la cuisse (un jour la gauche, le lendemain la droite) dans la direction des poils, une friction de cinq minutes de durée, avec gros comme une noisette de :

Onguent napolitain................ 40 grammes.

« Après chaque friction, envelopper, avec un mouchoir plié en cravate, la partie du membre qui vient d'être frottée.

« Chaque soir, avant de frotter une partie qui l'a été la veille, il faut la nettoyer à l'eau et au savon.

« Continuer les frictions trente ou quarante jours. Les suspendre, ou ne les faire que de deux jours l'un s'il en résultait de l'irritation des gencives. Les cesser aussi si elles provoquent localement de l'érythème ; mais dans ce cas, les continuer à la face interne des bras et des avant-bras, jusqu'à ce que la guérison de l'éruption des cuisses permette de les y recommencer. » Le *savon mercuriel*, nouveau médicament, est d'un emploi plus commode.

Remises en faveur par un mode d'exécution qui en assure mieux l'efficacité, les frictions, aujourd'hui, sont faites aux aisselles, région où il a été démontré que l'absorption s'opère plus activement, surtout si l'on frotte avec une certaine force et en ayant soin d'enfreindre le vieux précepte qui enjoignait de frotter dans le sens des poils.

Après la friction on place dans l'aisselle, et l'on y maintient avec une bande, une grosse boulette de coton, qui a le double avantage d'assurer le contact du médicament à absorber avec la surface absorbante, et de préserver les draps.

Bien entendu, au besoin, on fera chaque jour une friction sur l'une et l'autre aisselle.

Les *injections hypodermiques* se font de préférence aux épaules, aux flancs, au-dessus des cuisses, au nombre de deux par jour, avec la petite seringue spéciale de Liégeois, remplie de la solution suivante :

Eau distillée	40 grammes.
Sublimé....................	ãã 10 centigrammes.
Chlorhydrate de morphine...	

La seringue étant chargée, on la prend de la main droite et l'on plonge brusquement sous un angle de 45 degrés, la canule-aiguille qui la termine à 1 centimètre et demi de profondeur, *à la base* d'un pli fait à la peau par le pouce et l'indicateur gauches. On pousse alors le piston, et le liquide entre sans difficulté dans le tissu sous-cutané. On reconnaît que l'instrument a été porté assez loin par la facilité avec laquelle le piston manœuvre sous une pression modérée. Si l'on a trop peu enfoncé la seringue, le liquide est mis en contact avec le tissu du derme ; de là des douleurs vives, des abcès consécutifs, des eschares... accidents qu'une manœuvre plus méthodique prévient presque à coup sûr. — On continue les injections vingt-cinq, quarante, soixante jours de suite ou avec quelques intervalles.

Scarenzio pratique des injections avec un mélange de 0,20 de calomel sur 1,50 de glycérine : avec quatre injections de ce composé, faites deux par deux à trois semaines d'intervalle, dans la région fessière en plein tissu musculaire, il affirme, d'après son expérience, avoir obtenu des résultats aussi complets en même temps que plus rapides qu'avec les traitements curatifs, selon les méthodes ordinaires.

A priori, la médication par injections offre l'avantage de ménager les organes digestifs, et d'éviter la décomposition que leur passage à travers ces organes fait subir aux préparations mercurielles. L'expérience confirme ces espérances, mais elle ne les confirme qu'en partie. Il est certain, — et je l'ai vu moi-même plus d'une fois, — que les injections hypodermiques comptent des guérisons rapides, et obtenues dans des cas rebelles. Mais malheureusement elles comptent aussi des échecs non moins avérés ; et ce qu'il y a de fâcheux pour l'avenir de la méthode, c'est qu'on n'a pas encore pu déterminer ses indications, prévoir contre quelles formes de la syphilis elle réussit [1], de manière que son emploi est à peu près abandonné au hasard. Ajoutons qu'il est très pénible pour le médecin et fort coûteux pour le client de s'assujettir l'un à faire, l'autre à subir quotidiennement cette opération, assez délicate pour que personne (à moins d'une habileté et d'un courage exceptionnels chez le malade) n'y puisse suppléer l'homme de l'art.

En somme, malgré la valeur de ces objections, la méthode de Lewin constitue une ressource extrêmement précieuse que je recommande très souvent, l'essai en étant

1. On a cependant remarqué qu'elle est plutôt efficace dans les affections squameuses ; et, d'autre part, que, employée dans les formes ulcéreuses de la syphilis, elle ne sert à rien, et expose au contraire à la production d'ulcères aux points piqués.

tout à fait inoffensif ; d'autant plus précieuse d'ailleurs que, comme on y a le plus souvent recours en désespoir de cause, c'est à des sujets débilités qu'on aura ordinairement à l'appliquer et que justement, à l'inverse des autres procédés d'introduction du mercure, celui-ci a été renommé pour agir sur l'organisme à la façon des reconstituants.

Tels sont les agent principaux de la médication mercurielle[1]. Cette médication vise surtout les accidents secondaires ; et elle y est souveraine. Mais lorsque le tertiarisme est au seuil de la porte, lorsqu'on a affaire à des lésions dites de transition (syphilides tuberculeuses ou pustulo-crustacées, iritis, onyxis ulcéreuse, rhinite sanguinolente et croûteuse, et même albuginite), il arrive souvent que le mercure, donné seul, n'a que des effets partiels ou temporaires, demeure même quelquefois complètement impuissant. Dans ce cas, il faut lui adjoindre une préparation iodurée. C'est le traitement mixte.

On le fait de deux manières : soit en réunissant les deux spécifiques dans une même formule, soit en les administrant séparément l'un et l'autre, à heures différentes.

Visant le premier but, on donne soit le sirop de Gibert ou de Boutigny (qui contiennent 25 centigrammes de bi-iodure de mercure et 12 grammes d'iodure de potassium pour 600 grammes de sirop) à la dose de une, puis deux, quelquefois trois ou quatre cuillerées à bouche par jour ; soit la même quantité de la préparation suivante, due à Ricord :

N° 38.	Eau distillée....................	500 grammes.
	Bi-iodure hydrargyrique.......	15 centigrammes.
	Iodure de potassium...........	15 grammes.

Mais j'ai souvent remarqué, — laissant aux chimistes le

1. J'écris ici, à l'usage des médecins, une série de conseils aussi détaillés que possible, mais non un formulaire; aussi m'abstiens-je de mentionner toutes les recettes qu'on trouvera dans les ouvrages de ce genre.

soin d'expliquer le fait, — que ces préparations mixtes (surtout les sirops) irritent le tube digestif, et que dans les cas où elles se montrent inoffensives pour lui, c'est qu'alors, mal préparées, elles sont inefficaces comme agent médicateur. Je préfère donc, quoique plus compliqué et plus assujettissant, le procédé d'ingestion séparée des deux spécifiques.

Dans ce but, ayant égard à l'heure usuelle des repas (onze heures du matin et six heures du soir) je formule ainsi :

N° 39. « Prendre, le matin en se levant, puis deux heures avant le dîner, une pilule de Dupuytren.

« Prendre, une heure avant le déjeuner, puis en se couchant, 1 gramme, plus tard 2 grammes ou plus d'iodure de potassium dans un verre d'eau.

« Si l'on observe que la pilule serait mieux supportée à un autre moment, choisir pour la prendre l'une des heures désignées ci-dessus pour ingérer l'iodure. »

§ 6. — LA SYPHILIS EST DEVENUE TERTIAIRE.

Jamais l'adage *mieux vaut prévenir que guérir* n'eut plus qu'ici besoin d'être rappelé aux praticiens ; car, hélas ! ce n'est point entre prévenir et guérir, mais seulement entre prévenir et *traiter* que, à cette phase de la maladie, le choix lui est offert.

Cette vérole-diathèse, si souvent rebelle à nos moyens les plus actifs, il s'agit donc surtout de l'empêcher de s'établir ; il faut la détourner, et pour pouvoir la détourner, il faut la prévoir à temps.

Cette prévision serait la chose la plus simple du monde pour ceux qui attribuent au mercure un pouvoir préventif. Il suffirait que dans un cas de vérole ce médicament n'eût pas été donné à temps et à doses convenables (ou convenues) pour qu'on dût attendre, chez ce sujet, l'invasion tertiaire !

Mais bien loin de là : la nature se joue à un tel point de ces présomptions théoriques qu'on voit la statistique leur infliger à chaque instant un démenti. Écoutons sur ce point les dépositions d'un témoin éclairé et impartial par excellence. Arguant de statistiques qui lui sont propres, M. L. Jullien remarque, à la vérité, que, quant aux lésions osseuses tertiaires, on les voit apparaître plus souvent et plus tôt chez les syphilitiques non hydrargyrisés. Mais pour des lésions tertiaires d'une autre espèce, pour la syphilide tuberculeuse ulcéreuse, l'avantage en faveur des hydrargyrisés décroît sensiblement ; le nombre des malades de cette catégorie était de 25 p. 100, tandis qu'il est de 30 p. 100 chez les sujets hydrargyrisés : proportion insignifiante, avantage dont les hydrargyrophiles feront sagement d'user avec discrétion. Implicitement, le même auteur, M. Jullien, le leur conseille comme moi, lorsque, au chapitre de l'orchite tertiaire, procédant d'après les mêmes données à la recherche de sa cause, il arrive à cette conclusion que « tandis que chez les malades qui ont été soumis à l'influence du traitement mercuriel, l'orchite est survenue dans 22 cas sur 158, la proportion des sujets frappés, chez ceux dont la syphilis a évolué naturellement, n'est que de 3 sur 47. » Aussi termine-t-il par cette exclamation qui sera notre conclusion, à nous : « Explique qui pourra cette différence ! »

Les antécédents thérapeutiques nous renseignant si mal ou risquant de nous égarer, revenons à des éléments d'un autre ordre pour présager l'invasion de la syphylis tertiaire.

Assurément il ne suffit pas que l'état secondaire se prolonge au delà du terme habituel pour qu'on doive craindre de le voir dégénérer en tertiaire. Néanmoins cette circonstance est déjà un élément de pronostic, une raison pour redoubler de vigilance.

Les lésions tégumentaires deviennent-elles, sur les bras, tuberculeuses? aux jambes, pustuleuses? Survient-il dans le dos de larges papules? L'onyxis s'invétère-t-elle de manière à amener la chute de l'ongle? Les plaques muqueuses buccales affectent-elles la forme ulcéreuse?... Dans ces invasions sévères, comme dans toute accentuation des formes supérieure à ce que comporte le siège, lisez un premier avertissement.

Si le mal dépasse les téguments, si j'observe la dysphonie, l'iritis, une rhinite purulente, quelques contractures, l'avertissement devient plus significatif.

Enfin, même existant à un léger degré d'intensité, la diminution de l'appétence ou de la vigueur génitales, l'amnésie, l'insomnie, une céphalée de quelque persistance, la sensibilité du sternum, du tibia, du cubitus aux pressions, ne sont plus seulement une menace, mais un avant-coureur : c'est le *grain* qui précède l'orage.

En face de ces présages que doit faire le praticien?

Doublera-t-il la dose et augmentera-t-il l'énergie et la durée des médications mercurielles?... Illusoire ressource, qu'on est bien forcé quelquefois d'employer pour dégager sa responsabilité vis-à-vis du client ou de sa famille, mais dont l'impuissance égale au moins le crédit. Si vous en venez là toutefois, si vous faites ce sacrifice à l'opinion publique, veillez du moins, veillez bien à ce que le soi-disant *préventif* ne soit jamais porté au point de compromettre les forces de l'organisme soit indirectement par son action irritante sur le tube digestif, soit par son action anémiante directe, soit par la perversion qu'il imprime aux actes intimes de la nutrition (néphrite, dégénérescence graisseuse).

Ce n'est que sur ces forces, en effet, qu'on doit compter pour neutraliser le tertiarisme en germe. Au lieu de vous borner à doubler la dose des pilules, rappelez-vous donc alors que, avant d'être spécialiste, vous êtes médecin. Prenez la peine d'étudier le cas, surtout d'étudier le client (voy. ci-dessus, page 366). Puis, la cause connue, prescrivez la réforme nécessaire; et si l'on résiste, n'hésitez pas à dire plus ou moins haut, selon le tempérament moral du sujet, ce que vous appréhendez dans le cas où l'on n'obtempérerait pas à vos conseils. (Je préciserai tout à l'heure ces indications essentielles.)

Mais enfin l'état tertiaire existe. Que lui opposer?

Quoi?.. En fait de remèdes, l'iode, c'est-à-dire les iodures alcalins, ou, comme l'usage a fait le mot, l'*iodure*.

L'iodure est un vrai spécifique. Ne cherchons pas comment il agit sur l'organisme : il fait cesser le mal, cela doit nous suffire.

Veux-je dire par là qu'il éteint la syphilis à coup sûr et pour toujours; que, après un traitement par l'iode, le malade est à l'abri des récidives? Non, malheureusement, il n'en est pas ainsi; et comme du mercure, on peut, avec l'un des vieux contemporains de la vérole, dire de lui : *Magis inducias facit quam pacem.*

Toutefois, dans beaucoup de cas, l'iode, malgré sa trop réelle qualité de palliatif, concourt à opérer la guérison. En effet, pour la tertiaire comme pour la secondaire, ce qui reconstitue l'organisme est le meilleur élément d'une cure radicale, que nous ayons à notre disposition. Or l'iode mérite, à tous égards, le titre de reconstituant. D'abord il n'agit pas physiologiquement dans le sens opposé; ce qu'on reproche à juste titre au mercure. Puis il est certaines lésions tertiaires, soit viscérales, soit osseuses, soit nerveuses qui, en entravant la digestion, l'hématose, les sécrétions, en condamnant les malades à l'inaction, en les mettant hors de la vie sociale, exercent une influence débilitante sur toute l'économie. Eh bien ! le remède qui, même sans détruire ces lésions, les maintient à un degré compatible avec le jeu de la fonction, avec la reprise des habitudes qui sont plus que le charme, le soutien de l'existence, rétablit par cela seul la vie nutritive du sujet dans son type normal, précieuse, indispensable condition pour obtenir la guérison réelle.

A un point de vue plus général, la vertu de l'iode contre les lésions tertiaires se manifeste par trois effets qu'on demanderait en vain au mercure dans sa sphère d'action, c'est-à-dire contre les lésions secondaires : 1° il a prise sur *tous* les accidents de la période tertiaire ; il calme les douleurs, fond les gommes, dompte les paralysies, tarit les flux, ferme les ulcères ; 2° cette propriété, en général, ne s'épuise que très peu par l'accoutumance : elle se retrouve presque intacte à chaque retour des accidents quels qu'ils soient, que ces accidents soient identiques à ceux que l'iodure a déjà vaincus, ou nouveaux ; 3° enfin, tant qu'un tertiaire continue à prendre de l'iode, il est ordinairement à l'abri des récidives. Souvent il lui faut acheter la santé à ce prix ; mais enfin en la payant, il l'a, — ce que ne donne pas le mercure.

Ajoutons que l'iodure est parfaitement toléré soit par le tube digestif, soit par l'économie en général ; que les accidents auxquels il peut donner lien sont rares, sans gravité et cessent rapidement par le seul effet de la suspension du remède [1].

1. Les accidents auxquels l'emploi de l'iode expose sont : le coryza, la conjonctivite, une forme particulière, mais simplement érythémateuse, de stomatite et d'angine, des éruptions polymorphes, dont la plus ordinaire est celle d'acnés miliaires, apparaissant surtout au front et vers le pli naso-jugal. M. Aubert prévient la congestion pharyngo-naso-conjonctivale en donnant une pilule de 5 centigrammes d'extrait de belladone après la dose d'iodure. Continués pendant quelques jours, ces 5 ou 10 centigrammes, quotidiennement, peuvent même établir une tolérance à l'iodure, qui persiste après la cessation de l'antidote. J'ai constaté la réalité de cette garantie dans les termes où l'a formulée mon cher collègue.

Si l'on a méconnu l'avertissement que donnent ces accidents, il peut, à un degré plus avancé de saturation de l'organisme, survenir l'*ébriété iodi-*

Ajoutons surtout que, grâce à sa rapidité d'absorption, l'iodure agit, — et agit efficacement, — sans retard, en très peu de jours; que, par conséquent, lorsqu'on lui soumet l'arbitrage d'un cas douteux, lorsqu'on lui demande de prononcer si une lésion donnée est syphilitique oui ou non, son langage alors est aussi prompt que décisif.

Notons encore que l'iode est le seul agent médicamenteux qui ait réellement prise sur les vrais accidents tertiaires.

Enfin comme les lésions qui appartiennent à cette phase rendent pour la plupart très douloureux les mouvements de la région, nuisent aux fonctions de l'appareil organique envahi, comme plusieurs s'attaquent aux sources mêmes de la vie et que bien peu d'entre elles, contrairement aux lésions secondaires, guérissent spontanément, on comprend que la confiance publique ait élevé la réputation du remède à la hauteur des services qu'il rend ostensiblement tous les jours, qu'elle l'ait par conséquent placé bien au-dessus du mercure.

De ce parallèle, tout à l'avantage de l'iode, je ne conclus point, à l'instar de certains malades et même de certains confrères, qu'il faut *le préférer au mercure*. Non : chacun de ces deux remèdes a son utilité bien distincte. Sans doute le praticien est en droit de se féliciter quand, par la nature du cas, c'est l'iodure qui se trouve être indiqué; car il peut alors se promettre un succès plus rapide et moins chèrement acheté. Mais ce n'est pas là une raison pour méconnaître les notions précises qui nous montrent tantôt le mercure et tantôt l'iode appropriés spécialement contre telles

que, congestion passagère, mais méritant d'être surveillée, des centres nerveux. — L'expérience n'a que rarement confirmé l'existence de l'*iodisme*, état de consomption lente, attribué par quelques auteurs à l'emploi prolongé de l'iode à petites doses. Mais il faut avoir l'œil sur l'atrophie des testicules et des glandes mammaires qui suit quelquefois l'administration prolongée de ce médicament, même à doses modérées.

formes ou telles phases de la maladie, et surtout pour ordonner ce dernier, comme je l'ai vu faire si souvent, par ce seul motif « qu'il est *plus doux* que le mercure ».

L'emploi thérapeutique de l'iode se fait à peu près de la même manière que celui du mercure, quant à la progression des doses du remède, à la durée, aux suspensions et aux reprises de la médication. Je puis cependant, d'après mon expérience, tracer à cet égard quelques règles plus précises :

J'administre l'iode selon quatre modes principaux, répondant chacun à une intention distincte, dictée par la nature du cas qui m'est soumis : traitement par extinction; traitement progressif; traitement permanent et traitement probatoire.

Traitement par extinction. — Une syphilis tertiaire d'intensité moyenne se présente; le cas est récent et n'a pas encore été traité par l'iode. Il s'agit, je suppose, d'ecthymas ulcérés du bas des jambes, de nodus de la région cubitale, d'une rhinite puro-sanguinolente. J'ordonne alors 1 gramme par jour d'iodure de potassium en deux doses, à prendre matin et soir. — Au bout d'une semaine, s'il y a eu effet favorable, et si cet effet va en augmentant, je continue à la même dose. Si, au contraire, l'amélioration a été nulle ou insignifiante, ou bien si après s'être d'abord manifestée elle ne continue pas, je double, et s'il le faut, je triple (au bout de huit autres jours) la quantité du remède. Rarement j'ai besoin d'aller au delà. — Après deux mois environ, j'interromps pendant une semaine la médication, et si alors tout n'est pas guéri ou en voie de guérison, je la reprends en administrant d'abord la dose initiale. (Tout ceci, sauf les suspensions que pourrait nécessiter une intolérance invincible de l'organisme pour le médicament.)

Traitement progressif. — Supposons les mêmes ecthymas à l'état de récidive ; supposons un cas plus grave, des gommes tendant visiblement à l'ulcération ou siégeant dans un organe essentiel, des douleurs ostéocopes torturantes, une exostose comprimant la moelle : il y a péril, donc il y a urgence, et voici alors comment je procède :

N° 40. — Boire, matin et soir, un verre d'eau avec une cuillerée à bouche de :

Eau distillée........................	500 grammes.
Iodure de potassium..............	30 »

« Tous les cinq jours, augmenter chaque dose d'une cuillerée et continuer ainsi jusqu'à ce qu'on soit arrivé à en prendre cinq le matin et cinq le soir. Continuer à cette dose pendant un mois, puis diminuer le remède selon la même gradation. »

Peu de lésions tertiaires résistent à un traitement ainsi dirigé. Si les accidents sont plutôt tenaces que dangereux, s'ils portent sur un système organique où les actes vitaux s'accomplissent plus lentement, sur le système glandulaire, fibreux, osseux, on doit suivre une progression moins rapide ; ce qui s'obtiendra soit en n'élevant la dose que tous les huit ou dix jours, soit en spécifiant que l'augmentation prescrite tous les cinq jours portera alternativement sur la dose du matin, puis sur celle du soir.

Il va sans dire que la quantité désignée ci-dessus comme *maximum* peut et devra quelquefois être dépassée. Parfois il faut aller jusqu'à 10 ou 12 grammes par jour pour trouver la dose thérapeutiquement agissante. On le peut, d'ailleurs, impunément. J'ai, en 1848, publié l'observation d'un de mes malades qui put sans accidents prendre 36 grammes par jour d'iodure, pendant plus d'un mois ; et depuis lors, j'ai appris qu'on a fait mieux encore !

Traitement permanent. — L'iode guérit presque toujours

et presque toutes les lésions tertiaires ; mais, chez beaucoup de sujets, la guérison ne persiste qu'à peu près tant qu'on en prend. D'autre part, quand un tertiaire a pris de l'iode assez longtemps et à assez haute dose pour être délivré de ses accidents, et que l'ayant cessé, il a vu ensuite ces accidents revenir (cas malheureusement fréquent) il n'y a qu'une chose à faire : reprendre l'iode.

Or, on peut en reprendre de deux manières : soit à moindre dose, mais tout de suite, d'avance, immédiatement après le traitement principal, en vue de maintenir, pendant longtemps, une faible imprégnation de l'organisme par le médicament ; soit en désarmant après le traitement principal, mais en se tenant à l'affût des récidives du mal pour leur opposer à temps, de bonne heure, un cours ioduré efficace.

Pour tirer de la première méthode tout le parti qu'elle comporte, on doit profiter du moment où un traitement curatif sérieux par l'iode vient d'être terminé. Et, partant de ce principe admis en thérapeutique, qu'il faut moins du même remède pour continuer un effet médicateur qu'il n'en a fallu pour obtenir cet effet, on administre, tous les deux ou trois jours, 5 décigrammes ou 1 gramme d'iodure, le matin. On peut, dans le même but, faire usage au repas, de l'eau gazeuse iodo-ferrée, dont j'ai déjà parlé. — Ce traitement, d'ailleurs, n'impose absolument aucune modification aux habitudes, occupations et régime ordinaires. J'ai obtenu d'excellents effets de cette manière de faire. Mais il faut, de part et d'autre, médecin et client, patience et persévérance, si l'on veut arriver à un résultat. Les malheureux tertiaires ne comprennent pas toujours l'importance d'un traitement prolongé. Mais je la connais, moi, et je me mets à leur place. Je me rappelle alors, je leur rappelle que *l'homme ne vit pas seulement de pain*, et je les fais vivre d'iodure six, huit mois, un an et plus.

La seconde méthode repose sur ce fait réel, que l'iode est inapte, il est vrai, à prévenir les récidives, mais qu'il les guérit toujours; de telle manière que, employé à temps, il les détruit *ob ovo*. C'est donc quand la récidive est en germe, au moment où on la découvre sur le point de se traduire par des désordres apparents, qu'il importe de la traiter. En agissant ainsi, on en conjure sinon tous les effets, du moins les effets graves.

Il faut, par conséquent, apprendre à deviner, à pressentir les récidives.

Or, chez un tertiaire, chaque récidive a : 1° une cause occasionnelle, et 2° des signes avant-coureurs.

Basé sur ces données, voici donc mon conseil. Sans doute un tertiaire doit, autant que possible, observer les règles de l'hygiène. Mais lorsque, involontairement ou non, une infraction à ces règles a eu lieu, qu'il se mette en garde contre les conséquences. A-t-il subi un refroidissement, par exemple, ou des émotions pénibles? A-t-il fait un excès de travail, passé des nuits, sacrifié outre mesure à Bacchus ou à sa congénère? A-t-il changé de climat, d'habitudes, de résidence, de profession, et changé en mal? Est-il sous l'impression débilitante d'accès de fièvre intermittente, de chlorose, de dyspepsie, d'anémie?... Ce sont là, nous le savons, tout autant de causes de récidive. Eh bien! prendre, en ce cas, dès que la cause a agi, un gramme d'iodure par jour, pendant un mois, est un parti d'autant plus prudent qu'il est entièrement inoffensif. Et un tertiaire bien avisé n'attendra pas pour s'y décider que son médecin le lui prescrive [1].

1. Un de mes plus intelligents clients m'a offert, dans un ordre pathologique différent, un bon exemple de cette *indication d'après la cause*. Il est sujet à la dyspepsie, il la voit à coup sûr reparaître à la suite de certaines émotions, soucis, nouvelles pénibles, toutes causes de nature telle qu'il ne peut s'y soustraire ; d'autre part, l'eau de Vichy remédie sûrement à cette dyspepsie-là. Eh bien! au lieu d'attendre, pour lui opposer son remède, que la dyspepsie ait paru, se soit établie, il fait mieux : il réussit

Mais à cela ne se borne pas la *règle de vie* que j'ai à lui tracer. En même temps qu'il veille sur les causes, qu'il soit attentif à leurs moindres effets, surtout à leurs premiers effets. Après que les influences précitées ont agi ou sans qu'il se soit douté d'y avoir été soumis, sent-il une sorte de dépression générale mal définissable, une diminution de la sensation normale de force et de bien-être? Éprouve-t-il quelques élancements, soit dans d'anciennes cicatrices d'ecthyma, soit dans les parties du squelette qui sont le siège de prédilection des jetées tertiaires (tibia, cubitus, sternum, clavicule, humérus)? Le sommeil devient-il plus léger, les sueurs plus faciles, la mémoire moins sûre? A-t-il moins de confiance en lui-même pour les travaux de cabinet, pour une discussion un peu abstraite, pour les épreuves du lit conjugal?... Eh bien! ces diverses *infériorités* sont des avertissements à ne pas négliger. On les rencontrera d'autant plus vite qu'on les aura déjà éprouvées comme prélude d'une précédente poussée tertiaire. Dans ce cas, la récidive n'est pas seulement possible: elle est imminente. Sans plus attendre, prenez l'iodure; prenez-le à la dose d'un gramme et demi ou deux grammes par jour; et continuez cette médication non seulement jusqu'à ce que les indices notés ci-dessus aient cessé, mais pendant quelque temps encore après leur disparition, c'est-à-dire pendant un mois environ en plus.

Traitement probatoire. — En présence d'une lésion douteuse, on est assez tenté, pour peu que l'apparence du mal prête à cette interprétation, d'essayer contre elle le pouvoir des antisyphilitiques. Et comme les lésions tertiaires n'ont pas, en général, des caractères objectifs pathognomo-

en buvant de l'eau de Vichy *dès qu'il a du chagrin!* — Frappante analogie avec l'effet préventif, tel que je le comprends et viens de l'expliquer, de l'iodure.

niques aussi bien tranchés que les secondaires; comme elles occupent souvent un siège profond, inexplorable; commes les symptômes fonctionnels dépendant, par exemple, d'une gomme du cerveau, du poumon, ne diffèrent que par quelques points difficilement saisissables *a priori* des symptômes de l'encéphalite simple, de la phthisic bacillaire, on comprend que c'est à l'iodure bien plus qu'au mercure que, dans la pratique, on a l'occasion de s'adresser pour servir de pierre de touche.

En pareil cas, voici quelques règles propres à éclairer la conduite à tenir:

Souvent un client affirme qu'il n'a pas eu d'accidents vénériens... Pour peu que vous ayez un doute, n'en tentez pas moins l'épreuve thérapeutique: *omnis æger mendax*. Que de gens en pleine vérole vous déclarent n'avoir jamais eu de chancres!

Même défiance et même conduite à l'égard de ceux qui vous disent: « J'ai déjà fait un traitement antisyphilitique contre ma maladie actuelle et je l'ai fait sans succès. »

Choisissez, pour commencer l'épreuve, un moment où le mal soit dans toute sa force. Ceci s'applique surtout à celles des douleurs qui ne reviennent que de temps en temps.

Quand il s'agit de l'employer ainsi, assurez-vous bien de la pureté de l'iodure et de la sincérité de sa posologie; prenez sur vous, pour ce cas, d'indiquer un pharmacien. Donnez le remède à pleine dose; un d'abord, et au bout de trois jours, deux, puis trois et quatre grammes par jour.

Veillez à ce qu'aucun autre remède général ou local ne soit pris en même temps que l'iode. Veillez aussi à ce que rien ne soit changé, pendant la durée de cette médication, au régime, aux habitudes quelconques du malade.

Quoique, en douze ou quinze jours, l'iodure ait largement le temps de manifester ses effets médicateurs, il conviendrait de lui accorder un peu plus de temps pour des altérations osseuses, hyperplasiques, pour une lésion pulmonaire à apparence tuberculeuse, une affection ancienne du foie ou des reins, une vieille sclérose tertiaire.

Autant que possible ne laissez pas entrevoir au client qu'il s'agit d'une *épreuve.* S'il le soupçonne, comme presque toujours il a, lui, son opinion déjà faite, cette opinion, surtout s'il s'agit de douleurs, déteindrait inévitablement sur la manière dont il vous rendra ensuite compte du résultat.

Lorsque, le terme étant expiré, votre client revient, ayez l'impolitesse de ne lui demander de ses nouvelles qu'après vous être enquis s'il a bien exécuté votre prescription (J. Cloquet). Et *alors seulement* révélez-lui dans quelle intention vous aviez formulé.

Enfin de quelque façon que l'épreuve ait tourné, un avisé praticien y trouve toujours sujet d'en féliciter son client. Car s'il est guéri, rien de mieux à espérer, n'est-ce pas ? Et s'il n'est pas même soulagé, cela prouve au moins, — ceci vous pouvez le lui dire bien haut, car rien n'est plus vrai, — ceci prouve au moins qu'il n'avait point la vérole.

L'action de l'iode peut être entravée par diverses causes : d'abord, l'intolérance des organes digestifs (ce qui est rare). S'il y a répulsion causée par la saveur, dissolvez l'iodure dans un véhicule aromatique : le sirop de menthe est celui qui réussit le mieux. Si la résistance vient de l'estomac [1], délayez la dose dans une tasse de boisson émolliente. Notre respectable Gauthier recommandait, pour ce cas, une décotion de salep (1 gramme dans 1/2 litre d'eau) et mes malades s'en sont bien trouvés. On a également la ressource des vin, café, bière, chocolat iodés. Mon eau gazeuse iodo-ferrée

1. Quand on rencontre une intolérance persistante chez des sujets dont les organes digestifs étaient sains jusque-là, il faut rechercher si cela n'est pas dû à la composition défectueuse du médicament, si l'iodure livré ne contiendrait pas, comme cela a souvent lieu, de l'iode en excès, du carbonate d'ammoniaque.

est d'autant mieux supportée, que c'est un remède à prendre aux repas. Il en serait à peu près de même des eaux minérales naturelles iodo-bromurées de Challes, de Bondonneau. On donne aux enfants le lait d'une chèvre, ou d'une vache qui a absorbé de l'iode. — Enfin s'il faut renoncer à introduire le médicament par l'estomac, on tire un bon parti des lavements iodés : c'est une excellente et efficace ressource. Les frictions de pommade iodée ou mieux de teinture d'iode affaiblie [1], qu'on exécute sur la région de la peau correspondant à un organe malade, réalisent aussi la pénétration d'une certaine quantité du spécifique.

Quand l'iodure de potassium n'a pas ou n'a plus son effet accoutumé sur une lésion franchement tertiaire, on le remplace, et parfois avec grand avantage, par l'iodure de sodium. Mais certains pharmaciens n'en ayant point, et ne se souciant pas de manquer la vente, sûrs d'ailleurs de ne faire par là aucun mal, livrent, en place, l'iodure de potassium. J'en parle par expérience.

Après ces règles générales, est-il nécessaire et est-il possible d'en tracer de plus précises, de plus appropriées à chaque cas ?... Non, ce n'est pas d'après le siège anatomique, ni d'après la constitution histologique de telle ou telle altération, que doivent varier la durée et la force d'un traitement iodé. C'est d'abord, *a priori*, selon la gravité des derniers accidents secondaires ; selon le nombre des lésions tertiaires qui ont éclaté simultanément ; selon que ces lésions constituent une première, deuxième ou troisième récidive ; selon que l'économie est plus ou moins affectée ; selon qu'il avait ou qu'il n'avait pas été fait antérieurement

1.		
Eau distillée	20	grammes.
Teinture d'iode	12	»
Iodure de potassium	3	»

M. s. a.

usage de l'iode, etc., etc. Mais la durée varie surtout selon l'influence qu'on voit la médication iodée exercer sur la lésion actuelle. Cette considération, bien que purement empirique, prime toutes les autres. Il est évident qu'une gomme fondue par l'iodure en cinq ou six semaines ne nécessitera pas une prolongation ultérieure du traitement aussi considérable que celle qui aurait demandé trois mois pour se résoudre. — L'importance des lésions, l'atteinte qu'elles portent à la santé générale est aussi à prendre en considération. J'ai parlé plus haut de l'excès de précaution et par conséquent de la longueur de traitement qu'imposent les lésions viscérales. De même une douleur ostéocope du tibia, qui guérit en huit ou dix jours par l'iodure, et qu'on est sûr de guérir toujours aussi promptement avec le même remède, dès qu'elle reviendra, peut se passer de la médication prolongée qu'il est obligatoire d'opposer à un rupia ulcéré qui sillonne le cou, à une gomme qui menace de perforer le voile du palais.

Toutes les fois que le mal a résisté, fût-il même par son aspect et sa nature du tertiarisme le plus tranché, le plus pur, ne manquez pas de recourir au traitement mixte iodo-mercuriel.

L'iode agit à la façon des vrais spécifiques, mais il ne fait pas plus qu'eux. Il exerce *toujours* une influence favorable; mais quelquefois, quoique rarement, cette influence ou reste insuffisante ou s'épuise à la longue par l'usage. On ne peut guère prévoir les circonstances où cela aura lieu; car il est même parfois très difficile de s'en rendre compte après coup. En éliminant les cas où l'insuccès tient à une constitution ou à une hygiène défectueuses, et en me rappelant aujourd'hui les tertiaires que j'ai trouvés rebelles à l'iode, je constate que ce ne sont ni certaines espèces de lésions, ni une date très ancienne, ni un degré exceptionnellement grave du mal qui expliquent cette résistance au remède. Elle semble donc plutôt dépendre d'un état particulier du sujet.

Et par le fait, si l'on peut espérer de triompher de ces cas réfractaires, c'est moins en variant les drogues qu'en opérant par la réforme de l'hygiène du sujet quelque modification profonde dans sa nutrition. Quelque prééminence qu'ait à mes yeux ce genre d'influence médicatrice, dont j'ai ci-dessus rapporté des exemples, en en traçant les règles, je veux cependant citer qnelques formules pharmaceutiques recommandées par de bons services.

La première est la tisane de Pollini; non pas celle prise dans nos officines, mais celle qu'on fait venir de Milan (s'adresser à M. Gasparini, via San Damiano, n° 441, — j'avertis que c'est une dépense de 240 francs (il y a une réduction si le médecin certifie que le malade a guéri). Ce traitement comporte un régime sévère, expliqué sur le prospectus, et qui peut sans doute revendiquer à bon droit une part des honneurs de la cure.

J'ai vu guérir par l'arsenic, par la liqueur de Donovan, même par un rob fameux dont le nom se trouve partout, par l'usage prolongé des pilules de Dehaut, par une série de bains de vapeur, par les tisanes de Feltz et de Vigarous, par un certain nombre de purgations drastiques, etc.

Les eaux minérales ont leur place en ce lieu, comme établissant la transition la plus naturelle entre les agents médicamenteux et les agents tirés de l'hygiène. Quelques-unes d'entre elles, en effet, les sulfureuses, les bromo-iodurées, les arsenicales, ont une action curative réelle, soit directement sur la maladie, soit indirectement, en favorisant la tolérance et l'absorption des spécifiques. Mais elles servent aussi par l'influence que le repos, le calme moral, l'air vivifiant de la campagne pourraient exercer sur l'organisme. Je dis *pourraient*, car il est déplorable que ce genre d'effet soit aussi parcimonieusement utilisé; il est déplorable que, connaissant tout l'avantage de ces conditions hygiéniques, les malades, systématiquement, leur refusent le moyen d'agir. On a besoin de se *refaire*, on le sait, on le sent, on le dit. Mais l'usage a prononcé, et l'opulent oisif qui consacre volontiers à un voyage d'agrément deux mois et plus ne saurait accorder ce temps à l'œuvre de reconstitution d'un organisme à reprendre par la base. *La saison* est *de trois semaines!* tel est l'arrêt dicté par la mode. Ni la raison ni l'expérience ne prévaudront contre elle. Aussi, selon une expression vulgaire, on en a pour son argent, et le mécompte est devenu la règle. De quoi se plaindre, d'ailleurs? On était venu pour se refaire : on est *refait!*

En même temps que, bien (c'est-à-dire prudemment) administrées, la plupart des eaux déterminent la reconstitution de l'organisme, il faut, par contre, prévoir l'effet nuisible qu'elles peuvent produire, si l'on veut, surtout d'emblée, déployer leur action stimulante. Chez un syphilitique depuis longtemps exempt d'accidents, toute perturbation de l'économie, nous le savons, peut provoquer une récidive. Or les sudations, notamment *en vase clos,* sont éminemment congestives et pas seulement congestives du tégument. Aussi, en développant ce point délicat avec sa sagacité ordinaire, L. Jullien a-t-il pu citer à l'appui de cette thèse, d'effrayants exemples d'hémiplégie, d'aphasie, d'ostéite, survenus pendant et par une cure thermale intensive; tous accidents graves et qui ne pouvaient être autres, remarque judicieusement notre confrère, puisqu'on ne va guère aux eaux qu'à une période avancée de la maladie, et qu'à cette phase, s'il y a récidive, ce sera par conséquent, le plus probablement, une récidive consistant en lésions tertiaires.

Il faut encore citer le *traitement arabique* qui consiste à se nourrir pendant quarante jours exclusivement de pain sec ou de biscottes, d'amandes, noix, noisettes, figues et raisins secs; de l'eau pour unique boisson. Les premiers jours sont durs, mais on s'y fait sans peine, et j'ai obtenu ainsi de très beaux résultats. Aucun médicament ne doit être pris durant ces quarante jours.

En terminant, un mot encore sur le traitement curatif du tertiarisme par l'hygiène. Il est permis d'espérer d'un tel secours autre chose que la répression temporaire des accidents; mais c'est à la condition de prendre un parti violent. Ce parti, quel est-il?... Oh! pas de demi-mesure, pas de ces diversions temporaires qui, comme l'hydrothérapie, les bains de mer, une saison à la campagne, un voyage dans le Midi, peuvent suffire à des besoins moins pressants, accumulés de moins longue date. Ici, il faut tailler dans le vif : si l'on veut être sauvé, il faut rompre (et pour longtemps et parfois presque sans espoir de retour) avec toutes ses habitudes. Devenir agriculteur, paysan même : prendre du service sur un bâtiment pour un voyage de long cours, entreprendre quelque commerce à Alger, au Sénégal. Et notez bien la teneur de ces conseils. Je n'ai pas dit : « *Habiter* la campagne, faire une traversée, aller *séjourner* sous un climat différent. » Cela ne serait pas assez : je veux que le malade se donne, s'impose une *occupation* réelle, sérieuse, un peu absorbante ; une occupation, en outre, à laquelle il soit lié par sa signature ou par un intérêt pécuniaire, en un mot qu'il ne dépende pas de lui de ne remplir qu'à ses heures, qu'avec mollesse, de quitter à son gré.

CHAPITRE V

RÈGLES DU TRAITEMENT SELON LA RÉGION OU LE SYSTÈME ORGANIQUE LÉSÉS.

Quoique le traitement *local* doive fournir le principal sujet de ce chapitre, une place préalable, une place hors rang appartient à la thérapeutique des affections du système nerveux. Par l'importance et la spécialité de son rôle dans le jeu de l'organisme, comme par le peu de prise que, relativement, ses lésions offrent aux remèdes spécifiques, ce système commande, en effet, une rigueur toute particulière dans l'administration des médicaments qui le visent, ainsi qu'une surveillance assidue et prolongée pour assurer la convalescence.

Avec M. Fournier, auquel j'aime à emprunter la plupart des préceptes de cette médication, je conseille l'emploi hâtif du mercure et de l'iodure, donnés simultanément et d'emblée à haute dose, pour porter un premier coup et assurer dès lors la sécurité ultérieure. (Dose quotidienne : 0,10 à 0,15 de protoiodure de mercure, ou 8 à 10 grammes d'onguent napolitain en frictions ; et de 3 à 5 grammes d'iodure.)

Après deux ou trois mois de cette médication ininterrompue, alterner l'emploi de ces deux facteurs du traitement mixte, en ordonnant durant vingt à trente jours le mercure seul, puis durant vingt à trente jours l'iodure seul. On peut durant cette période, accorder de temps en temps, selon la tolérance des organes et l'effet produit sur le mal, quelques jours de répit.

Un an de ces médications alternées doit dans la plupart des cas, être considéré comme un terme minimum.

Il y a lieu aussi de se départir quelquefois des règles strictes, et suivant ce qu'on observe, de prolonger un peu plus l'administralion de l'un des spécifiques que celle de son congénère, et parfois même de revenir au traitement mixte.

Certains auxiliaires peuvent et doivent être concurremment utilisés, savoir :

L'hydrothérapie, les douches froides, ceci surtout dans la forme ou, contre la complication épileptique ;

Le bromure de potassium, dont l'action est éprouvée envers les phénomènes d'excitation nerveuse ;

Les révulsifs cutanés : un exutoire profond à la nuque aide à la résolution de l'inflammation du pourtour des foyers morbides; un vésicatoire volant appliqué *loco dolenti* fait justice de la douleur crânienne prémonitoire ainsi que de la céphalée persistante.

J'emploie avec succès, lorsqu'il y a immixtion d'accidents épileptiformes, un vésicatoire volant, long de 20 centimètres, large de 3, appliqué le long du rachis, à partir de la nuque.

Mais, si habilement combiné soit-il, tout cet appareil médicamenteux fonctionnera en pure perte, s'il n'est secondé par la suspension des fonctions de l'organe. Souvent c'est le surmènement, intellectuel ou moral, qui a été cause déterminante : c'est à l'état, c'est même à l'excès contraire de réparer ce que cet excès-là a produit. Faire reposer le cerveau, éloigner du malade tout sujet d'émotion, d'anxiété, toute surprise même : telles sont, en ce qui concerne cette hygiène, les conditions essentielles de succès.

Quand faut-il cesser le traitement spécifique ?

La question doit être examinée à deux points de vue, ou, pour mieux dire, par rapport à deux périodes différentes de la maladie.

Premièrement : il peut se faire que, au moment où l'on institue le traitement spécifique, l'état anatomique d'où dépend le trouble des fonctions soit déjà définitif; ou bien qu'il n'y ait plus à combattre que la phlegmasie ambiante. Dans l'un et l'autre de ces cas, le traitement spécifique est impuissant. Par conséquent lorsque, après l'avoir administré pendant environ trois mois consécutifs, s'étant assuré d'ailleurs qu'il a été pris exactement et sans que rien en ait pu entraver l'effet, lors, dis-je, qu'on constate que ce traitement ne détermine aucun amendement, qu'il ne *mord pas* sur les symptômes, il est permis et il est prudent de le discontinuer.

A l'autre terme, lorsque, au contraire, on a obtenu du

traitement une modification pleinement favorable, quand et comment faut-il le cesser? Problème des plus délicats, et dont maint risque accompagne la solution. Sans doute, dans l'hypothèse où je me place, on peut dire que si le traitement ne fait plus de bien, c'est qu'il n'a pas pouvoir d'en faire davantage. Et, pour toutes les autres lésions de la syphilis, quand l'altération perceptible s'est dissipée, quand le médecin a, par surcroît, fait un complément de traitement afin d'éteindre, à côté, autour de l'altération de tissu apparente, celle qu'on peut et doit supposer, il peut désarmer en toute sûreté de conscience. Mais ici, ce n'est plus une difformité, qu'il y a à prévenir : quand le cerveau est en jeu, est l'enjeu, il s'agit de la vie; et d'autre part, dans cet ordre de lésions, les récidives menacent incessamment. Aussi, avant de renoncer à l'appui de la médication, doit-on tâter le terrain avec discernement, avec méticulosité, en procédant par suspensions surveillées plutôt que systématiquement coupées, et toujours prêt, au moindre appel, — auquel on prête une oreille vigilante, — à reprendre les armes.

Ces interruptions de traitement comportent d'ailleurs une règle dont l'exacte observance contribuera à leur conférer l'innocuité. Le malheureux qui relève d'une epididymite blennhorragique ne choisit pas, pour essayer s'il peut se passer de suspensoir, le jour où il a une longue course à faire. De même, choisissons pour laisser sans traitement notre ex-encéphalopathe, une période où son cerveau, non seulement n'ait pas à redouter de travail, mais, littéralement, puisse chômer. Sachons même lui créer, en vue et pour le temps de cette périlleuse épreuve, une quiétude que rien ne puisse troubler. Quand latitude entière m'est donnée à cet égard, je tiens mon homme à la campagne, isolé, sans correspondance, sans journaux, avec un volume de Paul de Kock, de Charles de Bernard, d'Ohnet, en compagnie d'un parent, — hors du degré successible, — qui intercepte toute communication, toute nouvelle impressionnante, tout importun, surtout le voisin qui vient *tenir compagnie*, le fermier qui demande des réparations ou des sursis,

> Certaine nièce assez proprette,
> Qui flaire un legs et voudra le gagner.

L'hygiène psychique à imposer, et pour un assez long temps, à l'heureux réchappé d'une encéphalopathie syphilitique se devine sans peine : elle n'est que la reproduction, en teintes adoucies, de la réglementation quelque peu draconienne formulée dans les lignes qui précèdent. Reprendre l'exercice de sa profession est toujours, en ce cas, l'épreuve la plus ... éprouvante, par conséquent la dernière à affronter : et toute ruse destinée à en atténuer le principal péril, c'est-à-dire les premières fatigues, à mettre ce marchand, ce notaire convalescent en contact avec un vrai public, par gradations habilement ménagées, a d'avance mon approbation.

Exposons maintenant les médications spécialement appropriées à chaque région. C'est reprendre, — avec bon nombre d'années d'expérience en plus, — le cours que je professai en 1849 et en 1850, de *syphilis topographique.*

Ce point de vue facilite singulièrement au praticien sa tâche quotidienne.

En effet : 1° la syphilis n'affecte pas simultanément toutes les parties du corps; 2° à la même période, elle est loin d'offrir la même forme sur celles qu'elle a atteinte; 3° toute région ne réclame pas indifféremment le même traitement, et ne se prête pas non plus indifféremment au même mode d'emploi des mêmes remèdes.

Bien que ces différences paraissent au doctrinaire d'importance assez minime, apprendre au jeune médecin à les connaître, à discerner ce qu'elles cachent, à appliquer à chacune l'ordonnance, l'opération, le pansement, la recommandation hygiénique qu'elle comporte, c'est le meilleur moyen d'écarter de ses premiers pas le premier obstacle qui l'arrête, de faire du lecteur attentif un praticien que rien ne déconcerte.

Le traitement local, on s'y attend, aura, dans ce dernier chapitre, le rôle prépondérant. Mais il importe de s'entendre d'abord sur ce rôle, c'est-à-dire sur l'indication de ce traitement local. Je puis la dire en deux mots : On le croyait autrefois nuisible. — Il est toujours utile. — Il est souvent nécessaire, parfois indispensable. — Il peut même, dans plus d'un cas, être à lui seul, suffisant.

Jusqu'à ces vingt-cinq ou trente dernières années, l'opinion universelle avait prononcé qu'un traitement général prolongé doit absolument intervenir pour *détruire le virus*. Bien : mais prolongé pendant combien de temps?... Là était l'incertitude, l'achoppement, car, les lésions apparentes une fois effacées, on manquait absolument d'indice pour savoir et pour déterminer quelle durée supplémentaire il fallait donner à l'administration des spécifiques. Et de là était né le précepte suivant, jadis classique : « Ne supprimez pas cet indice; par conséquent ne cherchez pas à guérir les lésions plus vite que ne le fait l'influence du traitement général. »

Cette pratique bizarre a perdu du terrain. Mais tous les médecins, cependant, n'attachent pas encore au traitement local l'importance qu'il mérite. Non, sous aucun rapport, sous aucun prétexte, les lésions de la syphilis ne veulent être respectées. Elles sont incommodes; elles sont compromettantes ; quelques-unes sont douloureuses, toutes inquiétantes; d'autres entraînent des difformités irrémédiables; celles-ci altèrent la nutrition, celles-là les fonctions reproductrices; enfin, la plupart sont contagieuses. Il est donc indiqué d'en débarrasser le malade le plus tôt possible, et, dans ce but, soit qu'on fasse, soit qu'on ne fasse pas de traitement général, de leur opposer des topiques. D'ailleurs, la médication locale, qui toujours a la valeur d'un précieux adjuvant, est parfois la seule ressource efficace qu'on possède contre certaines lésions. Ainsi, par exemple, les plaques muqueuses de la bouche et notamment celles de l'isthme du gosier s'éternisent, résistent aux doses les plus élevées de mercure : deux ou trois mois de pilules au proto-iodure les laissent subsister ou même progresser! En cet état, l'impuissance d'une influence médicatrice constitutionnelle ayant été bien constatée, cautérisez-les deux fois de la façon que je décrirai tout à l'heure : elles diparaissent radicalement en huit ou dix jours.

La thérapeutique locale compte un certain nombre d'agents reconnus efficaces: mais comme la manière de les appliquer mérite plus d'attention que le choix à faire entre eux, comme leur emploi varie plutôt selon la région que selon la lésion, je vais en exposer les règles d'après l'ordre topographique, en procédant simplement de haut en bas :

Région crânienne. — Les croûtes d'acné au cuir chevelu ne demandent qu'à n'être pas arrachées par le peigne, ou par les ongles que le malade y porte instinctivement, et avec une ténacité parfois invincible.

Un de mes clients, ex-syphilitique, n'avait plus rien autre que *deux* plaques de cette acné, qu'il entretenait obstinément par le grattage. Se croyant toujours vérolé tant qu'elles subsistaient, *ne pouvant* s'empêcher de les gratter, désespéré de manquer par là un mariage ardemment désiré, j'appris que, après quatorze mois de lutte inutile contre lui-même, il avait tranché par le suicide ce singulier nœud gordien.

Si ces croûtes sont larges, épaisses (impétigo, ecthyma, rupia), voici une excellente formule :

N° 41. « En se mettant au lit, étendre sur l'endroit malade une couche de saindoux. Par-dessus, mettre un cataplasme de farine de lin. Le couvrir de coton et le fixer de façon à ce qu'il reste en place toute la nuit en conservant sa chaleur.

« Le matin, l'ôter. Détacher doucement, et sans faire saigner, la croûte qui a été ramollie et ébranlée par ce topique. (Si une seule application ne suffit pas pour permettre de détacher la croûte sans douleurs ni saignement, il faut la réitérer une ou plusieurs fois.)

« La croûte étant enfin enlevée, frotter doucement la surface malade, deux fois par jour avec un peu de :

Axonge	30	grammes.
Turbith minéral	3	»

« S'il y a une ulcération on pousse jusque dans son fond un peu de charpie enduite de la même pommade.

Les ganglions occipitaux mastoïdiens, ne suppurent que très exceptionnellement; s'ils deviennent douloureux, c'est sous l'influence d'un refroidissement; il faut alors appliquer sur toute cette région un sac à moitié rempli de son fortement chauffé, qu'on recouvre de coton, et qu'on garde en place toute la nuit. Je n'ai pas à indiquer les opérations et les pansements que nécessiterait la suppuration très exceptionnelle de ces glandes, causée par le tempérament lymphatique du sujet.

Crâne. — Les tissus voisins d'une gomme subissent toujours par le fait soit de la présence, soit de l'évolution de celle-ci, un changement de nutrition qui peut aller jusqu'à la mortification. De là les nécroses de l'une ou l'autre table du crâne, par suite des gourmes développées dans le diploé. Dans ces cas, si la suppuration persiste, n'espérez pas que l'iodure puisse y mettre un terme. Elle dépend de la présence du séquestre, et c'est à la chirurgie d'intervenir.

Face. — Ce qu'il faut surtout viser, c'est la prompte disparition des lésions de cette région, même de celles qui sont le plus insignifiantes comme gravité, car elle a une importance que l'on comprend aisément. Sous le rapport de leur impressionnabilité à tel ou tel topique, je divise les lésions du visage en dyschromateuses, végétantes et ulcérées.

a. Les plaques circinées, bistres, café au lait, qui déflorent les joues, le menton des femmes, les squames de la barbe chez l'homme, sont effacées rapidement par les moyens suivants :

N° 42. — « Frotter, deux ou trois fois par jour, les plaques avec

Axonge........................	30 grammes.
Bi-iodure hydrargyrique.........	8 décigrammes.

« Faire la friction pendant deux minutes et assez vivement pour qu'elle irrite la peau.

« Si, après deux frictions faites à douze heures d'intervalle, la peau n'est pas devenue rouge, sensible, faire ajouter 4 décigrammes de bi-iodure et continuer jusqu'à ce que cet effet se produise.

« Lorsque l'irritation sera obtenue, cesser les frictions et attendre cinq jours.

« Si, au bout de ce temps et l'irritation causée par les frictions ayant passé, la lésion n'est pas tout à fait effacée, la bassiner plusieurs fois par jour avec la liqueur de Gowland, et y appliquer, en se couchant, un morceau de sparadrap de Vigo, qu'on gardera toute la nuit.

« Le matin, après l'avoir ôté, nettoyer la place avec de l'huile d'olives. »

b. Au pli mento-labial et surtout en dehors de l'aile du nez, les lésions prennent souvent la forme de petites végétations mamelonnées. On en a promptement raison en portant à fond, sur leur circonférence et dans l'intervalle qui existe entre leurs lobes, le bout taillé en pointe d'une allumette trempé dans le nitrate acide de mercure, ou dans une solution, faite à saturation, de chlorure de zinc dans de l'eau. On répète, selon le cas, cet attouchement, deux ou trois fois, à quatre jours d'intervalle.

c. Les ecthymas de la figure donnent souvent autant de peine au médecin que de tourment au client. Je recommande, pour en venir à bout, la manœuvre qui vient d'être décrite. Mais elle doit varier, selon la période où le mal se trouve lorsqu'on est appelé. Il importe, avant tout, que le caustique touche et touche un certain temps, non pas seulement la superficie de la lésion apparente, mais le fond même et tout le fond de l'ulcère qui la constitue. Si l'ecthyma ne fait que commencer, l'allumette pointue imbibée de caustique et portée profondément, suffit. Mais, au contraire, l'ulcération a-t-elle déjà une certaine étendue, alors prenez entre les mors d'une pince une boulette de charpie ; trempez-la dans le caustique, puis enfoncez-la dans les anfractuosités du fond de l'ulcère, sous ses bords décollés; ne craignez pas d'appuyer, prolongez l'opération pendant une ou deux minutes en mouillant de nouveau la boulette jusqu'à ce que toute la surface ait blanchi, et que vous puissiez y pousser le porte-caustique sans que le malade sente la brûlure. Au bout de huit jours, si l'eschare étant détachée, quelques parties de la plaie offraient encore l'aspect couenneux, pultacé, renouvelez la cautérisation.

Narines et fosses nasales. — Pour les plaques érythémateuses, exulcéreuses ou ulcéreuses de l'entrée des narines, je prescris :

N° 43. — « Prendre, tous les matins, un bain de la partie, d'un quart d'heure de durée, dans un bol d'eau tiède, pour détremper les croûtes.

« Les détacher alors doucement sans faire saigner (en se mouchant d'un seul doigt, à la façon des gamins de Paris), puis introduire dans la narine un petit tampon (fait en attachant avec un fil un peu de coton autour du bout d'un porte-plume), enduit de la pommade au turbith. Se guider, d'après la sensation éprouvée, pour le porter, avec précision, sur le ou les endroits malades. Et, quand on sent qu'il y est arrivé, frotter doucement en *roulant* le tampon au lieu de le *faire tourner sur lui-même.* »

Tout à fait sous le bout du nez, derrière la jonction de l'aile du nez avec la cloison, il y a un petit cul-de-sac (*fosse naviculaire* des narines), qui est le siège de prédilection des lésions syphilitiques. On les y guérit aisément, en prescrivant de :

N° 44. — « Tous les soirs, appliquer *loco dolenti* un petit morceau d'emplâtre de Vigo, de la grosseur d'un grain de blé. L'enfoncer dans ladite cavité en le pressant assez, avec le bout du doigt, afin qu'il reste en place pendant la nuit. »

Contre la rhinite catarrhale, purulente ou ulcéreuse, accompagnée ou non de formation de croûtes, de saignement, il faut, outre l'emploi de l'iodure à l'intérieur :

N° 45. — « Aspirer doucement, matin et soir, par les narines, la vapeur d'une pincée de poudre de cinabre, jetée en plusieurs fois sur une plaque de fer rougie.

« En outre, ou subsidiairement, aspirer par les narines un peu de la solution iodurée ou de liqueur de Labarraque, versée dans le creux de la main, pure ou étendue d'eau. L'aspirer à fond, de manière à la faire revenir par le pharynx et la rendre par la bouche.

« Éviter d'arracher les croûtes soit avec les doigts, soit en se mouchant trop fortement. »

On peut aspirer ou priser trois fois par jour une pincée de :

Lycopode........................	ãã 8 grammes.
Calomel........................	

Enfin, comme auxiliaire du traitement et pour parer à la

fétidité qu'engendre cette maladie, on fera des injections d'eau phéniquée à grand courant, au moyen d'un irrigateur.

Œil. — C'est ici le cas de tracer les règles de traitement que réclament les inflammations des milieux oculaires.

Avant tout, tenir le malade dans une température chaude et fixe; proscrire tout travail de l'œil et même l'abord de la lumière, tout excès de boisson, de conversation, tout rapport sexuel. — L'emploi de la pilocarpine (0,02 de chlorhydrate en une injection hypodermique par jour) provoque ou maintient l'état de diaphorèse utile à la résolution des tissus phlegmasiés.

Quant aux spécifiques, mettons d'abord le malade en garde par deux ou trois pilules par jour de cinq centigrammes de proto-iodure de mercure; puis en outre, faisons sur le front et les tempes, matin et soir, une friction d'onguent napolitain belladoné. — Si le danger presse, joignons-y le calomel employé à doses réfractées, en vue de provoquer la salivation, effet sur lequel on peut compter comme sur le meilleur remède des inflammations oculaires. — S'il y a coïncidence d'ecthymas, d'albuginite, de rhinite, en un mot de lésions appartenant à la période tertiaire, joignez l'iodure de potassium à 4 ou 6 grammes par jour. — Les organes digestifs se montrent-ils réfractaires aux spécifiques administrés par la bouche, les injections hypodermiques de sublimé ou de peptone hydrargyrique réclament alors la préférence.

Une émission sanguine locale, au moyen de 6 ou 8 sangsues appliquées sous l'oreille sont quelquefois nécessaires et ne feront jamais de mal, à condition qu'on ne fasse pas un fond trop exclusif sur le résultat à espérer de cette médication.

C'est aussi comme antiphlogistique qu'agissent les instillations de sulfate neutre d'atropine (à 10 centigrammes sur

30 d'eau) répétées deux fois par jour. Mais leur principal effet, celui qui en commande l'emploi en pareil cas est, en rendant cette membrane mobile, d'empêcher la production des adhérences de l'iris.

Après une iritis, après une choroïdo-rétinite, il faut toujours redouter une récidive, et par conséquent tenir le malade averti, se tenir soi-même prêt à reprendre le traitement dès le premier indice venant à se manifester, et en ne négligeant pas d'utiliser pour le choix des remèdes à mettre alors en usage l'expérience qu'on a acquise sur leur efficacité pendant la première attaque.

Oreille. — Les diverses syphilides siègent, se comportent et sont traitées au pavillon de l'oreille comme ailleurs. Dans le conduit auditif, elles deviennent parfois végétantes, et nécessitent alors des cautérisations réitérées avec le crayon de nitrate d'argent, et ensuite pour prévenir la récidive, l'emploi d'un bourdonnet de charpie enduit de pommade mercurielle laissée à demeure.

L'otite moyenne peut être seule ou coexister avec une lésion de la trompe, lésion consécutive elle-même à des syphilides pharyngiennes. Une surdité, aisément curable par les spécifiques, est la suite de cet état qui, lorsqu'il s'accompagne d'une inflammation du périoste, cause de vives douleurs. On l'a vu produire la perforation du tympan : aussi est-il indiqué, si les signes d'un abcès de la caisse se manifestent, de ponctionner la membrane tympanique.

Cavité buccale. — Réceptacle le plus ordinaire des lésions les plus sujettes à récidiver, et à récidiver pendant tout le cours de la maladie, cette cavité mérite l'attention particulière du spécialiste, à un triple titre. Ses lésions sont contagieuses, et en fait, elles contagionnent très souvent à cause de la part que prennent aux rapports sexuels les organes qui sont le siège de ces lésions. Elles sont insidieuses, en raison de la profondeur de quelques-unes d'entre elles et de leur situation en dehors des points où l'œil de l'observateur peut atteindre. Enfin, n'étant (quelques-unes du moins) justiciables que de la médication locale, elles en exigent d'autant plus impérieusement l'application exacte, méthodique, réitérée. Divisons-la, pour faciliter l'étude, en plusieurs *sous-régions*, savoir :

a. *Bouche proprement dite.* — Les plaques muqueuses y sont la lésion la plus fréquente, et les endroits où on les rencontre ordinairement, où il faut d'abord les chercher, sont : en dedans des lèvres supérieure et inférieure, deux points symétriques, de chaque côté, correspondant aux canines; les bords et la pointe de la langue; la commissure labiale (où elles offrent la forme de fissure) et un point de la joue situé immédiatement en arrière de la commissure; les côtés du filet de la langue; le dos de la langue vers le milieu (là sous forme de végétations sèches, psoriasis lingual); les côtés de la voûte palatine, surtout au niveau des petites molaires; derrière ainsi qu'en dehors des dents de sagesse.

Il suffit, pour guérir ces lésions, d'un attouchement avec une boulette de charpie imbibée de nitrate acide de mercure. Mais il le faut prolongé, fait en appuyant sur les points les plus ulcérés, en réimbibant, s'il est nécessaire, la boulette et la réappliquant jusqu'à ce que toute la surface ait blanchi[1]. — Si le client doit s'absenter, ou s'il préfère se traiter

1. Au lieu d'une boulette de charpie, j'emploie avec avantage, pour certains endroits, l'extrémité d'une allumette. Avec cet instrument, qui se trouve partout, on peut appliquer fortement le caustique sans craindre que, en appuyant, on ne le fasse couler sur les parties voisines comme lorsqu'on se sert de la boulette. Taillé en pointe ou à plat, il peut s'insinuer partout, attaquer les fissures les plus étroites; lui seul permet de cautériser efficacement le bord décollé des gencives (en le prenant à revers), et surtout les ulcères si fréquents d'une partie de gencive qui recouvre la dernière dent. En faisant subir à l'allumette une *fracture incomplète*, on lui donne et elle garde la forme d'un crochet, et son bout imprégné de caustique peut ainsi être porté perpendiculairement sur les végétations du dos de la langue, qu'il importe de cautériser avec un instrument qui, au lieu de glisser à leur surface, pénètre entre leurs mamelons.

lui-même, je mets à sa disposition un caustique moins énergique, le suivant :

N° 46. — « Trois jours de suite, toucher les endroits malades avec un pinceau mouillé de :

Eau distillée..........................	15 grammes.
Alcool..........................	2 »
Sublimé..........................	5 décigr.

« Bien égoutter le pinceau sur le bord du flacon, avant de s'en servir. »

Il est un état de la langue (hyperplasie érosive des papilles) peu décrit mais digne d'attention, en raison de l'incommodité qu'il cause et de sa résistance aux remèdes. Il attaque les bords et la face dorsale de cet organe, et en convertit les plis naturels en autant d'ulcères superficiels à forme de fissures. Ces ulcères, par l'inflammation qu'ils produisent, déterminent la tuméfaction des saillies qui, à l'état normal, constituent les bords des plis. Aussi les petits ulcères étant douloureux et les petites tumeurs gênantes par leur volume, il en résulte, quand la maladie occupe une certaine étendue et affecte une certaine intensité, que le moindre contact soit de la langue, soit exercé sur la langue, cause de la souffrance : la prononciation est altérée, *empâtée*, le timbre de la voix rauque et sourd.

Contre cet état extrêmement pénible, j'emploie avec quelque avantage (car je ne me flatte pas de toujours le guérir) les moyens suivants :

N° 47. — « Tous les trois jours, et à trois ou quatre reprises seulement, toucher le fond de toutes les fentes ulcérées, avec le bout taillé à plat d'une allumette trempé dans la solution de sublimé (*voy.* ci-dessus, n° 45).

« Tenir presque continuellement dans la bouche soit un morceau de gomme, soit une gorgée de décoction de guimauve et de tête de pavot.

« Éviter de boire et de manger rien de trop chaud (potage et café), rien de trop salé, acide, alcoolique, épicé.

« S'abstenir de *déguster*, et surtout de *fumer* « prescription de rigueur, » ce mal affectant de préférence les syphilitiques forts fumeurs.

D'ailleurs, toute cause simplement irritante peut, sur les syphilitiques, provoquer aux points où elle agit le retour des plaques muqueuses. Ainsi, il n'est pas rare de voir ces plaques récidiver ou persister sur des endroits du bord de la langue qui se trouvent en contact avec des aspérités de dents cassées ou déviées. Tout autre accident syphilitique a cessé depuis longtemps ; celui-là subsiste seul. Prodiguez le mercure ou les cautérisations : rien n'y fera. Aplanissez d'un coup de lime la saillie qui irrite mécaniquement : la lésion disparaîtra dès lors tout de suite et sans retour. — En vue de la même prophylaxie, recommandez au client de ne pas céder à la tentation de porter machinalement, à chaque instant, contre les dents ou sur le palais, la partie malade ou sujette à redevenir malade, de la langue.

b. *Voûte palatine.* — Menacée, atteinte, dénudée par les processus ulcéreux ou destructifs qui affectent soit la pituitaire, soit la muqueuse buccale, cette mince cloison osseuse est très souvent perforée. Dès qu'on y aperçoit, du côté de la bouche, une ulcération, il importe de la limiter aussi promptement que possible, car plus elle progresse, plus large sera le segment osseux qui, étant dénudé, se mortifiera. Pour cela, il faut enfoncer l'allumette qui porte le liquide caustique jusqu'où l'on sent le décollement des bords. — Dans un cas de perforation étroite et sinueuse, où l'on ne pouvait introduire de porte-caustique, je réussis de la manière suivante à porter dans tout le trajet l'agent médicamenteux : je plaçai sur l'orifice buccal de la fistule un bourdonnet de charpie imbibée d'une solution de sublimé ; cela fait, j'engageai le malade à aspirer vivement par le nez en reniflant.

Quand la perforation existe, divers obturateurs mécaniques ont été imaginés. En voici un très suffisant et qu'on peut improviser. Prenez et superposez deux rondelles égales de caoutchouc vulcanisé, un peu plus larges que la perforation ; unissez-les à leur centre par un point de couture. Saisissez-en alors une entre les deux mors d'une pince à pansement ; ainsi pliée, elle représente un corps allongé, terminé en pointe, flexible sans l'être trop, que, avec la pince, vous pouvez aisément introduire dans la fosse nasale. Arrivée là, et la pince ayant été retirée, la double plaque se déploie d'elle-même par un mouvement subit et reste dès lors en place avec la même solidité qu'un double bouton de chemise.

c. *Isthme du gosier*. — Rendez-vous spécial des plaques muqueuses. S'il n'y en a qu'une seule sur tout le corps, c'est là que vous la trouverez ; et, bien rarement une vérole se termine sans qu'il y en ait eu, et récidivé, sur la face interne des amygdales. Mais la région est profonde ; elle est, à l'état normal, sillonnée de plis, creusée de cavités qui en rendent l'exploration difficile. De plus, dès qu'on veut y regarder, la langue s'élève instinctivement et en masque la surface. De là l'importance des règles minutieuses que je vais tracer pour bien faire l'exploration de l'arrière-bouche.

Le malade étant assis sur une chaise basse, en face du jour, sa tête laissée entièrement mobile, abaissez la langue avec le manche d'une cuillère ; mais pour cela, au lieu de porter d'emblée, comme il est usuel, ce manche le plus en arrière possible, appuyez-le d'abord sur le *tiers antérieur* de la langue, et, l'organe étant ainsi assujetti, refoulez tout (langue et cuillère) en arrière par un mouvement d'ensemble. Par ce simple changement de manœuvre, vous évitez les spasmes et nausées qui rendent ce temps préalable de l'examen si difficile pour vous, si pénible pour le patient. — Afin de mieux découvrir certains points qui se dérobent à la vue, tirez fortement en dehors la commissure labiale du côté opposé, la droite, si c'est l'amygdale gauche que vous voulez voir. — La face interne des amygdales, chez certains sujets, regarde directement en dedans, quelquefois même en dedans et un peu en arrière. Pour l'apercevoir, pressez directement d'avant en arrière avec le bout de l'indicateur en dehors du pilier antérieur ; vous faites ainsi basculer l'amygdale et amenez sous votre rayon visuel sa face interne, qui se soustrayait à l'examen. — Beaucoup de lésions se dérobent à l'exploration sous un pli, soit tout à fait en haut de la loge amygdalienne, soit derrière le pilier postérieur. Demandez au malade d'inspirer brusquement avec force, en ouvrant largement la bouche; l'isthme du gosier exécute alors synergiquement le même mouvement d'ampliation que l'orifice, et cet artifice vous découvre des régions inaccessibles, sans lui, à vos regards. — Parfois le malade accuse une douleur, vous indique le côté où il souffre, et cependant vous ne pouvez rien y apercevoir. Alors je porte le bout du doigt profondément, je l'appuie assez fortement sur l'endroit désigné, et, après l'avoir retiré, je demande : « Est-ce bien là que je vous ai fait souffrir ? » Mais comme ces parties sont très sensibles, à l'état normal, je ne me prononce pas, d'après cette réponse, sur l'existence d'une lésion, sans avoir exécuté comparativement la même manœuvre sur le côté sain et avoir constaté qu'elle n'y a éveillé, cette fois, aucune douleur.

L'endroit malade étant ainsi mis à découvert, pendant que de la main gauche armée d'une cuillère vous tenez la langue abaissée, portez vivement sur la lésion le tampon caustique (bien exprimé). Suivant la sensibilité parfois excessive des malades, ceci doit être fait à la volée, comme par surprise ; ou bien, si l'on trouve un sujet plus tolérant.

on maintient le caustique en contact pendant 4 ou 5 secondes. Aussitôt après, commence une douleur d'abord obtuse, mais qui va en augmentant pendant près d'un quart d'heure, puis diminue mais persiste une partie de la journée. Deux fois, en quarante ans (et chez deux étudiants en médecine) j'ai vu la cautérisation de l'arrière-bouche (faite cependant comme à l'ordinaire) être immédiatement suivie de suffocation, avec sensation angoissante de constriction aux attaches du diaphragme ; cet état d'une durée et d'une intensité inquiétantes ne put être calmé que par l'ingestion continuée un quart d'heure d'eau glacée et de morceaux de glace.

Malgré la douleur qu'elle cause, cette cautérisation est le remède par excellence des plaques muqueuses, toujours si tenaces, du gosier. Répétées deux, au plus trois fois, à quatre ou cinq jours d'intervalle, elle en opère à coup sûr la guérison, *si le malade ne fume pas.*

Plus d'une fois, sentant parfaitement avec le doigt un endroit douloureux, mais ne pouvant, vu sa profondeur, le voir, je l'ai cautérisé avec la pulpe de mon doigt trempé dans le caustique. Ayant trouvé commode ce procédé de cautérisation, avec lequel on est dispensé de l'abaissement de la langue, je l'applique souvent, surtout aux sujets pour qui cet abaissement est difficile, douloureux, angoissant.

De même aux malades qui appréhendent par trop la cautérisation, je prescris :

N° 48. — « Tous les matins, porter de chaque côté du gosier le bout du doigt mouillé, puis chargé de :

Poudre de lycopode..............	āā 8 grammes.
» de calomel....	

Mêlez.

« Et dans la journée, se gargariser deux ou trois fois, avec une gorgée de :

Eau distillée	350 grammes.
Sublimé	15 centigrammes [1].
Alcool de menthe	10 grammes.

Mêlez.

Voici encore un mode d'*auto-cautérisation*. Lorsque je ne puis ni voir ni toucher la lésion gutturale, mais que le malade dit la sentir, je l'engage à saisir ma main, que j'ai armée du porte-caustique, et de la faire parvenir là où il sent le mal. Ainsi c'est lui qui dirige et c'est moi qui brûle. Ma main n'est là en quelque sorte que le prolongement — mais un prolongement intelligent — du porte-caustique.

d. *Pharynx.* — Les ulcères profonds, assez fréquents sur la face postérieure du pharynx, se guérissent promptement en y *éteignant*, l'une après l'autre, deux boulettes de charpie bien imprégnées de nitrate acide de mercure.

On devine quelquefois, à la rougeur et à la tuméfaction du voile palatin localisées en un point, qu'il existe sur sa face postérieure une ulcération dans l'endroit correspondant aux changements de coloration de sa face antérieure. Alors saisissez, à angle droit, au bout d'une pince à pansement, un fragment d'allumette long de 1 centimètre. Imbibez-le de caustique, et portez-le derrière le voile palatin.

Larynx. — Les affections syphilitiques du larynx sont justiciables, pour leur diagnostic et la thérapeutique locale qu'elles réclament, des procédés de la laryngoscopie. Cependant la dysphonie, qui se déclare assez souvent vers le sixième mois de la syphilis, cède bien plutôt à un traitement interne qu'à l'emploi des topiques; ce qui autorise à penser que, dans la plupart des cas au moins, elle provient plutôt d'une lésion de l'innervation que d'altérations matérielles, de plaques muqueuses, qui, on le sait, résistent à l'action

1. Il importe de ne pas dépasser cette dose. Une solution plus concentrée noircit les dents, qu'on ne peut plus, alors, rendre à leur blancheur première qu'avec de l'acide chlorhydrique dilué, au prix, par conséquent, de la perte d'une partie de l'émail.

des spécifiques donnés exclusivement à l'intérieur. On guérit presque toujours cette dysphonie par l'administration, durant quatre ou cinq semaines, du proto-iodure hydrargyrique ; mais il est parfois nécessaire d'en élever jusqu'à 15 centigr. la dose quotidienne.

Dans les laryngopathies précoces, qui n'ont cédé qu'en partie aux spécifiques, comme dans celles qui appartiennent à une période plus avancée, les agents de la médication locale sont portés soit par attouchements, soit par fumigations.

Attouchements. — Prenez un morceau de baleine long de 0,15. Courbez-la, à angle obtus, à 3 centimètres de l'un de ses bouts (ce qui s'obtient en lui donnant peu à peu, pendant qu'elle est tenue au-dessus de la flamme d'une bougie, une courbure qu'elle gardera ensuite). Fixez à ce bout un petit morceau d'éponge; imbibez-la d'une solution de nitrate d'argent ou de teinture d'iode. — Alors introduisez vivement jusque derrière le fond de la langue l'instrument ainsi chargé, et tâchez qu'il accroche et soulève l'épiglotte. L'éponge étant par cette pression exprimée de son liquide, il en tombe un peu dans le larynx. Vous en êtes averti par la sensation passagère de suffocation que le malade ressent : et la manœuvre est terminée.

Fumigations. — Sur une plaque de fer rougie (pelle à feu, fourneau de cuisine) laissez tomber, en six ou huit fois, une pincée de poudre de cinabre, en ayant soin, à chaque dégagement de *fumée blanche*, qui s'élève alors, de l'aspirer doucement mais d'un coup sec et net, par la bouche. Les aspirations de vapeurs émollientes, astringentes, résolutives (avec la vapeur d'infusion aqueuse de fleurs de sureau, vineuse de roses de Provins) se font de la même manière.

On se trouve bien d'avaler, le matin lentement, par petites gorgées, un demi-verre de lait bouillant, coupé avec un demi-verre d'eau Bonnes.

Indiquons par leurs noms seulement, les autres prescip-tions utiles : silence, flanelle, frictions stimulantes, badigeonnages sur le devant du cou avec la teinture d'iode, vésicatoires à la nuque.

Tronc et membres. — Ces lésions occupant en général les points que cachent les vêtements, peuvent être laissées sans moyens directs de répression. S'il en vient de visibles au cou, aux poignets par exemple, on les traite comme celles de la face. Si elles sont très étendues, deux fumigations de cinabre par semaine en hâtent la disparition. — J'ai souvenir d'un conscrit, couvert de syphilides maculeuses, qui, devant passer prochainement devant le conseil de révision, fut habillé par Ricord d'une sorte de *pantalon de Vigo ;* réminiscence opportune de la manière habile et heureuse dont Serres et Gariel appliquaient leur méthode *ectrotique* de traitement de la variole.

Les lésions ulcéreuses seront traitées comme celles de la face.

Quant à celles des muscles, le tremblement, les crampes, la contracture, les lassitudes, l'impotence, guérissent en même temps que les autres altérations syphilitiques coexistantes et par le même traitement ioduré, mercuriel ou mixte.

Les lésions des tendons et de leur gaine se trouvent bien, en outre, de quelques révulsifs (vésicatoires, frictions avec la teinture d'iode). Plus tard, les douches de vapeur ou douches écossaises, le massage et surtout l'électricité servent à restituer les mouvements, à prévenir ou combattre l'atrophie, complication fréquente et très tenace de toute maladie un peu longue de la trame musculaire.

Les lésions osseuses, dont les membres sont le principal siège, offrent à l'iode son indication par excellence. D'abord il calme les douleurs, et cela avec une promptitude et une efficacité telles que, pour qui sait le manier, tous les autres agents locaux de sédation (opium, belladone, vésicatoires morphinés ou non, injections hypodermiques sédatives, sangsues, etc.) deviennent absolument inutiles.

L'iode, en second lieu, réduit — et presque aussi rapidement — les intumescences osseuses, celles du moins qui sont récentes, qui résultent d'une fluxion subaiguë, dans lesquelles, pas conséquent, l'élément pathologique qui, plus tard, formera l'exostose, se trouve encore à l'état rudimentaire disséminé, par conséquent susceptible de résolution.

Enfin, c'est encore sur l'iode qu'on peut compter pour enrayer, atténuer du moins le processus morbide spécial qui tend à la carie ou à la nécrose.

On le voit, l'indication de l'iode dans ces cas est constante et en même temps perpétuelle pour ainsi dire. Dans toutes les affections syphilitiques du système osseux, il faut donc s'arranger de manière à pouvoir le continuer longtemps, aussi longtemps que l'on voit le mal progresser.

Quand il ne reste plus qu'à tarir les foyers, fermer les sinus, assister ou travailler, selon le cas, à l'élimination des séquestres, alors c'est à la chirurgie d'agir, et je dois lui céder le pas.

Mains. — Presque toute la pathologie spéciale de cette région est dans l'affection squameuse qui attaque la face palmaire de la main et des doigts; affection fréquente, tenace, sujette à récidive, et qui parfois, et en dépit des traitements les plus actifs, survit à la maladie éteinte depuis longtemps partout ailleurs.

Deux causes lui donnent sa gravité spéciale : d'abord l'épaisseur et la sécheresse de l'épiderme palmaire, obstacle à l'action locale des remèdes; puis la pression et les mouvements que cette partie subit par l'effet du travail journalier et des habitudes. Ainsi les squames s'observent surtout chez les personnes qui manient un corps dur, les repasseuses, les chapeliers, les cochers. Ainsi on ne les voit persister qu'à celle des deux mains qui a à *empoigner* ces corps. Aussi il suffit d'obtenir la cessation de ce travail ou de ces habitudes, d'engager, par exemple, un client à ne plus porter de canne, pour que les squames cessent de se reproduire. Ce qui prouve surtout l'influence pathogénique des mouvements, c'est que l'on ne voit guère les squames siéger que sur les plis normaux de la région : ceci est surtout remarquable aux doigts. — Ajoutez à ces causes la presque irrésistible propension que tous les malades ont à porter incessamment les ongles sur ces plaques pour en arracher les lambeaux épidermiques encore adhérents, et à couper avec un canif la *peau morte*.

Faisant bénéficier la thérapeutique de ces observations, je prescris :

N° 49. — « Une ou deux fois par jour, prendre un bain des mains, d'un quart d'heure de durée, dans :

Eau	1 litre.
Sublimé	1 gramme.

« En en sortant, frotter les plaques avec un peu de :

Axonge	36 grammes.
Bi-iodure hydrargyrique	7 décigr.

Après la friction du soir, mettre des gants qu'on garde la nuit.

« Faire ces frictions assez vivement pour que, au bout de deux ou trois jours, elles aient irrité la peau. Quand cet effet se sera produit, cesser les frictions; (on les recommencerait de la même manière, mais en les continuant cette fois plus longtemps, si, quinze jours après les avoir cessées, la guérison n'était pas ou complète ou très avancée.)

« Ne pas manier habituellement de corps durs. — Tenir

avec les doigts plutôt que serrés *dans* la main ceux dont on est forcé de faire usage.

« Éviter de couper, gratter, écorcher les parties malades. Pour mieux vaincre cette tentation, s'assujettir à porter continuellement des gants de fil. »

Si l'on préfère une action plus lente, on emploie la pommade au turbith ou à l'onguent citrin. — Quelques sujets *ne peuvent pas* s'abstenir de gratter, de tenir quelque chose dans la main. Je leur donne alors, utilisant l'habitude vicieuse au profit du traitement, à pétrir un peu de :

Mastic de vitrier.............	30 grammes.
Sublimé........................	5 décigrammes.

en leur recommandant de presser cette pâte principalement sur les points malades.

Les bandelettes de sparadrap de Vigo tenues pendant la nuit réussissent surtout quand le mal siège aux doigts, où il est aisé de serrer un peu, ce qui, en rendant le contact du remède suffisamment intime, en assure l'action.

Parfois, mais toujours après le bain préalable, on se trouve bien de faire une fumigation de poudre de cinabre comme il a été dit ci-dessus (p. 475), en tenant étendues au-dessus de la plaque où se brûle le cinabre, les mains recouvertes d'une flanelle, afin d'y concentrer la vapeur qui se dégage.

Lorsque l'épiderme qui forme les écailles est très sec et très épais, et que je ne puis l'humecter assez pour le rendre perméable au remède, qui doit agir sur la partie malade sous-jacente, j'enlève cet épiderme au moyen d'un vésicatoire. On place autant de petits vésicatoires qu'il y a de plaques rebelles et de la même dimension qu'elles ; on les fixe avec une bande ou des bandelettes, et quand ils ont mis à nu le derme, on panse avec l'une des pommades mercurielles désignées ci-dessus, de préférence, celle au turbith.

Si la lésion initiale, au lieu d'être une squame, était une pustule, il en résulte ultérieurement des fissures, qu'on panse avec la pommade ou que, pour abréger, on touche au nitrate acide. — Quelquefois il n'apparaît, au premier coup d'œil, qu'une squame; mais en regardant bien, on découvre à son centre un point plus brun, légèrement déprimé; c'est l'orifice persistant de la pustule initiale. Enfoncez-y avec force, à fond, une allumette taillée en fine pointe et humectée du caustique; enfoncez-la sans vous laisser arrêter par la douleur ni la résistance du malade. Parvenu au fond, appuyez un instant en tournant; l'opéré réclame de plus belle : mais c'est fini, et vous pouvez lui promettre dès à présent la guérison... de cette plaque-là.

Ce traitement s'applique avec le même succès aux décollements ulcéreux, quelquefois très profonds du corps de l'ongle.

Les squames de la pulpe des doigts et les onyxis sèches, étant particulièrement difficiles à guérir, j'ai, pour ces cas rebelles, la prescription suivante :

N° 50. — « Pétrissez un peu d'emplâtre de Vigo avec de l'huile d'olives en quantité suffisante pour qu'il en résulte une bouillie peu épaisse. Faites couler quelques gouttes de cette bouillie dans le fond d'un doigt de gant en peau.

« En vous couchant, enfoncez votre doigt malade dans le gant ainsi garni; le lendemain matin, nettoyez avec de l'huile. »

Je rappelle que les pilules au bi-chlorure sont plus efficaces, dans ce cas, que celles de proto-iodure.

Quand il y a un ulcère péri-unguéal, ou si l'ongle tombé laisse à sa place une large ulcération, le pansement avec une solution au vingtième de nitrate d'argent a des effets vraiment merveilleux. J'ai guéri ainsi, en quinze jours, des doigts « qu'on avait pris jour pour amputer! » Mais le pansement doit être répété deux ou trois fois par jour et fait avec le plus grand soin. Les faisceaux de charpie, imbibés du caustique, doivent être *minces* et *courts*, afin de pouvoir être enfoncés *sous* le bord décollé de l'ulcère (s'ils sont trop longs, à mesure qu'on enfonce dans la fente une de leurs extrémités, l'autre en sort). Il faut aussi varier le degré de concentration du liquide, et cela non seulement chez les divers sujets selon leur degré de sensibilité, mais chez le même sujet progressivement, afin d'éviter l'accoutumance. Les pansements avec la poudre d'iodoforme sont aussi très accrédités.

Pied. — Rien de différent d'avec ce qui concerne la main, si ce n'est la plaque muqueuse interdigitale, qu'on distingue d'avec le cor de la même région en ce que celui-ci exhale la mauvaise odeur spéciale de chaque individu, tandis que la plaque muqueuse a sa fétidité *sui generis*. On les guérit rapidement en interposant, trois fois par jour, entre les orteils de la charpie enduite de pommade au turbith.

Il faut aussi distinguer les squames plantaires des callosités que produisent la chaussure et la marche. Ces dernières sont indolentes, sans rougeur ambiante ; la syphilide cornée plantaire, au contraire, n'existe pas sans un peu d'inflammation.

La forme, l'ampleur, la souplesse de la chaussure, doivent être de nature à annihiler ou amortir les pressions et les frottements irritants. Il est des ulcères du milieu de la plante du pied, dont je n'ai pu obtenir la cicatrisation qu'en faisant adapter en dedans de la semelle, des rondelles de liège correspondant au talon et à la tête du premier métatarsien ; parties qui, dès lors, supportant seules le poids du corps, permettaient la marche sans que l'endroit ulcéré eût à subir de pression.

Région ano-génitale. — Les plaques muqueuses y abondent, surtout à l'anus et à la vulve. Une médication infaillible autant qu'expéditive est celle que nous devons à Ricord :

N° 50. — « Deux fois par jour, bassiner les parties malades avec une boulette de charpie, mouillée de :

Liqueur de Labarraque............ 60 grammes[1].

« (Il faut porter ce liquide à plusieurs reprises et exactement jusqu'au fond des plis de la région.)

« Immédiatement après cette lotion, appliquer avec le bout du doigt ou avec un pinceau sur les endroits, sur *tous* les endroits où elle vient d'être faite, un peu de :

Poudre de calomel................ 15 grammes.

Cette formule, véritable trésor, m'a valu, et vaudra à tous des succès remarquables. En la remettant au malade, promettez-lui sa guérison à huitaine au plus tard. C'est Ricord qui garantit; et, quelque superflu que cela soit, bien volontiers je contresigne.

Les cautérisations, les frictions avec la pommade au turbith, les tamponnements du vagin, les applicatiuns de charpie dans le repli balano-péputial, suggèrent les mêmes indications, motivent les mêmes règles que celles détaillées ci-dessus.

A la marge de l'anus, il semblerait que l'érosion syphilitique doive engendrer les symptômes, les incommodités caractéristiquement douloureuses et rebelles de la *fissure*. Il n'en est rien cependant. L'érosion syphilitique guérit là en huit jours, comme ailleurs, par les lotions chlorurées suivies de l'application de calomel. Ce n'est que bien rarement qu'on voit chez un syphilitique, à l'occasion de lésions secondaires à l'anus, apparaître le cortège des symptômes classiques de la fissure. Lorsque cela a lieu — et il y faut,

1. Il faut que la solution chlorurée soit assez concentrée pour produire une cuisson légère mais sensible, pour *mordre* un peu; en se conformant à cette indication, le traitement réalise à la lettre le *citò et jucundè*.

je crois, une prédisposition — guérissez d'abord par les moyens spécifiques ce qu'il y a dans le mal de spécifique; puis traitez la fissure comme si elle existait chez un sujet sain.

Les lésions ulcéreuses de l'orifice anal exigent un pansement régulier avec un peu de charpie portée soigneusement au fond de chaque fente. Il faut en même temps user de laxatifs donnés tous les deux jours, afin que jamais la sortie d'un cylindre stercoral consistant ne vienne agrandir l'ulcère ou déchirer la cicatrice qui était en voie de formation.

Scrotum et testicule. — La plaque muqueuse des bourses a un siège d'élection : c'est, sur la partie latérale, le point le plus saillant du sphéroïde que cette partie représente. La notion topographique éclaire l'étiologie et dicte le traitement. Si, en effet, cet endroit est celui qui, sous l'influence de la syphilis, s'excorie le plus ordinairement, c'est parce qu'il supporte le maximum de pressions, de frottements, de contact incessant et intime avec la face interne de la cuisse. Aussi, en même temps qu'on exécute le traitement local approprié à la lésion (un linge enduit de pommade au turbith), faut-il, pour guérir et surtout pour empêcher la récidive, remplir l'indication supplémentaire, c'est-à-dire réaliser l'isolement de la partie malade et la soustraire aux pressions et frottements : ce qui ne s'obtient exactement que en portant pendant le jour au suspensoire que, vu la qualité irritante des sécrétions de la région, on aura soin de changer, ou tout au moins de laver fréquemment.

En ce qui concerne le traitement de la maladie désignée sous le nom de sarcocèle syphilitique, à moins qu'elle ne se présente chez un tertiaire avancé, il est très difficile, en face d'une lésion de ce genre, de discerner *a priori* si c'est le mercure ou l'iode, ou le traitement mixte qui conviennent le mieux. Essayez donc l'un ou l'autre selon que le cas vous paraît appartenir plutôt à la période tertiaire ou à la période secondaire. Votre incertitude sera bientôt dissipée; car nulle lésion ne s'amende aussi vite que celle-ci sous l'effet de la médication, une fois qu'on a trouvé le remède qui lui est approprié[1]; il est par conséquent empiriquement mais formellement indiqué d'en changer si, au bout de quinze jours, on n'a pas obtenu d'amélioration notable.

Mais il faut également savoir que cette affection récidive aussi facilement pour le moins qu'elle cède. Je garde le souvenir d'un homme de quarante ans, chez qui la maladie s'est reproduite trois fois, quoiqu'il eût subi, chaque fois aussi, un traitement mixte où le protoiodure hydrargyrique, administré par moi (concurremment avec l'iode), avait été poussé au point de causer, lors de chaque traitement, une stomatite ulcéreure d'assez forte intensité, qui dura quinze jours.

Il est donc indiqué, une fois le premier coup porté, une fois la tumeur réduite de volume et devenue à peu près indolente, de procéder par une médication modérée et prolongée, plutôt que de prétendre *en finir* par de hautes doses qui ne finissent rien.

Les topiques ne servent guère qu'à calmer la douleur. Si elle résulte du poids de la masse morbide, un bon suspensoire ou quelques couches de collodion suffisent. C'est dans ce même but qu'on peut alors ponctionner une hydrocèle symptomatique qui aurait atteint un certain volume. — La douleur dépend-elle, au contraire, du travail pathologique lui-même? Le traitement interne spécifique est seul en mesure de l'apaiser. Défiez-vous des emplâtres et des corps gras mercuriels qui ne servent qu'à irriter la peau; le repos et un bon cataplasme de farine de lin ont seuls le

1. Les cas de sarcocèles syphilitiques donnés par quelques auteurs comme réfractaires aux spécifiques, étaient ou des cancers commençants ou plus souvent des *tubercules*, développés chez des sujets à antécédents syphilitiques.

pouvoir de donner quelque soulagement. J'y joindrais, en cas de douleur localisée très vive, l'application de chloroforme ainsi que des quarts de lavement laudanisés.

SYPHILIS HÉRÉDITAIRE.

Ce nom désigne toute syphilis transmise par les voies et rapports qu'établit entre deux êtres la fonction de procréation. Avec cette large définition, il s'applique aussi bien à la vérole que le fœtus syphilitique donne à sa mère, pendant la gestation, qu'à celle qu'il reçoit d'elle.

Communiqué d'un sujet à l'autre, soit par l'intermédiaire des systèmes vasculaires, soit par le phénomène intime qui constitue l'acte fécondant, cette vérole n'a pas d'accident primitif. A un autre point de vue, n'éclatant chez l'enfant qu'au terme, régulier ou hâté, de la vie intra-utérine, elle a eu le temps de préparer ses effets et le prouve en se manifestant à la fois, sous forme d'accidents secondaires et d'accidents tertiaires. Dans tous ces accidents, d'ailleurs, c'est le même tissu, qui est primordialement atteint; l'altération fondamentale est la même, elle est constituée par la prolifération des corpuscules embryonnaires du tissu conjonctif.

L'étude de la syphilis héréditaire représente une spécialité dans la spécialité. Toutefois la plupart des auteurs qui en ont fait l'objet d'un traité *ex professo*, ont cru devoir exposer préalablement les principaux traits de la syphilis non héréditaire, dite *acquise*. Cette précaution, excusable, louable même chez les monographes, nous serait avec raison reprochée ici comme un double emploi. Nous pouvons donc sans nul désavantage user de brièveté en n'insistant que sur les points par lesquels cette vérole-là diffère de l'autre.

SYPHILIS DU FŒTUS.

L'enfant peut contracter la syphilis : en premier lieu, pendant la vie intra-utérine par le fait des éléments de formation ou de nutrition qu'il reçoit de ses parents; en second lieu, à sa naissance ou après, par l'absorption du virus provenant d'une source quelconque. Je n'ai à examiner ici que le premier de ces deux modes.

ÉTIOLOGIE.

Pour déterminer quelles causes agissent et comment elles agissent, il faut les étudier les unes après les autres, tant selon leur provenance que selon qu'elles se sont exercées avant ou après l'instant de la fécondation.

§ 1.

Influence du père. — Un homme atteint de syphilis peut-il transmettre la syphilis par génération ?

Beaucoup d'auteurs le nient; beaucoup tiennent le fait pour très rare.

Il doit l'être en effet, du moins comparativement à l'infection de par la mère.

En effet, même en supposant que les deux géniteurs possèdent au même degré cette influence contaminante, ils ne sont pas, l'un et l'autre dans des conditions également propices pour l'exercer. La syphilis, maladie de longue durée, a son cours composé de deux sortes d'états qui se succèdent : l'un où il y a des symptômes apparents, l'autre où il n'y en a point.

D'après ce qu'on observe en fait de contagion entre adultes, le mal est transmissible dans le premier état; dans le second, il ne l'est pas, il ne saurait l'être. — Or, très probablement, dans la généralité des cas, les choses se passent de même quant à la contamination du fœtus. S'il en était autrement, si, portant ou non des symptômes au moment où il procrée, un géniteur syphilitique devait, à coup sûr, infecter son produit, la contagion fœtale serait-elle un fait aussi rare qu'on le voit, un fait dont la contingence déconcerte à tel point ceux qui veulent l'interpréter sans tenir compte de la différence que je signale?

Donc, dans le cours des douze ou quinze mois, en moyenne, que dure la syphilis secondaire, il y a des phases où elle peut, et il y en a où elle ne peut pas se transmettre héréditairement. — Eh bien! des deux générateurs quelle est pour l'un, et quelle est pour l'autre, la durée du temps pendant lequel ils ont l'occasion d'opérer cette transmission? Comptons : pour l'homme, — qui n'infecte que par le sperme, — quelques secondes. Pour la femme, — qui infecte par l'ovule et qui infecte aussi par le sang, — neuf mois consécutifs.

Autre considération confirmative de celle-ci. L'homme syphilitique sait qu'il l'est. Il se préoccupe de n'être pas un danger pour sa femme. Il s'inquiète surtout de celui qu'il pourrait créer pour son enfant : il s'en inquiète, et se traite en conséquence. La femme, elle, ignore ordinairement son mal; d'ailleurs on y aide. Même le connût-elle, elle s'en alarme infiniment moins que l'homme; et surtout, bizarre aberration du sentiment dominant de ce sexe! elle s'en alarme fort peu pour son enfant. De quelle bouche de femme a-t-on jamais entendu sortir, — dites-le, praticiens, — cette déclaration pathétique qu'aucun homme, en pareil cas, ne se fait faute de proférer trois fois au moins avant de quitter notre cabinet : « Je me regarderais comme le dernier des êtres, docteur, si pour un plaisir de quelques secondes, j'allais exposer la santé d'un pauvre innocent! » — Aussi les femmes syphilitiques ne suivent-elles un traitement que contraintes et forcées, et avant tout, incessamment surveillées.

Ces raisons expliquent pourquoi, bien que le père syphilitique soit dangereux pour son enfant, ce danger se réalise rarement.

Mais il se réalise. Je l'établis par trois ordres de preuves :

1° Quelques cas (les deux de Simon), d'après lesquels on serait autorisé à soutenir que l'influence hérédo-syphilitique du père prime celle de la mère, puisqu'on y voit une même femme, ayant eu la syphilis, engendrer successivement des enfants sains ou des enfants syphilitiques selon qu'elle leur donne pour père, soit un homme sain, soit l'homme qui l'avait infectée, elle.

2° Les nombreux cas (desquels deux publiés par moi) où la mère du nouveau-né syphilitique n'a eu la syphilis ni avant, ni pendant, ni après sa grossesse. La valeur de ces exemples ne peut être contestée qu'à l'aide d'un singulier artifice, d'une subtilité de dialectique, d'ailleurs fort en usage. Quand j'affirme l'existence d'un fait, je puis le montrer et si je le montre, on me croit. Mais si j'ai, au contraire, à affirmer l'absence de ce fait (dans l'espèce, l'absence de symptômes de vérole chez la mère), la preuve matérielle de mon assertion étant impossible à produire, cette impossibilité, qui ne tient qu'à la nature du seul genre d'argument qui serve ici, suffit à quelques adversaires pour qu'ils se donnent raison ! C'est ainsi que, en pareil cas, la santé de la mère ayant été affirmée sous la garantie de praticiens qui déclarent l'avoir examinée eux-mêmes, en temps opportun, Cullerier répond que le médecin « a été retenu par maintes considérations morales et sociales... » — Je renvoie aux deux faits qui me concernent ; deux cas vus, dans une famille dont j'étais le médecin, l'ami, l'accoucheur ; où je ne passais pas une semaine sans faire une visite, où l'on m'appelait pour le moindre bobo, cas où j'ai vu deux enfants naître syphilitiques, le père étant, restant, étant resté seul syphilitique. Et j'attends qu'on ose me déclarer en face, à moi, que je n'ai pas su découvrir chez la mère les symptômes d'une syphilis que je cherchais, que je supposais devoir survenir, que je m'attendais à tout instant à voir apparaître !

3° Dans ces sortes de recherches, le meilleur moyen d'établir que, à un moment donné (dans le cas actuel au moment de la conception) tel sujet, n'avait pas la vérole, c'est de prouver qu'il l'a prise plus tard. La *syphilis par conception* nous met ici en possession de ce précieux élément de contrôle. On sait que, dans certains cas, aujourd'hui incontestés, un embryon conçu syphilitique donne la syphilis à sa mère. Cette syphilis-là éclate chez elle vers le troisième mois de la gestation; et ce qui prouve qu'elle ne lui a pas été transmise par son mari, c'est qu'elle se distingue en ce qu'il n'existe pas d'accident primitif comme dans tous les cas où la maladie est due à un contact de tégument à tégument, c'est que cette vérole-là commence par les accidents secondaires. — Nous sommes donc fondés à raisonner ainsi : la syphilis s'est produite chez la femme postérieurement à la conception; donc cette femme ne l'avait pas avant; donc l'enfant qui naît infecté ne pouvait tenir ce mal que de son père.

§ 2.

Influence de la mère. — Elle peut donner la syphilis au fœtus, soit parce qu'elle l'avait, elle, avant de concevoir, soit parce qu'elle l'a prise après avoir conçu. Et se fondant sur ce double fait très réel, les auteurs ont dit : la vérole est transmise au fœtus par l'ovule dans le premier cas, par le sang dans le second.

Il y a ici une erreur à rectifier. La mère qui était syphilitique avant de concevoir a bien pu infecter son fœtus par l'ovule; mais elle est aussi et très certainement en mesure de l'infecter par le sang qu'elle lui fournit durant neuf mois de gestation. Modifiant l'énoncé ci-desus, il y a donc lieu d'établir la distinction étiologique dans les termes suivants : La vérole est ovulaire *et sanguine*, dans le premier cas; elle est sanguine dans le second.

On s'explique ainsi un fait qui avait embarrassé plusieurs monographes de la vérole infantile, savoir : pourquoi, il y a similitude parfaite d'intensité et de mode d'évolution dans la vérole des nouveau-nés qui la tiennent d'une mère infectée *avant* ou d'une mère infectée *après* la conception.

Une femme qui a pris la syphilis après conception peut-elle, à quelque période de la grossesse qu'elle l'ait prise, la transmettre au fœtus? L'observation a prouvé que cette transmission, sans être alors impossible, est beaucoup plus rare quand la syphilis de la femme a commencé pendant les deux ou trois derniers mois de la grossesse.

§ 3.

Influence des deux géniteurs. — S'ils étaient tous deux syphilitiques, l'infection du fœtus est d'autant plus probable; mais elle n'est alors, quoiqu'on l'ait écrit, rien moins qu'inévitable.

La chance, pour le fœtus, d'échapper ou d'être frappé dépend d'une seule condition, de la force qu'avait la syphilis, soit de l'un et l'autre, soit de l'un ou de l'autre de ses géniteurs. Or ce degré de force *nécessaire et suffisant* pour réaliser la transmission héréditaire, dépend de plusieurs facteurs dont l'influence est certaine, mais desquels il est impossible de dire, pour un cas déterminé, s'ils sont capables de permettre au médecin de prononcer si le fœtus sera oui ou non frappé.

Ces facteurs sont : 1° la *période* de la syphilis (à l'état tertiaire, un syphilitique transmet beaucoup plus rarement — quelques-uns disent jamais, — la syphilis) ; 2° l'âge de la syphilis (le pouvoir héréditairement contaminant des procréateurs va en diminuant avec le temps); 3° l'influence des spécifiques (à l'issue d'un traitement, notamment d'un traitement mercuriel, un sujet syphilitique a bien plus de chances d'engendrer avec sécurité); 4° le stade actuel de la syphilis. (Si au moment où il a procréé, le père, si durant sa grossesse, la mère n'avaient pas eu depuis quelques mois de poussées, l'enfant conçu voit augmenter les probabilités de naître indemne; 5° enfin l'influence d'un des deux géniteurs resté sain peut corriger l'influence nocive de celui qui était infecté (naissance de deux jumeaux dont l'un est seul syphilitique; cas où une femme accouche successivement d'enfants sains ou d'enfants syphilitiques selon le père, sain ou syphilitique, qu'elle leur a donné).

§ 4.

Syphilis par conception. — La transmission syphilitique du fœtus à sa mère n'a été sérieusement étudiée que depuis peu de temps; et, comme tout dogme nouveau, elle a eu l'honneur de contestations, de dénégations qu'on aime à croire n'avoir été dictées uniquement que par l'amour du vrai. Mais n'y eût-il que les deux faits signés d'observateurs tels que Rodet et Gailleton, je demande comment il est possible autrement que par une contamination provenant du fœtus, d'expliquer les cas de cette catégorie, savoir des cas où :

Vers le troisième mois de sa grossesse, une jeune femme offre des symptômes de syphilis dans les circonstances suivantes :

Son mari ayant notoirement eu la syphilis;

Les premiers symptômes qu'elle éprouve, elle, étant de la roséole, des papules sur l'abdomen ou les bras, des plaques muqueuses gutturales ;

L'examen, fait aussitôt, ne découvrant chez elle, à la

vulve ni ailleurs, ni accident primitif, ni trace locale d'un accident de cette espèce, ni adénopathie ;

Sur les vingt-six enfants connus dans ces conditions, sept eurent des symptômes de syphilis, quatorze naquirent avant terme. Les renseignements manquent sur le sort des autres.

Je conclus donc que si un dogme peut être rendu certain par le nombre, la qualité des preuves et l'appui logique qu'elles se prêtent mutuellement, la *syphilis par conception* mérite de compter parmi les vérités de fait le plus solidement établies (1).

§ 5.

Avortement. — Lorsqu'on voit, comme dans la série ci-dessus, des nouveau-nés prouvant qu'ils sont syphilitiques par la syphilis qu'avait leur père, et par la syphilis qu'ils ont donnée à leur mère, si d'autre part un tiers d'entre eux ont offert des signes de syphilis, et les deux autres tiers sont nés avant terme, on est bien en droit de présumer que, dans de telles conditions, cette dernière circonstance, l'avortement, d'ailleurs en proportion numérique si extraordinaire chez ces sujets, est, lui aussi, une conséquence de la syphilis.

Rien n'est plus fréquent en effet. Plusieurs auteurs disent qu'il y a autant d'avortements que de naissances à terme chez les syphilitiques. Cet accident passe pour dépendre plus souvent de la vérole du père. Le mercure administré à la mère, loin de le causer, ainsi qu'un préjugé l'enseigne, en est au contraire le plus sûr préservatif.

La fausse couche survenant, en pareil cas, sans qu'on ait pu en signaler la cause dans une maladie intercurrente quel-

1. On a avancé, et ceci est au moins vraisemblable, car ce ne serait que la loi de Colles retournée, qu'un enfant né sain d'une femme syphilitique, ne recevra pas l'infection de sa mère qui l'allaite, quelque susceptible que cette femme soit de transmettre son mal, par contact, à d'autres personnes.

conque de la mère, il est rationnel de la rapporter à un état pathologique du fœtus ou de ses annexes. Quelquefois cependant il est impossible de trouver sur le fœtus expulsé dans ces conditions aucune altération.

Il en est autrement des lésions du placenta, lésions fréquentes dont Wirchow a décrit deux formes : l'une, diffuse, caractérisée par l'épaississement avec induration fibreuse de l'organe, se terminant par l'atrophie des villosités ; l'autre, circonscrite, se présentant sous l'apparence condylomateuse, due à des végétations polypiformes, consistant elles-mêmes en un tissu muqueux riche en vaisseaux.

SYMPTOMATOLOGIE.

Les lésions de la syphilis héréditaire sont constituées par des altérations identiques à celles que nous a offertes la syphilis acquise. Bornons-nous donc à signaler les particularités qui, en tant qu'appartenant à la syphilis héréditaire, présentent quelque chose de spécial dans leur siège ou leur évolution :

Le *pemphigus* de la paume des mains et de la plante des pieds ; affection caractéristique, chez les nouveau-nés, de la syphilis et l'une de ses premières manifestations : sans danger par elle-même, elle est l'indice d'un haut degré d'intensité de l'infection.

L'*érythème*, qui, à la région ano-génitale, peut compliquer ou simuler celui qui résulte seulement de la malpropreté des frottements, du froid, de l'athrepsie. Il est parfois aussi difficile qu'il est toujours utile de faire, dans le pronostic et le traitement, à chacun des facteurs (vulgaires et spécifiques) la part qui lui revient dans la production de cette dermatose.

Plaques muqueuses. — Polymorphes, tendant à l'ulcération, développées et persistant surtout aux orifices muqueux, elles demandent à être spécialement étudiées sur l'organe de la lactation, fonction essentielle pour l'enfant à cet âge, mais, aussi, en certains cas, fonction essentiellement dangereuse pour celle qui, dans ce cas, ne l'exerce qu'à ses périls et risques. C'est surtout aux commissures qu'on observe les plaques muqueuses avec leur apparence caractéristique, alternativement fissurée et croûteuse; gerçures superficielles se cicatrisant sans peine, mais toujours prêtes à se rouvrir, et par le seul fait du fonctionnement. — Telle est aussi la physionomie, et telle l'évolution de la fissure longitudinale, soit médiane, soit bilatérale de la lèvre supérieure, plus rarement inférieure. — Enfin le pli mento-labial, baigné par la salive, le lait, en contact intime et prolongé avec le sein est un des sièges à la fois les plus communs et les plus dangereux, quant à la contagion, des syphilides papuleuses excoriées.

Coryza. — Affection des plus fréquentes et des plus précoces, parfois elle constitue le seul phénomène apparent de la syphilis, et persiste plus ou moins forte jusqu'à la guérison ou à la mort. Écoulement séreux d'abord, plus tard purulent, qui se concrète et contribue ainsi à obstruer la cavité nasale dont le calibre avait déjà été réduit par le gonflement inflammatoire de ses parois. Des épistaxis peuvent, surtout par l'arrachement des croûtes, résulter de cet état. Mais son principal danger tient à ce que, le passage de l'air étant plus ou moins intercepté, l'enfant ne peut tetter avec suite, obligé qu'il est de lâcher le sein à toute minute afin de respirer par la bouche.

Lésions dites viscérales. — Les centres nerveux, les poumons, le foie, le cœur, les reins, la rate sont, chez le fœtus comme chez l'adulte, le siège de gommes. La maladie du parenchyme affecte deux formes : circonscrite ou diffuse. La rate, en ce cas, est remarquablement plus volumineuse et plus pesante. La lésion pulmonaire se distingue par sa précocité. Nous n'insistons pas sur les signes qui différencient ces altérations de celles qui proviennent de causes vulgaires. Il suffit que le praticien soit prévenu non seulement de la possibilité de les rencontrer, mais même de leur existence assez fréquente dès les premières périodes de la syphilis, durant la vie intra-utérine.

Le *testicule* est assez souvent frappé de sclérose : signe distinctif chez le fœtus, la lésion attaque simultanément les deux glandes.

Œil. — Outre l'irido-choroïdite que l'on constate quelquefois, de laquelle dans d'autres cas on ne peut reconnaître les traces (opacités du corps vitré, plaques atrophiques et pigmentations de la membrane choroïdienne), on a signalé une autre forme, la kératite *parenchymateuse*, comme constituant un signe certain de syphilis. Et sa signification dans ce sens, a-t-on ajouté, est d'autant plus valable qu'elle coexiste ordinairement avec une *malformation particulière des dents.* Mais il n'y a ni pour l'une ni pour l'autre de ces altérations de caractère morphologique, anatomique, ni évolntionnel, permettant de leur assigner une origine exclusivement syphilitique. La syphilis, quand elle existe chez ces sujets, n'agit que comme influence dystrophique, au même titre que d'autres dyscrasies (scrofule, rachitisme, défaut d'alimentation) que, d'ailleurs, on voit produire, à elles seules, ces mêmes altérations.

Muscles. — Parmi les rares exemples cités de lésions musculaires, se remarque la tumeur, dure, ovoïde, qui apparaît, quinze ou vingt jours après la naissance, dans l'épaisseur du sterno-mastoïdien. Quoiqu'elle s'observe surtout chez les enfants dont ce muscle a été tiraillé pendant les manœuvres de l'accouchement, et qu'elle se résolve le plus souvent d'elle-même, il est certain qu'on a quelquefois trouvé dans cette tuméfaction les caractères histologiques de la myosite syphilitique interstitielle, coïncidant, chez le même sujet, avec une syphilis incontestable.

Système osseux. — On peut, selon les phases progressives de l'altération, y décrire quatre degrés :

Le premier s'observe chez les enfants qui meurent dans la huitaine après leur naissance. Un dépôt d'ostéophytes, généralisé ou limité, s'est formé à la surface de l'os; ordinairement plus épais du côté de l'extrémité articulaire et allant en s'amincissant vers le milieu de la diaphyse. Ces ostéophytes adhèrent à l'os. — Vers les articulations, la couche chondro-calcaire, qui unit le cartilage épiphysaire à la diaphyse est épaissie, a jauni ; les vaisseaux y sont rares, les cellules embryonnaires s'y entourent de graisse et de sels calcaires : il y a retard de l'ossification.

Au deuxième degré (chez les enfants de quelques semaines à trois mois), l'altération du tissu spongieux de l'extrémité de la diaphyse aboutit à une dégénérescence, soit gélatineuse, soit puriforme ; d'où une destruction nécrotique du tissu spongieux, qui peut s'étendre à la couche compacte et favoriser la production d'une fracture au point malade (crépitation, mobilité, parésie du membre, douleur par les mouvements et à la pression).

Au troisième degré (enfants de cinq à six mois) médullisation et décalcification du tissu de l'os, diminution de la densité et de la dureté de ce tissu. Entre la diaphyse normale et le tissu de nouvelle formation, il se creuse des rigoles longitudinales séparées par des couches concentriques de tissu compacte. Comme, en même temps que la substance médullaire tend à détruire le tissu morbide par sa face profonde, il se produit à sa surface de nouvelles couches, l'extrémité osseuse affectée augmente de volume en devenant plus fragile.

Au quatrième degré, progrès du même processus. Au-dessus des couches dures d'ostéophytes, se voit une couche parfois, s'étendant à tout l'os, constituée par un tissu spongoïde.

Considérées en général, les lésions osseuses ne manquent jamais chez un nouveau-né syphilitique, et quelquefois elles existent seules.

Les os le plus souvent atteints sont l'humérus, le fémur, le tibia, puis le cubitus, le radius, les côtes, enfin la clavicule, les métatarsiens et métacarpiens. Pour chaque os, celle des extrémités qui, selon la loi d'Ollier, s'accroît le plus rapidement (la plus éloignée du coude et la plus rapprochée du genou) est celle qui est la plus affectée : nouvelle preuve de l'influence de l'activité vitale sur le développement des lésions syphilitiques.

Os du crâne. — Les lésions de la voûte crânienne, vu leur importance pour le diagnostic, réclament une mention plus étendue. La forme ulcéreuse qui produit soit des érosions, soit un état poreux de l'os à sa face externe, du côté opposé au décubitus et chez les très jeunes enfants, a pour le clinicien beaucoup moins de valeur que la seconde forme, la forme ostéophytique.

Ces ostéophytes ont leur siège de prédilection autour des angles péribregmatiques du frontal et des pariétaux; de là ils peuvent s'étendre aux régions voisines, excepté toutefois aux bosses frontales et pariétales. Ils se présentent sous forme de plaques lenticulaires plus épaisses au centre qu'à la circonférence et sont formés d'un tissu spongieux très vasculaire composé de trabécules osseuses et d'espaces médullaires dont la direction est perpendiculaire à la surface de l'os envahi. La substance est quelquefois incrustée de sels calcaires qui lui donnent une grande dureté. Les parties primitivement atteintes prennent, par le dépôt de couches successives, une épaisseur souvent considérable, et finalement on voit, sur le coronal, deux tubérosités arrondies et deux autres sur les pariétaux le long de la suture sagittale. Ces saillies sont séparées les unes des autres par des gouttières profondes; d'où résultent pour le crâne une forme et une apparence véritablement typiques que la syphilis héréditaire seule peut produire (crânes natiformes).

Ces lésions ressemblant sous plusieurs rapports à celles du rachitisme, on a pu se demander si le rachitisme n'était point une des formes, ou des terminaisons, ou des hybrides de la syphilis héréditaire.

D'autre part, ces lésions ne se rencontrent-elles pas chez les jeunes enfants affectés, après la naissance, de syphilis (dite acquise) aussi bien que chez les enfants qui en avaient reçu le germe héréditaire? Ces importantes questions sont encore à l'étude.

De récentes recherches paraissent infirmer cette prétendue nature syphilitique du rachitisme. On a, en effet, constaté que, postérieurement à la naissance de son enfant rachitique, un homme avait contracté la syphilis; de plus, il la communiqua à sa femme (Gaillard). Donc puisqu'ils ont tous deux pu la prendre après la naissance de cet enfant, ils ne l'avaient pas avant.

Il faut d'ailleurs remarquer que, outre les lésions osseuses propres au nouveau-né, il peut exister dans la syphilis héréditaire tardive, les lésions du squelette qui s'observent dans la syphilis tertiaire acquise.

ORDRE DE SUCCESSION DES LÉSIONS ET GRAVITÉ.

Les anciens observateurs, prenant pour type la syphilis acquise, rapportaient le début de la vérole héréditaire au moment où apparaissaient les premières lésions tégumentaires. Aussi leurs remarques à ce sujet portant sur un point de fait, demeurent-elles exactes. Ce n'est bien réellement, en général, que de 3 ou 4 à 7 ou 8 semaines après la naissance que se déclarent les premières manifestations cutanées (ordinairement des plaques périgénitales et péri-buccales).

Mais la vérole n'existait-elle donc pas avant d'avoir ainsi

éclaté à l'extérieur sous une forme visible? Oui assurément : ce n'est pas pour rien que les mêmes auteurs signalaient l'aspect de *petits vieillards*, la *miniature de la décrépitude*, particulier à ces malheureux enfants même avant le début d'aucune lésion spécifique de la peau, l'incomplète croissance des cheveux, la formation défectueuse des ongles et des dents; toutes preuves de l'atteinte que, à ce moment, la syphilis a déjà portée à la nutrition générale.

L'observation moderne a donné l'explication de ce prétendu contre-sens d'une maladie qui produit ses effets généraux, profonds, avant ses effets locaux, superficiels. Elle a prouvé que les viscères essentiels à la nutrition sont lésés dès avant la naissance.

Mais quoi! — nouvelle contradiction — les *lésions viscérales* étant, dans toutes nos nomenclatures, réputées appartenir à la période tertiaire, cette syphilis-là se distinguerait-elle donc encore de l'autre en ce qu'elle aurait ses accidents tertiaires avant ses accidents secondaires?

Secouons l'empire de cette analogie injustifiée qui n'engendre qu'obscurité ou illusion, et consentons à n'étudier, à ne voir dans la syphilis héréditaire que la syphilis héréditaire.

Plus dans un organe, dans une région, l'activité vitale, le travail de nutrition est intense, et plus le germe syphilitique a de tendance à s'y développer, à y produire ses effets.

Or, chez le fœtus, durant la vie intra-utérine, quels organes sont plus particulièrement le siège de cette activité? Évidemment ceux qui jouent un rôle essentiel dans la nutrition de l'être en cours de formation : les autres, on peut le dire, n'ont alors qu'une existence, qu'un fonctionnement rudimentaires. Donc, pour la nutrition, ceux auxquels est dévolu le rôle le plus actif chez le fœtus sont le foie et les organes lymphoïdes, rate, glandes lymphatiques, les reins, les os aussi « auxquels on ne saurait aujourd'hui contester un rôle important dans les phénomènes de l'hématopoièse; les cellules médullaires si parfaitement semblables aux globules blancs du sang, étant à n'en pas douter des cellules lymphatiques » (E. Jullien).

Et en effet, ce sont ces organes que l'autopsie montre être le plus tôt et le plus gravement atteints.

Nulle déduction n'est donc plus naturelle et plus légitime que celle qui résulte de ces données de physiologie élémentaire. La vérole qui attaque l'homme fait n'est sans doute pas sans influencer sa nutrition; mais l'atteinte n'est que passagère. Les jetées spécifiques se portent plutôt sur les tissus, sur les régions qu'y prédisposent leurs rapports avec les agents extérieurs (peau, œil, orifices des cavités muqueuses). A cet âge, à ce degré de développement, la syphilis, pour lui, en général, ne sera qu'un incident. — Elle est pour le fœtus, la tare originelle, le ver rongeur déposé dans le fruit en germe. Toute la vie de l'être, à cette phase, se rapportant à son développement, seuls, les organes de cette fonction peuvent être et sont primordialement frappés. La manifestation symptomatologique extérieure, la poussée tégumentaire, symbole de l'état dit secondaire — qu'on attendait autrefois pour affirmer, chez le nouveau-né, l'existence de la syphilis — ne doit venir que plus tard, lorsque commence pour l'enfant le travail vital afférent à ses rapports avec le monde extérieur, la vie *de relation*.

Ce seul exposé fait pressentir la gravité comparative de la syphilis héréditaire : en même temps qu'il en découvre la cause, il en donne la mesure. Évoluant pendant des mois, non seulement à l'abri de toute influence médicatrice, mais le plus souvent alimentée par un incessant apport de l'agent contaminant, faut-il s'étonner qu'elle aboutisse si souvent à l'extinction de la vie intra-utérine? N'y aurait-il pas lieu, bien plutôt, d'être surpris de voir naître avec chance de survie un nombre si considérable de ces pauvres victimes frappées non *au berceau*, comme le disait la vieille poésie classique, mais au *lit conjugal même?*

Syphilis héréditaire tardive. — La syphilis intra-utérine, *latente*, telle que je viens de l'étudier, autorise à admettre — parce qu'elle permet de les rapporter au mode normal d'évolution — beaucoup de cas de syphilis tardive, espèce qui est obstinément niée par quelques auteurs. Pourquoi refuse-t-on d'y croire en effet? parce qu'une ulcération pharyngo-nasale, par exemple, apparaissant, *comme première lésion*, chez un jeune homme de seize à dix-huit ans, est évidemment un fait qui sort de la règle générale!.. Mais en sera-t-il ainsi, faudra-t-il y voir une dérogation, si, antérieurement, durant sa vie fœtale et même après sa naissance, ce sujet-là avait eu des lésions viscérales? Non certes. — Or, en pareille conjoncture, on est toujours en droit de supposer l'existence de ces lésions à cette première période de la vie, parce qu'elle est très probable ; et ce qui est non moins vraisemblable, c'est que leur existence aura été alors méconnue (1).

Avec cette explication, lorsque vous verrez survenir, vers l'âge de la puberté, pendant la croissance, au cours de la seconde enfance, des lésions offrant les caractères objectifs des accidents syphilitiques, vous les baptiserez ainsi qu'ils le méritent, en les nommant non pas une éclosion anormalement ajournée, mais l'une des poussées d'une syphilis, qui avait, en réalité, eu *in utero* sa première expression symptomatique.

Puisqu'on a considéré l'âge de la dentition, de la croissance, de la puberté, comme constituant une sorte d'appel aux manifestations jusque-là ajournées d'une syphilis héré-

1. Elle ne l'est cependant pas toujours. Dietrich, Lancereaux, Bouchard, Schwimmer, Laschewitz, ont constaté des lésions syphilitiques du foie, du poumon, des reins, chez de jeunes sujets qui avaient eu les symptômes apparents de syphilis tardive.

ditaire, il importait de bien fixer, à cet égard, le point de fait. J'ai en conséquence réuni vingt et une observations de syphilis dite tardive, et j'ai constaté que l'âge moyen des sujets, au moment où les accidents surviennent, est en effet l'âge de treize ans.

Bien entendu, on éliminera de cet ordre de cas ceux de syphilis infantile acquise; exemples de contamination directe, résultant bien plus souvent de contacts accidentels que de dépravation précoce, mais dont la véritable origine échappe facilement à l'observateur qui se fierait trop soit aux apparences, soit à des témoignagnes intéressés ou peu éclairés.

Parmi les lésions relevées dans les circonstances propres à faire supposer qu'elles dépendaient d'une syphilis héréditaire, on a surtout noté: les périostoses douloureuses, des éruptions serpigineuses ou tuberculeuses, l'iritis, l'atrophie des organes génitaux, accès épileptiformes, paralysies oculaires, idiotie. Mais de toutes ces lésions les plus fréquentes sont incontestablement celles qui, sous forme d'ulcération, pour les parties molles, de carie et de nécrose pour les os, attaquent le pharynx, le palais, les fosses nasales, perforant la voûte palatine, produisant par extension l'anosmie, l'otorrhée, la surdité, l'ozène, aboutissant à l'affaissement définitif du nez.

Quoi qu'il en soit des *lois* qui prétendent interdire à ces lésions la dénomination de syphilitiques, on est frappé de leur similitude d'aspect, de siège, d'évolution avec les lésions de la syphilis acquise. Un dernier trait complète la ressemblance. Elles guérissent en général, et très rapidement par le traitement ioduré. Le succès ou l'insuccès de cette médication, aussi héroïque comme moyen de contrôle que comme agent curatif, permet seul de découvrir la vraie nature du mal dans certaines dermatopathies faciales à physionomie mixte de syphilide et de lupus.

TRAITEMENT.

Il est *préventif* ou *curatif*.

1° *Traitement préventif*. — Comme il faut toujours traiter tout individu syphilitique de façon à le guérir aussi complètement que possible, l'intérêt spécial qu'il y a de le mettre en état d'engendrer des enfants sains ne semble pas devoir créer l'indication de le soumettre, pour ce seul motif, à un traitement plus énergique ou plus prolongé. Et cependant, d'après la manière dont je comprends l'action des spécifiques, il est des circonstances où ce point de vue me conduit, en réalité, à les employer avec plus de vigueur et de persévérance.

Il faut, d'abord, qu'on sache que l'aptitude à procréer des enfants syphilitiques est l'un des effets de la syphilis sur lesquels le mercure a l'influence curative la plus prononcée. Parcourez les nombreuses observations de ménages contaminés par la syphilis [1], et vous aurez de cette vérité la preuve et la contre-épreuve décisives. Parfois, l'une et l'autre se trouvent contenues dans le même fait, lorsque par exemple, dans une série d'enfants issus des mêmes auteurs, on en voit alternativement naître de sains et d'infectés, selon que les parents avaient pris ou n'avaient pas pris de mercure avant la grossesse. (Ouvr. cité, p. 348).

Mais des mêmes faits, attentivement analysés, ressort cette autre notion non moins certaine que, pour obtenir du mercure la plénitude des garanties de santé qu'il donne au fœtus à venir, il ne faut pas l'administrer aux parents trop longtemps avant la conception. Ce n'est donc pas en mercurialisant à outrance un malade actuellement syphilitique qu'on préservera les enfants qu'il *doit avoir* dans

1. J'en ai cité la plupart dans mon *Traité de la syphilis des nouveau-nés*.

deux ou trois ans ; c'est plutôt en le mercurialisant peu de temps avant la fécondation ou (si c'est une femme et qu'on n'ait pas pu mieux faire, c'est-à-dire faire plus tôt) dès les premières semaines de la conception.

L'important est donc ici de *placer à propos* le traitement mercuriel préservateur. Disons comment :

Du côté de l'homme, les perfectionnements de la science et ceux de la civilisation ont rendu, au prix d'un peu de prévoyance et de résolution, la chose facile. L'homme n'est appelé à engendrer que si, pour opérer la fécondation, il s'y prend d'une *certaine manière* et à une *certaine époque*. Par conséquent, l'acte qui le rendra père dépendant de sa volonté, il peut, — et j'ajoute il doit — l'accomplir dans des conditions telles que cet acte donne la vie et non pas l'infection. Aussi, de même qu'il est libre de l'ajourner tant qu'il le présume dangereux, de même il peut en faire précéder l'acccomplissement par un traitement mercuriel destiné à le rendre inoffensif [1].

Passons à l'application. Quand un homme se marie, il connaît toujours, six semaines ou un mois d'avance, le jour fixé pour la cérémonie. Eh bien! ce laps de temps — pour peu qu'une syphilis antérieure laisse des craintes [2] — doit être consacré à l'administration quotidienne de 10 centigrammes de proto-iodure de mercure. C'est ce que j'appelle le traitement du *père de famille*. — Même règle et plus impérative encore, lorsque, faute de cette précaution, un

1. Je raisonne et je légifère dans l'intérêt exclusif de l'*embryopoïèse*, en me tenant par conséquent en dehors de toutes autres considérations, soi-disant d'ordre supérieur, qui s'arrogent le droit de réglementer, contre toute logique et toute sécurité, l'exercice de cette fonction à laquelle a trop longtemps présidé en maître, l'inflexible et aveugle *multiplicamini*.

2. J'ai expliqué plus haut qu'on ne peut reconnaître à aucun signe apparent si un individu qui a eu la syphilis possède encore ou ne possède plus la faculté de transmettre son mal par génération. Il n'y a, à cet égard, que des présomptions à établir d'après la gravité que la syphilis a eue chez lui, et surtout d'après le temps depuis lequel, au moment où on l'examine, l n'en a éprouvé aucune lésion.

premier enfant étant né syphilitique, on ne se décide à mercurialiser que d'après et après cet avertissement. En pareil cas, la garantie est même plus certaine. Le mari a, pour agir à propos, des données que le fiancé ignorait. Il sait quand reviendra la prochaine époque menstruelle, et peut, d'après cette notion, instituer le traitement de telle manière que sa fin, et par conséquent son plein effet préservatif, coïncide avec le moment précis de l'ovulation (période où la femme est fécondable).

Une femme n'a pas ordinairement cet avantage. Je dis *ordinairement*, car quelques-unes — celles-là mêmes qui se sentent capables d'infecter — savent, dans leur ménage, se réserver la haute direction de ces sortes d'affaires. Mais dans l'infinie majorité des cas, épouse ou maîtresse, la femme, forcée d'accepter la loi du plus fort, n'a pas même le droit de choisir l'heure de sa défaite ; en termes plus précis, elle ignore si son mari est malade et ne peut s'apercevoir qu'après coup s'il lui a convenu, à lui, de la rendre mère.

La plupart du temps, c'est donc le mari repentant qui vient demander au médecin conseil pour sa femme devenue grosse. Or, d'après ce qui précède, ce conseil se devine d'avance : ostensiblement ou en cachette, selon le cas, instituer, et le plus tôt possible, chez la femme un traitement mercuriel de deux ou trois mois, suivi aussi exactement que possible ; ce qui exige parfois toute la diplomatie du docteur, du pharmacien et du mari, ligués dans le but légitime de la conservation de la paix du ménage, non moins que de la sauvegarde des intérêts de la progéniture.

Faut-il se contenter de donner le mercure avant une grossesse? Faut-il au contraire en réitérer l'emploi avant ou dès le début de *chaque* grossesse?... Question discutable. Pour moi, j'agirais dans ce dernier sens, si l'infection venait surtout du chef de la mère ; s'il y avait eu déjà des enfants syphilitiques, et enfin tant que, pour me rassurer, il ne serait pas né consécutivement *deux* enfants sains.

Je rappelle seulement ici pour mémoire les soins à prendre pour préserver l'enfant du contact d'une lésion contagieuse que la mère aurait à la vulve au moment de l'accouchement, ainsi que les précautions nécessaires pour empêcher que la contagion lui soit transmise par sa nourrice (voy. mon *Traité de la syphilis des nouveau-nés*, p. 350 et suiv., et surtout *Le péril vénérien dans les familles*. Asselin, 1880, ouvrage où toutes ces questions sont exposées avec les plus minutieux détails, avec les applications que comportent les cas si nombreux et si divers qu'offre la pratique et sous les différents points de vue social, professionnel, moral, médico-légal que tout médecin est si intéressé à connaître).

2° *Traitement curatif*. — Les spécifiques n'ont pas plus de pouvoir et n'ont pas d'autre pouvoir chez le nouveau-né que chez l'adulte. Mais il y a cependant des motifs particuliers pour renoncer ici à l'expectation, pour soumettre tous les cas de syphilis héréditaire au mercure. D'abord le sujet est plus faible, a moins de résistance vitale. Secondement, il est quelques-unes de ces lésions, et des plus hâtives — telles que le coryza — qui compromettent indirectement mais gravement la vie, en gênant la respiration et l'allaitement. Même danger par suites des altérations viscérales, si communes et relativement si précoces.

Donc, sachant que les lésions meurtrières (les viscérales) préexistent à la naissance, je serais très disposé à instituer chez le nouveau-né, même seulement suspect de syphilis, un traitement spécifique. Aussi dès que l'indication positive est établie soit par l'air de *décrépitude* de l'enfant, soit surtout par l'éclosion des syphilides, le traitement mercuriel doit être commencé. J'ai pleine confiance dans la formule suivante recommandée par Cullerier et presque exclusivement en usage à l'hôpital des Enfants, de Paris :

N° 52. — « Tous les deux jours, donner un bain, de demi-heure de durée, dans de l'eau tiède où l'on aura versé

Alcool..........................	30 grammes.
Sublimé..........................	2 » [1].

Il est remarquable que les bains, tout à fait insignifiants chez l'adulte, constituent, pour le jeune enfant, une médication tellement efficace qu'ordinairement elle suffit. — Mais l'enfant répugnant toujours aux bains, et ses parents ne répugnant pas moins à le contraindre en quoi que ce soit, il faut s'assurer que le bain est réellement pris, que le sujet y est suffisamment immergé, qu'il y reste le temps voulu.

Les frictions quotidiennes *sur le thorax* avec 1 ou 2 grammes d'onguent napolitain constituent aussi un bon agent de la médication externe, médication toujours préférable chez les enfants.

Si cependant le danger presse, on peut y ajouter une cuillerée à café de liqueur de Van Swieten, donnée en plusieurs fois dans du lait ou de l'eau sucrée.

L'iodure de potassium sera administré *seul* ou *associé* au mercure, selon que la lésion principale paraîtra appartenir aux accidents dits tertiaires ou à ceux de transition. — Toutefois, telle est l'appropriation du mercure contre la syphilis héréditaire que, à moins d'intolérance insurmontable de l'organisme, il faut toujours préférer le traitement mixte; s'il arrivait malheur, on aurait plus qu'à se repentir, on aurait à se reprocher d'avoir employé exclusivement l'iodure.

Faut-il faire parvenir au nouveau-né le spécifique dont il a besoin par l'intermédiaire de la personne qui l'allaite?... Cette médication a une efficacité réelle, quoique inférieure à celle du traitement direct. Mais son bon effet thérapeuti-

1. Ces fixations n'ont rien d'absolu, elles varient suivant l'âge du malade et le degré d'intensité du mal.

que est ordinairement contre-balancé par un effet asthéniant presque inséparable du premier. En effet si l'on pouvait faire passer le mercure dans le lait d'une nourrice *saine* [1], tout irait pour le mieux; l'enfant recevrait le remède en même temps qu'un excellent aliment. Mais, en pratique, il n'en est pas ainsi : si une femme (mère ou nourrice étrangère) prend du mercure, c'est parce qu'elle en a besoin, c'est parce qu'elle a la syphilis. Or la syphilis, maladie débilitante, altère toutes les sécrétions, diminue notamment celle du lait en même temps qu'elle vicie la qualité de ce fluide. De plus, le mercure, qui est un irritant des voies digestives, concourt, pour sa part, à tarir la sécrétion lactée. — Conclusion : si un nouveau-né syphilitique a pour nourrice sa mère, et si celle-ci a une poussée secondaire durant l'allaitement, qu'elle prenne du mercure : son enfant en profitera. Mais le mercure lui entrave-t-il la digestion, et son lait s'en ressent-il?... qu'elle cesse le traitement, à moins qu'elle ne puisse le continuer efficacement par la voie externe. Le peu de bien que ferait au nourrisson l'absorption indirecte du mercure ne compenserait pas l'atteinte portée à sa nutrition par le trouble de la galactopoièse. — Quant à une nourrice étrangère qui serait syphilitique (à part le cas rare, mais possible où l'on ferait trouvaille d'une femme réunissant la quadruple *qualité* d'être nourrice, syphilitique, suffisamment robuste, et suffisamment honnête), on comprend qu'il n'est question de lui laisser le nourisson que si c'est lui qui l'a infectée [2]. Dans ce cas, la maladie se trouvant, durant l'allaitement, être à sa période aiguë, le traitement mercuriel est indiqué, chez la nourrice, par son intérêt à elle avant de l'être par l'intérêt

1. Ce qu'on réalise, dans des cas exceptionnels, en frictionnant d'onguent napolitain une chèvre qui nourrit l'enfant.

2. En effet il y a, en pareil cas, une sorte d'union forcée entre l'enfant et la femme qu'il a infectée ; aucun des deux ne pouvant alors impunément prendre, elle un autre nourrisson, lui une autre nourrice.

de l'enfant. Mais celui-ci ne bénéficie pas moins de la médication, dans quelque but qu'elle ait été instituée.

Il serait illogique, imprudent peut-être, de vouloir déterminer ici la durée à donner au traitement spécifique. C'est l'intensité du mal, sa gravité, la rapidité de sa disparition, la tolérance de l'organisme, qui servent à calculer cette partie du problème. La règle est ici la même que chez l'adulte : ne donner, chaque fois, que la dose quotidienne et que la quantité totale qui guérissent complètement les lésions actuelles, mais les donner pleinement.

Les médications locales n'ont rien de spécial au nouveau-né; n'oublions pas cependant, et rappelons à tous qu'il a surtout besoin de propreté.

L'hygiène joue ici un rôle capital. On doit veiller à l'aération, à l'exercice, au sommeil, mais principalement à la chaleur et à l'alimentation; et pour cette dernière, à la qualité beaucoup plus qu'à le quantité.

J'ai cité (p. 386) un exemple péremptoire de l'importance qu'a ici la bonne alimentation.

Que la nourrice ait échappé à la contagion ou qu'elle ait été infectée par son nourrisson, il importe qu'elle consente à le garder ; car hors de là, pour lui presque point de salut. En cas de refus de sa part, il ne resterait à choisir qu'entre quatre expédients, tous insuffisants ou fort difficiles à réaliser, savoir : l'alimentation lactée au biberon; — le lait exprimé du sein d'une nourrice saine et donné sans retard ni intermédiaire à l'enfant; — une nourrice, saine actuellement, mais ayant eu la syphilis; — enfin la lactation avec une chèvre.

L'énoncé seul de ces moyens supplémentaires montre quelle confiance limitée ils méritent. Parents qui le pouvez, appliquez-vous donc à faire que la nourrice s'attache à son nourrisson. Promesses, cadeaux, prévenances, mettez tout en œuvre, et cela dès les premiers jours, avant que le mal n'ait éclaté chez votre enfant, que vous savez en être menacé. Plus tard, si les lésions apparaissent, faites-lui indiquer par un médecin les moyens de se préserver; l'usage des tétines, bouts de sein et les onctions faites avec un corps gras autour du mamelon avant de donner le sein. Enfin, si elle devient infectée, et aussitôt qu'elle a une lésion primitive avec adénopathie, faites-lui expliquer par le docteur — tout en redoublant envers elle de bons procédés — que le mal étant fait, elle n'a plus rien à craindre par des rapports ultérieurs avec celui qui le lui a donné : que d'ailleurs elle ne pourrait désormais prendre aucun autre nourrisson sans s'exposer à des poursuites qui aboutiraient infailliblement à une condamnation, puisqu'il serait aisé de lui prouver non seulement qu'elle était déjà atteinte, en le prenant, d'un mal transmissible, mais encore qu'elle le savait à n'en pas douter; que, en somme et de toutes manières, il vaut mieux pour elle garder votre enfant.

Cette franche conduite, bien préférable aux petites ruses conseillées par certains auteurs, est ordinairement couronnée de succès. Même dans la classe où l'on pouvait s'attendre à trouver le plus d'égoïsme, l'amour nourricier se montre le digne émule de l'amour maternel; et quelque repoussants d'aspect que la maladie ait souvent rendu ces pauvres petits êtres, je n'ai que bien rarement vu une nourrice refuser de leur continuer les soins que leur état réclame et vouloir les rendre à leurs parents.

VÉGÉTATIONS.

Constituées par de petites tumeurs ordinairement lobées et lobulées, naissant le plus souvent sur les organes génitaux, le plus souvent aussi à la suite de maladies vénériennes, les végétations ne sont cependant ni une maladie contagieuse ni une maladie virulente. Parmi les clients, on les attribue généralement à la syphilis. Mais ce préjugé, qu'on retrouve même chez les auteurs d'il y a quarante ans, est mis à néant par les cinq faits d'observation suivants :

1° Les végétations apparaissent parfois chez des sujets qui n'ont eu aucune maladie vénérienne, quelquefois chez des sujets qui n'ont même jamais eu de rapports sexuels.

2° Elles peuvent durer plusieurs mois, plusieurs années, sans être accompagnées, plus qu'elles n'ont été précédées, du moindre symptôme de syphilis.

3° Si la syphilis coïncide fortuitement avec elles, leur marche, leur aspect n'en sont en rien modifiés.

4° Elles ne sont influencées en rien par le traitement spécifique, par l'usage interne du mercure, lequel fait cependant disparaître les lésions syphilitiques qui peuvent accidentellement coexister.

5° Il suffit de les détruire complètement pour en obtenir la guérison radicale ; un traitement spécifique ne donne aucune garantie contre leurs récidives.

Les végétations ne se transmettent point d'un individu à l'autre. Seulement, un homme qui a des végétations humides, sécrétant un liquide, peut, par le contact de ce liquide âcre sur la muqueuse similaire d'une femme, déterminer sur cette muqueuse une irritation blennorrhoïdale, laquelle, à son tour, si elle s'établit à demeure ou récidive fréquemment, pourra quelquefois devenir le point de départ d'un travail de prolifération.

Voilà comment s'expliquent les faits allégués comme exemples de transmission des végétations.

En somme, les végétations ne sont que des *verrues*, qui naissent sur des parties où le tégument est ténu et pourvu de papilles nerveuses, lorsque ces régions subissent des irritations réitérées ou prolongées (par l'effet des maladies vénériennes comme de toute autre cause irritante) ; de même qu'on voit les véritables verrues affecter surtout les *doigts des enfants*, là où le tégument, fin et délicat, est exposé, vu leur malpropreté proverbiale et par l'effet de leurs jeux, à tant de causes d'irritation. — Par le fait, les végétations ou verrues génitales sont beaucoup plus communes chez les jeunes gens; et parmi ceux qu'on en voit atteints, la plupart (47 sur 55) avaient eu des verrues dans leur enfance[1].

Il est donc des individus prédisposés à cette sorte d'épigenèse, des peaux qu'on peut dire *peaux à verrues.* Cette notion portera tout à l'heure ses fruits.

Dès qu'on aperçoit une végétation, l'indication est de la détruire, et cela pour plusieurs motifs :

C'est une difformité. Lors même qu'elle ne gêne pas le coït, sa seule présence empêche de le rechercher. — Elle est ou peut devenir humide; et alors à son aspect repoussant s'ajoute une odeur qui l'est bien davantage. — Elle entretient une irritation locale qui peut devenir cause occasionnelle de l'herpès récidivant, de balanites habituelles. — Elle s'excorie aisément par les frottements du coït, et favorise ainsi l'inoculation des principes contagieux qui peuvent exister chez le conjoint. Il y a même là un danger particulier : les inoculations effectuées de cette manière sont le plus souvent et restent longtemps méconnues, les clients s'obstinant à n'y voir qu'une simple gerçure de la végétation préexistante. — Enfin toute végétation tendant à croître et à se multiplier, plus vous temporisez, plus par conséquent elles deviennent difficiles à traiter, plus même quelquefois elles prennent, comme je l'expliquerai tout à l'heure, droit de cité dans l'organisme.

Au point de vue du traitement chirurgical — le seul qui serve, — il n'y a qu'une distinction à faire entre les végétations : c'est selon qu'elles sont pédiculées ou sessiles.

Dans le premier cas, si le pédicule est très grêle (poreaux),

1. Ces chiffres résultent d'une statistique que j'ai faite à l'Antiquaille, en 1848.

étreignez sa base avec un fil de soie ciré : il tombera en deux ou trois jours. Il faut serrer assez pour produire de la douleur, pas assez pour qu'il y ait section immédiate. — J'ai vu, chez quelques femmes, cette ligature causer une souffrance et des symptômes hystériques tels qu'il fallut la couper.

Dans la variété la plus commune (fraises, choux-fleurs), je commence presque toujours par essayer l'effet de la prescription suivante :

N° 53. — « Tremper dans l'acide acétique (8 grammes), le bout d'une allumette taillé en pointe *presque* piquante ; l'égoutter sur le bord du flacon ; puis le porter, en le tenant la pointe en bas et dans la direction d'un angle de 45°, successivement sur tous les points de la circonférence *de la base* de chaque végétation. Il faut l'appuyer assez fortement pour que, sans qu'il y ait saignement, la pointe pénètre en partie dans l'épaisseur du tégument.

« Réitérer cette petite opération tous les jours, jusqu'à ce que la végétation se flétrisse assez pour que, en la poussant du bout du doigt, on puisse la faire tomber. »

Lorsqu'elles sont très nombreuses, il serait trop laborieux de traiter les végétations ainsi toutes à la fois. Recommandez alors au malade de commencer par les plus grosses ; il arrive parfois que, celles-ci détruites, les autres tombent spontanément. La *mère*, dit-on, a entraîné toute la famille dans sa ruine.

Ceci a-t-il échoué ou est-il impraticable, on en vient à l'opération radicale, à l'excision [1]. Mais si les végétations sont humides, rouges, spongieuses, si par conséquent on a à prévoir beaucoup de saignement, il convient d'abord de

1. Toute opération sanglante est contre-indiquée chez une femme enceinte : d'abord la secousse nerveuse résultant de l'acte opératoire pourrait causer un avortement ; puis, le plus souvent, on voit les végétations guérir d'elles-mêmes, après l'accouchement.

les *dessécher;* ce qu'on obtient en les encapuchonnant chacune à part, trois fois par jour, de charpie humectée d'une forte solution d'acétate de plomb. On continue ces pansements pendant les cinq ou six jours qui précèdent l'excision. Faute de cette précaution, le sang masquant les surfaces malades, on risquerait de ne pas couper exactement en entier les pédicules et surtout de laisser intactes plusieurs végétations inaperçues : ce qui nécessiterait une seconde opération. Avec le dessèchement préalable, j'ai depuis longtemps réalisé, dans cette chirurgie minime, les bienfaits de l'ischémie.

Ainsi préparée, la personne étant debout s'il s'agit du gland, assise si c'est la vulve, le chirurgien met successivement à découvert et en saillie chaque végétation, en déployant de la main gauche le tégument qui la supporte. Il faut ne tendre ce tégument qu'au degré suffisant pour en effacer les plis : trop distendu, sa section donnerait lieu à une perte de substance plus large qu'il n'est nécessaire.

La végétation ainsi mise en relief, on la coupe d'un seul coup de petits ciseaux courbes sur le plat, à lames minces. Si le malade est ferme et docile, le chirurgien expérimenté et doué d'une bonne vue, l'opération peut se terminer en quelques minutes. Ceux qui ont vu Ricord faucher ainsi l'hortolage du clos des Capucins n'oublieront jamais l'instructive leçon de ce spectacle. On arrose de temps en temps la partie d'eau froide. Presque jamais il n'est besoin de ligatures. Pour pansement, mettez un peu de coton aseptique sec sur lequel vous appuyez quelques instants; si le saignement persiste, faites coucher le malade dans une situation telle que la région opérée soit la plus élevée. Cela suffit pour arrêter l'hémorrhagie.

Quelque habilement que l'excision ait été faite, bien qu'on ait eu soin de comprendre dans la section une petite partie du tégument sous-jacent, il y a quelquefois récidive.

Il faut alors, après l'excision faite à nouveau, cautériser la ou les *racines*. Mais ici se présente une difficulté. Si vous cautérisez immédiatement, le sang qui coule encore délayera le caustique. Remettez-vous au lendemain?... un nouvel obstacle va résulter de ce que la petite plaie est alors déjà réunie. Je recommande, en ce cas, au malade excisé de revenir *dans deux heures*. A ce moment la plaie ne saigne plus, mais elle est encore ouverte. J'y porte vivement le bout pointu d'une allumette, trempé dans l'acide nitrique et bien égoutté; la douleur est cuisante, mais la garantie est complète.

Lorsque des végétations anciennes, confluentes, stratifiées, forment à la vulve, à l'anus, sur le gland, des champignons énormes qui gênent les fonctions et altèrent la forme des organes, il faut opérér avec le bistouri, après anesthésie; et souvent ensuite le fer rouge doit intervenir comme moyen hémostatique, ainsi que pour détruire les restes de la masse végétante.

Les végétations non pédiculées sont toujours beaucoup plus difficiles à détruire. On y parvient cependant quelquefois assez aisément lorsqu'elles sont partagées en lobes distincts, en portant l'allumette taillée à plat et imbibée du caustique, dans le fond de chacun des sillons qui séparent ces lobes. On peut alors substituer à l'acide acétique l'acide nitrique, qui est plus actif. Mais si la surface est unie, il faut procéder autrement, et je ne connais pour ce cas que deux bons moyens.

Voici le premier, le plus simple :

N° 54. — « Deux fois par jour, frotter chaque végétation avec le bout du doigt ou avec une petite spatule chargée de la poudre suivante :

Poudre de sabine..................	ãã 8 grammes.
» d'alun calciné............	

« (Pulvérisez séparément chaque substance, et mêlez-les très intimement — *Formulaire de l'Antiquaille*).

« Continuer les frictions plusieurs jours, jusqu'à ce qu'elles aient déterminé de l'irritation à la surface. Les suspendre alors ; puis les recommencer lorsque l'irritation aura cessé. »

Par une série de ces frictions faites avec persévérance, on peut obtenir la diminution graduelle et finalement la disparition totale des végétations.

Ce procédé, cependant, n'est rien moins qu'infaillible, et parfois il faut en arriver à la cautérisation réellement destructive de la couche épigénique implantée par une large base sur le tégument. Pour en venir à bout sans trop de dégâts, sans s'exposer à faire porter inutilement la destruction à une largeur et à une profondeur trop grandes, je donne la préférence au caustique dont on peut le mieux mesurer et limiter l'action dans tous les sens, à la pâte de Canquoin. On l'applique comme je l'ai dit ci-dessus (v. p. 216), après avoir d'abord mis à vif la superficie de la masse végétante, au moyen d'une couche de pâte de Vienne laissée en place pendant 3 ou 4 minutes.

On peut encore rendre *artificiellement pédiculée* une végétation sessile, en traversant sa base de deux aiguilles à angle droit. Jetez sur ces aiguilles une ligature, en la serrant, la végétation est étreinte.

Malgré la multitude et la puissance curative réelle des moyens que nous venons de passer en revue, on voit certaines végétations récidiver invinciblement. Je devrais plutôt dire qu'on le voit chez certains individus, car il est des sujets, et chez ces sujets, il est des périodes de leur vie, où les végétations, quelque bien coupées, brûlées, desséchées qu'elles aient été, repullulent obstinément. Ceci d'ailleurs n'a rien de propre aux végétations; cela s'observe de même, et journellement, pour leur parfait analogue anatomique, pour les verrues.

Il faut, en conséquence, qu'on le sache : toute végétation

n'est pas exclusivement justiciable des ciseaux et du caustique. Quand, après les avoir détruites complètement, on les voit reparaître soit sur place, soit à côté, et reparaître à deux ou trois reprises successives, il faut désarmer, et, sans renoncer à l'emploi des moyens topiques propres à empêcher leur accroissement, n'attendre rien que d'un changement opéré dans l'organisme. On peut même dire que plus le mal récidive, plus il prouve par là qu'il dépend d'un état général, et plus il laisse l'espoir d'une guérison spontanée future.

Cet état général, peut-on le modifier?... Il faudrait pour cela le connaître, et rien n'est encore fait à cet égard. J'ai trouvé impuissant contre lui le bicarbonate de magnésie, dont M. Lambert, de Haguenau, avait expressément conseillé l'usage interne. J'ai cependant vu, dans trois cas, des végétations jusque-là réfractaires céder après que l'individu se fut trouvé placé depuis quelque temps dans de meilleures conditions de nutrition. D'ailleurs, la chloro-anémie ayant été signalée comme accompagnement ordinaire de la grossesse (durant laquelle les végétations prospèrent si bien et à l'issue de laquelle elles tombent), je n'hésite pas à conseiller les toniques, surtout le fer et un régime plus substantiel, en même temps que l'emploi permanent de quelques astringents locaux, aux jeunes gens chez qui la prolifération verruqueuse génitale me semble, vu l'insuccès des moyens locaux, tenir à une disposition constitutionnelle. — Du reste le praticien bien avisé ne restera jamais inactif en cette circonstance. Tel est le nombre des topiques préconisés contre les végétations, qu'il peut, et durant les quelques mois qu'exige la rénovation salutaire de l'organisme, passer sans inconvénient de l'un à l'autre. Il le peut, et, dans son intérêt, il le doit. Il est bon que votre client guérisse, mais il est toujours mieux, penseront quelques-uns, que vous soyez censé l'avoir guéri !

COEXISTENCE DES DIVERSES MALADIES VÉNERIENNES.

Méconnu jadis, ce cas est d'autant plus commun cependant que, fidèle au proverbe, le vénérien retourne irrésistiblement à la source qui l'a infecté ; entraînement auquel l'existence actuelle d'une maladie n'est qu'un faible obstacle, puisque, à part la chancrelle et la blennorrhagie aiguë, les affections dont la durée est la plus longue (syphilis, blennorrhée) ne rendent l'acte génital ni difficile ni sensiblement douloureux.

Un chancrelleux vient-il à contracter un chancre? un chancreux à contracter une chancrelle?... Si c'est au même point, M. Rollet nous a appris ce qu'il en résulte : un chancre *mixte*, c'est-à-dire un ulcère qui sécrète deux fluides contagieux distincts, celui de la chancrelle et celui de la syphilis ; ulcère auquel on pourvoit, *localement*, par des pansements avec la solution de nitrate d'argent ; *moralement*, en avertissant le malade des effets constitutionnels qui s'ensuivront, et en veillant sur ces effets. Si chancre et chancrelle siègent sur deux points distincts, traiter chacun des ulcères *selon ses mérites*, en ayant soin d'éviter que le chancre s'inocule accidentellement du pus de la chancrelle ; ce qui en prolongerait le cours et créerait, en plus, des risques de bubon.

La blennorrhagie et la chancrelle s'accordent à merveille ; car celle-ci, n'indiquant aucun remède interne, ne gêne point l'emploi du copahu et presque jamais celui des injections. De son côté, quelle entrave la blennorrhagie, même aiguë, peut-elle apporter au simple pansement que réclame la chancrelle ? Aucune, à moins que ce ne soit une blennorrhagie vaginale dont le liquide, coulant à pleins bords, entraînerait ou souillerait le pansement d'une ulcération de la vulve. Dans ce cas, au lieu de mettre de la charpie sur cet ulcère, on se bornera à le toucher, deux fois par jour, avec un pinceau imbibé de la solution caustique. — Le phimosis causé par des chancrelles peut, il est vrai, empêcher de faire des injections uréthrales. Mais de deux choses l'une : ou bien la blennorrhagie, qui coexiste alors, étant née du même coït, à la même époque que la chancrelle, se trouve, tant que celle-ci dure, à l'état aigu, et dans ce cas les injections uréthrales seraient contre-indiquées; ou bien elle est à l'état chronique, c'est-à-dire il s'agit d'un suintement ancien préexistant à la chancrelle, et alors il y a peu d'inconvénient à ajourner son traitement par injections jusqu'à la très prochaine guérison du phimosis symptomatique de la chancrelle.

La chancrelle peut coexister avec une autre maladie que, dans nos nomenclatures, l'on ne compte point parmi les vénériennes, mais qui, en fait, les complique souvent puisque, comme elles, elle se contracte fréquemment par le fait ou à l'occasion des rapports sexuels : je parle de la gale, et j'avertis les malades qu'ils s'exposent à inoculer leurs vésicules, si, sans s'être lavé les doigts, ils y portent les ongles, après avoir pansé leur chancrelle.

Mais c'est la syphilis et la blennorrhagie, et justement les deux maladies les plus communes, qui, par leur coexistence, créent la complication la plus défavorable à la cure de chacune d'elles et partant la plus embarrassante pour le praticien. D'abord, en règle générale, quoi que vous disiez et ordonniez, le client soignera de préférence celui de ses maux qui l'incommode le plus, et naturellement il négligera l'autre. De son côté, le médecin, accoutumé à avoir ses aises, à régler le régime, les médications, les habitudes en vue de la syphilis, ne se voit pas sans quelque dépit forcé de tenir compte de la complication qui vient se mettre à la traverse. Je le dis parce que je l'ai éprouvé : rien n'est contrariant comme de voir surgir, au milieu du plan d'attaque que vous aviez combiné, une escarmouche imprévue nécessitant une dépense de forces défensives qui déjoue vos calculs et peut compromettre le résultat final. Pour n'en citer qu'un trait, il est certain que la dépression morale, le découragement profond que cause à un sujet syphilitique la présence d'un suintement rebelle, est une condition détestable pour la guérison de sa syphilis.

Que ce soit l'une ou l'autre qui ait précédé, la blennorrhagie peut se rencontrer soit à la première, soit à la seconde période de la syphilis ; et elle s'y rencontre soit à l'état aigu, irrépressible, soit mûre, à l'état répressible.

Il y a ici un point préalable à considérer. Une blennorrhagie aiguë se traite, on le sait, par le régime ténu et les délayants. Mais comme la syphilis a besoin, tout au contraire, de toniques, de reconstituants, on doit adopter, à titre de nécessité digne d'imposer quelque sacrifice, de diminuer le nombre des bains tièdes, et de substituer aux boissons usuelles simplement diurétiques de l'eau avec du sirop d'écorce d'oranges amères, quelques infusions de camomille ou de germandrée, un macéré de quassia amara, l'usage d'eaux ferrugineuses comme celles de Saint-Alban, de Marcols, de la Bauche.

S'agit-il plus tard de *couper?*... La décision devient plus difficile à prendre. Avant tout, il faut avoir étudié comparativement les allures des deux maladies auxquelles on a affaire; pour la blennorrhagie en particulier, tâcher de calculer, d'après son ancienneté, sa marche, son caractère plus ou moins inflammatoire, quel temps elle demandera pour arriver à maturité.

Ce compte est établi en vue de pouvoir traiter les deux maladies en évitant de faire ingérer à la fois au patient le mercure et le copahu, deux remèdes dont l'emploi simultané ne saurait être continué sans risquer de provoquer une irritation gastro-intestinale qui, outre ses dangers directs, entraverait l'absorption des médicaments.

Pour atteindre ce but, plusieurs voies sont ouvertes, et c'est affaire au praticien de choisir entre elles selon les circonstances. En principe, la vérole se compose de poussées successives qui laissent entre elles des intermittences, et nous savons que, durant ces intermittences, le mercure n'est pas indiqué. Le secret du double traitement consiste donc à conduire les choses de façon à faire concorder le moment où le copahu est *bon à prendre* avec celui où l'on peut se *passer du mercure*. Il suffit, pour cela, de pousser plus vivement ou au contraire de faire un peu traîner le traitement maturatif de la blennorrhagie, afin qu'elle se trouve répressible à l'un des moments de sommeil de la syphilis.

Si, au contraire, la syphilis est grave, si elle exige une médication énergique et prolongée, sacrifiez tout à cette indication capitale : en traitant le *syphilitique*, faites prendre patience au *blennorrhagien*, et laissez l'inflammation uréthrale s'épuiser d'elle-même, jusqu'à ce que, lorsqu'elle sera complètement éteinte, la guérison de l'état indolent qui a constitué sa dernière période puisse être obtenue uniquement par l'emploi des injections.

Il est aussi, dans cette guerre, des hasards heureux et des transactions permises. Quand le copahu est indiqué et qu'on hésite cependant, en vue d'un intérêt supérieur, à suspendre la mercurialisation, on peut la continuer, soit par les frictions, soit par les injections hypodermiques.

Dans d'autres cas, la syphilis, je le suppose, ne nécessitant pour le moment, qu'une médication par l'iode (remède que les voies digestives tolèrent mieux), je satisfais simultanément à la double indication en faisant boire, matin et soir, un verre d'eau où, après y avoir versé 1 ou 2 grammes d'iodure en solution, on délaye de 4 à 6 grammes de poivre cubèbe pulvérisé.

DE LA TRANSMISSION VÉNÉRIENNE DANS LES MILIEUX A CONTACTS USUELS.

Ce sujet fait naturellement suite au précédent ; car il y a un danger spécial de contagion et des indications thérapeutiques spéciales, partout où les rapports intimes entre individus sont rendus soit habituels, soit obligatoires, par la *densité* de la population, par l'exercice en commun d'une certaine profession, par la nécessité de se servir de mêmes ustensiles, de mêmes linges. La vie de famille, d'ateliers, de prisons, d'écoles, d'étroites chaumières de paysans, le nourrissage, engendrent une promiscuité dont aucun conseil, aucune prohibition ne saurait absolument empêcher les effets.

Ces risques de transmission méritaient d'être signalés, et ils l'ont été par la plupart des auteurs. Mais, outre la transmission, il y a à considérer la *perpétuation*, par cette voie, de quelques-uns de ces contages, je veux dire de ceux qui sont *réinoculables*, et je m'explique.

La chancrelle, la gale, la blennorrhagie, récidivent chez un individu autant de fois qu'il s'exposera de nouveau au contact de leur principe générateur. Et d'autre part, quelque régulier que soit le cours des maladies de cet ordre, il est bien rare que, quant à sa durée, il n'offre pas, chez deux sujets donnés, des différences notables, différences que la manière diverse dont les préceptes d'hygiène et de thérapeutique sont observés par l'un et l'autre suffirait parfaitement à expliquer.

Cela établi, supposons un milieu où règnent des rapports obligés entre *récidivistes*, une famille par exemple, où les deux époux ont la blennorrhagie. Règle générale, le mari se soigne, la femme non : aussi celui-là, une fois guéri, est-il presque toujours recontagionné par quelque micrococcus survivant chez Madame.

Voilà un fait usuel. Mais que, à côté des conjoints, il y ait des enfants, des petites filles surtout. Alors il se passe ce qu'a fort bien conté mon cher collègue M. Aubert, à qui je cède volontiers la parole :

« J'ai observé dans le cours de cette année, dit-il, deux faits qui établissent que lorsque la blennorrhagie est introduite dans la famille, soit par la femme, soit, et c'est le cas le plus habituel, par le mari, l'autre conjoint en premier lieu, puis les petites filles de la maison peuvent également contracter la blennorrhagie.

« Mme X... m'amène sa petite fille de quatre ans, chez laquelle elle a observé depuis quelques jours une sécrétion vulvaire abondante qui tache le linge ; la petite fille se plaint de cuisson et de douleur en urinant. La mère me raconte qu'elle a constaté cet état sur sa fille depuis quatre à cinq jours ; qu'elle-même a eu des pertes blanches auxquelles elle n'était pas habituée et de la cuisson en urinant. Elle m'apprend également que son mari a eu, il y a quelques semaines, un écoulement uréthral qui tachait ses chemises. On attribuait dans la famille tous ces *échauffements* à du vin un peu trouble qu'on n'avait pas voulu laisser perdre ; et comme il vaut mieux que le vin soit troublé que la paix du ménage, j'ai approuvé cette explication.

« L'examen du pus de la vulvite chez la petite fille et d'une goutte recueillie au méat de la mère m'ont fait constater très nettement la présence de nombreux gonococcus. Je n'ai vu ni le mari ni une autre petite fille plus âgée qui couche avec sa petite sœur, et qui elle aussi aurait présenté de la rougeur et de la cuisson vulvaires, mais pendant quelques jours seulement.

« Je n'ai pu arriver à préciser comment la contagion avait pu se produire chez la petite fille : la mère n'a ni couché ni mis au bain ses enfants avec elle, elle ne s'est pas servie pour eux de l'éponge ou des linges dont elle usait pour elle-même. Est-ce par le siège des cabinets, est-ce par tout autre mode accidentel que la transmission s'est faite? je n'ai pu le déterminer.

« Dans le deuxième fait, j'ai eu tous les éléments du diagnostic entre les mains, ayant vu le père, la mère et la petite fille. Toute la famille étant présente, je n'ai point cherché à approfondir quel avait été le premier malade; mais j'ai également constaté au microscope sur le pus uréthral du mari et sur celui de la femme la présence de gonococcus.

« La mère, éprouvant de la cuisson en urinant, avait pris deux bains en quatre jours d'intervalle, et deux fois avait mis avec elle dans le bain sa petite fille âgée de trois ans. Cette dernière, quatre ou cinq jours après, avait présenté une vulvite intense avec sécrétion purulente abondante. J'ai constaté la vulvite et trouvé également dans le pus de la sécrétion de très abondants gonococcus.

« Dans ce cas, on peut légitimement soupçonner l'eau du bain chargée des sécrétions virulentes de la mère d'avoir contagionné la petite fille.

« Une autre enfant toute petite, qui couchait seule dans son berceau et n'avait pas été mise au bain, est restée complètement indemne. »

Si, parmi ces contaminations successives et réitérées, la blennorrhagie tient la première place, c'est parce qu'elle offre en ce cas au clinicien des obscurités au moins égales aux difficultés qu'elle oppose au thérapeutiste.

D'abord, outre qu'elle se cache, le plus souvent on la cache.

Puis, cette maladie présentant un cours régulier, quand elle a éclaté dans un ménage, son début non plus que sa fin ne peuvent avoir la même date chez tous ceux qu'elle atteint. Aussi, au moment où le premier pris est guéri, très fréquemment il la reprend d'un de ceux auxquels il l'avait d'abord donnée, et *vice versa*.

Enfin, comme chez le plus grand nombre de ces sujets, le fait qui l'a transmise n'est point un acte coupable, on ne la soupçonne pas. Qui songe à soupçonner un innocent?

C'est par l'un de ces modes d'autant plus dangereux qu'ils sont plus dénués d'intention criminelle, que se transmet sans doute souvent la *blennorrhagie familiale* aux petites filles. Tel en était le mécanisme dans un fouillis de blennorrhagies simultanées, puis successives, et renaissantes, que j'ai dû moi-même traiter pendant plus de quatre mois, l'année dernière, chez un mari, sa femme et leurs deux petites filles.

Enfin le traitement — qui le croirait? — exerce aussi, dans ces cas bien spécifiés, son influence comme auxiliaire de la contamination. Curatif de la blennorrhagie de l'urèthre, le copahu est sans action sur celle de la vulve et du vagin. Que de femmes à blennorrhagie uréthro-vaginale, se croyant guéries quand le copahu a fait cesser la douleur en urinant, deviennent ainsi des sources inconscientes de recontamination !

La gale tient un rang d'élite parmi ces indomptables reproductions. Il faut avoir pourchassé l'acarus dans une famille, dans une école, dans un atelier, pour se faire une idée des stratagèmes par lesquels ce petit gibier peut braver nos coups lorsqu'ils ne portent pas simultanément sur tous les sujets atteints.

Je m'arrête, non sans avoir averti le praticien que pour guérir, en pareils cas, il n'a qu'un parti à prendre :

En ce qui concerne la blennorrhagie, par les délayants et les calmants amener tous ses malades, grands et petits (dûment tenus isolés), au même point, à la maturité complète, et alors faire simultanément feu sur toute la ligne ; s'entend une décharge générale avec le piston et les capsules.

Quant à la gale, sans doute le traitement n'exigeant que

quelques heures, et le même traitement convenant à toutes les périodes de la maladie, il est moins difficile de l'appliquer simultanément à tous les malades. Mais comme la recontamination peut s'opérer par les effets de vêtement ou de literie qui n'auraient pas été suffisamment désinfectés, le médecin doit apporter toute son attention à signaler, à faire comprendre le danger, toute sa clarté de diction à expliquer les précautions nécessaires (faire passer tous ces objets à la vapeur de soufre), toute sa vigilance à s'assurer que ses ordres ont été exécutés.

PROPHYLAXIE INDIVIDUELLE.

Quoique excluant volontairement de mon sujet l'examen des mesures de police sanitaire, j'aurais encore à écrire un long chapitre si je m'attachais à signaler, pour les prévenir, les diverses causes capables d'engendrer les maladies vénériennes. En effet, ces causes viennent de partout. Il n'est pas de contact qui n'expose à en subir l'atteinte ; et la seule syphilis des nourrices, des vaccinés, des verriers, des chirurgiens, des accoucheurs, des spécialistes et des clients de tout spécialiste peu soigneux de ses instruments, sans oublier, à côté des inexpérimentés, les pauvres *expérimentés*, etc., prêterait à des développements aussi étendus qu'instructifs.

Mais je dois me borner à la préservation personnelle instituée à l'occasion du coït ; et j'omettrai même, en outre, tout ce qui, sous ce rapport, a été conseillé d'insuffisant ou de difficilement praticable, m'attachant à n'indiquer — mais y insistant autant qu'il le faut pour qu'on sache en tirer bon parti — que les moyens usuels, ceux que chacun a, en toutes circonstances, à sa disposition.

Avant de décrire ces moyens, j'avertis expressément qu'AUCUN N'EST INFAILLIBLE. Cela dit, j'établis la division la plus naturelle en m'adressant d'abord à ceux qui risquent de donner, puis à ceux risquent de prendre.

1° *A ceux qui peuvent donner.*

Porteur d'une blennorrhée suspecte de contagiosité, vous vous trouvez conduit, obligé, dites-vous, à agir comme si vous étiez bien portant[1]. Dans ce cas, il faut, avant l'acte, avant chaque acte, et le plus près possible de l'acte, nettoyer le vagin et l'urèthre. — Pour le vagin, faites une injection à grande eau avec tout le contenu et tout le jet d'un irrigateur ; de l'eau vinaigrée, de l'eau même suffit. — Pour l'urèthre, le meilleur détersif est le plus naturel, l'urine. Placez la pulpe d'un doigt[2] devant l'orifice ; ceci fait, *poussez l'urine* avec force tout en l'empêchant avec le doigt de sortir : après cinq ou six secondes, *lâchez tout*. L'urèthre est ainsi balayé de tout ce qu'il pouvait contenir de contagieux[3] ; ce dernier procédé est applicable aux deux sexes.

Porteur d'une chancrelle, le plus sûr serait de la cautériser, de les cautériser toutes au Canquoin, deux ou trois heures avant l'acte[4]. En cas d'impossibilité, versez sur l'ulcère quelques gouttes de collodion ; réitérez cela trois fois, à cinq minutes d'intervalle. Ainsi l'ulcère se trouvera couvert de trois couches superposées d'un enduit protecteur

1. J'écris ici à l'adresse spéciale des fiancés, des époux, qui se croyaient guéris ou dont une minute d'égarement a compromis la santé, et qui, le jour venu de la cérémonie ou d'un retour imprévu du conjoint, sont obligés, dans l'intérêt commun, de ne rien laisser soupçonner.

2. L'homme est plutôt porté à fermer le canal en pinçant le bout de la verge entre deux doigts ; ce qui est plus commode, mais donne moins de garanties de lavage complet de tout l'urèthre.

3. Ceci implique l'obligation de garder, avant de s'exposer, une certaine quantité d'urine dans la vessie. Le précepte est élémentaire ; mais il n'importe pas moins de l'énoncer, de le répéter même, surtout et justement à l'usage de ceux qui *répètent*.

4. A ce terme, l'eschare est sèche dans toute son étendue, et la réaction inflammatoire ambiante est à peine commencée.

imperméable, d'une sorte de cuirasse flexible; et si vous avez soin en outre d'huiler l'organe, quelques instants avant de l'exposer, cet enduit résistera d'autant mieux aux frottements.

La femme a à sa disposition une manœuvre qui donne un supplément de sécurité. D'un doigt, elle peut tenir couverte la région malade ; de deux, elle peut diriger les choses de façon à faire éviter, au début, tout contact de l'organe contagionnable avec ceux de ses alentours, à elle, qu'elle sait être dangereux pour autrui.

Porteur de lésions syphilitiques, où qu'elles soient, quelles qu'elles soient, et vous tous qui, sans avoir, pensez-vous, de lésions actuelles, vous savez en puissance de syphilis, abstetez-vous, de grâce. Une lésion secondaire transmissible peut rester méconnue, vu l'indolence complète dont elle jouit le plus ordinairement. Un simple érythème du gosier, du prépuce, de la vulve, a été souvent l'agent de la contagion redoutable : un docteur en médecine, expérimenté, sachant par cœur son *Péril vénérien*, a méconnu lui-même l'importance d'une de ces petites lésions et a infecté sa femme. N'ayez donc qu'une confiance très modérée dans la cautérisation de celles de ces lésions que vous aurez découvertes vous-mêmes. S'il y a impossibilité *morale* de vous abstenir, tâchez de vous faire examiner, cinq ou six heures avant, par votre médecin, et que lui-même, après avoir bien et complètement exploré, touche et retouche au nitrate acide tout ce qui lui paraîtra suspect.

2° *A ceux qui peuvent prendre.*

Ceci s'adresse à tous. Mais tous ne se trouvent pas également en état de suivre nos conseils ; tous surtout ne sont pas toujours en état de les entendre. Ainsi, il faut évidemment posséder une expérience, et jouir en outre d'un certain sang-froid, d'un réel empire sur soi-même pour prendre efficacement, avant et pendant l'acte, les précautions suivantes :

Laisser d'avance s'accumuler la matière sébacée, enduit protecteur; sinon s'enduire d'un corps gras.

User de l'enveloppe membraneuse.

Examiner son conjoint ; l'explorer localement, s'il est possible. En tout cas, jeter un coup d'œil sur les régions où la syphilis laisse surtout des traces, aux commissures des lèvres, à la paume des mains, sur l'état des cheveux, des ongles, sur la face interne des bras et le ventre où survivent parfois les vestiges d'une récente éruption cuivrée.

En feignant de badiner, tâter les ganglions sous-occipitaux, et renoncer (ou se refuser) à tout sujet chez qui ils paraîtraient engorgés.

Durant l'acte, pas de retards, de suspensions volontaires ; pas de répétitions trop fréquentes, si elles ne peuvent avoir lieu qu'à la condition d'être très espacées ; « *conclure* chaque fois qu'on a posé ses prémisses » (Ricord).

Après l'acte, on retrouve tout son sang-froid, doublé d'une juste frayeur. Commencez alors par bien laver l'organe qui s'est exposé. Pour la verge, immergez-la en plein dans un *large bol ou une cuvette étroite* remplie aux trois quarts d'eau froide ; condition nécessaire pour que le doigt puisse frotter exactement tous les plis, pendant que l'organe *tout entier* (dont quelques points avec le mode de lavage usuel, échappent en général à l'ablution) baigne *dans* l'eau. C'est faute de ce soin indispensable que le *dessus* de la région balano-préputiale n'étant ordinairement qu'*aspergé* et non *immergé*, les chancres et chancrelles s'y observent beaucoup plus fréquemment que partout ailleurs.

Le contact de l'eau froide a éveillé l'envie d'uriner. Urinez donc, aussitôt que vous le pouvez, et selon les préceptes ci-dessus. Cette lotion, ce balayage naturel de l'urèthre est le meilleur des préservatifs à l'égard du danger le plus commun, de la blennorrhagie uréthrale. Voulez-vous contre ce danger-là un supplément de garantie?... Faites, aussitôt *après,* une injection de vin ou d'eau vinaigrée, que vous garderez *une minute* (j'avertis que cette minute paraît longue). Pour que cette injection serve et ne nuise pas, il y a deux règles à observer : n'introduire dans le canal que le contenu d'un quart de seringue et ne pas repousser le liquide d'avant en arrière ; fermer l'urèthre, j'aime à le répéter, non en en pinçant l'extrémité, mais en appliquant un doigt sur son orifice.

Conformations et fonctions naturelles prises pour des maladies.

Sujet aussi neuf qu'instructif, sujet que je ne saurais trop me féliciter d'avoir, dès 1849, traité *ex professo,* d'avoir *fait mien,* tant l'occasion d'appliquer ce genre de notions est urgent en même temps que fréquent. Peu de souvenirs laissent au praticien consciencieux une satisfaction plus douce que celle d'avoir d'un mot, d'une simple explication, rendu au bonheur un pauvre diable qui, sain en réalité, se croyait, par une fatale méprise, vérolé, chancreux, atteint de pertes séminales, de rétrécissement uréthral, de bubon, de répercussion dartreuse, etc.

Que celui qui a eu une de ces maladies croie en découvrir chez lui des retours, cela se comprend et s'excuse. Mais la classe de clients que je vise particulièrement ici se compose plutôt d'individus qui, n'ayant jamais eu de maux vénériens, se figurent les avoir tous.

Cette illusion ne fait pas seulement des victimes parmi ceux qui sont en âge de contracter des maladies vénériennes.

Dès le seuil de son adolescence, le jeune homme, poussé

par un instinct irrésistible, explore, étudie, interroge l'appareil générateur. Mais les organes et les fonctions de cet appareil sont pour lui autant d'inconnues sur lesquelles il n'ose aller nulle part solliciter un éclaircissement. Aussi se forge-t-il mille chimères, et ordinairement plus inquiétantes les unes que les autres. Tout lui est mystère; aussi tout lui devient terreur. Une conformation naturelle, une sécrétion entièrement physiologique toutes deux prennent, à ses yeux, le caractère de maladies. Ces *clients bien portants* peuplent nos cabinets, lorsque, après des mois, des années d'hésitations, d'angoisses, d'insomnie, de terrifiantes lectures et d'exorbitantes autant que vaines dépenses, il se décident enfin à y venir frapper.

Écoutons-les quelques instants :

1° — Monsieur, je crois que j'ai un chancre.

— Ça? mais c'est un fragment de matière sébacée.

2° — Pour sûr, j'ai des végétations.

— Où donc?

— Là, voyez, tout autour de la calotte.

— Mais c'est la série des papilles nerveuses qui, normalement, hérissent la base du gland.

3° — Monsieur, je viens vous consulter pour des pertes de semence.

— Quand viennent-elles ? le jour ou la nuit?

— Le jour, Monsieur. Oh! je suis bien malade, allez! j'ai des pertes à chaque instant. Il me suffit d'approcher une femme...

— Chut! asseyez-vous là, mon jeune ami, et veuillez m'écouter :

Il sort par l'urèthre trois espèces de matières : 1° le sperme ; ce qui arrive soit quand on *voit* une femme, soit quelquefois en dormant, mais alors ordinairement en rêvant à une femme; dans ce cas, on a senti une jouissance ; et, quand on s'éveille, on se trouve mouillé d'un liquide abondant ayant une odeur et formant sur le linge des taches de forme et de couleur toutes particulières; 2° le liquide de la prostate; celui-ci, d'aspect et de consistance assez semblables au sperme, mais qui s'en distingue en ce qu'il sort seulement pendant les efforts faits pour aller à la selle, après les dernières gouttes d'urine, et *sans que sa sortie s'accompagne de jouissance;* 3° enfin le liquide muqueux sécrété par les glandes des parois du canal; celui-ci sort après toute érection prolongée, surtout en présence et au contact d'une femme qu'on désire et ne peut que désirer; il est d'une transparence parfaite et très filant, ne donne lieu, bien entendu, à aucune jouissance [1]. — Eh bien! mon ami, de ces trois liquides, il n'en est qu'un, le premier, dont la perte soit nuisible, constitue une maladie.

— Pourtant, Monsieur, j'ai lu dans un livre fait pour les gens du monde, que les pertes *diurnes*...

— Ces livres-là, mon bon ami, sont spécialement écrits pour effrayer celui qui les lit, afin de l'engager à consulter l'auteur.

— Et mon pharmacien qui me vend, depuis six mois, des dépuratifs à 10 francs le flacon!

— Votre pharmacien avait probablement quelques litres de mélasse en train de fermenter, qu'il fallait écouler à tout prix.

4° — Monsieur, regardez donc ce chancre qui m'est venu dans le canal.

— Mais il n'y a rien du tout.

— Comment vous ne voyez pas, là, tout à fait à l'entrée [2]?

1. Un paysan des environs de Lyon vint me consulter pour un écoulement *intermittent*, lequel, disait-il, reparaissait après chaque érection, et, pour me faire perdre moins de temps, ce brave homme s'était préalablement mis en mesure de me présenter la *maladie* pendant un de ses accès...

2. Ici, comme on le dit souvent au figuré, tout dépend du point de vue où l'on se place. Si c'est le malade qui examine lui-même l'intérieur de son méat, j'ai constaté que le rayon de lumière se reflète effectivement

J'abrège et me contente maintenant de mentionner les conformations, saillies, plis, cavités, plaques blanches et rouges entièrement normales et naturelles, que, sur tout le corps, mais notamment à la bouche et aux parties génitales, un esprit prévenu prend souvent pour des maladies. Ce sont : la couleur noirâtre que donne au gland le tissu érectile sous-jacent, prise pour une gangrène commençante ; — le raphé sous-pénien, les gros follicules pileux du scrotum, pris pour des pustules vénériennes ; — les caroncules myrtiformes prises pour des excroissances ; — l'épididyme pris pour une tuméfaction du testicule ; — les ganglions normaux de l'aine, pour des bubons ; — la petite dépression qui existe de chaque côté du frein, pour une chancrelle, — la saillie médiane de la voûte du palais prise pour une exostose ; — les lacunes amygdaliennes laissant voir à découvert le produit de leur sécrétion normale, produit dont la couleur blanche et le contour nettement limité en imposent pour un chancre, etc., etc. Tout autant de sujets d'effroi pour le client, et d'un tourment au moins égal pour le médecin ; car naturellement on l'assiège, on l'obsède tant qu'on n'est pas guéri. Et comment pourrait-on guérir des conformations qui entrent dans le plan régulier de la nature? « Comment voulez-vous, finis-je quelquefois par dire à certains *crampons* de cette classe, que je vous guérisse d'avoir dix doigts et un nez? »

Mais si ces gens-là ont une affection vénérienne quelconque (ou s'imaginent en avoir eu), comme ils savent ou croient qu'elle peut *se répandre par tout le corps*, alors il n'est pas, sur tout le corps, de partie d'apparence un peu bizarre ou inexplorée par eux jusque-là, qui, à leurs yeux,

sur cette partie de manière à lui donner, à ses yeux, une teinte grisâtre brillante qu'un esprit tant soit peu timoré prendra pour une ulcération. Au contraire, le médecin, qui peut y regarder de plus près et sous un angle convenable, ne trouve là qu'une muqueuse d'aspect tout à fait normal.

ne devienne une maladie et la preuve d'une infection constitutionnelle.

Les conformations naturelles qu'un homme sain *se découvre* alors, deviennent la base, l'aliment de toutes les perversions syphilimaniaques. Que d'organes *très naturels* ne nous signale-t-il pas comme autant de produits de la vérole, organes qu'il *n'avait pas*, dit-il, *auparavant!*... C'est ainsi que l'on m'a désigné comme symptômes de syphilis : le tubercule qui est à l'orifice du canal de Sténon, — l'apophyse mastoïde, — le condyle du maxillaire inférieur, — la glande sous-maxillaire, — le repli lacinié qui côtoie les veines ranines, — les papilles de la base de la langue, — les glandules situées de chaque côté à l'endroit où la langue s'unit au pilier antérieur du voile palatin, — les plis de la muqueuse palatine derrière les incisives supérieures, — le sillon longitudinal de la langue et les embranchements qui partent de ses bords, — un segment de la surface du voile du palais, circonscrit par trois vaisseaux capillaires, simulant un ulcère, — les gros follicules de la paroi postérieure du pharynx, — le point lacrymal inférieur, — la caroncule lacrymale, — le clitoris! l'appendice xiphoïde!! et jusqu'à l'hymen!!!...

En face de ces aberrations que doit faire le médecin?

D'abord il expliquera aussi clairement que possible, en restant toujours sérieux malgré les remarques et les questions les plus saugrenues, la structure et le fonctionnement, à l'état normal, des organes que le consultant croit malades. Et cette explication aura beaucoup plus de chances d'être admise si vous la donnez au client dès qu'il ouvre la bouche pour parler, dès qu'il a commencé à indiquer le siège du mal dont il se plaint, et sans lui laisser le temps d'achever sa confidence. De cette manière, votre exposé physiologique échappera au soupçon d'avoir été improvisé pour la circonstance, créé pour les besoins de la cause.

Un excellent argument consiste à montrer au malade que son médecin lui-même porte les conformations qui lui causent tant d'effroi. Je ne manque jamais de le faire — et avec quel succès ! — pour les *lésions* de la bouche.

N'omettez pas non plus d'insister sur ce point — et de l'en faire convenir, — que ces prétendus maux ne lui causent absolument aucune douleur, n'apportent aucune gêne à aucune fonction.

S'il s'obstine à soutenir que ces *conformations* n'existaient pas avant qu'il se fût exposé à prendre du mal, représentez-lui combien il est peu raisonnable de supposer que, avant ce moment-là — et n'ayant par conséquent alors aucune inquiétude, partant aucun motif pour le faire, — il se fût occupé à dresser un inventaire complet de l'état normal de ces régions dont l'aspect l'effraye maintenant.

Énumérez-lui les principaux symptômes de la syphilis, ainsi que des autres affections vénériennes ; ne craignez pas de renvoyer, sur ce point, le client aux auteurs classiques, afin que, s'édifiant à cette lecture impartiale, il reconnaisse que ce dont il se plaint ne figure dans aucun tableau, dans aucune nomenclature pathologique spéciale.

Obtenez de lui l'aveu explicite que depuis le temps qu'il les porte, ces soi-disant lésions, quoique non traitées, n'augmentent, ne progressent en aucune manière, ne tendent ni à ulcération, ni à suppuration, ni à dégénérescence.

S'il a, concurremment, quelque maladie vénérienne, rappelez-lui qu'il a vu celle-ci diminuer, puis s'éteindre, spontanément ou sous l'influence du traitement employé, mais que, tout au contraire, les fonctions ou conformations naturelles qu'il accuse ont, durant ce temps, continué à subsister comme devant.

Si cela est absolument nécessaire pour le persuader de l'inanité de ses craintes, ordonnez-lui un traitement spécifique de quinze jours, mais en l'avertissant bien d'avance :

1° que ce traitement guérira les lésions vraiment vénériennes; 2° qu'il n'exercera aucune influence sur les prétendues lésions; prédiction dont la réalisation infaillible dessille les yeux les plus aveugles.

Faites, enfin, à sa raison, à son bon sens, un appel énergique. Priez-le de réfléchir — ceci s'adresse aux paysans; c'est l'argument *ad rusticum* — que si vous lui dites, si vous lui répétez qu'il n'a point de mal, il faut que ce soit bien réellement la vérité, puisque, en agissant ainsi, vous allez contre vos propres intérêts !...

Enfin si vous voyez planer encore l'ombre d'un doute, invitez-les à aller consulter pour ce *mal* un de vos confrères — un collègue en spécialité. Mais qu'il évite, bien entendu, de lui révéler d'abord votre propre opinion, ce qui risquerait de l'influencer, et s'en rapporte au jugement qu'il aura porté spontanément.

Ces conseils risqueront peut-être de paraître à un lecteur ordinaire trop minutieux, trop développés. Dieu veuille cependant qu'il ne les juge pas insuffisants le jour où il sera en face d'un malade de cette catégorie ! Je m'y suis arrêté avec une insistance particulière, d'abord parce que l'arsenal le plus complet n'a que trop d'occasions de trouver, dans ces cas, son emploi; puis parce que les mêmes règles peuvent servir au médecin vis-à-vis des syphiliphobes, classe nombreuse dont celle que je viens de décrire n'est qu'une variété.

PERTES DE SEMENCE, SPERMATORRHÉE.

J'ai dit en quoi consiste la véritable perte de semence *nocturne involontaire;* et, quoique ce sujet soit en dehors de mon cadre, je ne veux pas laisser, à propos d'une affection sur laquelle il est si souvent consulté, le praticien sans un mot de renseignement.

Quoique la spermatorrhée s'établisse quelquefois, et persiste chez des jeunes gens sains, tempérants, de bonne constitution et d'habitudes hygiéniques régulières, digérant bien, on la voit surtout sévir sur ceux qui, mal développés, anémiques, névropathiques, gastralgiques, constipés, ex-masturbateurs, vivent assis, se livrent à des travaux intellectuels excessifs. Beaucoup de candidats au baccalauréat, aux écoles spéciales, ne voient cesser leurs pollutions que grâce au repos qu'ils se donnent, ou pour mieux dire grâce à l'exercice qu'ils peuvent enfin prendre, après avoir conquis le titre ou la place objet de leurs efforts trop assidus. La blennorrhagie, les injections uréthrales, toute irritation pathologique ou opératoire de l'orifice des conduits éjaculateurs peuvent en être causes.

La dyspepsie, qui est une des conséquences ordinaires de la spermatorrhée, peut aussi l'engendrer. Il y a là une distinction parfois difficile et très importante à faire.

Remonter la constitution, mettre ordre aux conditions morbigènes dont une enquête minutieuse lui aura révélé l'existence; régulariser le fonctionnement génital : 1° en s'assurant que toute masturbation a réellement cessé; 2° en permettant le coït *selon le besoin*, et non selon les simples désirs et surtout non plus selon les convenances ou exigences conjugales; 3° en proscrivant les coïts répétés dans une même séance, les coïts sans *conclusion*, les coïts dont on suspend volontairement une ou plusieurs fois l'exécution avant de terminer... tel doit donc être le premier soin du médecin. Mais cela ne suffit point. Il est des agents médicamenteux spéciaux contre la pollution nocturne; il est aussi des modifications particulières à introduire dans le genre de vie du spermatorrhéique. J'ai consigné, pour abréger, ces deux ordres de remèdes dans l'ordonnance suivante :

N° 55. — Boire matin et soir un demi-verre d'eau (ou

d'infusion de valériane, froide), avec une, et plus tard deux, puis trois cuillerées à bouche de

Eau distillée	500 grammes.
Bromure de potassium	18 »

« Avant chacun des deux repas, prendre deux pilules ferrugineuses de Vallet.

« Avant de se mettre au lit, prendre un lavement de deux verres d'eau froide (à la température de l'appartement) ; le rendre presque immédiatement.

« En se couchant, mettre sur le bas-ventre une plaque d'étain, qu'on gardera en place toute la nuit [1].

« Fuir les occasions d'impressions érotiques. — Peu boire au dernier repas. — Le soir, avoir soin d'uriner deux fois, la première une heure avant de se mettre au lit, la deuxième en se couchant. — Pas de matelas trop mous. — Dormir sur le côté plutôt que sur le dos. — Éviter de marcher excessivement durant la soirée.

« S'éveiller, ou s'il le faut, se faire éveiller, vers trois ou quatre heures du matin. Alors, se lever, uriner, arroser les parties avec de l'eau froide et ne se remettre au lit qu'après être resté, au moins pendant cinq minutes, complètement réveillé et, s'il se peut, hors du lit.

« Avant de s'endormir, se bien promettre de se réveiller dans le cas où il vous arriverait l'un de ces rêves qui prennent une direction telle que, de manière ou d'autre, on y voit infailliblement figurer une femme; et cet engagement moral de se réveiller, le prendre vis-à-vis de soi avec une telle force de volonté que son souvenir persiste malgré le

1. Je ne saurais trop recommander ce moyen, dont le mode d'action m'est inconnu, mais qui contribue *toujours* puissamment à la guérison, et cela sans causer la moindre incommodité. La plaque est de forme triangulaire, légèrement échancrée au niveau du pubis, et recouvrant l'hypogastre jusqu'à l'ombilic. On la fixe avec des cordons.

sommeil et soit en état d'exercer à propos, le cas échéant, son action préservatrice [1]. »

Une blennorrhagie urhétrale devenue chronique est souvent la cause, et chez les sujets prédisposés, l'occasion de la spermathorrée ; l'inflammation cantonnée dans l'arrière-canal est alors le principal élément morbide à combattre. Comme on la combat avec avantage par la cautérisation, il est aisé de comprendre que les succès de la cautérisation, dans ce cas particulier, aient pu illusionner sur sa valeur réelle, lui faire attribuer une efficacité curative pour tous les cas. C'est, effectivement, faute d'avoir suffisamment distingué les diverses espèces de spermatorrhée que l'on a été amené à considérer, à préconiser la *cautérisation* comme antidote des pertes de semence; erreur dangereuse dont une observation désintéressée n'a pas tardé à faire justice.

J'ai, pour les cas déterminés, substitué à l'application du nitrate d'argent fondu les injections d'une solution de ce sel au cinquantième, portée au moyen de la soude à béquille sur toute la partie fermée de l'urèthre (voy. ci-dessus, p. 72), injections que je répète, à quatre ou cinq reprises, tous les quatre ou cinq jours.

Le calme d'esprit étant l'un des meilleurs agents de la reconstitution si essentielle à obtenir dans ce cas, il importe de tranquilliser le sujet par un pronostic favorable; pronostic qui d'ailleurs se réalise en général, la maladie,

2. Je ne conseille là rien qui ne soit très possible, rien que n'accomplissent fructueusement les sujets doués de quelque énergie morale. Le malade, ainsi armé et décidé à lutter contre lui-même, doit être averti d'un piège que souvent lui tend la *bonne nature*. Souvent il est assez éveillé pour sentir que la perte va avoir lieu. Mais par paresse, peut-être par un instinct de sensualité qui ne demande qu'à transiger, il aime à se persuader qu'il est trop tard, que l'éjaculation est assez avancée pour ne pouvoir être empêchée par le réveil: et il laisse faire !... C'est là un piège, je le répète. Du moment où l'on a conscience de ce qui se passe ou de ce qui va se passer, il n'est jamais trop tard pour essayer de l'empêcher ; et le plus souvent, quoiqu'on ait d'abord cru le contraire, on arrive parfaitement à temps.

même indépendamment de toute intervention médicatrice, guérissant ordinairement avec le progrès de l'âge.

Parmi les toniques dont l'expérience a prouvé l'efficacité contre les pollutions, il n'en est pas de comparable aux bains de mer. N'étaient les difficultés d'exécution, ce devrait toujours être le premier remède à employer : en tout cas, c'est bien souvent la suprême ressource.

IMPUISSANCE

J'appelle de ce nom l'impossibilité, pour un homme, d'obtenir l'éjaculation par le mécanisme physiologique du coït.

En d'autres termes, est réputé *impuissant* l'homme que le désir sensuel, né sans l'aide d'excitation locales, ne met pas en état d'accomplir le coït fécondant.

Partielle ou complète, temporaire ou tendant à se perpétuer, elle peut dépendre de diverses causes, soit locales soit éloignées, telles que vices de conformation, lésions organiques ou fonctionnelles de l'une ou l'autre partie de l'appareil reproducteur, atrophie, rétrécissements, dégénérescences, frigidité native, usage abusif de drogues aphrodisiaques, soit excès soit abstention trop prolongée des rapports sexuels, application immodérée aux travaux intellectuels, maladies de la moelle, etc. Mentionnons, d'autre part, tout ce qui, affaiblissant l'organisme tend à compromettre ou abolir les forces spéciales nécessaires à l'accomplissement de la fonction génitale : c'est ce que l'on observe dans la convalescence des fièvres graves, dans certaines dyscrasies. Cet effet est, par exemple, on ne peut plus sensible durant le cours de la dyspepsie, qui à la fois ôte le goût des rapports sexuels et s'aggrave lorsqu'on a eu de ces rapports malgré la diminution d'appétence. Il en est de même du diabète. Je l'ai observé permanent et joint à l'anaphrodisie, chez des militaires après la campagne de 1870, dû à l'épuisement physique et moral profond produit par les dures épreuves de la captivité succédant à celles de la guerre.

Néanmoins ces diverses causes ne sont pas celles de l'espèce d'impuissance que le spécialiste a le plus souvent occasion de voir dans son cabinet. Mais celle-là a une étiologie complexe sur laquelle il faut s'arrêter quelques instants.

Qu'on se reporte à ma définition. A l'état normal et dans l'âge viril, le mécanisme de l'éjaculation est le suivant : soit par le seul effet de l'imagination spontanément concentrée vers son *objet* idéal ou réel, — soit qu'une lecture, un spectacle, des propos lascifs excitent les désirs, — soit que la présence, le contact, les baisers, y joignent leur action provocatrice, l'érection se déclare. Ce phénomène préparateur étant ainsi opéré, l'intromission a lieu, et le reste de la fonction s'effectue dans les conditions de stimulation et d'accélération progressives communes à tous les actes organiques déterminés par l'attrait ; conditions particulièrement nécessaires pour celui-ci, où l'acteur principal n'est pas seul en cause.

De cette succincte analyse, qui était nécessaire, retenez notamment ceci : que, pour que les choses se passent régulièrement, il faut : 1° d'abord, une érection qui, par la seule influence de l'esprit et des sens, et *sans le secours d'attouchements exercés sur l'organe érectile*, ait été produite et se soit maintenue au degré suffisant pour permettre l'intromission ; puis, 2° un degré d'impressionnabilité génésique tel que la titillation mécanique normale, opérée par le procédé normal dans le réceptacle normal, suffise à amener l'éjaculation.

Voilà comment s'accomplit la fonction type. Mais l'homme ne l'entend point ainsi, du moins à l'état ultracivilisé que nous avons sous les yeux. Par le fait d'une organisation sociale défectueuse, nos forces physiques ayant baissé en même temps que notre imagination est devenue plus ardente, *nous avons changé tout cela.* L'acte génital étant de plus en plus considéré comme un simple moyen de récréation agréable, nous sommes conduits, nous nous appliquons à l'effectuer *plus tôt*, *plus fréquemment*, *autrement* et *ailleurs* que la nature ne l'avait édicté; car il est d'observation — et il faut en tenir compte — que l'exagération imprimée à l'un des deux phénomènes excitateurs de l'éjaculation suffit à la déterminer, l'autre phénomène faisant défaut. C'est ainsi, dans l'ordre des faits spontanés, que l'éjaculation survient parfois involontairement, et même subitement, par l'effet d'une forte contention cérébrale (cas signalé par le docteur Sainte-Marie) (1). C'est ainsi, d'autre part, dans l'ordre des faits artificiels, que le débauché sait qu'on l'obtient sans que le désir soit le moins du monde intervenu, c'est-à-dire par des manipulations mécaniques plus ou moins prolongées.

Or, de ces infractions, de ces déviations impirmées instinctivement ou volontairement au mécanisme de la fonction, il n'en est aucune qui, si l'on en prend l'habitude, si on les commet avec excès, ne devienne peu à peu un obstacle à son accomplissement, qui, en d'autres termes, ne soit une cause d'*impuissance.*

Ainsi, la nature a voulu que l'érection naisse du *désir.* — Contreviennent également à ce vœu, et les impubères qui provoquent manuellement l'érection avant l'âge où le désir peut se former, et, à l'autre extrémité de la vie, ceux qui, devenus incapables de désir, cherchent et trouvent les agents d'une congestion pseudo-érective dans des manœuvres qui ne parviennent à réveiller un instant la sensibilité

1. Exemple personnel. Un jour de composition en vers latins, l'heure de remettre les copies ayant sonné, un écolier, en relisant la sienne, y découvre un vers faux : éjaculation instantanée.

tactile de l'organe que pour l'émousser d'abord et l'épuiser enfin sûrement et pour toujours.

Ainsi, la nature a voulu l'intervention du désir; mais, dans l'intérêt de la reproduction, elle n'a pas voulu qu'il fût le seul agent provocateur de l'éjaculation; une fois que le mobile psychique a fait son œuvre, c'est-à-dire l'érection, c'est ensuite au frottement spécial à déterminer l'excrétion finale. — Contreviennent formellement à ce vœu ceux qui, par crainte de contracter une maladie, ou pour tout autre motif, ne pouvant ou ne voulant obtenir les dernières faveurs, s'allument l'imagination soit, en l'absence de l'objet aimé, par des aspirations, soit, à son côté, par des caresses ou des privautés telles que, sans contact des organes, parfois même sans qu'il y ait eu érection, l'éjaculation en soit la conséquence. C'est là le cas de Jean-Jacques Rousseau; et c'est celui d'une foule d'hommes moins célèbres, mais tout aussi inconsidérément platoniques, qui, les uns cédant à l'entraînement de la passion, les autres, tout au contraire, calculant l'amour de manière à en faire de l'*égoïsme à un*, se félicitent d'échapper par ce stratagème aux assujettissements qu'impose par la suite une possession complète; mais qui viennent tous, en définitive, nous demander une consultation pour des organes peu à peu devenus, faute du fonctionnement normal, rebelles à leur stimulant naturel. — Même critique et même avertissement aux gens, d'ailleurs bien fonctionnant, qui, dans un but qu'on devine, suspendent volontairement, à un moment donné, les mouvements provocateurs, afin de retarder la conclusion. Cette petite licence se paye tôt ou tard, et, si elle est devenue habitude, elle peut se payer cher.

Ainsi encore la nature a voulu que les choses se passent *in vase debito*. — Ceux qui, le trouvant insuffisant, ou trop suffisant, ont pris ailleurs d'autres habitudes, ne retrouvent plus, — lorsque, dans le lit conjugal, il faut y revenir

— ne retrouvent plus dans le domicile légal *l'étreinte*, le charme nécessaire pour y habiter utilement, pour l'occuper, selon l'expression consacrée, *en bon père de famille*. De là une impuissance partielle, mais des plus graves, c'est-à-dire incapacité de remplir les véritables devoirs conjugaux.

Mais la nature a voulu quelque chose de plus. Pour que l'imagination aboutisse à des œuvres, il faut qu'elle s'exerce librement, sans préoccupations. C'est l'histoire, la triste histoire des savants, des poètes, des artistes ; c'est aussi, c'est surtout celle des ultra-amoureux. Cette fonction, qui fait tout oublier, veut qu'on oublie tout pour elle. De sa nature elle est inconsciente, instinctive, et par conséquent deviendra impossible si on l'entreprend par calcul ou avec préméditation. — Ici les variétés sont nombreuses et les exemples encore plus. L'un n'obtient de sa belle que des instants comptés, dérobés à la vigilance d'un Argus. Il lui faudra, et il le sait, s'exécuter dans un temps donné... Impuissant. — L'autre croit de son honneur, quoique grisonnant, de payer le même tribut que jadis, et aux mêmes échéances... Imprudent, il marche à un désastre..... — Celui-ci s'est dit : Ma femme est jalouse, elle revient de voyage, il faut que, ce soir même, je dissipe ses soupçons... *Il faut !*... Hélas ! il ne fera que les redoubler. — Celui-là qui se traite pour l'impuissance veut savoir si le traitement a fait effet ; et dans ce seul but, il se rend en un de ces lieux où rien autre ne l'attire, bien au contraire, afin d'*essayer ses forces*... Il échouera, alors qu'il aurait triomphé si, au lieu d'aller faire une expérience, il eût attendu une *occasion*. — L'excès d'amour lui-même, ceci est notoire et banal, peut créer une diversion préjudiciable à la perpétration de l'acte amoureux. — Mais, dans ce genre, l'espèce la plus commune est celle-ci : pour n'importe quel motif, un homme d'ailleurs bien constitué est resté une fois *à l'affront*. Eh bien ! il ne pourra, de quelque temps, se trouver dans aucune circonstance où il lui faille payer de sa personne, sans que l'appréhension de ce même accident l'expose à y retomber. Il n'abordera plus le champ clos qu'avec une défiance qui glace en lui toute initiative. Et, s'il est déjà d'un certain âge, cette mésaventure, loin de rester un fait isolé, marque souvent le déclin des forces génésiques.

Cette analyse étiologique doit suffire au praticien intelligent. Car elle lui apprend d'abord que l'impuissance ne s'appelle pas unité, mais bien plutôt *légion;* — elle le met à même d'en distinguer les variétés ; — enfin, en spécifiant les conditions génératrices des diverses espèces du mal, elle lui révèle, à titre soit de préservatif soit d'agent atténuatif ou curatif, les ressources offertes par ce vaste et fertile champ de *simples,* qu'Amédée Bonnet avait commencé à cultiver sous le nom de *thérapeutique fonctionnelle.*

En effet, à part les cas de lésion matérielle ou de débilitation constitutionnelle, l'impuissant est moins un malade à droguer qu'un pénitent à confesser d'abord, puis à diriger. Avec une décence parfaite, mais avec une clarté égale, commencez par le mettre à l'aise sur ce sujet scabreux; éclairez-le, provoquez, puis écoutez ses doléances. Alors formulez selon le cas.

Il est des préceptes généraux applicables à tous. A tous il faut prescrire un régime réparateur, une vie exempte de soucis et de contention intellectuelle, l'exercice modéré en plein air, les bains de rivière et en toute saison des douches froides, des ablutions (versées, d'un demi-mètre de hauteur, sur toute la région génitale) et des quarts de lavement à la même température. Quelques bains de siège de dix minutes dans de l'eau salée, à 25 degrés, l'hydrothérapie, les bains de mer sont très utiles.

J'use parfois avec avantage de l'électricité, des ferrugineux, seuls ou associés à la strychnine. Hors l'ambre gris, je n'ai jamais ordonné les aphrodisiaques proprement dits, les cantharides, le phosphore.

A quelques sujets, il convient de désigner avec les détails nécessaires un ensemble de conditions, qui réunies, pourront décider de l'issue de la lutte. Évidemment, si, après quelques semaines d'absence, et par conséquent d'économies, le mari part en guerre trois quarts d'heure [1] après un repas où la truffe aura figuré — (la parfumée est seule efficace) — et arrosé d'une demie Haut-Barsac et de deux verres au plus de Moët — pour ce dernier, il importe grandement de doser — il aura plus de chances de rentrer honorablement dans ses domaines que l'humble vaincu de la veille, qui tente en tremblant un dernier effort pour s'y glisser à l'aide d'une stratégie combinée de sang-froid.

A un point de vue plus spécial, interdisez sévèrement les moyens physiques usités pour produire l'érection (attouchements, calorique, raréfaction de l'air, compression à travers la paroi rectale). — Interdisez aussi ces longues séances de préliminaires que l'on prolonge jusqu'à ce qu'ils risquent de devenir des agents trop efficaces et de réaliser le résultat complet par le seul moyen de l'imagination surmenée. — Interdisez surtout toute tentative qui serait faite en vue d'*éprouver* ses forces. Que celui qui se défie de lui-même attende une circonstance où se trouvent réunies autant que possible les conditions de *besoin* génésique réel, vivement ressenti, d'impulsion passionnelle, d'isolement absolu; que le couple ait tout son temps à lui, n'ait point à se préoc-

1. En novembre 1853, ayant le soir à discourir, à Bordeaux, sur un sujet délicat, devant un auditoire d'élite, je confiai mes appréhensions au si regretté Durand-Fornas, mon ami et, ce jour-là, mon amphitryon. Mais lui, d'une main tenant la fine bouteille et de l'autre tirant sa montre : « A quelle heure prenez-vous la parole? — A huit heures et demie, répondis-je. — Eh bien! je finirai de verser à sept heures trois quarts; et vous m'en direz des nouvelles. C'est le *moment psychologique* ou *psychogénique* du bordeaux! » Avis à quiconque a à entamer ou à soutenir, en ménage, une de ces conversations où il serait encore plus humiliant de rester court que je ne l'eusse été devant Gintrac, Venot et Jeannel!

cuper du chant de l'alouette; qu'il n'ait, lui, à appréhender de trouver chez sa compagne ni un juge exercé ni surtout un critique railleur. C'est parce qu'il offre réunies toutes ces chances de succès que le lit conjugal opère des miracles. Au sein de la pleine sécurité qu'il inspire, avec la rassurante certitude d'avoir son lendemain, un époux sent peu à peu se fondre la honte, le respect humain, la sourde révolte contre soi-même, l'écrasante conscience d'une situation ridicule, la petite vanité qui, au sortir de chaque défaite, vous pousse (sur la foi d'un perfide conseil de Montaigne) à recommencer l'attaque avec des forces à peine ralliées, en un mot, tous ces mille riens où s'alimente l'impuissance; et si, dans un moment de délire amoureux, ou entre deux sommes, il a pu, une seule fois, parvenir à *s'oublier*, la victoire est à lui, et ce premier succès est le gage de triomphes désormais irrévocablement assurés.

Confiant dans cette douce influence pour dénouer le nœud fatal, je n'hésite pas à permettre, à conseiller le mariage à tous ceux dont la faiblesse, bien étudiée dans ses causes, me paraît ne tenir qu'aux conditions défectueuses dans lesquelles ils ont exercé jusque-là. Je ne leur dis, bien entendu, rien de ce que je viens d'expliquer ci-dessus. Je risque seulement une question sur la fiancée, pour savoir si elle est douée de la *grâce suffisante;* j'écarte le plus souvent de la candidature les veuves; j'éloigne toujours la belle-mère; je prescris, pour le soir même, quelque potion *infaillible!* Je donne, s'il le faut, la grande recette de Langlebert (p. 83, l. 20), et, en définitive, de tous ceux que j'ai envoyés, ainsi armés, à l'ennemi, un seul jusqu'à présent, un seul, est revenu du combat sans rapporter les dépouilles opimes.

L'impuissance par collapsus moral n'est pas la seule assurément. Mais, outre qu'elle est la plus commune, elle complique toutes les autres espèces, les augmentant, les entretenant et les prolongeant. Un convalescent, par exemple, un dyspeptique, veut essayer ses forces : naturellement il les trouve diminuées; vite la peur le prend, et le voilà livré aux chimères qui d'abord aggraveront son incapacité passagère, puis la rendront permanente en substituant aux causes primordiales, essentiellement temporaires, qui l'avaient produite, une influence des plus fâcheuses; car, mal comprise ou mal combattue par le médecin, elle peut durer une partie de la vie. — Telle est, en un mot, selon moi, l'action exercée par cet état psychique, que, si l'on voulait et pouvait rigoureusement évaluer le rôle que jouent chacun des deux éléments dans l'atteinte portée aux facultés viriles, presque toujours le chiffre qui représente la part de l'imagination serait le carré du chiffre représentant la part du physique.

En dehors des perversions de l'acte fonctionnel, influence que j'ai dû étudier la première, il y a d'autres causes d'impuissance.

L'une des principales consiste dans les pertes séminales, soit volontaires, répétées avec excès, soit involontaires, nocturnes. On devine aisément leur action pathogénique; on devine encore mieux leur remède. — L'excès opposé aboutit presque au même résultat. Un homme, qui jusque-là remplissait ses devoirs conjugaux avec régularité, a, pour une cause ou l'autre, cessé pendant un ou deux ans d'exercer cette fonction. Déshabitué du coït, il s'y trouvera inhabile lorsqu'il voudra de nouveau l'accomplir; et un apprentissage, en quelque sorte, lui sera nécessaire pour reprendre sa vigueur première.

Il faut ranger parmi les causes les plus fréquentes l'inflammation chronique, tenace, qui, à la suite soit de rétrécissements soit surtout de blennorrhagies, envahit l'arrière-canal, la prostate, les vésicules séminales. Cette lésion produit deux effets connexes, savoir : 1° la promptitude trop grande de l'éjaculation; 2° l'inaptitude à répéter le coït à bref intervalle : double inconvénient qui, sans constituer la perte réelle des forces viriles, détermine un état de *semi-imbellité* on ne peut plus incommode, presque aussi décourageant que la véritable impuissance; car, dans cette situation, ne pouvant avoir que la durée de l'éclair, le rapprochement des sexes se borne en réalité à un *rapprochement* et est par conséquent fort exposé à manquer son vrai but, la fécondation.

Le remède à cette forme d'impuissance est le remède qui en détruit la cause matérielle. Aussi consiste-t-il essentiellement dans la médication de la blennorrhagie chronique.

L'âge affaiblit, puis annihile les forces viriles; mais, comme, à part de rares exceptions, il amortit, puis éteint dans la même progression les désirs, je ne dirai rien de cette sorte d'impuissance, qui, heureusement, ne réclame pas plus de consolations que de remèdes.

Parfois aussi c'est l'appétence génésique qui manque originairement. Chose remarquable, cette défectuosité coïncide en général avec des organes en apparence normalement conformés. Très commune dans le sexe féminin, sa persistance est, chez l'homme, un fait exceptionnel. Ordinairement, peu à peu, en avançant vers l'âge adulte, en vivant dans un milieu mieux approprié à la culture de cet instinct, en acceptant par curiosité les occasions de l'éveiller, le jeune homme le plus en retard finit par éprouver, plus ou moins rudimentaires mais susceptibles de développement, les sensations caractéristiques. Le rôle de confident, de conseiller discret, est le seul qui convienne ici au médecin. Mais, si consciencieusement qu'il lui appartienne de la faire, cette éducation, comme toutes les autres, compte un certain nombre de *fruits secs*. J'ai observé des échecs complets, des natures assez rebelles pour ne pas ambitionner même le moindre accessit.

Enfin — en cette matière il faut tout dire, le lecteur ayant intérêt à être bien renseigné — j'ai vu deux fois ce que, dans notre civilisation actuelle, je puis appeler plus qu'un phénomène étrange, une monstruosité. Chez ces deux hommes mariés, de vingt-six à trente-deux ans, d'une classe sociale au-dessus de la moyenne, le désir existait ardent, soutenu, l'érection complète, prolongée, l'intromission était régulière; et l'éjaculation, depuis six et huit mois, faisait complètement défaut!

Que se passait-il donc?... ou que ne se passait-il pas? Par un interrogatoire poussé jusqu'aux derniers détails, j'appris que, de ces deux clients, l'un ne connaissait pas du tout, l'autre, superficiellement renseigné par son père, connaissait mal la gymnastique spéciale préparatoire. Les époux se désolant, la famille, fort éclairée d'ailleurs, se voyant menacée d'extinction, j'ai dû procéder à une initiation aussi complète que l'était l'ignorance de mes élèves. Il m'a fallu leur enseigner non seulement l'attitude de l'exécutant, mais les intentions et jusqu'au rhythme, jusqu'au *mouvement* de ce duetto que chante d'instinct toute la nature, et dans la répétition de ce duetto, faire moi-même le *chef d'attaque*, puisque le grand chef d'orchestre avait oublié de déposer leur *partie* sur le pupitre.

APPENDICE

EN-CAS DU VÉNÉRIEN.

Tirant d'une forte pensée de Beaumarchais sa conséquence naturelle, Ricord a pu écrire : « A un certain âge et dans une certaine situation, l'homme est toujours au lendemain d'un coït suspect. »

A mon tour, je remarque que, chez l'homme en voyage, ces deux conditions éventuelles se transforment souvent en conditions permanentes. Si bien que, par une hyperbole plus qu'excusable, il est juste et salutaire de convenir que, pour messieurs les voyageurs, la vie se compose d'une série d'incubations, successives ou *subintrantes.*

Or, le terme de chaque incubation pouvant tomber à toute minute, il faut prévoir le cas où, à ce moment, l'individu serait loin de tout secours médical et pharmaceutique.

C'est donc pourvoir à une nécessité aussi commune que pressante que d'indiquer ici les médicaments dont un homme qui est placé, ou qui n'est *point sûr de ne pas se placer*, dans les conditions ci-dessus, devra se munir avant le départ.

Je divise ces médicaments en deux classes : 1° Ceux dont un homme *actuellement sain* a besoin pour combattre, dès son début, une maladie qui viendrait à se déclarer ; 2° ceux dont un homme *actuellement atteint de syphilis*, mais sans symptômes graves, peut avoir besoin pour combattre l'apparition d'une poussée compromettante ou dangereuse, réclamant par conséquent des soins immédiats.

§ 1er. — En-cas du blennorrhagien et chancrelleux.

N° 1. — Eau distillée....................	25 grammes.
N° 2. — Nitrate d'argent cristallisé.....	60 centigr.

Emploi. — En faisant dissoudre dans la totalité de l'eau, un quart du sel, on a la solution convenable pour l'abortion de la blennorrhagie uréthrale (voyez ci-dessus, page 27).

En faisant dissoudre dans la totalité de l'eau la moitié du sel, on a la solution convenable pour traiter par des applications locales, soit la balanite (V. p. 161), soit l'érosion d'un herpès progénital (V. p. 294).

En faisant dissoudre dans la totalité de l'eau la totalité du sel, on a la solution convenable pour le pansement d'une chancrelle (V. p. 220).

En faisant dissoudre la totalité du sel dans un quart du liquide, on a une solution assez concentrée pour remplacer l'attouchement avec la *pierre*, dans le cas d'ophthalmie blennorrhagique (V. p. 188).

N° 3. — Deux centimètres carrés de sparadrap de Canquoin, pour faire avorter une chancrelle dans les cas spécifiés page 216.

N°s 4 et 5. — Une bandelette de diachylon; un peu de charpie. (Voir *passim*.)

§ 2. — En-cas du syphilitique.

N° 6. — Quinze pilules, de Ricord, à 0,05 de proto-iodure de mercure.

Emploi. — A prendre immédiatement deux par jour, pour le cas d'invasion d'iritis; de paralysie, soit du facial, soit d'un des muscles de l'œil; d'éruption papuleuse générale, de dysphonie, d'ecthymas.

N° 7. — Eau distillée.................. 40 grammes.
Iodure de potassium.......... 12 —

Emploi. — A boire un demi-quart, matin et soir, dans un verre d'eau, pour le cas de douleurs ostéocopes, céphalée, crise apoplectiforme ou épileptiforme, aphasie, rupia, nodus.

N° 8. — Axonge...................... 30 grammes.
Biiodure hydrargyrique........ 8 décigr.

Emploi. — En frictions contre une éruption de papules, squames ou tubercules à la face, au cou, aux poignets, dans toute région visible (V. p. 463); après l'avoir mélangée avec quatre, six et même huit fois son volume de *saindoux*, dans les cas spécifiés, pages 461, 478 et 483.

N° 9. — Nitrate acide de mercure...... 6 grammes.

Emploi. — Un attouchement, plus ou moins prolongé, unique ou réitéré, selon les indications énoncées pages 461, 468 et suivantes.

N° 10. — Acide chlorhydrique.......... 6 grammes.

Emploi. — Dans la stomatite et les ulcérations mercurielles (voyez page 431, note).

FIN.

TABLE DES MATIÈRES

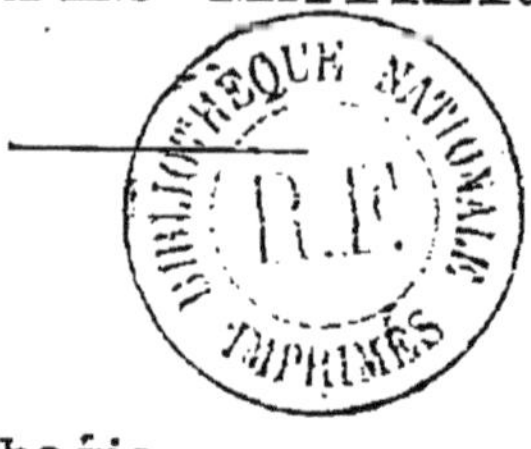

FIN DE LA TABLE DES MATIÈRES.

4597-85. — Corbeil. Typ. Crété.

www.ingramcontent.com/pod-product-compliance
Ingram Content Group UK Ltd.
Pitfield, Milton Keynes, MK11 3LW, UK
UKHW012001240726
13965UKWH00001B/74

9 782012 993280